Ken Wilber

MUT und GNADE

In einer Krankheit zum Tode
bewährt sich eine große Liebe –
das Leben und Sterben
der Treya Wilber

Scherz

Für Sue und Radcliffe Killam
zu Rads achtzigstem Geburtstag;
für Vicky, Linda, Roger, Frances, Sam, Seymour, Warren und Kati,
die uns durch dick und dünn zur Seite standen;
für David und Mary Lamar fürs Weitermachen;
für Tracy und Michael, die mich geduldig ertrugen;
für Zahirudeen und Brad, die daheim die Stellung hielten;
für die Frauen und Männer der Cancer Support Community,
Treyas und Vickys Kind;
für Ken und Lucy, die unser Fernbleiben so verständnisvoll aufnahmen;
für Edith Zundel, unsere Mutter in der Fremde;
und in Erinnerung an Rolf Zundel und Bob Doty,
zwei der vornehmsten Menschen, die wir je gekannt haben,
Gefallene im gnadenlosen Kampf gegen den Krebs.

3. Auflage der Sonderausgabe 1998
Einzig berechtigte Übersetzung
aus dem Amerikanischen von Jochen Eggert.
Titel der Originalausgabe: «Grace and Grit».

Schutzumschlag von Manfred Waller

Inhalt

Ein Wort an den Leser

Als Treya und ich uns zum erstenmal sahen, hatten wir das sehr seltsame Gefühl, einander schon mehr als ein Leben lang gesucht zu haben. Ich weiß natürlich nicht, ob das buchstäblich so war, aber mit unserer Begegnung begann eine der unglaublichsten Geschichten, die ich selbst jemals gehört habe – unglaublich in vieler Hinsicht und deshalb, das kann ich versichern, eine wahre Geschichte.

Dieses Buch ist zweierlei: Zunächst eben diese Geschichte, dann aber auch eine Einführung in die *philosophia perennis*, die «immerwährende Philosophie» der großen Weisheitstraditionen der Welt. Und letzten Endes sind diese beiden Komponenten ein und dasselbe.

Treya hatte fünf Hauptleidenschaften, würde ich sagen: Natur und Umwelt (von der Bewahrung zur Erneuerung), Handwerk und Kunst, Spiritualität und Meditation, Psychologie und Psychotherapie und schließlich Hilfsorganisationen. Bei Natur, Kunst und Hilfsorganisationen weiß man einigermaßen, was gemeint ist. Unter «Spiritualität» jedoch verstand Treya kontemplative oder meditative Spiritualität, und das ist nur eine andere Bezeichnung für immerwährende Philosophie. Treya sprach nicht viel über ihre mystische Spiritualität, und das bewog viele Menschen, sogar einige, die ihr nahestanden, zu glauben, dies sei nur ein Randbereich ihres Lebens. Treya selbst sah in dieser Spiritualität «das Leitsymbol meines Lebens». Sie ist, anders gesagt, von absolut zentraler Bedeutung für diese Geschichte.

Wie sich zeigte, war dieses Interesse an Psychologie und Religion eine gemeinsame Leidenschaft; ich hatte ja sogar mehrere Bücher zu eben dieser Thematik geschrieben. Und so ist die folgende Erzählung durchwirkt von Gedanken über die großen Weisheitstraditionen, über Meditation, über die Beziehung zwischen Psychotherapie und Spiritualität, über Gesundheit und Heilung. Eine leicht verständliche Einführung in diese Gegenstandsbereiche zu geben, ist sogar das Hauptanliegen dieses Buches.

Wenn Sie aber beim Lesen auf eine dieser erklärenden Passagen stoßen (sie nehmen etwa ein Drittel des Buches ein, und man erkennt sie ohne weiteres) und im Augenblick nur am Fortgang von Treyas Geschichte interessiert sind, dann sollten Sie diese Stellen ruhig erst einmal überschlagen (zum Beispiel große Teile des Kapitels «Psychotherapie und Spiritualität»). Später können Sie sich dann in aller Ruhe diesen Ausführungen widmen.

Ich begegnete Treya im Sommer 1983 in einer windigen Nacht im Haus einer Freundin gleich an der San Francisco Bay . . .

Ein paar Umarmungen, ein paar Träume

Sie hat es immer Liebe auf die erste Berührung genannt.

Sechsunddreißig Jahre habe ich gebraucht, um mit dem «Mann meiner Träume» in Verbindung zu kommen. So nahe jedenfalls, wie man diesem Ideal heutzutage kommen kann, und das ist in meinem Fall verdammt nah – sobald ich mich an seinen rasierten Kopf gewöhnt hatte ...

Zu Hause in Texas, damals, als die Mädchen von so etwas träumten, wäre ich nie auf den Gedanken gekommen, daß ich mal einen Philosophen-Psychologen-Transzendentalisten von über einsneunzig heiraten würde, der aussieht wie ein Wesen von einem fernen Planeten. Einmalige Verpackung und einmalige Kombination von Zügen. Was für ein netter Kerl! Und unglaublich intelligent. Bei allem, was ich bisher mit Männern erlebt habe, waren die Netten nicht intelligent und die Intelligenten ganz bestimmt nicht nett. Und ich wollte immer beides.

Ich habe Ken am 3. August 1983 getroffen. Kaum zwei Wochen nach dieser ersten Begegnung stand der Entschluß zu heiraten schon fest. Ja, das ging ganz schön schnell. Irgendwie wußten wir wohl beide Bescheid, fast augenblicklich. Ich hatte im Laufe der Jahre eine ganze Reihe durchaus erfreulicher Beziehungen gehabt, aber mit meinen sechsunddreißig Jahren habe ich auch nicht *einen* Mann kennengelernt, bei dem mir der Gedanke an Heirat gekommen wäre. Ich hatte schon überlegt, ob ich wohl Angst habe oder zu anspruchsvoll oder zu idealistisch oder einfach hoffnungslos neurotisch bin. Wenn ich mir dann eine Weile solche Gedanken (und Sorgen) gemacht hatte, beruhigte ich mich wieder und fand mich einigermaßen zufrieden mit meiner Lage ab, bis durch irgend etwas, meist ein Vorkommnis, das mich an meiner «Normalität» zweifeln ließ, die Selbsterforschung von neuem begann. Die anderen verlieben sich, heiraten, leben mit Partnern ...

Ich nehme an, irgendein Teil von uns möchte gern «normal» sein, um von anderen akzeptiert zu werden. Ich weiß noch, daß ich als Kind nie durch Anderssein auffallen wollte, und doch habe ich schließlich ein Leben geführt, das man kaum normal nennen kann. Ein normales Studium an einem der Seven-Sisters-Colleges, ein Jahr Lehrtätigkeit, ein normaler M.A. in englischer Literatur, aber dann ein abrupter Richtungswechsel, eine neue Leidenschaft für Umweltfragen, die mich in die Berge von Colorado trieb. Dort Umweltarbeit, die verschiedensten Jobs, Skilehrerin. Dann wieder ein plötzlicher Richtungswechsel. Eine tiefe Sehnsucht nach etwas, wofür ich keine Worte hatte, führte mich auf einer Radtour durch Schottland nach Findhorn (östlich von Inverness) und zu der spirituellen Lebensgemeinschaft, die dort seit den frühen sechziger Jahren besteht. Hier fand ich, was meine Sehnsucht – zumindest teilweise – befriedigen konnte, und blieb drei Jahre lang. Allmählich identifizierte ich meine Sehnsucht als ein spirituelles Verlangen und entdeckte erste Ansätze und Möglichkeiten, diesem Bedürfnis zu genügen, diesem beharrlichen inneren Ruf zu antworten. Ich verließ Findhorn nur, weil Freunde mich gebeten hatten, in der Gegend von Aspen, Colorado, beim Aufbau eines weiteren alternativen Zentrums [Windstar] zu helfen; hier hoffte ich, ein Betätigungsfeld zu finden, auf dem meine beiden Hauptinteressen, Spiritualität und Umwelt, einen gemeinsamen Ansatzpunkt finden würden. Von da aus ging es weiter zum Graduiertenstudium [am California Institute of Integral Studies] – und wieder mit einer recht unkonventionellen Ausrichtung: interdisziplinäre Betrachtung von transzendenter Philosophie und Psychologie in Ost und West.

Jetzt las ich zum erstenmal die Werke Ken Wilbers, der, wie ich hörte, von vielen als der führende Theoretiker auf dem neuen Gebiet der Transpersonalen Psychologie angesehen wurde (einer Psychologie, die nicht nur all das zum Gegenstand hat, was die herkömmliche Psychologie ausmacht, sondern darüber hinaus auch die Psychologie der spirituellen Erfahrung). Man nannte ihn damals schon «den lang erwarteten Einstein der Bewußtseinsforschung» und «ein Genie unserer Zeit». Ich fand seine Bücher großartig; sie warfen Licht auf viele der heiklen Probleme, mit denen ich gerungen hatte, ein klärendes Licht, das mich erfrischte und inspirierte. Ich erinnere mich, daß mir das Bild auf der Umschlagrückseite eines seiner Bücher gefiel: Es zeigte einen Mann von feiner Ausstrahlung, der Kopf glattrasiert, eine Brille, die seinen intensiven, konzentrierten Blick noch unterstrich – der Hintergrund eine massive Wand von Büchern.

Im Sommer '83 nahm ich an der jährlichen Konferenz der Transpersonalen Psychologen teil und hörte, daß der berühmte Ken Wilber auch da sei, aber nicht sprechen würde. Ich sah ihn mehrmals von weitem in einer Schar von Bewunderern – solch ein Riesenkerl ist ja auch kaum zu übersehen; einmal saß er halb ausgestreckt auf einer Couch und wirkte einsam. Ich dachte nicht mehr viel an diese Eindrücke, bis ein paar Wochen später eine Freundin mich anrief, Frances Vaughan, die in Indien mit in meiner Reisegruppe gewesen war; sie lud mich zu einem Abendessen mit Ken ein.

Ich konnte kaum glauben, daß Frances und Roger sich schließlich doch auf jemanden geeinigt hatten. Terry Killam. Sehr schön, äußerst intelligent, großartiger Humor, herrlicher Körper, spirituelle Weggefährtin und ungeheuer beliebt. Das klang alles ein bißchen zu schön, um wahr zu sein. Wenn sie so großartig ist, warum hat sie dann nicht jemanden? Mir war die ganze Sache suspekt. Noch so eine Verabredung auf gut Glück, das hat mir grad noch gefehlt, dachte ich, als ich ihre Nummer wählte. Mir war diese ganze Dating-Routine ein Greuel; stand zusammen mit Zahnwurzelbehandlung ganz oben auf meiner Wunschliste. Was ist denn so schlimm daran, elend und einsam zu sterben? Daß es schlimmer ist als dieses Dating.

Ich wohnte schon über ein halbes Jahr mit Frances Vaughan und Roger Walsh in Frances' hübschem Haus in Tiburon, wo sie mir unten ein Zimmer überlassen hatten. Frances war eine wirklich erstaunliche Frau – frührere Präsidentin der Association for Transpersonal Psychology, künftige Präsidentin der Association for Humanistic Psychology und Autorin mehrerer Bücher, allen voran *Die Reise zur Ganzheit*, ganz zu schweigen von ihrer bezaubernden Erscheinung; sie war um die fünfundvierzig und wirkte zehn Jahre jünger. Roger war eigentlich Australier, aber er lebte schon seit zwanzig Jahren in den Staaten. Er lehrte die Woche über an der University of California in Irvine und setzte sich am Wochenende ins Flugzeug, um bei Frances zu sein. Roger hatte in Australien seinen Dr. med. und seinen Dr. phil. gemacht, inzwischen ebenfalls schon mehrere Bücher geschrieben und zusammen mit Frances die meistgelesene (und beste) Einführung in die Transpersonale Psychologie herausgegeben, *Psychologie in der Wende.* Ich empfand Roger als einen richtigen Bruder, und so etwas hatte ich vorher noch nie erlebt. Wie eine traute kleine Familie hatten wir uns in dem Haus am Paradise Drive eingenistet.

Nur waren wir natürlich nicht komplett. Es fehlte eine Partnerin für mich, und so sahen Frances und Roger sich bemüßigt, nach geeigneten Kandidatinnen Ausschau zu halten. Das lief dann ungefähr so: Frances machte einen gezielten Vorschlag, und Roger kommentierte: «Sie sieht nicht so wahnsinnig gut aus, aber du ja eigentlich auch nicht.» Oder Roger brachte eine Kandidatin ein, und Frances sagte: «Sie ist nicht so wahnsinnig intelligent, aber du ja eigentlich auch nicht.» Von diesem Jahr ist mir jedenfalls in Erinnerung, daß Frances und Roger über keine der Frauen, die ich kennenlernte, wirklich einer Meinung waren.

Das ging ungefähr ein Jahr so, bis Roger eines Tages hereinkam und sagte: «Ich kann es selbst kaum glauben, aber ich habe die ideale Frau für dich gefunden. Nicht zu fassen, daß ich darauf nicht schon früher gekommen bin. Sie heißt Terry Killam.» Na klar, dachte ich, die alte Leier. Ich glaube, die laß ich jetzt mal aus.

Drei Tage später kam Frances herein und sagte: «Ich kann es kaum glauben. Ich habe die ideale Frau für dich. Nicht zu fassen, daß ich nicht schon früher an sie gedacht habe. Sie heißt Terry Killam.»

Ich war baff. Frances und Roger einer Meinung? Und nicht nur einer Meinung, sondern begeistert? Das muß, dachte ich, eine wunderschöne Frau sein, die meiner Seele guttut. Ich warf Frances, halb spöttisch, einen Blick zu und sagte: «Die heirate ich.»

Unsere erste Begegnung war ungewöhnlich. Ständig Terminschwierigkeiten, und am Ende trafen wir uns im Haus eines gemeinsamen Freundes, dessen derzeitige Partnerin nicht nur meine Schulfreundin, sondern auch einmal Kens Freundin gewesen war. Ich kam erst nach neun, weil ich noch Klienten hatte. Ken und ich konnten kaum auch nur «Hallo» zueinander sagen, weil unsere Freunde gleich ein paar tiefschürfende Beziehungsprobleme aufs Tapet brachten. Ken sollte Vermittler oder «Therapeut des Abends» sein, und die nächsten drei Stunden waren wir mit den Problemen der beiden beschäftigt. Ich merkte wohl, daß es nicht Kens Wunschprogramm für diesen Abend war, aber er blieb ganz bei der Sache, völlig präsent, und es war wirklich wunderbar, wie er mit den schmerzhaften Schwierigkeiten dieser Beziehung umging.

Ken und ich sprachen kaum etwas miteinander – wir hatten keine Chance. Ich hatte die meiste Zeit zu tun, mich an seinen rasierten Kopf zu gewöhnen, der mich doch leicht aus der Fassung brachte. Von vorn gefiel er mir sehr, aber von der Seite . . . also, da war er doch ziemlich gewöhnungsbedürftig. Aber wie er auf Menschen einging, das beeindruckte mich, diese behutsame und einfühlsame Art, insbesondere gegenüber der Frau und ihren quälenden Problemen, vor allem dem Wunsch nach einem Kind.

Irgendwann gingen wir alle in die Küche, um Tee zu trinken. Ken legte seinen Arm um mich. Ich war ein wenig verlegen, schließlich kannte ich ihn ja kaum, aber ich legte doch ganz langsam meinen Arm um ihn. Irgend etwas ließ mich auch den anderen Arm um ihn legen, und ich schloß die Augen. Ich empfand etwas ganz Unbeschreibliches, eine Art Wärme, ein Schmelzen, ein Gefühl von Zusammenpassen, Zusammenfließen, vollkommenes Einssein. Einen Augenblick lang überließ ich mich diesem Gefühl, dann öffnete ich verblüfft die Augen. Meine Freundin hatte ihren

Blick direkt auf mich gerichtet. Ob sie wohl sieht, ob sie wohl weiß, was da eben passiert ist? dachte ich.

Was war denn passiert? Eine Art Wiedererkennen, ein Wiedererkennen von anderer Art, als ich es in dieser gegenwärtigen Welt kannte. Mit den wenigen Worten, die wir gewechselt hatten, konnte es ganz sicher nichts zu tun haben. Es war gespenstisch, fast gruselig, ein Gefühl, wie man es nur einmal im Leben hat. Um vier Uhr morgens machte ich mich auf den Heimweg, wir standen neben meinem Wagen, und Ken hielt mich, er sagte, er wisse selber nicht, was los sei, aber ihm sei danach, mich nie wieder loszulassen. Ganz genauso empfand ich auch, als gehörte ich, in einem beinahe außerweltlichen Sinne, in seine Arme.

In der Nacht träumte ich von Ken. Ich träumte, daß ich wie am Abend zuvor von der Stadt aus über die [Golden-Gate-]Brücke fuhr, aber ich fuhr über eine Brücke, die eigentlich gar nicht da war. Ken folgte mir in einem zweiten Wagen zu einem bestimmten Treffpunkt. Die Brücke führte zu einer kleinen verwunschenen Stadt; sie hatte manches von einer richtigen Ortschaft an sich, aber daneben auch etwas Ätherisches, das durchdrungen schien von Sinn und Bedeutung und vor allem Schönheit.

Liebe auf die erste Berührung. Wir hatten keine fünf Worte miteinander gewechselt. Und die Art, wie sie meinen glattrasierten Kopf musterte, sagte mir deutlich, daß es bestimmt nicht Liebe auf den ersten Blick sein würde. Wie die meisten anderen fand ich Treya in der Tat schön, doch damit kannte ich sie ja noch nicht. Aber als ich dann meinen Arm um sie legte, schmolzen alle Trennung und alle Distanz dahin, und es war wie ein Zusammenströmen. Es war, als gehörten Treya und ich schon viele Menschenleben zusammen. Ich empfand das als sehr real und irgendwie selbstverständlich, aber andererseits war ich natürlich ziemlich bestürzt und wußte nicht, was ich davon halten sollte. Wir redeten immer noch nicht miteinander, also wußte auch keiner, daß der andere das gleiche erlebte. Ich dachte: Na, großartig, es ist vier Uhr morgens, und ich stehe hier mitten in der Küche eines meiner besten Freunde, von wunderlichen mystischen Zuständen gebeutelt, nur weil ich eine Frau angefaßt habe, die ich überhaupt nicht kenne. Das wird nicht so leicht zu erklären sein ...

Ich konnte in dieser Nacht nicht schlafen. Bilder von Treya überschwemmten mich. Ja, schön war sie wirklich. Aber woran lag es eigentlich? Da war eine Energie, die buchstäblich in alle Richtungen von ihr auszustrahlen schien; eine ganz stille und wohltuende Energie und doch ungeheuer stark und kraftvoll; eine intelligente, von außerordentlicher Schönheit durchflutete Energie, vor allem aber eine *lebendige* Energie. Diese Frau signalisierte LEBEN, mehr als jeder andere Mensch, den ich je kennengelernt hatte. Wie sie sich bewegte, wie sie ihren Kopf hielt, dieses Lächeln, das ihr ohnehin so offenes, nichts verhehlendes Gesicht verzauberte – Gott, war sie lebendig!

Ihre Augen betrachteten und durchschauten alles. Nicht, daß sie einen durchdringenden Blick gehabt hätte; nein, sie schien nur alles ganz zu erfassen und dann still zu akzeptieren, ein sanfter und verstehender Röntgenblick. Augen, die nur der Wahrheit verpflichtet sind, so formulierte ich schließlich meinen Eindruck. Wenn sie einen direkt ansah, wußte man ohne jeden Zweifel, daß sie einen nie anlügen würde. Man vertraute ihr sofort; sie schien bis in die kleinsten Bewegungen und Manierismen von einer unglaublichen Integrität durchdrungen. Sie schien mehr Selbstvertrauen zu besitzen als jeder andere Mensch, den ich kannte, und doch lag nichts von Überheblichkeit und Großtuerei darin. Ob sie wohl je in aufgeregte Verwirrung geraten konnte? Kaum vorstellbar. Doch hinter dieser beinahe einschüchternden Charakterfestigkeit waren diese lebhaften, tanzenden Augen, die nicht nachdenklich abwägend, sondern spielerisch, spielbereit den Dingen begegneten. Ich dachte, diese Frau hat wirklich Lust auf alles, ich glaube nicht, daß irgendwas ihr Angst machen kann. Eine Leichtigkeit umgab sie, und dabei war sie ernsthaft, aber nicht ernst; bei soviel Lebendigkeit konnte sie es sich leisten zu spielen; sie konnte alles Dichte und Schwere ablegen und bis hinauf zu den Sternen schweben, wenn sie wollte.

Schließlich schlief ich doch ein und schreckte irgendwann hoch mit dem Gefühl: Ich habe sie gefunden. Nur das dachte ich immer und immer wieder: Ich habe sie gefunden.

An diesem Morgen schrieb Treya ein Gedicht:

Ein schöner Abend gestern, ringsum gesäumt von Brandy,
das Gläserfüllen, Kaffeemachen
als Interpunktion des Gesprächs,
eine Art Menuett von Worten und kleinen Handreichungen,
durchwirkt mit behutsamem Forschen, tiefer Teilnahme –
so nahm er sich ihrer Beziehung an.
So sanft, so feinfühlig in der Bereitschaft zu helfen
durch harte Fragen, sorgfältiges Sondieren;
das Gold der Wahrheit waschen, erst kleine Stäubchen in der Pfanne, dann Klümpchen, langsam, langsam sich vortasten zur Hauptader
und schließlich sie finden.
Schön war der ganze Vorgang, seine Beharrlichkeit, sein Nachfassen, die Behutsamkeit,
und dann die sanfte Lösung, dieses Weiche in der Luft zwischen uns allen.
Das Herz geht mir auf wie letzte Nacht,
wenn ich daran denke.
So berührt zu sein,
wie er mich berührt hat,
erst durch seine Worte und was sie von ihm zeigten,
die weiche Tiefe seiner braunen Augen,
und dann ein Schmelzen Körper an Körper, ohne alles Zutun.
Etwas geschah da,
ich schloß die Augen, um es zu erspüren, jenseits der Worte,
aber greifbar, real, wenn auch größtenteils
unaussprechlich.
Ich fühle, wie mein Herz sich öffnet,
ich vertraue ihm mehr
als dem Universum.

Als ich so im Bett lag, merkte ich, wie subtile Energieströme durch meinen Körper flossen; sie fühlten sich an wie das, was man Kundalinī-Energie nennt, die Energie des spirituellen Erwachens, die in den östlichen Religionen eine so große Rolle spielt. Man sagt dort, daß diese Energie in einer Art Schlaf verweilt, bis sie durch spirituelle Schulung oder bestimmte Ereignisse oder dazu berufene Menschen geweckt wird. Ich meditierte seit fünfzehn Jahren und hatte solche Energieschübe schon kennengelernt, aber noch nie mit dieser Deutlichkeit empfunden. Schier unglaublich aber war, daß Treya genau zur selben Zeit genau dasselbe erlebte.

Faszinierend heute morgen im Bett. Ich spürte kleine Schwingungswellen, ganz klar und deutlich. Empfindungen in Armen und Beinen, vor allem aber in der unteren Körperhälfte. Was geschieht da? Lösen sich da Dinge, alte Spannungen?

Ich konzentrierte mich auf mein Herz, spürte sehr, sehr deutlich ein Sich-Öffnen beim Gedanken an die Empfindung, die ich letzte Nacht zusammen mit Ken hatte. Etwas unglaublich Starkes, wie eine Welle, geht vom Herzen aus, dann nach unten ins Körperzentrum und von da aus aufwärts bis zum Schädeldach. So wohlig und köstlich, daß es fast weh tut – wie ein Schmerz, eine Sehnsucht, ein Lechzen, ein Verlangen, wie Offenheit und Verletzlichkeit. Vielleicht würde ich immer so empfinden, wenn ich nicht geschützt wäre, wenn ich meine Abwehrmechanismen aufgeben würde ... aber es fühlt sich so wunderbar an, so lebendig, so echt, voller Energie und Wärme. Rüttelt mich ganz im Innern wach.

Damit es keine Mißverständnisse gibt: Wir hatten nicht miteinander geschlafen. Eigentlich hatten wir ja noch nicht einmal richtig miteinander gesprochen. Wir hatten einander nur in die Arme genommen, einmal in der Küche und kurz danach noch einmal, als sie aufbrach. Vielleicht eine Viertelstunde hatten wir insgesamt miteinander gehabt, und in dieser Viertelstunde war so viel passiert, daß wir beide es kaum fassen konnten. Es war alles ein bißchen viel, und so versuchten wir beide, die Sache ein wenig nüchterner zu betrachten. Ohne allzuviel Erfolg allerdings.

Ich habe Ken danach eine Woche lang nicht gesehen. Er sagte, er müsse nach Los Angeles und würde sich dann wieder bei mir melden. Ich träumte noch zweimal von ihm in der Zeit, als er weg war. Tief in meinem Innern wußte ich, daß dies eine besondere und bedeutsame Begegnung war, versuchte aber doch, ihre Bedeutung vor mir selbst herunterzuspielen. Vielleicht bildete ich mir alles nur ein, baute Luftschlösser, schließlich hatte ich ja schon viele Enttäuschungen erlebt. Was hatte ich denn in der Hand? Ein paar Umarmungen, ein paar Träume.

Als wir dann eine Woche später unser erstes richtiges Rendezvous hatten, redete Ken beim Essen die ganze Zeit von seiner Freundin, die er in L. A. besucht hatte. Heute ist es ihm etwas peinlich, daran erinnert zu werden, während ich diesen Abend als angenehm und unterhaltsam empfand. Heute weiß er, daß er von jemand anderem erzählte, um seine eigenen Gefühle nicht zeigen zu müssen. Aber wir waren von da an zusammen. Wenn räumliches Getrenntsein nicht zu vermeiden war, wußten wir zumindest, was der andere machte. Aber meist waren wir zusammen, und es paßte uns gar nicht, wenn es mal nicht ging. Und wenn wir zusammen waren, dann mußte es ganz nah sein, hautnah. Ich war immer durstig nach ihm – nicht nur körperlich, sondern auch emotional und spirituell. Die einzige Möglichkeit, diesen Durst zu löschen, bestand einstweilen darin, so oft wie möglich mit ihm zusammen zu sein.

Gedanken an Ken beherrschten mich. Ich liebte es, wie er ging, redete, sich bewegte, sich kleidete, einfach alles. Sein Gesicht war jeden Augenblick bei mir. Das hatte eine ganze Reihe von kleineren und größeren Pannen zur Folge, manche nicht ganz ungefährlich. Einmal kam ich aus einem Buchladen, wo ich ein paar von seinen Büchern besorgt hatte. Wie immer in Gedanken an ihn, fuhr ich aus meiner Parklücke heraus einfach los und direkt einem Lieferwagen in die Quere. Einmal war ich für den Abend mit Ken verabredet und vergaß wieder in Gedanken an ihn alles andere. An der Auffahrt zur Golden Gate Bridge ging mir das Benzin aus. Das brachte mich ganz schnell wieder auf die Erde zurück, und natürlich kam ich dann Stunden zu spät.

Es kam uns beiden so vor, als wären wir schon verheiratet und müßten es nur noch bekanntgeben. Zwischen uns war nicht einmal das Wort «Heirat» gefallen; es war nicht nötig; die Sache war klar.

Erstaunlich fand ich vor allem, daß wir beide es aufgegeben hatten, jene mythische Gestalt namens «der/die Richtige» zu suchen. Treya hatte sich seit über zwei Jahren auf keine Verabredung mehr eingelassen; sie hatte sich damit abgefunden, allein durchs Leben gehen zu müssen. Bei mir war es nicht anders. Und hier trafen sich nun zwei von dieser Sorte, und daß wir heiraten würden, war so selbstverständlich, daß wir es nicht einmal nötig fanden, darüber zu sprechen.

Aber vor den Formalitäten – bevor ich sie fragen konnte, ob sie mich heiraten würde – wollte ich sie noch einem guten alten Freund vorstellen, Sam Bercholz. Sam lebte mit seiner Frau und den beiden Kindern Sarah und Ivan (dem Schrecklichen) in Boulder.

Sam war Gründer und Präsident von Shambhala Publications, einem Verlag, der als führend auf dem Gebiet der Ost/West-Integration, des Buddhismus und der esoterischen Philosophie und Psychologie betrachtet wird. Sam und ich hatten ein gutes Stück Weg zusammen zurückgelegt. Neben dem Verlag, der damals noch in Boulder, Colorado, ansässig war, hatte Sam noch einen inzwischen weltberühmten Buchladen in Berkeley aufgezogen, Shambhala Booksellers. In der Anfangszeit, Sam war damals zwanzig Jahre alt, erledigte er die Buchbestellungen noch eigenhändig und arbeitete bis in die Nacht hinein im Keller, wo er die bestellten Bücher einpackte und versandfertig machte. Einmal im Monat, todsicher, kam eine riesige Bestellung von irgendeinem Typ aus Lincoln, Nebraska. Jedesmal dachte Sam: «Wenn der Kerl diese ganzen Bücher wirklich liest, werden wir von ihm hören.»

Und tatsächlich las ich sie alle. Ich war zweiundzwanzig und mitten in der Abschlußphase meines Biochemiestudiums. Ursprünglich hatte ich Arzt werden wollen und mich deshalb an der Duke University in Durham, North Carolina, eingeschrieben; aber nach zwei Jahren kam ich zu dem Schluß, daß die Medizin für meinen intellektuellen Geschmack nicht kreativ genug ist. Man paukt einen Haufen Fakten und Informationen und wendet sie dann ziemlich mechanisch auf freundliche, arglose Leute an. Für mich war das eher eine mit Heiligenschein versehene Klempnerarbeit. Ich fand es einfach nicht nett, die Menschen so zu behandeln. Also sattelte ich auf Biochemie um. Zumindest war Biochemie kreativ; zumindest konnte ich da forschen; zumindest bestand die Möglichkeit, etwas zu entdecken, neues Wissen, neue Ideen, neue Theorien hervorzubringen, anstatt einfach nur das Gelernte anzuwenden.

Und so schaffte ich zwar einen guten Abschluß, aber mein Herz war einfach nicht bei der Sache. Andere Fragen, mit denen Biochemie, Medizin und Naturwissenschaft sich im allgemeinen einfach nicht befassen, drängten sich für mich in den Vordergrund, alberne Fragen wie: «Wer bin ich?» – «Was ist der Sinn des Lebens?» – «Weshalb bin ich hier?»

Wie Treya suchte ich, suchte nach etwas, das die Wissenschaft einfach nicht liefern konnte. Ich stürzte mich wie besessen auf die großen Religionen, Philosophien und Psychologien in Ost und West. Ich las bis zu drei Bücher am Tag, schwänzte meine Biochemiekurse und drückte mich, wo es nur ging, vor meiner Laborarbeit – vor der empirisch-naturwissenschaftlichen «Wirklichkeit», in der es um kaum etwas anderes geht als das, was mit den Sinnen oder ihren instrumentellen Prothesen (Mikroskope, Teleskope, photographische Platten und so weiter) zu erfassen ist. Alles, was außerhalb dieser kleinen Welt lag, alles, was irgendwie mit Seele oder Geist oder Gott oder Ewigkeit zu tun haben mochte, galt als «unwissenschaftlich», und unwissenschaftlich war gleichbedeutend mit «unwirklich». Ich hatte mich Jahr um Jahr in das Studium der Naturwissenschaften vertieft, um schließlich auf die jämmerliche Erkenntnis zu stoßen, daß die Naturwissenschaften . . . nein, nicht falsch, sondern einfach unglaublich beschränkt und engstirnig sind. Wenn das Wesen Mensch aus Materie, Körper, mentalen Kräften, Seele und Geist gefügt ist, leistet die Naturwissenschaft auf dem Gebiet von Materie und Körper ganz Passables, aber bei der mentalen Seite des Menschen läßt sie schon stark nach, und bei Seele und Geist schwinden ihr die Sinne.

Fakten über Materie und Körper standen mir bis zur Halskrause. Jetzt wollte ich etwas über das Mentale wissen, vor allem aber etwas über die Seele und den Geist. Ich wollte irgendeinen Sinn sehen in diesem Wust von Fakten, den ich mir da einverleibte.

So kam es, daß ich dann in den Bestellkatalogen von Shambhala Booksellers blätterte. Ich hatte mein Promotionsvorhaben aufgegeben und mein Hochschulstudium mit einem Magistertitel beendet. Mein letzter Eindruck aus dieser Zeit ist das Entsetzen im Gesicht meines Professors, als ich ihm sagte, ich werde ein Buch über «Bewußtsein und Philosophie und die Seele und all dieses Zeug» schreiben. Ich nahm einen Job als Tellerwäscher an, um meine Miete bezahlen zu können. Ich verdiente dreihundert Dollar im Monat und hundert davon bekam Shambhala.

Ich schrieb das Buch wirklich. Es war *Das Spektrum des Bewußtseins.* Und ich hatte Glück, das Buch wurde sehr gut aufgenommen. Dieses positive Echo trug sicher viel dazu bei, daß ich weitermachte. Noch einmal fünf Jahre war ich Tellerwäscher, Tischabräumer, Handlanger in einem Lebensmittelladen, und in dieser Zeit schrieb ich fünf weitere Bücher *(Wege zum Selbst; Das Atman-Projekt; Der glaubende Mensch; Halbzeit der Evolution* und *Die drei Augen der Erkenntnis).* Inzwischen war ich schon seit fast zehn Jahren ein Zen-Schüler; die Bücher waren ein großer Erfolg; ich konnte zufrieden sein. Neun Jahre lang war ich fröhlich verheiratet, dann fröhlich geschieden (wir sind heute noch Freunde).

1981 zog ich nach Cambridge, Massachusetts, und hier lernte ich Sam Bercholz endlich persönlich kennen. Wir verstanden uns sofort. Sam ist ein kräftiger, bärtiger Mann mit untrüglichem Gespür fürs Geschäft, von kosmopolitischer Gesinnung und großer Warmherzigkeit – wenn ich ihn beschreiben sollllte, fiele mir als erstes «Teddybär» ein. Er hielt sich in der Stadt auf, um die Möglichkeiten eines Standortwechsels von Shambhala Publications nach Boston zu prüfen (zu dem es dann auch kam).

Nach einem Jahr in Cambridge reichte es mir. Meine Freunde hatten alle gedacht, ich würde Cambridge wegen des anregenden intellektuellen Klimas mögen, aber ich fand es weniger anregend als vielmehr enervierend. Die Leute konnten hier offenbar nicht zwischen Zähneknirschen und Denken unterscheiden. Ich flüchtete nach San Francisco – nach Tiburon, genauer gesagt, wo ich bei Frances und Roger wohnte, die mich ein Jahr später mit Treya bekanntmachten.

Sam war jetzt wieder bei seiner Familie in Boulder, und bevor ich Treya meinen Antrag machte, wollte ich, daß sie und Sam einander beschnüffelten. Deshalb machten wir auf unserem Weg nach Aspen zu Treyas Familie in Boulder halt. Nachdem Sam fünf Minuten mit Treya gesprochen hatte, nahm er mich beseite und sagte: «Ich bin nicht nur höchst angetan, sondern mache mir sogar Sorgen, ob sie einen entsprechenden Gegenwert kriegt.»

An diesem Abend in Boulder, vor Rudi's Restaurant auf der Pearl Street, fragte ich Treya, ob sie meine Frau werden wolle. Sie sagte nur: «Wenn du mich nicht gefragt hättest, hätte ich dich gefragt.»

Ich hatte schon lange vorgehabt, meine Eltern in Colorado zu besuchen. Und obwohl ich Ken kaum zwei Wochen kannte, wünschte ich mir sehnlichst, daß er meine Eltern kennenlernte. Wir richteten es so ein, daß er einen Geschäftsbesuch bei Shambhala Publications in Boulder mit unserem Besuch in Aspen verbinden konnte. Ich flog voraus und schwärmte drei Tage lang, alle Vorsicht in den Wind schlagend, meinen Eltern und den alten Freundinnen und Freunden von diesem wunderbaren, einmaligen, rundum liebenswerten Mann vor. Mir war es egal, was sie dachten, obwohl ich ja noch nie von einem Mann geschwärmt hatte und die letzten beiden Jahre sogar solo gelebt hatte. Aus irgendeinem Grund hatte ich keine Angst, mich lächerlich zu machen, ich war mir meiner Gefühle sicher. Viele dieser alten Freunde kannten mich länger als zehn Jahre und waren inzwischen überzeugt, daß ich nie heiraten würde. Meine Mutter hielt es nicht mehr aus, sie mußte einfach fragen, ob wir wohl heiraten würden. Ich hatte nichts dergleichen angedeutet, und nicht einmal Ken und ich hatten ja bis dahin darüber gesprochen, aber was konnte ich anderes sagen, als die Wahrheit? Ja, wir würden heiraten.

Als ich nach Denver fuhr, um Ken vom Flughafen abzuholen, war ich plötzlich schrecklich nervös. Während ich wartete, brauchte ich sogar einen Drink, sehr ungewöhnlich für mich. Gespannt sah ich mir alle Leute an, die aus dem Flugzeug kamen, irgendwie in der Hoffnung, er möge nicht dabei sein. Wer war überhaupt dieser große, kahlköpfige, so ganz andere Mann, auf den ich hier wartete? War ich überhaupt soweit, daß ich mich auf diese Sache einlassen konnte? Nein, in diesem Augenblick war ich es nicht.

Und er war nicht in der Maschine. Das gab mir Zeit, mich zu besinnen. Das ging von der Angst, ihm zu begegnen, über die Erleichterung, als er nicht unter den Passagieren war, bis hin zu Enttäuschung und schließlich einem Anflug von Panik, er könne überhaupt nicht auftauchen. Was, wenn er am Ende nicht mehr war als mein eigenes Traumgespinst? Was, wenn er wirklich existierte, aber in L. A. bei seiner alten Freundin blieb? Was, wenn . . . plötzlich wünschte ich aus ganzem Herzen, er möge kommen.

Und da war er auch schon, mit dem nächsten Flug. Unverwechselbar, nicht zu übersehen. In einem Gefühlswirrwarr aus Nervosität, Verlegenheit und schierer Freude begrüßte ich ihn. Ungewohnt war mir immer noch die Aufmerksamkeit, die seine auffallende Erscheinung erregte.

Die nächsten Tage verbrachten wir in Boulder bei seinen Freunden. Ken und ich hielten immer irgendwie Körperkontakt, zu Hause wie in der Öffentlichkeit, und ich fragte mich, was seine Freunde wohl von mir dachten. Einmal, nach einem Abendessen mit Sam und Hazel, standen wir draußen auf der Straße vor dem Restaurant, und ich fragte Ken, was er Sam über mich erzählt habe. Er nahm meine Hände, sah mich mit diesen großen braunen Augen an und sagte: «Wenn sie mich haben will, dann ist das die Frau, die ich heiraten möchte, das habe ich zu Sam gesagt.» Ich zögerte oder überlegte keinen Augenblick und sagte: «Natürlich.» (Dabei dachte ich – vielleicht sagte ich es auch – «Sonst hätte ich dich gefragt».) Wir haben dann alle zusammen mit Champagner gefeiert, gerade zehn Tage nach unserem ersten Rendezvous. Es war ein herrlicher Spätsommerabend, frisch, klar, energiegeladen. Ich spürte die Präsenz der hinter uns aufragenden Colorado-Rockies, als besiegelten sie unser Versprechen und gäben ihren Segen. Die Berge, die ich so liebte. Der Mann meiner Träume. Mir schwindelte vor Glück.

Ein paar Tage darauf fuhren wir nach Aspen, wo ich fast zehn Jahre gelebt hatte. Meinen Eltern gefiel er sehr. Meinem Bruder und meiner Schwägerin gefiel er sehr. Eine Schwester rief an, um mir zu gratulieren. Die andere, um mein Wohl besorgt, rief ebenfalls an und stellte mir Testfragen, um festzustellen, ob die Sache echt sei oder nicht; ich bestand. Ken und ich gingen meinen Lieblingspfad den Conundrum Creek hinauf, beiderseits flankiert von den herrlichsten Bergformationen. Ein vollkommenes Gletschertal voller anmutiger Espen und starker Nadelbäume; Felsvorsprünge bilden gezackte Gratlinien vor dem kristallenen tiefblauen Himmel. Diesen Pfad war ich schon viele, viele Male gegangen und gelaufen. Dieses Tal stand immer dann vor meinem inneren Auge, wenn ich Frieden brauchte. Und nun waren wir hier, das sanfte Bachgemurmel als Begleiter, gelegentlich eine Hummel, die Luft erfüllt vom weichen Rascheln des Espenlaubs, und überall verstreut Kastillea und Enzian und Astern und Bärenklau und Akeleien – Akeleien, wohin man schaute.

Am Abend gingen wir zu einer kleinen Hütte im Espenwald, um ein wenig still für uns allein zu sein. Die Hütte könnte von Gnomen oder Elfen erbaut worden sein. Ein großer, rötlicher moosüberwucherter Felsen bildet die eine Wand, lebendige Espen bilden die Eckpfosten, und die übrigen Wände bestehen aus handbehauenen Espen. Man kann an dieser Hütte vorbeigehen, ohne sie zu sehen, so natürlich fügt sie sich in die Umgebung ein. Die Backenhörnchen sind drinnen genauso zu Hause wie draußen. Hier sprachen Ken und ich über die Zukunft, und dann schliefen wir eng umschlungen selig ein.

Wir sind allein und sitzen vor dem Kamin. Das Feuer lodert gegen die kühle Nacht an, der Strom ist wieder mal ausgefallen. «Da, direkt auf deiner linken Schulter», sagte Treya. «Siehst du's nicht?»

«Nein, ich seh's nicht. Was denn?»

«Den Tod. Gleich da. Direkt auf deiner Schulter.»

«Meinst du das im Ernst? Du machst Witze, stimmt's? Ich verstehe dich nicht.»

«Na, wir haben doch eben über den Tod als Lehrer gesprochen, und plötzlich sehe ich auf deiner linken Schulter diese dunkle, aber machtvolle Gestalt. Es ist der Tod, ich bin ganz sicher.»

«Hast du öfter Halluzinationen?»

«Nein, nie. Ich habe einfach nur den Tod auf deiner linken Schulter gesehen. Ich weiß nicht, was das bedeutet.»

Ratlos schaue ich noch einmal auf meine linke Schulter. Ich sehe nichts.

Erkennen, Fühlen, Wollen

Vier allzu kurze Monate blieben uns, um diese Beziehung zu festigen, bevor die Katastrophe über uns hereinbrechen sollte. Was in diesen vier ekstatischen Monaten zwischen uns wuchs, würde ausreichen müssen für die dann folgenden fünf Jahre der Alptraumreise durch die medizinische Hölle. Die Prüfung war so über alle Maßen hart, daß wir schließlich beide daran zerbrachen. Beinahe ging unsere Liebe unter, doch sie tauchte erneut auf und fügte uns buchstäblich wieder zusammen.

Einstweilen hatten wir mit allen Freunden zu telefonieren oder ihnen zu schreiben, und sie zeigten sich geduldig mit diesen zwei Menschen, die offenbar völlig übergeschnappt waren. Meine Freunde warfen nur einen Blick auf Treya und verstanden dann sofort, weshalb ich schier ins Stammeln geriet, wenn ich von ihr sprach. Treyas Freunde, die sie noch nie hatten stammeln sehen, fanden das Ganze einfach köstlich. Ich äußerte mich kürzer als sonst, Treya weitschweifiger als gewohnt.

Muir Beach
2. September 1983

Lieber Bob,
um es kurz zu machen: Ich habe sie gefunden. Ich bin mir nicht ganz sicher, was das heißt, aber ich habe sie gefunden. Sie heißt Terry Killam, und sie ist, tja . . . Sie ist großartig, intelligent, sogar hochintelligent, fürsorglich, liebevoll, warmherzig, einfühlsam . . . sagte ich großartig? sagte ich hochintelligent . . .? Und noch was:

Sie besitzt mehr Mut und Integrität als irgendein Mensch, den ich je gekannt habe. Ich weiß nicht, Bob, ich würde mit dieser Frau überallhin gehen. So klug kann sie übrigens auch wieder nicht sein, weil sie mir gegenüber nämlich genauso empfindet. Zehn Tage nach unserer ersten Begegnung habe ich sie gefragt, ob sie mich heiraten will. Glaubst du das? Sie hat ja gesagt, glaubst du *das*? Einladung zur Hochzeit folgt. Bring eine Freundin mit, wenn du eine finden kannst.

Bis dann,
Ken

Muir Beach
24. September 1983

Liebe Alyson,
tja, meine Gute, jetzt habe ich ihn endlich doch gefunden. Erinnerst Du Dich noch an unsere Listen, unsere sherrygetränkten «Wunschlisten» für den vollkommenen Mann? Wie viele Jahre ist das jetzt her, und wie viele Jahre habe ich mir damals gegeben? Wer weiß ... und ich hatte längst aufgegeben. Ich hätte mir nie träumen lassen, daß ich je so etwas erleben würde.

Er heißt Ken Wilber – Du hast vielleicht schon von seinen Büchern gehört oder sogar welche gelesen. Er schreibt über Bewußtsein und Transpersonale Psychologie, und seine Bücher werden sogar schon an verschiedenen Universitäten benutzt (auch am California Institute for Integral Studies, wo ich bin). Wenn Du noch nichts von ihm gelesen hast und meinst, daß es Dich interessieren könnte, schicke ich Dir ein paar von seinen Büchern. Viele halten ihn für den führenden Theoretiker im Bereich des Transpersonalen. Er witzelt darüber: «Der führende Vertreter der Transpersonalen Psychologie, das klingt ein bißchen wie das höchste Gebäude in Kansas City.»

Die Begegnung hat mir klargemacht, daß ich mich schon ziemlich damit abgefunden hatte, nie einen zu finden, den ich heiraten möchte, und einfach so auf die alte, gewohnte, unabhängige Art weiter durchs Leben zu gehen. Bei keinem habe ich je auch nur an Heirat gedacht, obwohl ich schon sechsunddreißig bin, und dann kommt Mr. Ken Wilber daher!

Es kommt uns so vor, als wären wir schon immer zusammen. Ich habe noch nie eine solche Verbundenheit mit einem Mann erlebt; das ist, als wäre ich Zelle für Zelle mit ihm verbunden und als wäre sogar diese Verbindung nur der ganz konkrete, direkte Ausdruck einer Verbindung, die auf allen Ebenen, auch den subtilsten, besteht. Ich habe mich noch nie so geliebt und angenommen gefühlt oder jemals selber einen Menschen so geliebt und angenommen. Der ist es, keine Frage! Meine einzige Schwierigkeit war, mich daran zu gewöhnen, daß er sich den Kopf rasiert (er ist Zen-Buddhist, meditiert seit zwölf oder dreizehn Jahren, und es ist ihm zur Gewohnheit geworden, sich den Kopf zu rasieren). Er ist vierunddreißig, einszweiundneunzig groß, schlank, hat ein sehr schönes, klares Gesicht und einen herrlichen Körper. Ich will sehen, ob ich ein Bild auftreiben kann, und ein paar von seinen Büchern schicke ich Dir auch.

Daß ich ihn gefunden habe, ist für mich außerdem eine Art Bestätigung – daß mein innerer Richtungssinn, so seltsam mein Kurs äußerlich auch ausgesehen habe mag, mich in Wirklichkeit doch irgendwohin geführt hat. Wir haben beide das Gefühl, uns schon früher gekannt und in diesem Leben wieder gesucht zu haben ... Ich bin mir nicht sicher, ob ich dergleichen wirklich glaube, wenn man es wörtlich auffaßt; jedenfalls ist es eine gute Metapher für unser Gefühl. Er ist mein Seelen-Gemahl, wenn das auch ziemlich schmalzig klingt. Das Zusammensein mit Ken füllt ein paar von diesen inneren Höhlen des Selbstzweifels und Weltzweifels. Ich habe den größten Respekt vor seiner Arbeit und seiner Intelligenz, und es ist herrlich, wie diese Intelligenz in allen Lebensbereichen zur Geltung kommt. Außerdem hat er einen unglaublichen Humor, ich muß ständig lachen; und die Leichtigkeit, mit der er sein Leben lebt, tut mir so gut. Ich fühle mich geliebt und anerkannt wir nie zuvor. Bei keinem Mann habe ich je dieses Liebevolle, diese Freundlichkeit und soviel Halt gefunden. Die Beziehung fühlt sich so natürlich, so selbstverständlich an, kaum Sachen, durch die man sich erst durcharbeiten müßte. Eher: Ah, da bist du ja, ich hab dich schon gesucht. Wir sind ein tolles Team, und ich bin wirklich gespannt, wie unser gemeinsames Leben sich entwickeln wird. Ein aufregender Gedanke, zwanzig Jahre weiter und immer noch zusammen ... wirklich ein Abenteuer! Ja, ich freue mich auf ein langes Leben mit ihm.

Manchmal kann ich es gar nicht glauben, manchmal glaube ich dem Universum nicht, daß es so etwas zuläßt, so als könnte plötzlich alles wieder ganz anders sein. Aber wir fühlen uns wirklich tief verbunden, und es wird sicher faszinierend sein zu sehen, wie unsere Beziehung und unsere Arbeit im Laufe der Jahre Gestalt annehmen. Er ist eigentlich schon so ziemlich eingezogen hier, und die Hochzeitsvorbereitungen laufen – auch wieder so ein komisches Gefühl: eine Hochzeit vorbereiten. Wir fühlen uns längst verheiratet, und die Trauung scheint mehr etwas für die Familie zu sein.

Ja, soweit meine große Neuigkeit. In letzter Zeit habe ich eigentlich nicht viel mehr gemacht, als mich mit Ken herumzutreiben und die Verbindung zu meinen Beratungsklienten zu halten. Es wird spät, und ich bin müde. Mehr dann, wenn wir uns sehen ... bei meiner Hochzeit!

Alles Liebe,
Terry

Die Trauung wurde auf den 26. November festgesetzt, ein paar Monate blieben uns noch bis dahin. Wir machten uns sofort daran, alle nötigen Vorbereitungen zu treffen. Um genau zu sein, Treya machte sich daran, alle nötigen Vorbereitungen zu treffen. Ich arbeitete an einem Buch.

Dieses Buch, *Quantum Questions*, hatte seinen Ursprung in einer merkwürdigen Entdeckung: daß praktisch alle großen Pioniere der modernen Physik – Männer wie Einstein, Schrödinger und Heisenberg – Mystiker waren, eine wirklich verblüffende Tatsache. Die härteste Wissenschaft, die Physik, war frontal mit der weichsten aller Formen von Religiosität, der Mystik, zusammengestoßen. Wie kam das? Und was *war* Mystik überhaupt?

Ich las also die Schriften von Albert Einstein, Werner Heisenberg, Erwin Schrödinger, Louis de Broglie, Max Planck, Niels Bohr, Wolfgang Pauli, Sir Arthur Eddington und Sir James Jeans. Am wissenschaftlichen Genius dieser Männer war nicht zu zweifeln; aber ein zutiefst spirituelles oder mystisches Weltbild würde man bei ihnen wohl nicht so ohne weiteres erwarten.

Der tiefste Wesenszug der Mystik bekundet sich in der Aussage, daß wir im Innersten, im Kern unseres reinen Gewahrseins, zeitlos, ewig und unwandelbar eins sind mit dem Geist, dem Göttlichen, dem All. Klingt das ein bißchen abgehoben? Hören wir Erwin Schrödinger, Nobelpreisträger und Mitbegründer der modernen Quantenmechanik:

> Unmöglich kann die Einheit, dieses Erkennen, Fühlen und Wollen, das du das *deine* nennst, vor nicht allzulanger Zeit in einem angebbaren Augenblick aus dem Nichts entsprungen sein; vielmehr ist dieses Erkennen, Fühlen und Wollen wesentlich ewig und unveränderlich und ist numerisch nur *eines* in allen Menschen, ja in allen fühlenden Wesen ...
>
> So unbegreiflich es der gemeinen Vernunft erscheint: Du – und ebenso jedes andere bewußte Wesen für sich genommen – bist alles in allem. Darum ist dieses dein Leben, das du lebst, auch nicht ein Stück nur des Weltgeschehens, sondern in einem ganz bestimmten Sinn das *Ganze.* Nur ist dieses Ganze nicht so beschaffen, daß es sich mit einem Blick überschauen läßt. –
>
> Das ist es bekanntlich, was die Brahmanen ausdrucken mit der heiligen, mystischen und doch eigentlich so einfachen und klaren Formel *tat twam asi* (das bist du). – Oder auch mit Worten wie: Ich bin im Osten und im Westen, bin unten und bin oben, *ich bin diese ganze Welt.*
>
> So magst du dich hinwerfen auf die Erde, flach angedrückt an ihren Mutterboden in der gewissen Überzeugung: Du bist eins mit ihr und sie mit dir. Du bist so festgegründet und unverletzlich wie sie, ja tausendmal fester und unverletzlicher. So sicher sie dich morgen verschlingen wird, so sicher wird sie dich neu gebären zu neuem Streben und Leiden. Und nicht bloß dereinst; jetzt, heute, täglich gebiert sie dich, nicht *einmal,* sondern tausend- und abertausendmal, wie sie dich täglich tausendmal verschlingt. Denn es ist ewig und immer nur *jetzt,* dieses eine und selbe Jetzt, die Gegenwart ist das einzige, das nie ein Ende nimmt.

Die Mystiker sagen: Wenn wir das Bewußtsein unserer gesonderten Ichheit, unser beschränktes Ego, überwinden oder transzendieren, entdecken wir dafür eine Höchste Identität, die Identität mit dem All, mit dem unendlichen und alles durchdringenden, dem ewigen und unwandelbaren universalen Geist. Einstein erklärt: «Ein Mensch ist Teil jenes Ganzen, das wir ‹Universum› nennen, ein zeitlich und räumlich begrenzter Teil. Er erfährt sich selbst, seine Gedanken und Gefühle als etwas von allem übrigen Getrenntes – eine Art optische Täuschung des Bewußtseins. Diese Täuschung ist für uns eine Art Gefängnis, in dem wir eingeschränkt sind auf unsere persönlichen Begierden und unsere Zuneigung zu den paar Menschen, die uns am nächsten stehen.»

Tatsächlich geht es bei aller Kontemplation oder Meditation – sei sie östlicher oder westlicher Tradition, christlich, muslimisch, buddhistisch oder hinduistisch – nur darum, uns von der «optischen Täuschung» zu befreien, wir seien eigenständige Ich-Wesenheiten, von allen anderen und vom ewigen Gott getrennt; statt dessen sollten wir entdecken, daß wir nach der Befreiung aus dem Gefängnis der Individualität auf völlig außerzeitliche Weise eins sind mit dem Göttlichen und daher mit der gesamten Schöpfung.

Und das ist gewiß keine theoretische *Idee*; es ist eine direkte, unmittelbare *Erfahrung*, für die sich Zeugnisse aus allen Zeiten und allen Teilen der Welt anführen lassen – Zeugnisse, die im Kern alle das gleiche ausdrücken. Wie Schrödinger sagt:

«In einem kulturellen Umfeld, in dem gewissen Vorstellungen und Begriffen ein eingeschränkter und spezieller Sinn unterlegt wird, klingt die simple Formulierung, der diese Schlußfolgerung bedarf, recht verwegen. Wenn wir in christlicher Terminologie sagen: ‹Daher bin ich Gott der Allmächtige›, dann klingt das nach Blasphemie und nach Wahnsinn. Doch lassen Sie diese Assoziationen bitte einen Augenblick beiseite und bedenken Sie, daß die Einsicht an sich nicht neu ist. Im indischen Denken gilt sie beileibe nicht als blasphemisch, sondern als Quintessenz der tiefsten Einsicht in das Geschehen der Welt. Dann auch haben die Mystiker vieler Jahrhunderte, jeder einzelne, unabhängig voneinander und doch in vollkommener Übereinstimmung (etwa so wie die Teilchen eines idealen Gases) die unvergleichlichen Erfahrungen ihres Lebens in

Worten beschrieben, die sich verdichten lassen auf den Ausdruck *Deus factus sum* – ich bin Gott geworden.»

Nicht in dem Sinne, daß mein Ego Gott wäre – beileibe nicht; vielmehr in dem Sinne, daß ich mich in der letzten Tiefe meines Gewahrseins direkt mit der Ewigkeit überschneide. Und dieser Schnittpunkt, dieses mystische Gewahrsein, war es, was diese großen Physiker so sehr fesselte.

In *Quantum Questions* wollte ich die Physiker in diesem Sinne als Mystiker zu Wort kommen lassen, sie sollten selber sagen können, weshalb «die schönste Empfindung, die wir haben können, die mystische ist» (Einstein), inwiefern «der Mechanismus eine Mystik erfordert» (de Broglie), daß wir «im Bewußtsein eines ewigen Geistes existieren» (Jeans), weshalb «eine Synthese der rationalen Durchdringung und der mystischen Einheitserfahrung der ausgesprochene oder unausgesprochene Mythos unseres heutigen Zeitalters» ist (Pauli) und daß die wichtigste aller Beziehungen «die zwischen einer menschlichen Seele und einem göttlichen Geist» ist (Eddington).

Ich wollte damit allerdings *nicht* sagen, daß die moderne Physik das mystische Weltbild bestätigt oder gar beweist. Diese Physiker selbst waren Mystiker, aber daraus läßt sich natürlich nicht ableiten, daß ihre Arbeit auf ihrem Fachgebiet ein mystisches oder spirituelles Unterfangen war, das ein religiöses Weltbild begründete. Ich verwahrte mich gegen Bücher wie *Das Tao der Physik* und *Die tanzenden Wu Li Meister*, die eben diesem Irrtum aufsaßen. (Fritjof Capra, Autor von *Das Tao der Physik*, hat seine Ansichten inzwischen erheblich differenziert. Ich habe hier nicht so sehr ihn als vielmehr Epigonen wie Gary Zukav und Fred Alan Wolf im Auge.) Es ist ein kolossaler Irrtum. Die Physik ist eine begrenzte, endliche, relative und partielle Wissenschaft, die sich mit einem kleinen Ausschnitt der Wirklichkeit befaßt. Die Mystik aber meint das Ganze. Wer behauptet, die Physik beweise die Mystik, der sagt mithin, daß der Schwanz mit dem Hund wedelt.

Verdeutlichen wir es an Platons Höhlengleichnis: Die Physik gibt uns ein detailliertes Bild der Schatten an der Höhlenwand (der relativen Wahrheit), aber die Mystik verschafft uns direkten Zugang zu dem Licht außerhalb der Höhle (zur absoluten Wahrheit). Studiere die Schatten, soviel du magst, zum Licht gelangst du dadurch nicht.

Im übrigen glaubte auch von diesen wegbereitenden Physikern keiner, daß die Physik ein mystisches oder religiöses Weltbild untermauert. Sie glaubten vielmehr, daß die moderne Physik gegen ein religiöses Weltbild keine Einwände mehr erheben kann, weil ihr (anders als der klassischen Physik) sehr deutlich bewußt geworden war, daß sie vollkommen ungeeignet ist, Antworten auf letzte Fragen zu geben. Mystiker waren sie also nicht *als* Physiker, sondern weil sie über die Schattenwelt der Physik hinaus wollten zu einer höheren und beständigeren Realität. Kurzum, sie verstanden Mystik als Meta-Physik, als das, was über die Physik hinausgeht.

Und so waren sie auch recht einhellig in ihrer Ablehnung aller Versuche, Schlußfolgerungen aus der modernen Physik als Argumente für irgendein religiöses Weltbild zu benutzen. Warum wohl? Nun, was geschieht, wenn wir davon ausgehen, daß die moderne Physik die Mystik bestätigt? Was geschieht etwa, wenn wir sagen, die heutige Physik sei in vollkommener Übereinstimmung mit Buddhas Erleuchtung? Dann werden wir ihm morgen womöglich seine Erleuchtung absprechen müssen, wenn die Physik von morgen die heutige verdrängt (was ja zweifelsohne geschehen wird). Wenn wir unseren Gott von der heutigen Physik abhängig machen, dann fällt er mit ihr. Und genau das war die Sorge dieser mystischen Physiker: Eine solche Zwangsehe zwischen Physik und Mystik würde nur die Physik wirr und die Mystik zahnlos machen.

Treya verfolgte all das mit großem Interesse, und sie wurde bald meine beste Lektorin und verläßlichste Kritikerin. Die Arbeit an diesem Buch war ganz besonders befriedigend. Wir meditierten beide, hatten beide ein kontemplatives oder mystisches Weltbild, und in unserer Meditationspraxis übten wir ganz direkt das Überwinden der Individualität, des Ego, das zur Entdeckung des Selbst und des Ursprungs jenseits des Bekannten führen soll. Daß so viele der großen Physiker sich zu einem mystischen Weltbild bekannten, beflügelte uns. Ich war schon seit geraumer Zeit der Ansicht, daß es zwei Arten von Menschen gibt, die an einen Universalen Geist glauben: die nicht sonderlich Gescheiten und die extrem Gescheiten. Für die in der Mitte war es eine Sache der «intellektuellen Redlichkeit», nicht an Gott oder irgend etwas Transrationales zu glauben. Treya und ich glaubten an Gott als Grund und Ziel des Menschen – also mußten wir wohl entweder sehr gescheit oder ein bißchen dumm sein. Mit «Gott» meine ich natürlich keine anthropomorphe Vater- (oder Mutter-)Figur, sondern ein reines Gewahrsein oder Bewußtsein-an-sich – ein Bewußtsein, das man in der Meditation schult und im täglichen Leben umsetzt. Diese mystische Sicht war der Orientierungspunkt für Treya wie für mich und das Schwerkraftzentrum unserer Beziehung.

Treya verfolgte die Entstehung des Buches nicht nur mit Interesse, sondern auch mit einem Lächeln. Sie kam für sich zu dem Schluß, daß diese Arbeit mir ganz nebenbei erlaubte, mich vor den Aufgaben, die die herannahende Trauung mit sich brachte, zu drükken. Das stimmt vermutlich.

Meine Beziehung zu Treya vertiefte sich mehr und mehr, wir waren weit, weit «über die Physik hinaus». Liebe ist ein altehrwürdiger Weg zur Transzendenz des Ich-Bewußtseins, zum Sprung ins Unausdenkliche. Wir nahmen einander bei der Hand, machten die Augen zu und sprangen

Ich schaue – starre – immer wieder meine linke Schulter an, und ich sehe nichts. Ich denke, Treya wird wohl bloß Spaß machen, so gut kenne ich sie ja noch nicht. «Du meinst das doch sicher bildlich.»

«Ich weiß nicht, was das bedeutet, aber ich habe definitiv den Tod auf deiner linken Schulter sitzen sehen, so deutlich, wie ich jetzt dein Gesicht sehe. Er saß da, ich weiß nicht, wie ein schwarzer Kobold, saß einfach da und grinste.»

«Und du weißt ganz sicher, daß dir so was nicht öfter passiert?»

«Überhaupt nie, ganz sicher.»

«Wieso denn auf meiner linken Schulter? Und wieso auf meiner *Schulter?» Die Sache wird allmählich ein bißchen bizarr. Auch etwas unheimlich in diesem Zimmer, in dem nur das heruntergebrannte Feuer ein wenig Licht verbreitet.*

«Ich weiß nicht. Es kommt mir aber wichtig vor. Im Ernst.»

Sie ist wirklich so ernst, daß ich unwillkürlich wieder auf meine linke Schulter schaue. Und wieder sehe ich nichts.

Einen Monat vor der Trauung ging Treya zur Vorsorgeuntersuchung.

Da liege ich also mit weit gespreizten Beinen, ein weißes Tuch über die Knie gebreitet, auf der Untersuchungsliege, der kühlen Luft und den tastenden Händen meines Arztes ausgesetzt – die klassische Stellung für eine gynäkologische Untersuchung. Sicher keine schlechte Idee, sich mal von Kopf bis Fuß durchchecken zu lassen, schließlich stehe ich ja kurz vor der Hochzeit. Meine Eltern lassen diese Checkups regelmäßig machen, ich nur unregelmäßig. Ich fühle mich ja auch bestens. Ich hatte schon immer eine, wenn der Ausdruck erlaubt ist, Roßnatur. Ken wird wohl eine gesunde Frau bekommen. Ich sehe einen afrikanischen Häuptling vor mir, wie er Zähne und Fesseln eines Mädchens begutachtet, bevor er in deren Ehe mit seinem Sohn einwilligt.

Mein Kopf ist voller Pläne und Fragen: Wo soll die Trauung stattfinden, wer wird alles eingeladen, welche Gläser, welches Geschirr, welches Besteck – all die weltbewegenden Entscheidungen, die zu fällen sind, bevor diese Verbindung ihren Segen erhalten kann. Wir haben nicht viel Zeit für alle diese Vorbereitungen.

Herr Doktor untersucht. Jetzt drückt er gerade an meinem Bauch herum. Ein netter Mann, ein netter Arzt. Ich mag ihn sehr. Er ist Allgemeinmediziner und interessiert sich für alle Bereiche der Heilkunst; er praktiziert nicht nur als Arzt, sondern auch als Therapeut. Das zeigt sich an der Art, wie er mit seinen Patienten umgeht, an der Atmosphäre in seiner Praxis. Ein netter Mann.

Jetzt untersucht er meine Brüste. Zuerst die linke. Es sind große Brüste, und das schon, seit ich ungefähr zwölf war. Ich erinnere mich noch, daß ich manchmal fürchtete, sie würden vielleicht nicht wachsen, und wie ich mit einer Freundin in der Badewanne saß, wir unsere Brustwarzen massierten und zupften, um die Entwicklung zur Fraulichkeit zu beschleunigen. Und sie wuchsen, ganz plötzlich und fast beängstigend; das wurde sehr deutlich bei einem Sommerlager, wo ich mir einen ziemlich abgetragenen BH borgen mußte. Meine Brüste – wie oft haben sie mich in Verlegenheit gebracht! Als ich noch ein Mädchen war, drängten sich die Jungen auf keineswegs überfüllten Bürgersteigen dicht an mir vorbei. Später die Männeraugen, denen es einfach nicht gelang, bei meinem Gesicht zu bleiben. Blusen klaffen vorn zwischen den Knöpfen auf, Kleider, die bei anderen gut aussehen, sind an mir unmöglich, weite, über Rock oder Hose getragene Blusen lassen mich dick und schwanger aussehen, stopfe ich sie in den Bund, sehe ich dick und vorderlastig aus. Die BH-Träger schneiden mir in die Schultern. In meiner Größe gibt es einfach keinen hübschen Spitzen-BH, der ein bißchen sexy wäre. Ich muß immer einen tragen, und beim Reiten oder Joggen einen besonders stützenden. Bikinis, falls ich überhaupt in meiner Größe etwas ergattern kann, sehen an mir obszön aus, finde ich. Und einteilige Badeanzüge geben mir einfach nicht genug Halt.

Aber ich gewöhnte mich an die Kompromisse, die diese Eigentümlichkeit mit sich brachte, und fand mich mit meinen Brüsten so weit ab, daß ich sie schließlich sogar mochte. Sie sind weich und fest und eigentlich ganz hübsch – wie man sie manchmal im *Playboy* sieht. Anscheinend habe ich sie von der Mutter meines Vaters geerbt. Ich bin von den vier Frauen meiner Familie die einzige mit diesem Problem. Mutter meinte einmal, ich sollte meine Brüste vielleicht verkleinern lassen. Ich glaube, ihr ging es dabei vor allem um das Problem, was Passendes zum Anziehen zu finden. Ich fand es unnötig, bin aber doch vor vielen Jahren mal zu einem plastischen Chirurgen gegangen. Er hat mir die Operation erklärt, war aber meiner Meinung. Meine Brüste waren groß, aber nicht groß genug für derart drastische Maßnahmen.

Jetzt untersucht mein Arzt die rechte Brust. Ein sorgfältiges Abtasten, wie ich es eigentlich jeden Monat selber machen sollte. Ich erinnere mich dunkel, einmal zu einer Selbstuntersuchung aufgefordert worden zu sein, aber ich bin ziemlich sicher, daß man mir nicht gesagt hat, wie man das macht.

«Wußten Sie, daß Sie einen Knoten in der rechten Brust haben?»

Was? Einen Knoten? «Nein . . . nein, wußte ich nicht.»

«Gleich hier, im unteren äußeren Quadranten, Sie müßten ihn ohne weiteres selbst tasten können.»

Er führt meine Hand hin. Ja, ich fühle ihn ohne weiteres. Nur allzu deutlich. Es wäre überhaupt keine Sache gewesen, etwas von dieser Größe selbst zu entdecken – wenn ich nur danach gesucht hätte. «Was kann das sein, was meinen Sie?»

«Na ja, er ist ziemlich groß und ganz hart. Aber er sitzt nicht am Muskel darunter fest und läßt sich leicht verschieben. In Ihrem Alter, würde ich sagen, ist es vermutlich nichts Ernstes. Vielleicht einfach eine Zyste.»

«Und was sollte Ihrer Meinung nach jetzt geschehen?» Noch kein Wort von *Krebs.*

«In Anbetracht Ihres Alters, wo Krebs eigentlich eher unwahrscheinlich ist, könnten wir ruhig einen Monat zuwarten und sehen, ob der Knoten seine Größe verändert. Sie könnte mit dem Zyklus schwanken. Schauen Sie doch in einem Monat mal wieder herein.»

Ich bin erleichtert. Ich ziehe mich an, sage auf Wiedersehen und gehe. Ich habe den Kopf voller Gedanken an Hochzeit, Anrufe, Entscheidungen. Außerdem stehe ich vor meiner Magisterprüfung in Psychologie und Beratung und habe allerlei zu lesen und im Beratungszentrum zu tun. Aber unter all dem ist jetzt eine kalte Angstströmung. Könnte das Brustkrebs sein? Ich wußte, daß mir bang war. Ich hätte es nicht in Worte fassen können, es war ein Gefühl wie vages Grauen – vielleicht eine Vorahnung? Oder war es einfach die Furcht, die jede Frau in dieser Lage empfinden würde? Ich stürze mich in all die Dinge, die in dieser aufregenden Zeit zu erledigen sind. Und doch, immer wieder tasten sich meine Finger verstohlen zu diesem harten, bestimmten, immer gleichen Knoten hin. Ach, und jedesmal ist er noch da. Mit zielstrebigem Schritt auf der Suche nach Hochzeitsschuhen in San Francisco unterwegs – er ist immer noch da. Im Psychologie-Seminar – immer noch da. Am Schreibtisch, während ich herumtelefoniere und die Trauung organisiere – immer noch da. Genau da, wo meine Brust das Futon berührt, nachts, neben meinem «Zukünftigen», wenn ich mich an meinen Lieblingsplatz kuschle, seine langen Arme um mich geschlungen – immer noch da.

Ich fand, der Knoten habe überhaupt nichts zu sagen. Er war extrem hart, wie ein Stein, das war schlecht; aber er war symmetrisch und verschieblich, und das war gut. Außerdem standen die Chancen, daß es Krebs war, ohnehin nur eins zu zehn. Auch unsere Freunde fanden, das sei bestimmt gar nichts. Im übrigen waren wir verliebt. Was konnte schiefgehen? Unser ganzer Horizont war eingenommen von der Hochzeit, gefolgt von einem «Lebten von da an glücklich und zufrieden».

Ich wirbelte nur so umher, noch drei Wochen bis zur Hochzeit. Es war alles so aufregend, und ich war mir ganz sicher, wenn auch immer noch nervös. Hätte nie gedacht, daß all das so kompliziert sein würde. Manchmal schoß ein Schmerz durch meine rechte Brust, und dann tastete ich nach dem harten, glatten Knoten, verwundert.

Es gab viel zu tun. Wir hatten einen kurzen Trip an die Ostküste zu Kens Eltern gemacht. Meine Eltern kamen übers Wochenende, suchten mit uns nach dem geeigneten Ort für die Trauungszeremonie, halfen mir bei der Gestaltung der Einladungskarten.

Wir hätten natürlich auch warten können. Ich hatte mir immer gewünscht, auf einer grünen Wiese in den Colorado Rockies zu heiraten, sollte es je dazu kommen. Aber ich wollte nicht bis zum nächsten Sommer warten, auch wenn das bedeuten würde, daß die Trauung, eingequetscht zwischen Thanksgiving und Weihnachten, in den gleichen Monat fallen würde wie mein Geburtstag. Es wäre sicher schön gewesen, unseren Hochzeitstag in einem weniger dicht gedrängten Monat zu feiern. Aber ich hatte es eilig. Ich weiß noch, daß ich sagte: «Aus irgendeinem Grund habe ich es schrecklich eilig zu heiraten.» Ich erinnere mich ganz deutlich daran, es war sogar noch vor der Entdeckung des Knotens.

Nach all den Jahren der Befürchtung, daß ich etwas Vollkommenes, also Unmögliches suche oder insgeheim Angst habe, mich zu binden, heiratete ich nun also doch. Ich kannte Ken noch keine vier Monate, aber ich war mir sicher. In der Limousine, die uns zur

Trauung fuhr, flüsterte er mir wunderbare Dinge ins Ohr – von den vielen Leben, die er mich gesucht habe, von Drachen, die er töten mußte, um mich zu finden, lauter romantische, poetische, schöne Dinge, die sich so wahr anhörten. Ich war sogar ein wenig verlegen, weil ich dachte, daß mein Vater und meine Mutter es vielleicht hören konnten.

Der Tag unserer Hochzeit war ein wunderbar klarer, strahlender Tag, der erste schöne Tag nach einer ganzen Woche wilder, tobender Stürme. Alles glitzerte im Sonnenlicht, die Luft selber schien voller Licht zu sein. Ein magischer Tag. Die Trauung wurde von zwei lieben Freunden vollzogen, von David Wilkinson, einem methodistischen Pfarrer, den ich in Findhorn kennengelernt hatte, und Father Michael Abdo, dem Abt eines katholischen Klosters in der Gegend von Colorado, wo ich früher zu Hause war. (Zu unserer Verlobung schickte ich Father Michael ein Paket mit Kens Büchern und einem Brief, in dem ich ihm schrieb, daß wir heiraten würden. Er öffnete das Paket und sagte: «Sieh da, Terry hat meinen Lieblingsautor entdeckt.» Dann öffnete er den Brief und sagte: «Sieh da, Terry heiratet meinen Lieblingsautor.») Mein methodistischer Freund erinnerte uns daran, daß die Ehe ein Gefängnis sein kann – hinter uns erhob sich Alcatraz aus der glitzernden San Francisco Bay – oder Schönheit und Freiheit mit sich bringen kann, und seine Hand wies auf den weiten Bogen der Golden Gate Bridge, die zwei Landteile verbindet, wie wir an diesem Tag miteinander verbunden wurden.

Der Empfang war ein Riesenspaß im Gewühl der Freunde und Familienmitglieder, bei Champagner und allerlei Leckereien. Besonders schön fand ich, was Judith Skutch (die Verlegerin von *A Course in Miracles*) sagte: «Eine königliche Hochzeit!» Ich war wie in Trance. Später wünschte ich mir, ich hätte irgendwann in dem ganzen Wirbel einmal haltgemacht, um das alles in mich aufzunehmen. Und in der Nacht schlief ich, eingerollt in den Armen meines Mannes, selig und erschöpft.

An diesem Tag und am nächsten war keine Zeit für Befürchtungen, nicht einmal Zeit, nach dem Knoten zu tasten. Mein ursprüngliches Gefühl, daß etwas nicht in Ordnung sein könnte, war inzwischen verblaßt, untergegangen in den Versicherungen der anderen und in Hochzeitsplänen. Ganz ohne Sorge ging ich wieder zu meinem Arzt.

Zu unserer Hochzeitsreise nach Hawaii wollten wir erst zwei Wochen später aufbrechen, weil Treya noch Kurse abschließen mußte und letzte Prüfungen vor sich hatte. Kaum jemand machte sich inzwischen noch Sorgen.

«Tja, er ist noch da. Sieht nicht so aus, als hätte sich überhaupt was verändert», sagt mein Arzt. «Haben Sie irgendwas bemerkt?»

«Was die Größe angeht und wie er sich anfühlt, nein. Nur manchmal plötzlich stechende Schmerzen in der Brust, die ich von früher her nicht kenne, aber in anderen Teilen der Brust. Um den Knoten herum fühle ich eigentlich gar nichts.» Er schweigt eine Weile. Ich spüre, wie die Räder sich drehen, während er überlegt, was zu tun ist.

«Also», sagt er schließlich, «das ist ein schwer einzuschätzender Fall. Ich glaube nicht, daß irgendwas dahintersteckt, vermutlich einfach eine Zyste. Wie der Knoten sich anfühlt, Ihr Alter, Ihr Gesundheitszustand – alles deutet darauf hin, daß es nichts weiter ist. Aber eben wegen Ihres Alters, nur um sicherzugehen, denke ich, Sie sollten ihn entfernen lassen.»

«Gut, wenn Sie es sagen. Brustgewebe habe ich ja genug. Was meinen Sie, wann wir es machen sollten? Ken und ich gehen in einer Woche auf Hochzeitsreise, und wir wollen zwei Wochen unterwegs sein, über Weihnachten. Hat es drei Wochen Zeit?» Ich bin vor allem mit Reiseplänen beschäftigt.

«Ja, ich denke schon. Ist ja auf einer Hochzeitsreise sicher auch schöner, wen man sich nicht um eine frische Naht kümmern muß», sagt er. «Ich möchte aber noch die Meinung eines Kollegen einholen. Er ist Chirurg, hier haben Sie seinen Namen.» Er gibt mir die Adresse der Praxis.

Ich denke wenig an die Sache, schließlich handelt es sich ja nur um Vorsichtsmaßnahmen. Am nächsten Tag sitze ich vor dem Chirurgen. Er untersucht den Knoten in meiner Brust sorgfältig. Er läßt mich die Hand über den Kopf heben und die Muskeln anspannen; dann lege ich die Hände auf die Knie, Ellenbogen nach außen, und spanne wieder die Muskeln an. Er beobachtet die Haut über dem Knoten. Man kann, was ich zu der Zeit noch nicht weiß, aus dieser äußeren Untersuchung Anhaltspunkte für die eventuelle Bösartigkeit eines Knotens gewinnen. Bei bösartigen Tumoren runzelt sich manchmal ganz leicht die Haut über dem Knoten. Bei mir geschieht das nicht, und da der Knoten frei verschieblich ist, meint auch dieser Arzt, daß es wohl nur eine Zyste sei. Mit Zuversicht in der Stimme bereitet er alles für die Entleerung der Zyste vor. Man braucht dazu eine dicke Nadel; damit wird die Zyste angestochen, die Flüssigkeit läuft aus, und, voilà, Sekunden später kein Knoten mehr. Aber als er die Nadel einsticht, rammt sie gegen etwas Hartes. Er wirkt überrascht, verblüfft. Oh, sagt er, dann ist es wohl doch ein Fibroadenom, eine gutartige Geschwulst. Er empfiehlt die Entfernung und findet auch, man könne sich damit ruhig bis nach der Hochzeitsreise Zeit lassen. Mit einem blauen Fleck an der Brust, der Knoten unverändert, verlasse ich die Praxis ...

Damit war die Sache entschieden. Die Ärzte waren überzeugt, daß es mit dem Knoten nichts weiter auf sich hatte, wenn er auch sicherheitshalber entfernt werden sollte, und so hörten wir alle auf, uns Sorgen zu machen. Nur Sue nicht, Treyas Mutter.

Mutter läßt nicht locker. Sie möchte, daß ich zu einem Onkologen gehe und noch eine dritte Meinung einhole. Dabei wollen wir doch in vier Tagen abreisen, und ich habe bis dahin noch meine beiden letzten Prüfungen. Ich protestiere, gebe aber schließlich widerwillig nach. Immerhin weiß sie, wovon sie spricht. Vor fünfzehn Jahren war die ganze Familie in Angst und Schrecken versetzt worden, als man bei ihr Dickdarmkrebs feststellte.

Ich erinnere mich noch gut an das Entsetzen und die Verwirrung in diesen Tagen der Diagnose und der Operation, es war der Sommer, in dem ich das College abschloß. Wir waren alle wie unter Schock, begriffen gar nicht recht, irrten mit glasigem Blick in dem gewaltigen Komplex des Anderson-Krebszentrums in Houston herum. Ich sehe Mutter noch deutlich vor mir in ihrem Krankenhausbett, überallher, überallhin Schläuche und Leitungen. Die vielen Bilder rinnen mir heute zu einem zusammen – der hastige Heimweg, die Ungewißheit, der Flug nach Houston, die Anderson-Klinik, das Hotelzimmer, mein lieber Vater, auf und ab gehend im Zimmer, auf dem Parkplatz, in der Klinik, wie er sich um Mom kümmert, wie er uns zu erklären versucht, wie er allein mit seiner Angst zu leben und dabei alles zu arrangieren, alle Entscheidungen zu treffen hat. Irgendwie, glaube ich, hat mich der ganze Ernst der Sache nie richtig erreicht. Ich war wie benommen, verstand eigentlich gar nicht, was Krebs ist. Nicht einmal, als wir Mom nach der Operation besuchten, als sie noch wie erschlagen war von der Narkose, und nicht einmal in den folgenden Jahren, jedesmal wenn ich die angstvolle Spannung im Haus spürte, sooft sie zur Nachuntersuchung in die Klinik ging.

Das liegt nun fünfzehn Jahre zurück, und bei keiner der Untersuchungen wurde etwas gefunden. Jedesmal entrang sich der Familie ein kollektiver Erleichterungsseufzer. Und jedesmal sank die Angstschwelle ein klein wenig, die Welt wirkte wieder etwas stabiler, etwas vertrauenswürdiger. Ich war weniger in Sorge, was Daddy wohl ohne Mutter tun würde; sie waren einander so nah, man konnte sich nicht vorstellen, wie einer ohne den anderen leben sollte. Ich habe nie darüber nachgedacht, wie es für Mutter wohl sein würde, an Krebs zu sterben. Ich wußte zu wenig über diese Dinge, um beunruhigt zu sein. Zumindest ersparte meine Unwissenheit mir unnötige Sorgen, denn sie war ja noch da nach diesen fünfzehn Jahren und bestand mit Nachdruck auf einer dritten Meinung.

Diesmal also von einem Onkologen, einem Krebsspezialisten. Vielleicht wäre Anderson das richtige, meinte sie. Aus Dankbarkeit für die ausgezeichnete Versorgung meiner Mutter in der Anderson-Klinik, aber auch in dem Wunsch, die Krebsforschung zu fördern, hatten meine Eltern sich im Laufe der Jahre immer mehr engagiert und kürzlich sogar die finanzielle Ausstattung eines Lehrstuhls für genetische Forschung und Krebsforschung übernommen.

Aber ich möchte doch nach Hawaii, nicht nach Houston. Ich rufe einen Cousin an, der in Houston als Gynäkologe arbeitet, und frage ihn, ob er einen Onkologen empfehlen könne. Er kann, und ich mache einen Termin aus. Mutter möchte mehr über diesen Dr. Peter Richards wissen, bevor sie mich an ihn ausliefert. Es stellt sich heraus, daß er an der Anderson-Klinik von eben dem Arzt ausgebildet wurde, der meine Mutter vor fünfzehn Jahren operierte. So ein Zufall . . . und die Leute von der Klinik wissen nur Lobendes über ihn zu sagen. Er sei ein ausgezeichneter Arzt, wie man so leicht keinen wieder findet. Man habe versucht, ihn zu halten, aber er sei an die Kinderklinik von San Francisco gegangen, wo sein Vater Chef der chirurgischen Abteilung sei. Klingt nett, dachte ich. Irgend etwas gefiel mir daran, und Mutter war auch zufrieden.

Am nächsten Tag sitze ich im Büro von Peter Richards. Er ist mir gleich sympathisch. Er ist jung, angenehme Erscheinung, und offensichtlich sehr fähig. Ich fühle mich wohl in seinem Behandlungsraum; im Vergleich dazu wirkt die letzte Praxis, die ich gesehen habe, fast ein wenig schäbig, veraltet. Nach der Untersuchung des Knotens und beider Brüste sagt auch er, der Knoten müsse entfernt werden. Allerdings findet er, man solle nicht drei Wochen damit warten, sondern es gleich erledigen. Es wird sicher nichts weiter sein, beruhigt er mich, aber ich habe ein besseres Gefühl, wenn wir es gleich machen.

Vermutlich bin ich noch halb berauscht von der Hochzeit, vom Verliebtsein, von der Aussicht auf Hawaii; jedenfalls beunruhigt mich das alles nicht. Gleich am nächsten Tag, Donnerstag, vier Uhr Nachmittag, soll der Eingriff gemacht werden. Dann hat das Labor gerade noch Zeit, eine tiefgefrorene Scheibe des Knotens zu untersuchen und uns den Befund mitzuteilen. Und da es ein ambulanter Eingriff unter lokaler Betäubung sein wird, bin ich dann am Morgen danach bestimmt auch fit für mein letztes Examen. Gleich nach der Prüfung wollen wir fliegen.

«Und wenn etwas nicht in Ordnung ist?» deutet Dr. Richards zart an. «Dann fahren wir halt nicht», erwidere ich in fröhlicher Ahnungslosigkeit. Nach ein paar Wochen einer schleichenden, schattenhaften Angst, die der Entdeckung des Knotens folgten, lebe ich jetzt in dem munteren Gefühl, daß ich mich den Dingen widmen werde, wenn und falls sie sich zeigen.

Ich verbringe den Abend und den größten Teil des nächsten Tages mit Examensvorbereitungen. Ken arbeitet mit Hochdruck an der Fertigstellung von *Quantum Questions.* Ich bin so zuversichtlich, daß ich Ken sage, er brauche mich nicht in die Klinik zu begleiten, er könne ruhig weiterarbeiten. Ich habe mich in all den Jahren daran gewöhnt, allein zurechtzukommen; um Hilfe zu bitten, habe ich nicht gelernt. Ken ist schockiert über mein Vorhaben, allein zu gehen. Insgeheim bin ich erleichtert, daß er mitkommt.

Auf dem Weg zur Klinik sprachen Treya und ich von Hawaii. Wir suchten und fanden die chirurgische Ambulanz und erledigten die Formalitäten. Urplötzlich stieg ein ausgesprochen mulmiges Gefühl in mir hoch. Die Sache hatte noch nicht einmal angefangen, und doch empfand ich, daß etwas ganz furchtbar schieflief.

Ken ist nervöser als ich. Ich ziehe mich aus, ziehe den Kittel an, schließe meine Sachen weg, bekomme mein Identitätsarmband. Wieder warten. Ein junger skandinavischer Arzt kommt herein, um ein paar Fragen zu stellen. Er werde Dr. Richards assistieren, sagt er. Seine Fragen wirken ganz harmlos; erst später erfahre ich ihre Bedeutung.

«Wie alt waren Sie bei Ihrer ersten Menstruation?»

«Vierzehn, glaube ich. Ein bißchen später als üblich.» (Frauen, bei denen die Regel früh beginnt, haben ein höheres Brustkrebsrisiko.)

«Haben Sie Kinder?»

«Nein, ich war noch nie auch nur schwanger.» (Bei Frauen, die mit dreißig noch kein Kind geboren haben, ist das Brustkrebsrisiko größer.)

«Hat jemand in Ihrer Familie je Brustkrebs gehabt?»

«Nicht, daß ich wüßte.» (Irgendwie hatte ich ganz vergessen – verdrängt? –, daß die Schwester meiner Mutter vor fünf Jahren Brustkrebs hatte. Frauen mit Brustkrebs in der Familie haben ein höheres Risiko.)

«Tut der Knoten weh? Hat er schon mal weh getan?»

«Nein, noch nie.» (Krebsknoten tun fast nie weh.)

«Wie ist Ihnen angesichts der Operation zumute? Wenn Sie nervös sind oder Angst haben, können wir Ihnen etwas geben.»

«Das wird nicht nötig sein, ich fühle mich gut.» (Es gibt Untersuchungen, die zeigen, daß Frauen, die vor einer Knotenentfernung sehr ängstlich sind, weil sie einen bösartigen Tumor befürchten, seltener tatsächlich Krebs haben als jene, die ganz ruhig sind.)

«Sind Sie beide Vegetarier? Ich habe eine Theorie, daß ich es an der Hautfarbe erkennen kann.»

«Ja, beide. Ich schon seit 1972, über zehn Jahre also.» (Es soll ein Zusammenhang bestehen zwischen Brustkrebs und einer an tierischem Fett reichen Ernährung, mit der ich aufgewachsen war.)

Dann liege ich rücklings auf der Liege und werde über Korridore geschoben, von denen ich nur die Decke sehe. Eine Stunde lang betrachte ich alles aus der Froschperspektive. Im Operationsraum ist es erstaunlich kühl – damit sich Bakterien dort nicht wohl fühlen. Eine Schwester bringt mir ein zweites Laken, mollig warm wie aus dem Backofen. Ich plaudere mit ihr, während sie die Vorbereitungen trifft; alles interessiert mich, alles will ich erklärt haben. Sie schließt mich an den Herzmonitor an und erklärt, er werde piepsen, falls mein Puls unter sechzig absinkt. Ich sage ihr, mein Puls sei ohnehin ziemlich niedrig, und sie stellt den Apparat auf sechsundfünfzig ein.

Und da sind wir dann alle zusammen, die freundliche Schwester, der nette skandinavische Arzt, mein guter Freund Dr. Richards, und reden über alles, was es so gibt – Urlaub, Skifahren, Wandern, Familie, Gott und die Welt. Eine Sichtschranke schiebt sich zwischen meine suchenden Augen und das Operationsfeld, meine rechte Brust. Ich würde gern irgendwie in einem Spiegel verfolgen, was da vor sich geht, sage mir aber, daß man wahrscheinlich sowieso nicht viel sehen würde vor lauter Blut. Das lokale Betäubungsmittel, das man mir schon früher in den unteren Teil der rechten Brust gespritzt hat, wirkt jetzt. Man muß allerdings noch ein wenig nachspritzen, als Dr. Richards tiefer schneidet. Ich mache mir ein lebhaftes, aber vermutlich falsches Bild von dem Geschehen. Ein paarmal piepst der Herzmonitor, so ruhig bin ich. Dr. Richards macht zu dem anderen Arzt hin ein paar Bemerkungen über subkutane Nähtechnik, und dann ist alles vorbei.

Aber als Dr. Richards sagt: «Rufen Sie Dr. X», stockt mir plötzlich das Herz. «Stimmt was nicht?» frage ich, Panik in der Stimme, der Puls plötzlich sehr weit über sechsundfünfzig. «Nein, nein», sagt Dr. Richards. «Wir holen nur den Pathologen, der sich den Tumor ansehen möchte.»

Ich entspanne mich. Alles ist normal verlaufen. Woher nur diese plötzliche Panik? Ich werde aufgedeckt, gesäubert, zu einem Rollstuhl geführt, in dem ich zurückgefahren werde; das ist schon besser, als so hilflos auf dem Rücken zu liegen, aber in diesen gesichtslosen Korridoren würde ich mich auch jetzt nicht allein zurechtfinden. Man schiebt mich zum Schwesternzimmer zurück, wo ich weitere Papiere auszufüllen habe. Ich denke gerade an meine Prüfung am nächsten Tag, als Dr. Richards auftaucht und nach Ken fragt. Völlig arglos sage ich, daß er im Warteraum ist.

Als ich sah, wie Peter Richards die Treppe herunterkam und die diensthabende Schwester nach einem Raum fragte, in dem man ungestört sei, wußte ich, daß Treya Krebs hatte.

Ein paar Minuten später sind wir zu dritt in einem Besprechungszimmer. Dr. Richards murmelt etwas von leider bösartig und daß es ihm leid tue. Der Schock läßt mich fast erstarren. Ich weine nicht. In einer Art benommenen Ruhe stelle ich mehrere vernünftige Fragen, versuche, ganz klar zu bleiben, wage keinen Blick zu Ken hinüber. Aber als Dr. Richards aufsteht, um die Schwester zu rufen – da erst, wie vernichtet, wende ich mich Ken zu. Ich breche in Tränen aus, alles um mich her löst sich auf. Ich werfe mich in seine Arme und schluchze und kann nicht mehr aufhören.

Seltsames widerfährt dem Bewußtsein im Augenblick der Katastrophe. Plötzlich war die Welt ein dünnes Seidenpapier, und dann riß jemand dieses dünne Seidenpapier vor meinen Augen von oben bis unten durch. Ich war derart betäubt, daß es so war, als sei überhaupt nichts geschehen. Eine unglaubliche Kraft bemächtigte sich meiner, die Kraft nach einem schweren Schlag, der das Bewußtsein einfach leerfegt. Ich war klar, präsent, bestimmt. Wie Samuel Johnson so lakonisch sagte: Angesichts des Todes erfährt der Geist eine wunderbare Sammlung. Ich fühlte mich wunderbar gesammelt, schon richtig; nur war unsere Welt gerade mitten auseinandergerissen worden. Der Rest dieses Nachmittags und der ganze Abend entfaltete sich in langsamen Einzelbildern, ein gestochen scharfes, ausgesucht schmerzhaftes Bild nach dem anderen, keine Filter, kein Schutz.

An alles weitere erinnere ich mich nur noch bruchstückhaft. Ken hielt mich, und ich weinte. Wie hatte ich auch nur *denken* können, daß ich das allein schaffe? Ich empfand die nächsten Tage wie ein ununterbrochenes Weinen, und eigentlich verstand ich überhaupt nichts. Dr. Richards kam zurück und erklärte uns die Alternativen, alles mögliche über Mastektomie (Brustamputation), Bestrahlung, Implantation, Lymphknoten. Er sagte, er erwarte nicht, daß wir das alles behielten, er werde gern jederzeit noch mal alles mit uns durchgehen. Wir hatten eine Woche bis zehn Tage Zeit, uns zu beraten und dann zu entscheiden. Eine Schwester vom Informationszentrum kam mit einem Packen Informationsmaterial. Was sie selbst uns erklärte, war zu allgemein, um interessant zu sein, und wir waren zu erschlagen, als daß wir hätten zuhören können.

Plötzlich wollte ich nur noch raus, raus an die Luft, wo die Dinge normal rochen und niemand weiße Kittel trug. Irgendwie fühlte ich mich wie schadhafte Ware und hatte das Gefühl, ich müsse mich bei Ken entschuldigen. Hier dieser wunderbare Mann, mein Ehemann seit wenigen Tagen, und dann stellt sich heraus, seine nagelneue Frau hat KREBS. Wie wenn man ein lang erwartetes Geschenkpaket öffnet und drinnen nur die Scherben eines wunderbaren Kristallgegenstandes findet. Es schien mir ungerecht, ihm schon so bald etwas so Schweres aufzubürden. Sich gleich am Anfang mit so etwas auseinandersetzen zu müssen – wirklich eine Zumutung.

Ken schnitt diese Gedanken sofort ab. Nicht daß er mir das Gefühl gegeben hätte, ich sei dumm, weil ich so dachte. Er verstand, daß man so empfinden konnte, fügte aber hinzu, daß der Krebs keinen Unterschied mache. «Ich habe Ewigkeiten nach dir gesucht und bin einfach nur froh, dich zu haben. Diese Sache ändert daran überhaupt nichts. Ich laß dich nie mehr los, und ich werde immer hier bei dir sein. Du bist keine beschädigte Ware, du bist meine Frau, meine Seelengefährtin, das Licht meines Lebens.» Und er würde mich diese Sache auch nicht allein ausfechten lassen, das könne ich mir gleich aus dem Kopf schlagen. Basta. Keine Frage, daß er in jeder erdenklichen Weise für mich da sein würde – wie ich es ja dann auch erlebte in den langen Monaten, die bevorstanden. Was, wenn er sich hätte überreden lassen, nicht mit mir in die Klinik zu fahren?

Ich erinnere mich an die Heimfahrt. Ich erinnere mich, daß Ken fragte, ob es mir peinlich sei, Krebs zu haben. Ich sagte nein, dieser Gedanke sei mir eigentlich noch nicht gekommen. Ich betrachtete es nicht als meine unmittelbare eigene Schuld, eher als einen unglücklichen Griff in die Lostrommel: Jeder vierte Amerikaner bekommt heute Krebs, und bei einer von zehn Frauen wird Brustkrebs gefunden. Bei den meisten allerdings erst, wenn sie älter sind. Im allgemeinen sucht man bei Frauen, die unter fünfunddreißig sind, noch gar nicht nach Brustkrebs. Ich war sechsunddreißig. Hatte noch nie gehört, daß große Brüste das Risiko erhöhen. Ein Kind zu bekommen, bevor man dreißig ist, scheint einen gewissen Schutz zu bieten . . . aber wie mein Leben damals verlaufen war, hätte ich daran nicht viel ändern können. Kann mir aber die Bedienungsanleitung für kleine Mädchen vorstellen, bei denen später die Entwicklung großer Brüste zu erwarten ist. Man schlage unter «Brust, Vorsorge» nach; da findet man (neben der Warnung vor zuviel Sonne und vor hinterlistigen Brustkneifern, die im Schutz der Menge zuschlagen) diese Empfehlung: «Ratsam ist der bestimmungsgemäße Gebrauch vor dem Alter von dreißig Jahren.»

Wir fuhren nach Muir Beach zurück, und zu Hause erwartete uns die schwierige Aufgabe der Telefonate – Telefonate die ganze Nacht.

Zu Hause saß ich auf die Couch gekauert da und weinte. Die Tränen kamen wie ein Kniescheibenreflex auf das Wort KREBS, wie die einzig vernünftige und angemessene Reaktion. Ich saß einfach da und weinte, und Ken rief alle Angehörigen und Freunde an, um die schlechte Nachricht zu überbringen. Manchmal schluchzte ich, manchmal liefen die Tränen einfach nur so. Ich war außerstande, mit irgend jemandem zu sprechen. Ken immer hin und her – mich in die Arme nehmen, telefonieren, mich in die Arme nehmen, telefonieren ...

Nach einer Weile schlug etwas um. Das Selbstmitleid zog nicht mehr. Das Hämmern von KREBS-KREBS-KREBS in meinem Kopf verlor an Eindringlichkeit. Die Tränen wurden fad, wie wenn man zuviel Kekse gegessen hat und keine mehr mag. Als Ken schon fast am Ende der Telefonliste war, hatte ich mich soweit gefangen, daß ich auch ein paar Worte sprechen konnte. Das war besser, als völlig aufgeweicht herumzuhängen. «Warum ich?» – diese Frage hatte bald allen Reiz verloren. Dafür kam: «Was jetzt?»

Die Einzelbilder klickten vorbei, langsam, peinigend, überdeutlich. Es kamen ein paar Anrufe von der Klinik, alle mit schlechten Neuigkeiten. Der Knoten maß 2,5 Zentimeter, ziemlich groß. Damit gehörte Treya nach der klinischen Klassifikation in die zweite Kategorie, und das bedeutete ein erhöhtes Risiko für Lymphknotenbeteiligung. Schlimmer noch, aus dem pathologischen Bericht ging hervor, daß die Tumorzellen äußerst schlecht differenziert und damit hochkarzinomatös waren. Nach einer Gradeinteilung von eins bis vier (wobei vier die schlimmste Krebsart ist) hatte Treya einen ganz besonders üblen Tumor vierten Grades – tückisch, kaum abzutöten und sehr schnell wachsend. Einstweilen verstanden wir noch so gut wie nichts von alledem.

Obwohl all das sich geradezu zeitlupenhaft abspielte, enthielt doch jedes Bild zuviel Erfahrung und zuviel Information, und das erzeugte die verrückte Empfindung, daß die Dinge sowohl sehr schnell als auch sehr langsam abliefen, beides zugleich.

Warum ruft nicht mal jemand mit einer guten Nachricht an, dachte ich. Reicht das nicht erst mal? Wie wär's mal mit einem kleinen Hoffnungsschimmer? Mit jedem Anruf kam eine neue Welle von Selbstmitleid – wieso ich? Ich ließ mich reagieren, und dann nach einer Weile konnte ich die Nachricht ziemlich ruhig als reine Tatsacheninformation aufnehmen. So ist es nun mal. Man hat einen Knoten von 2,5 Zentimetern entfernt. Es ist ein invasives Karzinom (in das umgebende Gewebe hineinwuchernde Krebsgeschwulst). Die Zellen sind schlecht differenziert.

Mehr wußten wir einstweilen nicht.

Es war spät geworden. Ken ging in die Küche, um Tee zu kochen. Die Welt war still und ruhte, und wieder kamen die Tränen. Stille Tränen, Verzweiflungstränen. Das hier geschieht wirklich, es geschieht mir wirklich. Ken kam zurück und sah mich nur an, sagte kein Wort; er setzte sich zu mir und legte seinen Arm um mich; er hielt mich ganz fest, und wir starrten stumm in die Dunkelheit.

Zum Sinn verdammt

Plötzlich bin ich wach. Dumpfes Gefühl von Unheil, desorientiert. Drei oder vier Uhr muß es sein. Irgendwas stimmt nicht, irgendwas ganz Furchtbares ist los. Die Nacht ist dunkel und still; durch das Oberlicht sehe ich die Sterne. Ein unsagbares Weh sprengt mir fast das Herz, schnürt mir die Kehle zu. Angst. Wovor denn? Meine Hand ruht auf meiner rechten Brust, streicht über den Verband, fühlt die Fäden der Naht darunter. Ach ja. O nein, nein. Ich presse die Augen zu, mein Gesicht verzerrt sich. Ja, ich erinnere mich. Ich will mich aber nicht erinnern, ich will es nicht wissen. Es nützt nichts, du hast Krebs. Krebs weckt mich auf in der Stille dieser dunklen Nacht, der fünften nach meiner Hochzeitsnacht. Ich habe Krebs. Ich habe Brustkrebs. Ein harter Knoten wurde aus meiner rechten Brust entfernt, vor Stunden erst. Er war nicht gutartig. Ich habe Krebs.

Das hier ist keine Tauschung. Es geschieht mir wirklich. In fassungsloser, entsetzter Starre liege ich im Bett, um mich her die Stille der Welt. Ken liegt neben mir, ich spüre seine tröstende Gegenwart, warm und stark. Aber plötzlich fühle ich mich schrecklich allein. Ich habe Krebs. Ich habe Brustkrebs. Ich weiß, daß es wahr ist, und zugleich kann ich es nicht glauben; ich will es nicht wahrhaben. Aber das Wissen weckt mich in der Nacht, es sammelt sich in der Kehle, rinnt mir aus den Augen, läßt das Herz hämmern. So laut in dieser stillen, weichen Nacht, Kens tiefe Atemzüge neben mir.

Ja, da ist er, dieser frische Einschnitt in meiner Brust. Nicht zu bezweifeln, nicht zu leugnen. Nein, ich kann nicht schlafen. Nicht mit diesem Schmerz in der Kehle, in der Brust, nicht mit diesen krampfhaft gegen die Wahrheit verschlossenen Augen, nicht mit dieser schrecklichen Angst vor dem Unbekannten, die mich wie eine zähe Masse umgibt. Was tun? Ich stehe auf, steige vorsichtig über Ken. Er bewegt sich und sinkt in unruhigen Schlaf zurück. Undeutlich erkenne ich die vertrauten Umrisse um mich her. Das Haus ist kalt. Ich hülle mich in die tröstliche Vertrautheit meines rosa Frotteemantels. Es ist Dezember, und wir haben hier in diesem Haus am Pazifik keine Zentralheizung. Weit unten höre ich die Brandung von Muir Beach, gespensterhaft in der Nacht. Ich mache kein Feuer, sondern wickle mich gegen die Kälte in eine Decke.

Jetzt bin ich wach, entsetzlich wach. Allein mit meinem Entsetzen und meiner Angst. Was könnte ich tun? Ich habe keinen Hunger, ich kann nicht meditieren, lesen wirkt so gegenstandslos. Plötzlich fällt mir das Informationsmaterial ein, das die Schwester uns gegeben hat. Natürlich, natürlich. Das lese ich jetzt. Es erscheint mir wie ein Rettungsring, etwas Nicht-Gegenstandsloses, etwas gegen die Angst, etwas gegen die Unwissenheit, die die Angst nährt.

Ich richte mich auf der Couch ein, ziehe die Decke fest um mich. Alles ist still, so still. Wie viele andere Frauen mögen wie ich in dieser Nacht hochgeschreckt sein, geweckt von diesem harten, klaren Wissen? Wie viele sind letzte Nacht aufgewacht, wie viele werden in kommenden Nächten aufwachen? Wie viele Frauen haben das Wort KREBS wie endlosen, erbarmungslosen Trommelschlag in ihrem Kopf dröhnen hören? KREBS. KREBS. KREBS. KREBS. Dagegen hilft nichts; nichts macht es ungeschehen. KREBS. Eine Wolke von Stimmen, Bildern, Ideen, Ängsten, Geschichten, Fotos, Werbeanzeigen, Artikeln, Filmen, Fernsehberichten zieht sich um mich zusammen, vage, gestaltlos, aber dicht und drohend. Da sind die Geschichten, die meine Kultur gesammelt hat um dieses Ding, KREBS. Die Stimmen und Bilder und Geschichten um mich her sind voller Angst und Schmerz und Hilflosigkeit. Das ist nichts Gutes, dieser KREBS. Die meisten sterben daran, erzählen die Geschichten, und das Sterben zieht sich oft unter großen Schmerzen sehr lange hin, furchtbar, wirklich furchtbar. Ich weiß nichts von den Einzelheiten. Eigentlich weiß ich sehr wenig über Krebs, aber die Geschichten erzählen, er sei entsetzlich und qualvoll und unbezwingbar und rätselhaft und stark, vor allem in seiner Rätselhaftigkeit. Niemand versteht es, dieses entfesselte Wuchern. Nichts kann es anhalten oder steuern oder wirklich bändigen. Ein wildgewordenes blindes Wuchern, das am Ende durch seine Gefräßigkeit sich selbst und seinen Wirt zerstört. Blind, selbstzerstörerisch, bösartig. Niemand versteht es, weder wie es anfängt, noch wie man es anhält.

Und eben das wächst nun schon eine Weile in mir. Mich schaudert, ich ziehe die Decke fester um mich, wie um mich in einem Kokon gegen dieses furchtbare Ding abzuschirmen. Aber es ist ja hier in mir, es war hier in mir die ganze Zeit, wo ich mich so wohl gefühlt habe, zwölf Meilen die Woche gelaufen bin, mich so gesund ernährt und regelmäßig meditiert und studiert und ein stilles Leben geführt habe. Wer soll das begreifen? Wieso jetzt, wieso ich, wieso überhaupt irgendwer?

So sitze ich auf der Couch, in meine Decke gewickelt, die Broschüren im Schoß. Ich wende mich ihnen zu, ich will unbedingt mehr wissen. Gibt es sonst noch was außer den Geschichten, die meine Kultur mir erzählt hat? Ich weiß, daß Nichtwissen meiner Angst Nahrung gibt, also lese ich. Über die Frau, die ihren Knoten entdeckte, als er noch apfelkerngroß war. Meiner hatte 2,5 Zentimeter. Über Kinder mit Leukämie – wie kann es das überhaupt geben, daß Kinder so leiden? Über Krebsarten, von denen ich noch nie gehört habe, die es in meiner Welt gar nicht gab. Über Operationen und Chemotherapie und Bestrahlung. Von Überlebensraten, diesen für den Krebspatienten alles entscheidenden Zahlen. Die Zahlen stehen für Menschen, Menschen wie ich. Nach fünf Jahren leben soundsoviel Prozent noch, soundsoviel Prozent sterben. Wo werde ich sein, bei welchem Prozent? Ich möchte es jetzt wissen. Ich ertrage dieses Nichtwissen nicht, dieses Tappen im dunkeln, dieses Zittern in der Nacht. Ich will es jetzt wissen. Soll ich mich aufs Leben einrichten? Soll ich mich aufs Sterben einrichten? Ich weiß es nicht. Niemand kann es mir sagen. Sie können mir Zahlen geben, aber niemand kann es mir sagen.

Ich tauche tiefer ein in die Wörter, die Bilder, die Zahlen. Sie beschäftigen mich, halten mein Gehirn davon ab, seine eigenen Angstgeschichten zu spinnen. Ich betrachte die Hochglanzfarbaufnahmen von Patienten unter riesigen Maschinen, auf Operationstischen, bei der Besprechung mit ihren Ärzten, im trauten Kreis ihrer in die Kamera lächelnden Familie. Das steht mir bevor. Ich bin die neue Patientin, die neue Ziffer in der Krebsstatistik. All das wird mit mir geschehen, wie schon mit so vielen anderen. Ich bin nicht allein, die Bilder zeigen es. So viele sind beteiligt an diesem «Feldzug gegen den Krebs», für den mein Körper nun zum Schlachtfeld werden soll.

Das Lesen beruhigt mich. Es ist meine Rettungsleine, die mich nicht in sinnloser Angst und Sorge untergehen läßt, die beste Therapie. Und das sollte, wie sich herausstellte, auch in Zukunft so bleiben: Je mehr ich wußte, desto sicherer fühlte ich mich, auch wenn die Neuigkeiten schlecht waren. Nichtwissen macht mir angst; Wissen beruhigt mich. Nicht zu wissen, das ist ganz entschieden das Schlimmste.

Ich krieche zurück ins Bett, stoße an Kens warmen Körper. Er ist wach, den Blick still auf das Oberlicht gerichtet. «Du weißt, daß ich dich nicht verlasse.» – «Ja, ich weiß.» – «Ich glaube, wir können es schaffen, hörst du? Wir müssen nur herausfinden, was zum Teufel jetzt zu tun ist . . .»

Wie Treya schon erkannt hatte, war nicht der Krebs unser unmittelbares Problem; unser unmittelbares Problem war Information. Und das erste, was man über Krebsinformationen herausfindet, ist dies: Im Grunde stimmt nichts davon.

Das möchte ich gern erklären. Bei jeder Krankheit steht man vor zwei ganz verschiedenen Dingen. Zunächst einmal ist da der Krankheitsprozeß selbst – ein Knochenbruch, eine Grippe, ein Herzinfarkt, ein bösartiger Tumor. Nennen wir diesen Aspekt der Krankheit «Erkrankung». Die Erkrankung ist mehr oder weniger wertfrei, weder wahr noch unwahr, weder gut noch schlecht – sie *ist* einfach.

Zweitens aber hat ein Erkrankter mit der Haltung zu tun, die seine Gesellschaft oder Kultur gegenüber dieser Erkrankung einnimmt, also mit den Urteilen, Ängsten, Hoffnungen, Mythen, Geschichten, Wertvorstellungen, kurz mit der Bedeutung, die eine bestimmte Gesellschaft mit jeder Erkrankung verbindet. Nennen wir diesen Aspekt der Krankheit «das Leiden». Krebs ist nicht nur eine Krankheit, ein medizinisch-wissenschaftliches Phänomen, sondern zugleich ein Leiden, das heißt ein mit kultureller und sozialer Bedeutung befrachtetes Phänomen. Die Wissenschaft sagt uns, wann und in welcher Weise wir krank sind; unsere Kultur oder Subkultur sagt, wann und in welcher Weise wir leidend sind.

Das ist nicht von vornherein schlecht. Wenn eine Kultur einer bestimmten Krankheit mitfühlend und verständnisvoll gegenübersteht, kann das Leiden als Herausforderung angesehen werden, als Heilungskrise und Chance. «Leidend» zu sein ist dann kein mit moralischen Urteilen verknüpfter Fluch, sondern eine Bewegung in einem umfassenden Prozeß der Heilung und Gesundung. Wo das Leiden aus einer hilfsbereiten Haltung heraus positiv gesehen wird, hat die Krankheit viel bessere Heilungsaussichten – und der Mensch kann durch sie innerlich wachsen.

Menschen sind zur Bedeutung, zum Sinn, und damit zu Werturteilen verdammt. Es genügt nicht zu wissen, *daß* ich erkrankt bin; dieses *daß* bezeichnet nur meine Krankheit selbst. Ich muß auch wissen, *warum* ich diese Krankheit habe. Warum ich? Was bedeutet sie? Was habe ich falsch gemacht? Wie konnte das passieren? Mit anderen Worten, ich muß dieser Krankheit eine Bedeutung verleihen, und die liefert mir vor allem meine Gesellschaft mit all den Geschichten, Wertungen und Meinungen, mit denen sie eine bestimmte Erkrankung umgibt und damit zu einem Leiden macht.

Nehmen wir etwa den Tripper. Als Krankheit ist das eine einfache, klare Sache: eine Infektion vor allem der Schleimhäute des Urogenitaltrakts, durch sexuelle Kontakte unter infizierten Partnern verbreitet; spricht sehr gut auf Antibiotika an, vor allem Penizillin.

Soweit der Tripper als das medizinische Phänomen Gonorrhöe. Doch die Gesellschaft hat über die Erkrankung und die Erkrankten mancherlei zu sagen (wovon einiges richtig, das meiste aber falsch und grausam ist), und durch Bedeutungszuweisungen und Urteile macht sie ein Leiden daraus: Wer Tripper bekommt, ist unsauber oder pervers oder verkommen; Tripper ist eine moralische Erkrankung und zugleich eine entsprechend schmerzhafte Bestrafung; wer Tripper hat, verdient ihn, weil er einfach moralisch unterentwickelt ist – und so weiter. Wenn Penizillin die Krankheit längst besiegt hat, kann das Leiden noch andauern und mit seinen Urteilen und Verdammungen an der Seele nagen.

Durch die Wissenschaft suche ich also meine Krankheit zu *erklären*, aber durch die Gesellschaft suche ich mein Leiden zu *verstehen* – was *bedeutet* es? Denn in dem Maße, wie ich zu dieser Gesellschaft gehöre, also *in* ihr bin, ist sie mit ihren Bedeutungszuweisungen und Urteilen *in* mir, sie sind mir in Fleisch und Blut übergegangen und bestimmen, wie ich mich selbst und mein Leiden verstehe. Entscheidend ist hierbei, daß der positive oder negative Bedeutungsgehalt – Entwicklungschance oder Strafe –, der einer Erkrankung beigemessen wird, sehr große Auswirkungen für mich und für den Verlauf meiner Erkrankung haben kann: Das Leiden ist häufig zerstörerischer als die Krankheit.

Zum Sinn verdammt: Wir lassen uns viel lieber einen schädlichen und negativen Sinn aufbürden, als gar keinen Sinn zu haben. Sooft eine Krankheit uns erwischt, ist die Gesellschaft zur Stelle mit einem Sack handlicher Bedeutungen und Urteile, anhand derer man versuchen kann, sein Leiden zu begreifen. Und wenn die Gesellschaft über die wahren Hintergründe einer Krankheit wenig oder gar nichts weiß, entsteht Angst, und diese Angst erzeugt negative Urteile über den Charakter dessen, der das Pech hatte, sich die Krankheit zuzuziehen. Dieser Mensch ist nicht krank, sondern leidend, und das Leiden, durch die Urteile der Gesellschaft definiert, wird nur zu leicht ein sich selbst verstärkender Teufelskreis: Warum gerade ich? Warum bin ich krank? Weil du böse warst. Und woran erkenne ich, daß ich böse war? Daran, daß du krank bist.

Es gibt natürlich Fälle, wo moralische Schwäche oder Willensschwäche (etwa die mangelnde Bereitschaft, mit dem Rauchen aufzuhören) oder Persönlichkeitsfaktoren (etwa Depressivität) direkt zum Entstehen einer Krankheit beitragen können. Aber das ist etwas ganz anderes, als von einer Krankheit mit in erster Linie medizinischen Ursachen einfach aus Unwissenheit zu behaupten, sie sei durch moralische Defekte oder Schwächen verursacht. Hier versucht die Gesellschaft eine Krankheit einzuordnen, indem sie eine Seele verdammt.

Krebs ist nun eine Erkrankung, eine Krankheit, über die es sehr wenig gesichertes Wissen gibt, und deshalb ist Krebs eine Krankheit, um die sich zahllose Mythen und Geschichten ranken. Als Krankheit ist Krebs höchst unzureichend erforscht; als Leiden hat er gewaltige Ausmaße angenommen. Und wenn die Krankheit Krebs schon schwierig ist, vor dem Leiden Krebs kann man eigentlich nur verzagen.

Das erste, was Sie also wissen müssen, wenn bei Ihnen Krebs diagnostiziert wird, ist, daß fast alle Informationen, die Sie erhalten werden, mit Mythen durchsetzt sind. Und da die medizinische Wissenschaft, die Schulmedizin, in der Frage der Ursachen und auf dem Gebiet der Heilung des Krebses bisher weitgehend versagt hat, ist sie selbst mit unzähligen Mythen und Unwahrheiten behaftet.

Nur ein Beispiel: Die National Cancer Association behauptet in landesweiten Anzeigenkampagnen, daß «die Hälfte der Krebserkrankungen jetzt heilbar» sei. Tatsache: In den letzten vierzig Jahren hat es bei Krebspatienten keinerlei signifikanten Anstieg der Überlebensrate gegeben – trotz des vielgepriesenen «Feldzugs gegen den Krebs» und der Einführung ausgeklügelter Bestrahlungstechniken, Chemotherapien und chirurgischer Eingriffe. Die einzige Ausnahme bilden die Blutkrebse, Morbus Hodgkin und Leukämie, die gut auf Chemotherapie ansprechen. Die kümmerlichen etwa 2 Prozent Anstieg der Überlebensrate bei den übrigen Krebsarten sind fast gänzlich auf Früherkennung zurückzuführen; ansonsten sind die Prognosen kein Jota besser geworden, und bei Brustkrebs sogar schlechter!

Ärzte wissen das natürlich, sie kennen die Statistik. Und manchmal erlebt man sogar, daß einer es zugibt. Peter Richards war einer von diesen Ärzten. Er sagte zu uns: «Wenn Sie sich die Krebsstatistiken der letzten vierzig Jahre ansehen, stellen Sie fest, daß keine unserer Therapien die Überlebensrate erhöht hat. Das ist so, als wäre auf einer Krebszelle, wenn sie in unserem Körper auftaucht, ein (Sterbe-)Datum verzeichnet. Wir können manchmal das symptomfreie Intervall verlängern, aber an dem Datum selbst ändern wir nichts. Wenn auf der Krebszelle ‹fünf Jahre› steht, können wir Sie diese fünf Jahre einigermaßen symptomfrei und funktionsfähig halten, aber alle unsere Behandlungen können offenbar diese fünf Jahre nicht verlängern. Deswegen hat sich bei den Überlebensraten in beinahe vierzig Jahren nichts getan. Vor einem größeren Durchbruch auf der biochemisch-genetischen Ebene können wir mit keinem echten Fortschritt bei der Krebstherapie rechnen.»

Was tut nun der Arzt in dieser Lage? Er weiß, daß seine Interventionsmethoden – Operation, Chemotherapie, Bestrahlung – letztlich nicht viel nützen, aber irgendwas muß er ja tun. Ganz einfach: Da er keine Herrschaft über die Krankheit hat, versucht er das Leiden unter Kontrolle zu bringen. Er versucht also, die *Bedeutung* des Krebs zu definieren, indem er dem Patienten eine bestimmte Betrachtungsweise der Krankheit verordnet, nämlich daß die Krankheit etwas ist, was der Arzt versteht und medizinisch behandeln kann, und daß jeder andere Ansatz nutzlos, wenn nicht schädlich sei. Das bedeutet in der Praxis, daß der Arzt zum Beispiel Chemotherapie verordnet, *obwohl er weiß, daß sie nichts bewirken wird.* Diese Erkenntnis war für Treya und mich absolut schockierend, aber diese Praxis ist durchaus üblich. In einem hoch angesehenen und von einem unbestrittenen Experten verfaßten Text über Krebs (*The Wayward Cell* von Victor Richards, übrigens Peter Richards' Vater) wird ausführlich erörtert, weshalb Chemotherapie, unter diesen und jenen Umständen, nichts bewirkt; aber dann heißt es weiter, daß man die Chemotherapie unter eben diesen Umständen trotzdem verordnen soll. Weshalb? Weil das «den Patienten in seiner Ausrichtung auf die eigentlichen medizinischen Autoritäten bestätigt». Im Klartext: Der Patient wird so davon abgehalten, sich anderweitig umzutun, er wird von der Schulmedizin bei der Stange gehalten, einerlei ob sie in seinem Fall helfen kann oder nicht.

Das ist keine Behandlung der Krankheit, sondern die Behandlung dessen, was wir Leiden nannten; man versucht, dem Patienten ein bestimmtes Krankheitsverständnis und damit zugleich auch bestimmte Therapie-Alternativen zu suggerieren. Aber worum geht es hier, wenn die Behandlungen an der Krankheit doch nicht viel ändern? Es geht darum, daß sie das Leiden, das heißt die Einstellung des Patienten zu seiner Krankheit, beeinflussen und damit bestimmen, auf welche Autoritäten er hören wird und welche Therapien er akzeptieren wird.

Ich mache den Ärzten deshalb keinen Vorwurf; sie sind weitgehend hilflos, und die Patienten blicken mit verzweifelter Hoffnung zu ihnen auf. Und ich selbst bin noch nie einem Arzt begegnet, von dem ich annehmen mußte, daß er seine Patienten böswillig manipuliert. Im großen und ganzen sind diese Ärzte untadelige Menschen, die unter schier unmöglichen Bedingungen ihr Bestes geben. Sie sind hilflos wie wir. Nur ist eben die Krankheit selbst eigentlich eine ziemlich klare Sache, während das Leiden Glaubenssache ist, also religiösen Charakter hat. Da an der Krankheit Krebs nicht viel zu ändern ist, sind die Ärzte gezwungen, das Leiden Krebs zu behandeln; hier aber sind sie eher als Priester denn als Wissenschaftler gefragt, und für diese Rolle haben sie einfach die falsche Ausbildung. Aber in einer Demokratie der Leidenden wird, auf allgemeinen Wunsch, der Arzt zum Hohenpriester.

Das also war der Punkt, von dem ich ausging: Viel von dem, was gute und wohlmeinende Ärzte einem über Krebs sagen, ist mit Mythen vermischt, weil sie nicht einfach nur Ärzte sein können, sondern auch die Funktion des Priesters haben und mit der *Bedeutung* einer Krankheit jonglieren müssen. Was sie verlauten lassen, ist nur zum Teil Wissenschaft, zum anderen Teil Religion. Folge ihren Behandlungsplänen, und du findest Erlösung; wende dich anderswohin, und du fällst der Verdammnis anheim.

Das war es, was von Anfang an, in dieser ersten grauenvollen Woche, unsere Aufgabe wurde und in den folgenden fünf Jahren blieb: zwischen der Krankheit Krebs und dem Leiden Krebs zu unterscheiden und zugleich die beste *Behandlung* der Krankheit und die vernünftigste *Deutung* des Leidens herauszufinden.

Die Krankheit Krebs trieb Treya und mich zunächst in einen «Crash-Kurs» in Onkologie. Von der ersten Nacht nach der Diagnose an lasen wir alles, was wir in die Hände bekamen. Nach einer Woche hatten wir fast vierzig Bücher (meist Fachbücher, aber auch populärwissenschaftliche Werke) und ebensoviele Zeitschriftenartikel durchgearbeitet. Wir wollten soviel reine Information wie möglich. Ein Großteil der Informationen ist leider nicht beweiskräftig oder entmutigend, und alles, was es überhaupt an Information gibt, ändert sich mit atemberaubender Geschwindigkeit.

Wir machten uns auch an die intensive Erforschung praktisch aller verfügbaren alternativen Behandlungsmethoden: Makrobiotik, Gerson-Diät, Kelley-Enzyme, Burton, Burzynski, Operationen durch Geistheiler, Heilung durch Glauben, Livingston-Wheeler, Hoxsey, Laetrile, hochdosierte Vitamine, Immuntherapie, Visualisation, Akupunktur, Affirmationen und so weiter (auf eine ganze Reihe davon werde ich später näher eingehen). Und wo die meisten schulmedizinischen Informationen entweder ohne Beweiskraft oder geradeheraus negativ sind, besteht alternative «Information» größtenteils aus der Beschreibung von Einzelfällen und ist unerbittlich positiv. Beim Lesen von alternativer Literatur befällt einen das schwindelerregende Gefühl, daß *jeder* schulmedizinisch Behandelte stirbt und jeder alternativ Behandelte gerettet wird (mit Ausnahme derer, die vorher in den Klauen der Schulmedizin waren; die sterben alle). Schnell wird einem klar, daß die alternative Medizin – was auch immer sie gegen die *Krankheit* Krebs zu leisten vermag (und das ist einiges, wie wir noch sehen werden) – sich hauptsächlich der Behandlung des *Leidens* Krebs widmet: positive Sinngebung, moralische Unterstützung, vor allem Hoffnung für die mit der Krankheit Geschlagenen. Ihre Ausrichtung und ihre Botschaft sind eher religiös als medizinisch, weshalb ihre Literatur auch praktisch keine wissenschaftlichen Untersuchungen bietet, dafür aber Hunderte von Glaubensbekenntnissen.

Zuerst mußten wir uns also durch diesen Papierberg hindurcharbeiten, um vielleicht eine Handvoll Fakten (im Unterschied zu Propaganda) zu gewinnen, an denen wir uns orientieren konnten. Dann mußten wir uns mit dem Leiden Krebs auseinandersetzen, mit all den Bedeutungen und Urteilen, die unsere Kultur und ihre Subkulturen dieser Krankheit anhängen. Hier nur einige der meist sehr entschieden vorgetragenen Anschauungen:

1. Christlich – die Botschaft der Fundamentalisten: Krankheit ist

letztlich die Strafe Gottes für irgendeine Sünde. Je schlimmer die Krankheit, desto schauriger die Sünde.

2. New Age – Krankheit als Lektion: Du legst dir selbst diese Krankheit zu, weil du etwas Wichtiges durch sie zu lernen hast, um dann deine spirituelle Entwicklung fortsetzen zu können. Der Geist allein erzeugt die Krankheit, und der Geist allein kann sie heilen. Eine yuppisierte postmoderne Version der Christlichen Wissenschaft.
3. Schulmedizin: Krankheit ist im wesentlichen eine biophysikalische Störung aufgrund von biophysikalischen Faktoren (von Viren über Traumata bis zu genetischer Veranlagung und auslösenden Umweltfaktoren). Bei den meisten Erkrankungen zerbricht man sich über psychologische und spirituelle Behandlungsformen am besten gar nicht erst den Kopf, denn meistens sind sie wirkungslos und verhindern eher, daß einem die richtige medizinische Versorgung zuteil wird.
4. Karma: Krankheit ist die Folge von negativem Karma, das heißt, irgendein ungutes Handeln in der Vergangenheit (früheren Leben) reift jetzt zu einer Krankheit aus. Die Krankheit ist insofern «schlecht», als sie für frühere Missetaten steht; «gut» ist sie in dem Sinne, daß der Krankheitsprozeß selbst für das Verbrennen und Läutern der früheren Missetaten steht; er ist ein Purgatorium.
5. Psychologisch – oder wie Woody Allen sagt: «Ich werde nicht wütend; ich kriege statt dessen Tumoren.» Dahinter steht, zumindest in der Pop-Psychologie, daß verdrängte Emotionen Krankheiten verursachen. Die extreme Form: Krankheit ist Todesverlangen.
6. Gnostisch: Krankheit ist eine Illusion. Das gesamte manifeste Universum ist ein Traum, ein Schatten, und frei von Krankheit kann man nur sein, wenn man von der Illusion des Manifestierten ganz frei ist, wenn man aus dem Traum erwacht und die Eine Wirklichkeit hinter dem manifesten Universum entdeckt. Der Geist ist die einzige Wirklichkeit, und im Geist gibt es keine Krankheit. Eine extreme und etwas verquere Spielart der Mystik.

7. Existentiell: Die Krankheit an sich hat keine Bedeutung. Sie kann nur eine Bedeutung gewinnen, wenn ich ihr eine *gebe*, und ich allein bin verantwortlich für diese Entscheidung. Menschen sind endlich und sterblich, und die einzig authentische Haltung gegenüber der Krankheit besteht darin, sie als Aspekt unserer Endlichkeit zu akzeptieren, auch wenn wir ihr eine persönliche Bedeutung geben.
8. Ganzheitlich oder holistisch: Krankheit ist das Produkt physischer, emotionaler, mentaler und spiritueller Faktoren, die nicht voneinander zu trennen sind und von denen keiner ignoriert werden kann. Die Behandlung muß alle diese Dimensionen berücksichtigen (was allerdings in der Praxis meist doch auf ein Umgehen schulmedizinischer Therapien hinausläuft, auch wenn diese vielleicht helfen könnten).
9. Magisch – Krankheit als Vergeltung: «Ich verdiene diese Krankheit, weil ich mir gewünscht habe, daß Soundso stirbt.» Oder: «Ich tue mich besser nicht so sehr hervor, sonst passiert mir was Schlimmes.» Oder: «Wenn ich zuviel Gutes erfahre, muß irgendwann was Schlechtes kommen.» Und so weiter.
10. Buddhistisch: Krankheit ist ein unausweichlicher Bestandteil der Erscheinungswelt. Die Frage nach dem Warum der Krankheit ist ebenso sinnlos wie die Frage nach dem Warum der Luft. Geburt, Alter, Krankheit und Tod – das sind die Kennzeichen dieser Welt, in der alle Phänomene flüchtig, leidvoll und ohne Selbst-Wesenheit sind. Erst in der Erleuchtung, dem reinen Nirvāna-Gewahrsein, ist Krankheit endgültig transzendiert, denn dann ist die Welt der Phänomene überhaupt transzendiert.
11. Wissenschaftlich: Worin die Krankheit auch bestehen mag, sie hat eine bestimmte Ursache oder Gruppe von Ursachen. Einige dieser Ursachen sind ermittelt, andere sind unberechenbare Zufallserscheinungen. Jedenfalls hat die Krankheit keine Bedeutung oder gar einen tieferen Sinn. Es gibt hier nur Zufall und Notwendigkeit.

Es liegt in der Natur des Menschen, daß er in einem Meer der Bedeutungen schwimmt – und Treya und ich gingen schier unter darin. Schon auf dem Heimweg an diesem ersten Tag, dem Tag der Diagnose, wurden wir von den verschiedenen Bedeutungen überschwemmt, und Treya erstickte beinahe daran.

Und welche symbolische Bedeutung hat das für mich persönlich, eine solche Zelle und jetzt eine große Ansammlung solcher Zellen in meiner rechten Brust zu haben? Nur diesen Gedanken konnte ich denken, während Ken resolut steuerte. Ein rapides Tumorwachstum in mir, das nicht weiß, wie es anhalten soll. Eine Geschwulst, die sich vom sie umgebenden Gewebe ernährt. Eine Geschwulst, die möglicherweise Zellen freisetzt, Zellen, die sich vom Lymph- oder Blutkreislauf weitertragen lassen und vielleicht anderswo solche Gewächse bilden, wenn es meinem Immunsystem aus irgendeinem Grund nicht gelingt, sie abzufangen. Ließ man dem seinen Lauf, würde es mich mit Sicherheit töten. War da ein heimliches Todesverlangen? War ich zu hart mit mir gewesen, zu selbstkritisch, und war jetzt Selbsthaß der Grund für all das? Oder war ich zu nett gewesen und hatte Ärger und Urteile unterdrückt, so daß sie sich jetzt in dieser Form Luft verschaffen mußten? War es die Strafe dafür, daß ich in diesem Leben so viel bekommen hatte, eine wirklich liebenswerte Familie, Intelligenz, gute Ausbildung, gutes Aussehen und jetzt diesen unglaublichen Traum-Mann? Steht einem vielleicht nur soundsoviel zu, so daß jedes Mehr Unheil bringt? Oder hatte ich das alles durch das Karma eines früheren Lebens verdient? Enthält diese Erfahrung eine Lektion, die ich zu lernen habe, oder soll sie der Schubs sein, den ich brauche, um in meiner spirituellen Entwicklung weiterzukommen? Nach all den Jahren, die ich so ruhelos nach meiner Lebensaufgabe Ausschau gehalten habe, enthält der Krebs nun vielleicht den Keim zu dieser Arbeit – wenn ich ihn doch nur erkennen könnte!

Wir sollten auf diesen Punkt immer und immer wieder zurückkommen: Was bedeutet es, wenn man Krebs bekommt? Überall brach diese Frage auf, und jeder hatte irgendeine Theorie dazu; sie lag immer und überall in der Luft, sie wurde ein ungeliebtes, aber unausweichliches Hauptthema unseres Lebens, vor dem so vieles andere verblaßte. Die Krankheit Krebs zu behandeln, dazu genügten im Durchschnitt ein paar Tage im Monat; sich mit dem Leiden Krebs herumzuschlagen, das war ein Full-time-Job: Es drang in alle Bereiche unseres Lebens ein, machte sich in unseren Träumen breit und ließ nicht zu, daß wir es vergaßen; es war am Morgen zur Stelle, ein grinsender Totenschädel, *memento mori* – die entartete Zelle, die Zelle mit dem Datum.

«Also, was meinst du?» fragte ich Ken schließlich. Die Diagnose lag zwei Tage zurück, und wir aßen zwischen zwei Arztterminen zu Mittag. «Was meinst du, weshalb ich Krebs habe? Ich weiß, das ist eine etwas platte Anwendung des Prinzips, daß das Bewußtsein den Körper beeinflußt, aber bei Krebs und der Angst, die mit ihm verbunden ist, fallen einem die feinen Unterscheidungen schon ein bißchen schwer. Wenn ich an die Möglichkeit psychischer Auslöser denke – im Unterschied zu Umwelteinflüssen und genetischen Ursachen –, kann ich Schuldgefühle kaum vermeiden. Ich denke dann, daß ich etwas falsch gemacht habe, falsch gedacht oder falsch empfunden. Manchmal muß ich auch denken, ob andere sich wohl Theorien über mich machen, wenn sie hören, daß ich Krebs habe. Vielleicht denken sie, daß ich meine Emotionen zu sehr unterdrückt habe oder zu distanziert, zu kühl war. Vielleicht denken sie, ich bin zu nachgiebig, zu nett, verdächtig umgänglich. Vielleicht auch, daß ich selbstgefällig und eingebildet bin und es mir ganz recht geschieht, mal ordentlich gebeutelt zu werden. Ich bin nicht ganz so schlimm wie die Frau, von der ich mal gehört habe, daß sie sich als Versagerin fühlte, weil sie Krebs hatte; aber in so einer Stimmung verstehe ich immerhin, was sie meint. Also, was meinst du?»

«Du lieber Himmel, Kleines, ich weiß auch nicht, was ich denken soll. Mach doch einfach mal eine Liste. Am besten gleich. Schreib alles auf, was deinem Empfinden nach dazu beigetragen hat, daß du Krebs gekriegt hast.»

Und während ich auf meine Gemüsesuppe wartete, schrieb ich auf:

- meine Gefühle unterdrücken, vor allem Wut und Traurigkeit

- eine Umbruchsphase, verbunden mit Streß und Depressionen, vor ein paar Jahren; zwei Monate lang fast jeden Tag geweint
- viel zu selbstkritisch
- zuviel tierisches Fett, als ich klein war; zuviel Kaffee
- sorgenvolle Gedanken über mein Lebensziel; innerer Druck, meine Berufung, meine Aufgabe zu finden
- als Kind häufig einsam und hoffnungslos, isoliert und allein und unfähig, meine Gefühle zu zeigen
- ein alter Hang, autark und selbständig zu sein und alles selbst in der Hand zu haben
- ungenügende Entschlossenheit, einen spirituellen Weg zu gehen, zum Beispiel Meditation; war eigentlich immer mein wichtigstes Ziel
- Ken zu spät begegnet

«Aber was meinst du? Du hast es immer noch nicht gesagt.»

Ken sah sich die Liste an. «Ah», sagte er, «der letzte Punkt gefällt mir. Also gut. Ich glaube, daß Krebs Dutzende Ursachen hat. Frances [Vaughan] würde sagen, saß der Mensch eine physische, eine emotionale, eine mentale, eine existentielle und eine spirituelle Dimension hat, und ich würde vermuten, daß von allen Ebenen her krankheitsbedingende Einflüsse kommen können. Physische Ursachen: Ernährung, Umweltgifte, Strahlen, Rauchen, genetische Veranlagung und so weiter. Emotionale Ursachen: Depression, starre Selbstkontrolle, übertriebene Selbständigkeit. Mentale Ursachen: ständige Selbstkritik, pessimistische, negative Grundhaltung – die vor allem scheint das Immunsystem zu schwächen. Existentielle Ursachen: maßlose Todesangst und daher maßlose Lebensangst. Spirituelle Ursachen: nicht auf die innere Stimme hören.

Die sind vielleicht alle an der Entstehung einer körperlichen Krankheit beteiligt, ich weiß nur nicht, wie sie zu gewichten sind. Soll ich für mentale oder psychische Faktoren 60 Prozent oder 2 Prozent veranschlagen? Aber genau darauf kommt es an, nicht? Nach allem, was wir bisher in Erfahrung gebracht haben, würde ich sagen: 30 Prozent genetisch, 55 Prozent Umwelteinflüsse (Alkohol, Tabak, Nahrungsfette, Chemiefasern, Umweltgifte, Sonnenlicht, elektromagnetische Strahlung etc.) und 15 Prozent alles übrige – emotional, mental, existentiell, spirituell. Das würde aber heißen, daß die physischen Ursachen 85 Prozent ausmachen.»

Meine Suppe kam. «Das heißt im Grunde alles nicht viel», sagte ich, «nur denke ich eben: Wenn ich diesmal für meinen Krebs selbst verantwortlich bin, könnte es doch sein, daß ich mir das noch mal antue. Wozu therapieren, wenn ich es dann doch nur wiederhole? Es wäre mir fast am liebsten, wenn ich sagen könnte, das Ganze sei mir mehr oder weniger zufällig passiert, weil ich erblich vorbelastet bin oder in der Kindheit zu viele Röntgenstrahlen abbekommen habe oder neben einer Giftmülldeponie gelebt habe. Tatsächlich habe ich jetzt aber Angst vor Depressionen, weil die ja meinen Lebenswillen und meine weißen Blutkörperchen schwächen könnten. Wenn mir plötzlich Sterbeszenen aus dem Krankenhaus vor Augen stehen, denke ich, daß ich damit dieser Möglichkeit Energie zuschanze und sie ... ja, eigentlich selbst erzeuge. Ich kriege das nicht aus dem Kopf: Womit habe ich das herbeigeführt? Was habe ich falsch gemacht? Was will ich mir selbst mit dieser Erkrankung sagen? Will ich irgendwie nicht leben? Ist mein Wille *jetzt* stark genug? Bestrafe ich mich selbst?» Wieder mußte ich weinen, diesmal in meine Gemüsesuppe.

Ken rückte seinen Stuhl zu mir herum und sagte: «Das ist eine gute Suppe, weißt du?»

«Ich will nicht, daß du dir meinetwegen Sorgen machen mußt», sagte ich schließlich.

«Liebes, solange du atmest und weinst, mache ich mir deinetwegen keine Sorgen. Erst wenn du damit aufhörst.»

«Ich bin einfach zu Tode erschrocken. Wie muß ich mich ändern? Muß ich mich ändern? Ich möchte, daß du mir sagst, was du wirklich denkst.»

«Ich kenne den Grund für diesen Krebs nicht, und ich glaube nicht, daß irgendwer ihn kennt. Die Leute reden von unterdrückten Gefühlen und mangelndem Selbstwertgefühl oder spiritueller Anämie, aber sie haben keine Ahnung. Es gibt nichts, was solche Vorstellungen glaubwürdig belegen könnte; außerdem werden sie sowieso meist von Leuten vertreten, die dir was andrehen wollen.

Da niemand die Ursache für deinen Krebs kennt, wüßte ich nicht, was du ändern solltest, um zur Heilung beizutragen. Aber wie wäre es damit: Du könntest den Krebs einfach als Metapher nehmen, als Ansporn, all die Dinge in deinem Leben zu ändern, die du sowieso ändern wolltest. Die Unterdrückung bestimmter Gefühle mag an der Entstehung des Krebs beteiligt gewesen sein oder nicht; aber du wolltest mit dem Unterdrücken dieser Gefühle ja sowieso aufhören, also könntest du den Krebs einfach als Anlaß dafür nehmen. Ich weiß, ich hab gut reden, aber warum nicht; warum nicht den Krebs als *die* Gelegenheit nehmen, all das auf deiner Liste zu ändern, was geändert werden kann?»

Das gab der Sache einen ganz neuen Anstrich, und meine Stimmung hellte sich auf.

Ken sagte noch: «Und wenn du was änderst, dann nicht mit dem Gedanken, daß es die Ursache für den Krebs war – das macht dir nur Schuldgefühle; ändere es, weil es sowieso geändert werden sollte. Du mußt nicht vom Krebs gesagt bekommen, was du zu tun hast, du weißt es schon. Also los. Machen wir einen neuen Anfang. Ich helfe mit. Wird ein Heidenspaß. Ehrlich. Rede ich Blödsinn? Wir nennen es ‹Spaß mit dem Krebs›, wie findest du das?» Wir mußten beide laut lachen.

Aber die Sache leuchtete mir völlig ein, und ich fühlte eine Art Klarheit und Entschlossenheit. So etwas wie einen «vorherbestimmten» Sinn meiner Krebserkrankung gab es letztlich wohl wirklich nicht, aber die schulmedizinische Deutung, die nichts als eine Zufallskombination verschiedener materieller Faktoren hinter einer solchen Erkrankung sieht, befriedigte mich erst recht nicht. Das mag auf *einer* Ebene eine angemessene und zutreffende Deutung sein, aber für mich griff sie zu kurz. Ich wollte – und brauchte – einen Sinn und Zweck dieser Erfahrung. Und das konnte für mich nur dadurch geschehen, daß ich so tat, als hätte sie diesen Sinn, indem ich sie durch mein Denken und Handeln mit diesem Sinn erfüllte.

Noch hatte ich mich nicht einmal für irgendeine Behandlung entschieden, und darüber dachte ich nun nach. Ich wollte die Krankheit nicht einfach behandeln und dann in irgendeiner dunklen Ecke meines Lebens verschwinden lassen, der ich mich hoffentlich nie würde zuwenden müssen. Der Krebs würde von jetzt an zu meinem Leben gehören, aber nicht einfach in der Form regelmäßiger Kontrolluntersuchungen im ständigen Bewußtsein des möglichen Rückfalls. Ich wollte ihn mir in jeder erdenklichen Weise zunutze machen.

Er würde mir helfen, mir den Tod einmal genauer anzuschauen, mich auf das Sterben vorzubereiten, wenn die Zeit kam, und mir Sinn und Zweck meines Lebens zu vergegenwärtigen. Er würde mir helfen, meinen Wunsch zu erneuern, einen kontemplativen Pfad zu finden und ihm zu folgen und einen grundsätzlich geeigneten zu akzeptieren, anstatt weiter nach dem vollkommenen Weg zu suchen. Er würde mir helfen, freundlicher und liebevoller mit mir selbst und anderen umzugehen, meinen Ärger leichter zu äußern, meine Hemmschwelle gegenüber Intimität und die Neigung zum Rückzug in mich selbst abzubauen. Er würde mir Anreiz bieten, mich von frischen, vollwertigen Dingen zu ernähren und mir Bewegung zu verschaffen. Vor allem würde er mich, was das Erreichen dieser Ziele anging, zu Geduld und Nachsicht erziehen.

Dieses Mittagessen – später scherzhaft «Der Große Gemüsesuppenvorfall» oder «Spaß mit Krebs» genannt – markierte einen Wendepunkt in unserer Haltung gegenüber der «Bedeutung» von Treyas Krebs, vor allem gegenüber den anstehenden Veränderungen in der Lebensweise: Ändere sie nicht wegen Krebs, sondern weil sie geändert werden muß. Punkt.

«Ich glaube nicht, daß du ihn sehen kannst oder überhaupt sehen könntest. Er ist einfach nur etwas, was ich gesehen habe.»

«Ist er noch da?» Ein unbehaglicher Gedanke.

«Sehen kann ich nichts, aber es fühlt sich so an, als wäre er noch da.» Treya erörtert das, als wäre es die natürlichste Sache der Welt, daß der Tod deinem Liebsten auf der Schulter hockt.

«Und du meinst nicht, daß du ihn vielleicht runterschubsen kannst oder so?»

«Sei nicht albern», sagt sie nur.

Treya und ich fanden schließlich unseren eigenen Sinn für dieses Leiden und entwickelten unsere eigenen Gesundheits- und Heilungstheorien. Davon später. Erst einmal mußte die Krankheit behandelt werden, und zwar schnell.

Es war höchste Zeit für unseren Termin bei Peter Richards.

Die Balance zwischen Sein und Tun

Es ist ein neues Verfahren, das in Europa erprobt wurde. Ich glaube, sie sind eine gute Kandidatin dafür.»

Peter Richards wirkte gequält. Er mochte Treya ganz offensichtlich sehr; ganz schön schwer, Krebspatienten zu behandeln, dachte ich. Peter erläuterte uns die Alternativen: Mastektomie mit Ausräumung sämtlicher Lymphknoten; die Brust belassen, aber die Lymphknoten entfernen, dann Bestrahlung der Brust mit radioaktiven Implantaten; Segment- oder Teilmastektomie (Entfernung von etwa einem Viertel des Brustgewebes), Entferung etwa der Hälfte der Lymphknoten, dann fünf oder sechs Wochen lang Bestrahlung der Brust; Segment-Mastektomie mit Totalausräumung der Lymphknoten. Man konnte sich kaum des Eindrucks erwehren, daß wir da mittelalterliche Foltermethoden erörterten. «Eiserne Jungfrau, Größe acht? Aber ja, meine Dame, da hätten wir was für Sie.»

Treya hatte sich schon einen generellen Aktionsplan zurechtgelegt. Wir waren beide große Fans der alternativen und ganzheitlichen Medizin, aber bei sorgfältiger Betrachtung zeigte sich, daß keine dieser Alternativen nennenswerte Erfolge bei Tumoren vierten Grades vorzuweisen hatte. Das sind nämlich die Nazis dieser Krebsbagage, nicht gerade leicht zu beeindrucken mit Weizengrassaft und positiven Gedanken. Die mußt du aus ihren Löchern bomben, sonst kriegst du sie nie – und genau da hat die Medizin des weißen Mannes ihren Auftritt.

Als Treya alle Alternativen sorgfältig erwogen hatte, kam sie zu dem Schluß, es sei das Vernünftigste, beim ersten Schritt der Schulmedizin zu folgen und diese dann mit einem breiten Spektrum unterstützender alternativer Behandlungsformen zu kombinieren. Ganzheitliche Praktiker raten zwar meist von schulmedizinischer Behandlung wie Bestrahlung oder Chemotherapie ab; sie sagen, damit werde das Immunsystem dauerhaft geschädigt, und dann haben die ganzheitlichen Methoden weniger Aussicht auf Erfolg.

Das ist nicht ganz falsch, aber die Sache ist doch ein bißchen subtiler und komplexer, als die meisten ganzheitlichen Praktiker offenbar meinen. Zunächst einmal trifft es zu, daß die weißen Blutkörperchen, die vorderste Linie der Abwehrfront, durch Bestrahlung dezimiert werden. Das geht jedoch vorüber, und die verbleibende leichte Dezimierung läßt keine Rückschlüsse auf eine Abwehrschwäche zu – schon deswegen nicht, weil keine direkte Beziehung zwischen der Menge der weißen Blutkörperchen und der Wirksamkeit des Abwehrsystems besteht. Zum Beispiel kann die Zahl mancher Arten weißer Blutkörperchen bei chemotherapeutisch behandelten Patienten zurückgehen, und trotzdem stellt man bei solchen Patienten im längerfristigen Durchschnitt keine erhöhte Anfälligkeit für Erkältung, Grippe, Allgemeininfektionen oder Sekundärtumoren fest. Es ist durchaus nicht bewiesen, daß solche Menschen ein geschwächtes Immunsystem haben müssen. Tatsache ist, daß viele Menschen, die sich ganzheitlich behandeln lassen, sterben, und die bequemste Ausrede lautet: «Sie hätten gleich zu uns kommen sollen.»

Beim gegenwärtigen Stand der Medizin, sagte Treya, sei eine aggressive Kombination schulmedizinischer und alternativer Methoden das einzig Vernünftige. Was den schulmedizinischen Teil angeht, hatten Untersuchungen in Europa gezeigt, daß eine Segment-Mastektomie, gefolgt von Bestrahlung, genauso wirksam ist wie die grauenhafte modifizierte Radikal-Mastektomie. Alle drei – Peter, Treya und ich – fanden, daß die Segment-Mastektomie das richtige sei. (Treya war nicht sehr eitel; ihre Entscheidung für dieses Verfahren traf sie nicht im Hinblick auf die Erhaltung ihrer Brust, sondern weil so ein Teil der Lymphknoten bewahrt wurde.)

So kamen wir vom 15. Dezember 1983 an doch noch zu unseren

Flitterwochen. Zweiter Stock, Zimmer 203, Kinderkrankenhaus San Francisco.

«Was machst du?»

«Ich lasse eine Pritsche bringen. Ich schlafe hier im Zimmer.»

«Wenn sie dich lassen.»

Ken, mit seinem himmelwärts gerichteten Na-du-hast-vielleicht-Nerven-Blick: «Hör mal, Mädchen, ein Krankenhaus ist ein verdammt ungemütlicher Ort, wenn man krank ist. In einem Krankenhaus gibt es Bazillen, die kannst du dir nirgendwo sonst auf der Welt holen. Und wenn die Bazillen dich nicht erledigen, dann das Essen. Ich bleibe hier. Außerdem sind das unsere Flitterwochen, wie könnte ich dich da allein lassen?» Er bekam seine Pritsche und blieb die ganze Zeit bei mir im Zimmer; allerdings hing von seinen 192 Zentimetern ziemlich viel am Ende der recht kleinen Pritsche herunter. Unmittelbar vor der Operation brachte er mir herrliche Blumen. Auf der Karte stand: «Für die andere Hälfte meiner Seele.»

Treya hatte sich offenbar sehr schnell wieder gefangen. Ihr natürlicher unglaublicher Mut kam wieder hervor, und sie fegte wie der Sturmwind durch diese Feuerprobe.

11.12. – Wir kamen alle drei zum gleichen Schluß: Segment-Mastektomie, Teilausräumung der Achsel-Lymphknoten, Bestrahlung. Das fühlte sich richtig an. Gute Stimmung, Scherze, Zuversicht. Mittagessen bei Max, Weihnachtseinkäufe mit Ken. Spät und erledigt nach Hause, aber wenigstens ein paar von den *endlosen* Besorgungen geschafft. Eine Woge von Liebe zu Ken, dann der Wunsch nach Vergebung und Liebe für alle Menschen in meinem Leben, vor allem für meine Familie.

14.12. – Erste Akupunkturbehandlung. Schläfchen. Packen. Ins Hotel, Abendessen Mom und Dad, immer noch Hochzeitsgeschenke. Kati (eine Schwester) angerufen, damit sie kommt, Kuscheln mit Ken.

15.12. – Neun Uhr in die Klinik – präpariert – Warteraum – in mein Zimmer – zwei Stunden Verzögerung. Fühlte mich gut vor der

Operation und gut hinterher, nicht allzu beduselt. Um fünf aufgewacht – Ken, Dad, Mom, Kati da. Ken hat eine Pritsche besorgt – «andere Hälfte meiner Seele». Abends Morphium. Interessante Empfindungen – treibend, traumhaft, manchmal ein bißchen wie Meditation. Wurde praktisch jede Stunde für Temperatur- und Blutdruckmessen geweckt. Weil mein Blutdruck ohnehin immer sehr niedrig ist, mußte Ken auch jede Stunde aufwachen, um der Schwester, die keinen Puls finden konnte, zu versichern, daß ich lebe.

16.12. – Den ganzen Tag geschlafen – mit Ken langsam im Korridor auf und ab gegangen. Mom, Dad, Kati, Joan [eine Freundin]. Dr. R. kam rein, zwanzig Knoten sind raus, alle negativ [kein Krebs in den Lymphknoten, äußerst gute Nachricht]. Mit Suzannah ein paar Schritte gelaufen. Konnte in der Nacht nicht schlafen, mußte um vier die Schwester rufen, bekam Morphium und Tylenol. Wie schön, Ken die ganze Zeit hier zu haben; gut, daß er sich nicht hat abschrecken lassen.

17.12. – Verschiedene Leute angerufen – viel gelesen – Dr. R. kam vorbei – Ken Weihnachtseinkäufe – Familie auch unterwegs – fühle mich sehr gut.

18.12. – Massenhaft Besuch – Ken macht Besorgungen – laufe viel – lese *Die Farbe Lila.* Fühlt sich alles noch wund an, aus der Drainage läuft immer noch Flüssigkeit.

19.12. – Entlassung – Mittagessen bei Max – Weihnachtseinkäufe mit Ken – nach Hause. Wünschte manchmal, ich hätte ausführlicher über diese Zeit geschrieben – fühle mich bestens, zuversichtlich – leichte Schmerzen am ersten Tag, vor allem da, wo die [Drainage-]Röhrchen waren – geht mir so gut, daß ich fast schon wieder argwöhnisch werde: zuviel Selbstvertrauen?

Die unmittelbare Auswirkung der Operation war psychologischer Art. Treya nutzte die Zeit zu einer völligen Neueinschätzung dessen, was sie ihre «Lebensaufgabe» nannte. Worin sollte sie bestehen? Nach der Erklärung, die sie mir gab, ging es bei dieser Frage vor allem um die Polarität von Sein und Tun, die in unserer Kultur mit der Polarität der männlich/weiblichen Rollenverteilung verknüpft ist. Treya hatte, wie sie selbst sagte, immer das *Tun* sehr hoch bewertet, das häufig (aber nicht zwangsläufig) mit dem Männlichen assoziiert ist, und dafür das *Sein* unterbewertet, das häufig (aber nicht zwangsläufig) mit dem Weiblichen assoziiert ist. Bei «Tun-Werten» geht es darum, etwas zu produzieren, zu machen, zu erreichen; sie sind häufig aggressiv, konkurrenzorientiert und hierarchisch; sie sind auf die Zukunft ausgerichtet und ruhen auf einer Basis von Regeln und Urteilen. Tun-Werte haben als Grundausrichtung die *Veränderung* des Gegenwärtigen zu etwas «Besserem».

«Sein-Werte» dagegen haben das *Annehmen* des Gegenwärtigen zum Inhalt: Menschen akzeptieren als das, was sie *sind*, nicht nach Maßgabe dessen, was sie *tun*; zentral in der Welt der Seinswerte sind Beziehung, Einbeziehen, Annehmen, Mitempfinden und Fürsorge.

Beide Arten von Werten, denke ich, sind gleich wichtig. Für Treya selbst aber war entscheidend, daß die Werte des Seins im allgemeinen mit dem Weiblichen assoziiert sind und sie durch Überbewertung der männlichen Tun-Seite einen ganzen Bereich der weiblichen Sein-Seite in sich unterdrückt hatte.

Und das war für sie nicht nur von vorübergehendem Interesse. Ich würde eher sagen, daß es, in verschiedenen Erscheinungsformen, die psychologische Hauptfrage in Treyas Leben war. Eine direkte Folge daraus war, daß sie schließlich ihren Namen änderte, aus Terry wurde Treya – Terry, fand sie, sei ein Männername.

Viele Dinge werden mir allmählich klarer. Solange ich mich zurückerinnern kann, quäle ich mich mit der Frage herum: «Was ist meine Lebensaufgabe?» Ich glaube, daß ich vielleicht zuviel Wert auf Tun und zuwenig Wert auf Sein gelegt habe. Ich war das älteste von vier Kindern, und als ich größer wurde, wollte ich der älteste *Sohn* meines Vaters sein. Schließlich waren in Texas damals alle wirklich wichtigen «Jobs» Männerjobs – alle *produktive* Arbeit wurde von Männern getan. Mir lagen die Männerwerte mehr, ich wollte keine texanische Hausfrau sein – also warf ich meine weiblichen Werte über Bord, bekämpfte sie in mir selbst, sooft sie hochkamen. Ich habe wohl alles Weibliche in mir geleugnet – den Körper, das Hegende, die Sexualität – und mich nach meinem Kopf, meinem Vater, meiner Logik und den Wertvorstellungen meiner Gesellschaft orientiert.

Durch die Konfrontation mit diesem Krebs, glaube ich, ergibt sich die Antwort auf meine brennende Frage – was ist meine Aufgabe, meine Arbeit? – in zwei Teilen.

1. Wenn ich daran denke, wie ich mich immer dagegen gewehrt habe, mich selbst durch einen Mann zu finden, ist es schon eine Ironie, daß ein Teil der Aufgabe ganz ohne Zweifel darin besteht, mich um Ken zu kümmern: seine Arbeit in jeder mir möglichen Weise zu unterstützen, und zwar so, daß ich dadurch meine Autonomie nicht verliere, also langsam in diese Arbeit hineinwachsen und dadurch allmählich die alte Angst ablegen kann. Das fängt zunächst damit an, daß ich ganz einfach seine Frau und seine Stütze bin, daß ich das Haus in Ordnung halte (eine Haushälterin einstellen!), damit er einen schönen Arbeitsplatz hat, und dann zusehe, was sich daraus entwickelt. Es fängt jedenfalls damit an, daß ich ihn und seine Arbeit unterstütze mit all den unsichtbaren Mitteln einer Ehefrau – genau das, wogegen mein Ego immer revoltiert hat. Nur ist das jetzt keine bloße Idee mehr, die Situation ist nicht zu vergleichen mit den texanischen Verhältnissen, gegen die ich rebelliert habe – mein Ego ist nicht mehr in der Lage, in der es damals war. Ich glaube, seine Arbeit ist unglaublich wichtig, eine Leistung für das Ganze, deren Standard ich nie auch nur annähernd erreichen würde (ich will mich damit nicht herabsetzen, nur ehrlich sein); im übrigen rede ich ja von *Ken*, Ken, den ich so sehr liebe. Er steht also völlig ohne Zweifel im Zentrum dessen, was meine Aufgabe ist. Wahrscheinlich wäre ich bis hierher gar nicht gekommen, wenn es Kens ausdrücklicher Wunsch wäre, daß ich ihm die «gute Ehefrau» bin. Er stellt überhaupt keine Ansprüche an mich. Wenn hier überhaupt bisher jemand die Hausfrau und Versorgerin war, dann doch wohl er!

2. Das zweite, was sich jetzt zu zeigen scheint, hängt mit meiner früheren Beratungs- und Gruppenarbeit zusammen und heißt: Krebs-Arbeit. Vielleicht fange ich mit einem Buch über meine eige-

nen Erfahrungen und über verschiedene Theorien des Heilens an; Interviews mit Therapeuten über den Zusammenhang von Körper und Geist; Interviews mit anderen Krebs-Patienten. Dann vielleicht ein Video, man wird sehen. Jedenfalls habe ich das Gefühl, daß das im Zentrum meiner Arbeit stehen könnte.

Beide Punkte, sehe ich jetzt, sind Formen des «selbstlosen Dienens»: mein Ego aus dem Weg räumen und anderen dienen. Und so sind beide auch verbunden mit meinem uralten Wunsch, mich einer spirituellen Schulung zu unterziehen. Die Dinge fügen sich zusammen!

Ich fühle ein Sich-Öffnen in mir,
eine Öffnung zwischen Kopf und Herz,
zwischen dem Vater und der Mutter, dem Geist und dem Körper,
dem Männlichen und dem Weiblichen, der Wissenschaftlerin und der Künstlerin in mir.
Hier die Artikelschreiberin, da die Dichterin.
Hier das verantwortungsbewußte älteste Kind, dem Vater nachschlagend, der die Familie zusammenhielt;
dort, verspielt, forschend, abenteuerlustig, die Mystikerin.

Das war noch keineswegs die Lösung, der letzte Stand von Treyas Suche nach ihrer Berufung, ihrer «wahren Aufgabe»; aber es war ein Anfang. Ich spürte, wie sich in ihr etwas zurechtrückte – eine Art innere Heilung, ein Ganzwerden, ein Ausgleich.

Wir nannten das, was Treya suchte, schließlich ihren *daímōn* – in der klassischen griechischen Mythologie (lat. *daemon*) der Ausdruck für die innere Gottheit, den leitenden Geist eines Menschen, man könnte auch sagen seine Schutzgottheit, sein Genius. Der Daimon oder Genius eines Menschen ist auch sein Schicksal, genauer: der Zuteiler seines Geschicks. Treya hatte ihr Schicksal, ihren Genius, ihre Bestimmung, ihren Daimon noch nicht gefunden, nicht in seiner endgültigen Gestalt jedenfalls. Ich sollte ein Teil ihres Schicksals sein, allerdings nicht ganz in der zentralen Stellung, wie Treya meinte, eher als eine Art Katalysator. Letztlich war ihr Daimon natürlich ihr eigenes höheres Selbst, das bald anfangen würde, sich zu äußern, und zwar in der Kunst.

Ich dagegen hatte mein Schicksal, meinen Daimon, schon gefunden, nämlich in meiner schriftstellerischen Arbeit. Ich wußte genau, was ich gern tun wollte und warum; ich wußte, wozu ich hier bin und was ich zu erreichen habe. Mein höheres Selbst kam im Schreiben zum Ausdruck, daran zweifelte ich keinen Augenblick. Mit dreiundzwanzig, nach zwei Abschnitten meines ersten Buchs, wußte ich, daß ich nach Hause gefunden, mich selbst gefunden, meinen Lebenssinn und meinen Gott gefunden hatte. Nicht ein einziges Mal seither habe ich daran gezweifelt.

Aber mit dem Daimon hat es eine seltsame und furchtbare Bewandtnis: Achtet man ihn und folgt ihm, dann ist er wirklich der Geist, der einen leitet. Erkennt man ihn jedoch und folgt ihm nicht, dann wird aus dem Daimon ein Dämon, ein böser Geist – göttliche Energie und Begabung werden zu selbstzerstörerischem Handeln. So sagen etwa die christlichen Mystiker, daß die Flammen der Hölle nur die abgelehnte Liebe Gottes sind, zu Dämonen gewordene Engel.

Wurde ein bißchen gereizt, als Ken und Janice [eine Freundin] darüber sprachen, wie ähnlich sie sich doch seien: Wenn sie nicht arbeiten, werden sie komisch. Ken beschwichtigt sein Nichtarbeiten mit Alkohol und anderen Ablenkungen; Janice sagt, sie arbeitet, um nicht auf Selbstmordgedanken zu kommen. Das scheinen mir zwei verschiedene Motivationen zu sein: Ken hat einen Daimon und arbeitet, um zu tun, was dieser ihm aufträgt; Janice hat einen Dämon und arbeitet, um ihn loszuwerden. Jedenfalls stellte Ken eine Verbindung her, verständlicherweise, und mich fuchste das ein wenig, weil ich noch nicht recht weiß, was ich selbst zu tun habe. Wieder die alte Geschichte. Muß nicht arbeiten, um irgendeinen inneren Dämon in Schach zu halten, habe aber meinen Daimon noch nicht gefunden, die Arbeit, die ich wirklich tun möchte. Manchmal denke ich, mein Problem besteht einfach darin, daß ich mir nicht zutraue, auf irgendeinem Gebiet wirklich gut zu sein, daß ich ein übertriebenes Bild davon habe, wie gut andere sind, und daß ich diese Dinge vielleicht erst mit fünfzig durch Erfahrung auf ihr wirkliches Maß gebracht habe und dann weiß, daß ich gut genug sein kann. Manchmal denke ich auch, ich muß einfach aufhören, meinem Daimon nachzujagen, so lange, bis er sich von selbst zeigt und wächst. Ich will gleich eine voll entwickelte Pflanze und bin immer zu ungeduldig, die kleinen Sprößlinge zu gießen, um dann zu sehen, welchen ich nehme oder welcher mich nimmt.

Ich muß lernen, meine eigene Tiefe zu verstehen, in mir die Führung und den Daimon zu finden. Ich mag nicht ohne den Glauben an irgendeinen höheren Sinn und Zweck leben, und sei es auch nur die Evolution! Ich möchte nicht, daß der Groll [über die Krebserkrankung] mich dazu bringt, mystische Erfahrungen geringzuschätzen oder zu leugnen, daß sie die Menschen ändern können. Ich möchte nicht, daß Bitterkeit mir das Gefühl des Heiligen und Bedeutungsvollen im Leben nimmt; eher soll sie das Verlangen stärken, dieses Heilige und Bedeutungsvolle zu erkunden und zu verstehen. Auch Groll kann der «Stoff» sein, durch den Gott oder die Kraft der Evolution sich manifestiert und wirkt. Nach wie vor interessiert mich, wie Menschen sich ändern, wie sie einen Sinn und Zweck in ihrem Leben finden. Ich erkenne in mir ganz deutlich den Wunsch nach einer Aufgabe, nach einer Grundlage für die eher amorphe Arbeit der Findhorns und Windstars. Es sieht so aus, als könnten Ken und die Arbeit in Zusammenhang mit Krebs ein großer Teil dieser Grundlage sein. Aber ich brauche in mir etwas wie Kens Schriftstellerei, Stevens Architektur oder Cathys Tanz. Ich erkenne in mir «den Wunsch nach Selbst-Schöpfung und schöpferischer Leistung», einen «Willen zur Selbstentfaltung» [wie Haridas Chaudhuri es nennt].

Um dem Weg weiter folgen zu können, brauche ich mehr Anschluß an die Tiefe der Psyche, an das innere Prinzip der persönlichen Entwicklung. So nah kann ich Gott in mir vielleicht kommen; dies zu verstehen und ihm zu folgen, das ist wie Gottes Willen vernehmen und gehorchen. Nach innen gehen und den tiefsten und wahrsten Teil seiner selbst erfahren ... diesen Teil kennenlernen, wachsen lassen, reifen lassen ... ihn mit Kraft aufladen (d. h. als den inneren Gott anerkennen) ... den Willen heranbilden, dieser inneren Richtung zu folgen ... die Fähigkeit, seine Wahrheit auf die Probe zu stellen, und das Vertrauen und der Mut, ihm auch dann zu folgen, wenn er der Ratio unserer Konsenswirklichkeit widerspricht.

Das also ist jetzt meine Aufgabe . . .

In dem Alptraum, der uns erwartete, bestand ein Teil der Folter für Treya darin, daß sie ihren Daimon noch nicht gefunden hatte; meine Folter bestand darin, daß ich meinen Daimon mal gehabt hatte und ihn jetzt entschwinden sah. Meine Engel verkümmerten zu Dämonen, und ich ging beinahe zugrunde in dieser speziellen Hölle.

Weihnachten verbrachten wir (nach einem kurzen Zwischenstopp in der Anderson-Klinik in Houston) bei der Familie in Laredo und kehrten dann nach Muir Beach zurück, wo Treyas Strahlenbehandlung bei Dr. Simeon («Sim» für seine Freunde) Cantril beginnen sollte. Sim war ein brillanter, sehr liebenswerter Mann, der seine Frau durch Krebs verloren hatte. Aber seine intellektuelle Schärfe kam bei seinem Gegenüber manchmal als persönliche Schroffheit, wenn nicht gar Kälte an – ein falscher Eindruck, aber er konnte dadurch einschüchternd wirken. Und so verabfolgte er ihr nicht nur Strahlen in höchster Dosierung, sondern gab ihr auch Gelegenheit zu einem Selbstbehauptungstraining gegenüber Ärzten – und darin wurde sie wirklich nahezu perfekt.

Sie fressen dich schon nicht. Du mußt einfach auf sie eindringen und fragen und bohren, und komm dir vor allem nicht blöd dabei vor. Laß dich bloß nicht von ihrem geschäftigen Gehabe abschrekken, wenn sie dir das Gefühl geben, ihre Zeit sei so kostbar, daß sie kaum auf Fragen eingehen können. *Dein* Leben steht auf dem Spiel, also stell deine Fragen.

Diese Selbstbehauptung stand einfach im Zusammenhang mit Treyas wachsender Entschlossenheit, bei allem, was ihre Krankheit anging, selbst die Verantwortung zu übernehmen. In den fünfeinhalb Wochen täglicher Strahlentherapie – eine schmerzlose Prozedur, deren einzige sichtbare Nebenwirkungen in einer leichten, aber stärker werdenden Ermüdbarkeit und gelegentlichen erkältungsartigen Symptomen bestanden – begann Treya, ihr wichtigstes Vorhaben in die Tat umzusetzen: Ändere die Dinge in deinem Leben, die ohnehin geändert werden müssen.

Heute fing die Strahlentherapie an. Muß täglich hin, und diese Disziplin/Regelmäßigkeit finde ich großartig; fördert meine Disziplin auf anderen Gebieten. Ich habe angefangen, jeden Tag lange Spaziergänge zu machen. Ich glaube, ich brauche irgendein Projekt, einen Arbeits-Brennpunkt, der mir hilft, diese Zeit durchzustehen – ich muß meine Energie aus-drücken, anstatt sie auf sich selbst zurückzuwenden, also habe ich mit der Arbeit an meinem Buch über Krebs angefangen. Ken organisiert die Vitamintherapie für mich, schließlich ist er ja ausgebildeter Biochemiker. Er kauft alle Zutaten in rauhen Mengen und mischt sie unter irrem Kichern (verrückter Wissenschaftler) in der Küche zusammen. Überhaupt ist er meine Diätistin geworden und hat den größten Teil der Kocharbeit übernommen. Er ist ein fabelhafter Koch. Sein inoffizieller Job besteht darin, mich zum Lachen zu bringen. Als ich gestern nach Hause kam, sagte er auf meine Frage, wie es geht: «O Gott, grauenhafter Tag. Auto zu Schrott gefahren, Essen angebrannt, Frau verprügelt. Ah, Mist, Frau verprügelt hab ich vergessen . . .», und fing an, mich um den Küchentisch zu jagen.

Außer Meditation, Bewegung, Akupunktur, Vitaminen, Diät und meinem Buch habe ich jetzt mit der Visualisation angefangen, konsultiere zwei ganzheitliche Ärzte und stecke mehr Energie in dieses Tagebuch! Dieses Tagebuch gehört mit zur Kur. Nur schade, daß ich über Weihnachten alles ein bißchen habe schleifen lassen – gegessen, was da war, weder meditiert noch gelaufen, alles wurde etwas blaß und fern.

Jetzt nehme ich die Sache wieder mehr selbst in die Hand, stelle Fragen, übernehme Verantwortung. Nach nur zwei Tagen war der Schmerz (von der Operation) verschwunden, gibt es da einen Kausalzusammenhang? Es ist so wichtig zu wissen, daß ich selbst etwas tun kann, um gesund zu werden – anstatt mich einfach den Ärzten auszuliefern.

Lese [Norman] Cousins *Der Arzt in dir selbst*; er sagt, daß er nie depressiv wurde, immer ausgerichtet gewesen sei auf das, was er selbst tun konnte, um gesund zu werden. Wirklich toll – aber ich werde depressiv, und es scheint zum Teil mit dieser Ungewißheit zusammenzuhängen, was die Ursachen angeht: Warum habe ich Krebs? Bei Infarktgefährdung ist das viel klarer – Streß und Ernährung. Immerhin weiß ich, was ich ändern muß, also werfe ich mich darauf! Solange ich dranbleibe und lese und denke und daran arbeite, bleibt auch meine Stimmung stabil. Aber wenn ich mich als Opfer fühle, alles den Ärzten oder Ken überlassen will, werde ich depressiv. Lektion in Sachen Lebenswille.

So wichtig dieses Verantwortung-Übernehmen auch war, es war doch nur die eine Seite der Gleichung. Wer sein Leben aktiv selbst in die Hand nehmen will, muß auch lernen, wann er loslassen und sich fügen muß, wann er sich dem Strom überlassen muß, ohne sich zu wehren. Loslassen oder In-die-Hand-Nehmen – das ist natürlich auch wieder nur eine andere Formulierung der Frage von Sein oder Tun, jener uralten Polarität von Yin und Yang, die tausend Gestalten annimmt und nie auszuschöpfen ist. Nicht daß Yin *oder* Yang richtig wäre oder Sein besser als Tun – man muß vielmehr die Balance finden, die natürliche Harmonie von Yin und Yang, die von den alten Chinesen Tao genannt wurde. Tun und Sein, beherrschen und zulassen, Widerstand und Öffnung, Kampf und Ergebung, wollen und annehmen – hier den Ausgleich, die Balance zu finden wurde *der* Schwerpunkt in Treyas Auseinandersetzung mit dem Krebs (wie es ja überhaupt ihr psychisches Hauptproblem war). Wir sollten beide immer wieder auf diese Frage der Balance zurückkommen, jedesmal unter einem etwas anderen Blickwinkel.

Die Balance finden zwischen dem Lebenswillen und dem Annehmen des Todes. Beide sind notwendig. Es scheint, daß ich den Tod schon akzeptiere; mache mir Sorgen, daß ich vor dem Tod keine Angst habe – das könnte ja bedeuten, daß ich sterben *möchte.* Aber ich möchte nicht sterben; ich habe nur eben keine Angst davor. Ich möchte Ken nicht verlassen! Also werde ich kämpfen!

Aber ich weiß auch von Jerry [Gerald] Jampolsky [der auf der Basis von *A Course in Miracles* mehrere Bücher geschrieben hat, unter denen *Liebe heißt die Angst verlieren* hervorzuheben ist], daß ich lernen muß *loszulassen*; wie Jerry sagt: «Laß los und laß Gott.» Er hat mich wirklich aus meinem eigenen Kram herausgeschüttelt. Anstatt dich und andere ändern zu wollen, versuch es doch mal mit dem Verzeihen, dir selbst verzeihen und anderen verzeihen. Und wenn *ich* jemandem nicht verzeihen kann (weil mein Ego es nicht zulassen will), dann muß ich den Heiligen Geist in mir bitten zu verzeihen. Ich bitte also eigentlich mein höheres Selbst, anderen und mir selbst zu verzeihen. «Gott ist die Liebe, in der ich verzeihe», heißt es im *Course*.

Mir selbst verzeihen, heißt aber, mich selbst akzeptieren. Schluck! Dann müßte ich mich ja von einem alten Freund verabschieden – der Selbstkritik. Bruder Skorpion. Wenn ich mir all das vorstelle, was ein gutes Verhältnis zu mir selbst verhindert, dann sehe ich, gleichsam als Hintergrund aller meiner Probleme und alles andere überragend, einen Skorpion, der den Schwanz über den eigenen Rücken gekrümmt hat – bereit, sich selbst zu stechen. Das ist die Kritiksucht gegenüber mir selbst, mit der ich mich fertigmache, mit der ich mich unliebenswürdig finde, das Grundgefühl hinter allen anderen Problemen, die ewigen Klagen gegen mich selbst, die mich das Licht nicht sehen lassen – und die Wunder, die nur in diesem Licht zu sehen sind. Hmmm. Die härteste Nuß. Wird schon besser, aber immer noch die härteste Nuß. Leicht saures Gefühl im Magen, wenn ich nur daran denke. So fühlt sich das Gift, das ich mir selbst gebe, an, wenn ich es schlucke.

Früher, wenn jemand etwas Nettes über mich sagte, habe ich das aufgeschrieben; ich konnte kaum glauben, daß jemand so über mich dachte. Es fällt mir manchmal schwer zu glauben, daß jemand mich wirklich lieben kann; irgendwo ist da ein Bruch: Einerseits weiß ich, daß ich ganz in Ordnung bin, daß die Leute gern in meiner Nähe sind, daß ich intelligent, hübsch und so weiter bin . . . und doch begreife ich manchmal nicht, wie irgendwer (vor allem ein Mann) mich wirklich lieben kann.

Es war übrigens durchaus nicht so, daß Treya nicht schon eine

Menge «geleistet» und «getan» hätte. Sie hatte mit Auszeichnung graduiert und dann im Fach Englische Literatur unterrichtet, bevor sie wieder an die Universität ging (Boston), um ihren Magister zu machen; sie hatte bei der Gründung von Windstar geholfen und dort drei Jahre als Ausbildungsleiterin gearbeitet; sie hatte am California Institute for Integral Studies den Magister im Fach psychologische Beratung erhalten; sie hatte drei Jahre in Findhorn gearbeitet, gehörte dem Rocky Mountain Institute an, war Mitglied der Threshold Foundation, Mitarbeiterin beim Jugendaustauschprogramm zwischen den USA und der UdSSR. Und ihre «Liste des Tuns», wie sie es nannte, sollte noch gewaltig anwachsen; allein mit ihren Schriften über Krebs und Krankheit sollte sie über eine Million Menschen auf der ganzen Welt erreichen.

Trotzdem, und gerade in dieser Zeit, fand Treya nicht die rechte Wertschätzung für das, was sie *war*, und so konnte sie wirklich nicht begreifen, weshalb die Menschen sie so sehr mochten und liebten und so gern in ihrer Nähe waren. Was sie war, machte sie anziehend, nicht irgendeine Liste des Tuns, mochten deren einzelne Punkte noch so bedeutend sein; und Treya übersah das offenbar, wollte dem keinen Wert beimessen.

Es gab Zeiten, wo sie völlig baff war angesichts der Tatsache, daß ich sie liebte, und darüber war ich dann wieder völlig baff. In diesem ersten Jahr kam es immer wieder zum gleichen Gespräch, in dem ich immer wieder entgeistert antwortete: «Was, du kannst nicht verstehen, weshalb ich dich liebe? Willst du mich veräppeln? Mir scheint, du meinst das ernst, oder? Ich liebe dich restlos und total, und du weißt das. Ich bin vierundzwanzig Stunden am Tag für dich da, weil ich absolut verrückt nach dir bin. Du denkst, du bist wertlos, weil du deine eigentliche Berufung noch nicht gefunden hast. Du findest sie, da bin ich ganz sicher, aber bis dahin kannst du doch nicht einfach übersehen, was du *bist*! Das kann doch nicht dein Ernst sein. Die Leute sind komplett begeistert von dir, das weißt du doch. Ich kenne sonst niemanden mit so vielen außergewöhnlichen, treu ergebenen Freunden. Wir lieben das, was du bist, nicht, was du tust.»

Langsam, aber sicher kommt es bei mir an. Jerry äußert sich ganz ähnlich: «Du bist liebenswert, so wie du jetzt bist, da muß nicht erst noch was dazukommen. Wenn du keinen Grund weißt, weshalb du liebenswert sein könntest, dann denk einfach: Ich bin Gottes Schöpfung, ich bin, wie Gott mich geschaffen hat.» Eben jetzt fühle ich das, eben jetzt fühle ich mich liebenswert – aber wenn ich Vergangenheit und Zukunft dazunehme, empfinde ich immer noch, daß ich etwas tun muß.

Mit Ken ist alles noch so neu. Ich vertraue ihm völlig, aber da ist immer noch das kleine Mädchen, das Angst hat, daß er eines Tages nicht mehr da ist. Und ich weiß nicht, wie ich das kleine Mädchen beruhigen soll, dieses Loch in der Mitte. Wird nur die Zeit es eines Besseren belehren, wenn Ken nach einem Jahr noch immer da ist, oder wird das Loch nie zu stopfen sein? Er ist so wunderbar, ich muß das endlich zur Kenntnis nehmen. Immer wenn ich ihn frage, ob er bei mir bleibt, sagt er: «Meine Güte, Mädchen, weiß ich nicht, frag mich in zwanzig Jahren.» Ken ist bei mir, was könnte ich denn noch wollen als Beweis dafür, daß Gott mich liebt?

Meine Angst vor Abhängigkeit von anderen, meine Entschlossenheit, alles allein zu schaffen: Daß ich andere nicht gern etwas für mich tun lasse, liegt zum Teil an der Befürchtung, daß ich mich von ihnen abhängig mache und dann im Stich gelassen werde. Letzte Nacht träumte ich von einem bevorstehenden Erdbeben; ich und andere trafen die nötigen Vorbereitungen. Im letzten Augenblick kamen mir Zweifel, ob meine Vorbereitungen ausreichen würden (genügend Nahrungsmittel usw.), und ich frage eine andere Frau, ob ich mit in ihren Schutzraum kommen dürfte. Erst versuche ich, allein zurechtzukommen, und dann bitte ich um Hilfe?

Kommt mir so vor, als wäre ich mit Jerry einen entscheidenden Schritt weitergekommen, so als müßte ich jetzt nicht mehr alles selbst in der Hand haben. Ich kann einfach sein, muß nicht mehr ständig tun. So muß ich mich jetzt auf die Bestrahlung einlassen, leiste keinen Widerstand mehr. Ich visualisiere, wie gesundes Gewebe nachwächst. Mein ursprünglicher Widerstand gegen die Bestrahlung hat Ähnlichkeit mit meinem Widerstand gegen das Loslassen. Also einfach: Laß los und laß Gott.

Alles in allem fühlt sich diese Erfahrung [Krebs und Strahlentherapie] an wie die Aufforderung, voll und ganz und nicht mehr zögernd zu leben. Sie ist wohl auch die Aufforderung, freundlicher mit mir selbst umzugehen – mir nicht mehr so zuzusetzen und einfach den Skorpionstachel der Selbstkritik und des Nicht-liebenswert-Seins fallenzulassen. Ganz einfach ausgedrückt: Ich lebe heute etwas entspannter.

So war das Lernprogramm für uns beide ganz klar, wenn auch schwierig in der Ausführung: Suche die Balance von Sein und Tun, den Ausgleich zwischen dem Annehmen deiner selbst und der Entschlossenheit, das an dir zu ändern, was geändert werden muß. Sein bedeutet: loslassen und Gott lassen, annehmen, vertrauen, verzeihen. Tun heißt: Verantwortung übernehmen für die Dinge – und nur diese –, die geändert werden können, und dann so zielstrebig wie möglich darauf hinarbeiten. Das ist die uralte Weisheit in diesem schlichten und tiefen Gebet:

> Gott gebe mir die Gelassenheit, Dinge hinzunehmen,
> die ich nicht ändern kann,
> den Mut, Dinge zu ändern, die ich ändern kann,
> und die Weisheit, das eine vom andern zu unterscheiden.

Treya und ich verbrachten den Sommer in Aspen. Treya hatte dort zehn Jahre lang immer wieder mal gewohnt und empfand es in vieler Hinsicht als ihre Heimat. Nach ihrer Zeit in Findhorn war sie nach Aspen zurückgekehrt, wo sie bei der Gründung von Windstar mitgewirkt hatte. Sie gehörte auch dem Rocky Mountain Institute an, das von ihren Freunden Amory und Hunter Lovins geleitet wird und als der weltweit beste Think-Tank für alternative Energien gilt. So viele gute Freunde hatte sie hier – und eben diese Freunde, ganz abgesehen von der atemberaubenden Schönheit der Natur, machten Aspen für Treya zur Heimat.

War das ein Sommer! Ich mochte Treyas wunderbare Freunde alle sofort. Ich hatte wirklich noch nie einen Menschen erlebt, dem die Herzen der anderen derart zuflogen. Die Menschen wollten einfach in ihrer Nähe sein, und sie ging immer auf sie ein, wandte sich nie ab.

Ich schrieb natürlich (zusammen mit Jack Engler und Daniel P. Brown, zwei Harvard-Professoren, die sich auf Ost/West-Psychologie spezialisiert hatten) an einem Buch, *Psychologie der Befreiung*. Die Grundaussage dieses Buches lautet: Wenn wir die verschiedenen *psychologischen* Modelle des Westens mit den *spirituellen* Modellen des Ostens (und der westlichen Mystik) verknüpfen, kommen wir zu einem das gesamte Spektrum umfassenden Modell der menschlichen Entwicklung, das den Körper, das Mentale, die Seele und den Geist umfaßt. Das hat auch eine praktische Seite, denn anhand dieser «Landkarte» der menschlichen Entwicklung können wir ziemlich leicht die verschiedenen Arten von «Neurosen» identifizieren und danach mit größerer Zielsicherheit eine Behandlung wählen, die möglichst genau zum Problem paßt und daher am ehesten Erfolg verspricht.

Was Treya und mich angeht, war unsere Lieblingsbeschäftigung immer noch die gleiche: eng umschlungen auf dem Sofa sitzen und dem Tanz der inneren Energien nachspüren. So oft wurden wir über uns selbst hinausgetragen, dorthin, wo der Tod unbekannt ist und nur die Liebe scheint, wo Seelen sich für alle Ewigkeit vereinigen und eine einzige Umarmung die Sphären mit Licht erfüllt – die einfachste Art zu erfahren, daß Gott wahrhaftig verkörpert ist, Liebe der zweiarmigen Form. Doch das brachte für mich auch Schwierigkeiten mit sich: Je mehr ich Treya liebte, desto mehr fürchtete ich ihren Tod und war unfähig, den Gedanken an ihren Tod abzuschütteln. Natürlich war das auch eine ständige Erinnerung an eine der zentralen Aussagen des Buddhismus (und der Mystik überhaupt): Alles ist flüchtig und vergeht, nichts bleibt, nichts ist von Dauer. Nur das Ganze bleibt, alle Teile sind zu Niedergang und Tod verdammt. Im meditativen oder mystischen Gewahrsein, jenseits des Ich-Gefängnisses, kann man das Ganze schmecken und dem Schicksal des Teils entgehen, man ist vom Leiden und vom Grauen der Sterblichkeit befreit. Aber ich konnte dieses Gewahrsein nicht lange aufrechterhalten, ich war noch ein Novize der mystischen Praxis. Treya und ich konnten oft durch eine einfache Umarmung in das Ganze eintreten, doch das verblaßte schnell, als wären unsere Seelen noch nicht groß genug für die Weite, die sich da bot.

Immer wieder mußte ich also zurück in die Welt der Vielheit, wo Ken und Treya nicht außerhalb der Zeit eins waren, sondern dieser Teil Ken jenen Teil Treya liebte – und jener Teil Treya vielleicht sterben würde. Da blieb mir nichts weiter, als einfach im Gewahrsein der Vergänglichkeit zu bleiben, wo man etwas liebt, *weil* es flüchtig ist. Langsam lernte ich, daß Liebe nicht Festhalten bedeutet, wie ich immer gedacht hatte, sondern Loslassen.

In diesem sonst so schönen Sommer lernten wir einen der wirklichen Alpträume im Dasein eines Krebspatienten kennen. Wenn ich am Morgen aufwache und Kopfschmerzen oder Gliederschmerzen oder Halsschmerzen habe, denke ich mir nichts weiter dabei, sondern tue, was ich an diesem Tag vorhatte. Wacht aber ein Krebspatient mit solchen Symptomen auf, dann bedeutet das: vielleicht Hirntumor, vielleicht Knochenmetastasen, vielleicht Kehlkopfkrebs. Jedes kleine Zwicken nimmt bedrohliche Ausmaße an. In den Wochen, Monaten, ja sogar Jahren nach einer Begegnung mit dem Krebs scheinen sich alle Körperempfindungen gegen einen verschworen zu haben – eine Art psychische Wassertröpfelfolter.

Gegen Ende dieses Sommers in Aspen wuchs diese subtile Folter uns allmählich über den Kopf, vor allem natürlich Treya.

Ich hatte mich schon eine ganze Weile schlecht gefühlt, schlief lange, manchmal bis mittag, mindestens aber bis neun, und war in Sorge. Was bedeutet das? Vielleicht wieder Krebs? Auf der anderen Seite die Stimme der Vernunft: Stell dich doch nicht so an, du wirst noch zum Hypochonder. Warte einfach ab, bis du wieder in Kalifornien bist und ein Bluttest gemacht wird. Wahrscheinlich bist du einfach deprimiert, weil im Moment nichts wirklich Anspruchsvolles zu tun ist.

Aber ich hatte mir schon vor langer Zeit geschworen, daß ich solchen Gefühlen nachgehen würde. Auch wenn ich mich meist nur selbst ins Bockshorn jage mit solchen «Der Wolf kommt»-Rufen, möchte ich doch sicher sein, daß mir kein echter Wolf, kein echtes Symptom entgeht. Vielleicht bin ich ja hypochondrisch; aber wenn wirklich etwas im Gange ist, dann gibt es dagegen nichts Besseres als Früherkennung. Ich rief also meinen alten Arzt in Aspen an.

Als ich das Haus betrat, stiegen Tränen in mir hoch. Eine seltsame Mischung aus Angst, Selbstmitleid und einfach dem Bedürfnis zu weinen. Die Sorge über einen möglichen Rückfall, die Befürchtung, nicht mehr viel Zeit zusammen mit Ken zu haben, der ganze innere Umbruch angesichts der Notwendigkeit, eine völlig neue Haltung gegenüber Leben und Tod einzunehmen . . . all das staute sich in mir, und hin und wieder zu weinen ist immer noch das beste Mittel gegen solche Spannungen. Wie das Aufstechen einer Wunde, damit sie besser heilen kann.

In der Praxis sagte ich der Helferin, weshalb ich da sei. Die ganze Zeit über war ich den Tränen nahe. Ich habe mich doch immer so gut in der Hand gehabt, dachte ich. Das ist durch diese Sache wie weggewischt. Hätte nie gedacht, daß meine Beherrschung versagen würde, wenn ich sie wirklich brauchte. Als die Helferin mich allein ließ, nahm ich mir ein Kleenex und starrte in eine Illustrierte, während ich mit meinen Gedanken kämpfte und die Tränen mir langsam aus den Augen liefen. Na und, sagte ich mir, wenn ich weine, dann weine ich eben. Wird mir wahrscheinlich sogar guttun. Weshalb nur ist es mir immer noch peinlich zu weinen?

Mein Arzt kam herein, Dr. Whitcomb. Ein wirklich reizender Mann, ich habe ihm immer vertraut, als Mensch und als Arzt. Er war wunderbar. Er beruhigte mich, er versicherte mir, daß die Stöße, die mein Immunsystem bisher erhalten hatte (zusammen mit dem Heuschnupfen und anderen Allergien, unter denen ich in meinem geliebten Colorado-Sommer schon immer zu leiden hatte), völlig ausreichten als Begründung für meine Müdigkeit. Außerdem hielt er mir einen Vortrag – diesen Vortrag brauche ich einfach einmal im Jahr – über meine Ernährung. Nur Gemüse, Obst und Vollkornsachen; alles gut waschen, um die Pestizide abzuspülen; kein gechlortes Wasser trinken; kein Fleisch (wegen der Antibiotika und Hormone, die den Tieren ins Futter getan werden), aber ein bißchen Fisch ab und zu ist in Ordnung; und Bewegung. Nehmen Sie unterstützend gegen ihre Allergien so viel gepuffertes Vitamin C, wie Sie vertragen. Nehmen Sie Antihistaminika nur, wenn es unbedingt sein muß; sie kaschieren Ihre Symptome nur. Seien Sie vorsichtig mit Vitaminen, vor allem B-Vitaminen auf Hefe-Basis; Allergiker reagieren meist auf Hefe. Nehmen Sie hypoallergische Vitamine, und nehmen Sie Acidophilus.

Aber das war nicht alles. Ich weinte, und es war in Ordnung, er konnte sich einfühlen in das, was ich hinter mir und möglicherweise vor mir hatte. Ich fühlte mich verstanden. Es ging mir schon viel besser, als ich, mit unbedenklichen Vitaminen bewaffnet, das Haus verließ. Das emotionale und psychologische Heilen macht sicherlich einen großen Anteil der Arbeit eines Arztes aus.

Auch eins von Kens Büchern erwies sich als erstaunlich heilkräftig. *Halbzeit der Evolution* ließ mich tiefer erfassen, wie und warum die Menschen den Tod verdrängen oder ihre Sterblichkeit leugnen und sich davor verstecken. Ken zeigt hier für alle Hauptepochen der Bewußtseinsentwicklung auf, wie die Menschen durch «Unsterblichkeitssymbole» den Tod loszuwerden versuchen. Die große Verdrängung ist die des Todes, nicht die der Sexualität. Der Tod ist das letzte, das große Tabu. Als ich las, mit welch unerschöpflichem Erfindungsreichtum die Menschheit versucht hat, den Tod zu leugnen, zu «vergessen», zu umgehen, fiel es mir leichter, mir den Tod einfach anzusehen, anstatt ihn wegzuschieben. Außerdem ging es Ken ja in diesem Buch letztlich darum, daß spirituelle Entwicklung nur stattfinden kann, wenn man mit dem Tod ins reine gekommen ist und ihn akzeptiert hat. Man muß dem Ego sterben, um als Geist erwachen zu können. Die Leugnung des Todes ist die Leugnung Gottes.

Ich erinnere mich noch genau an meine Gefühlslage kurz nach der Diagnose. Ich sagte mir: Na gut, wenn ich sterbe, dann sterbe ich eben. Irgendwann muß es ja doch sein. Der Tod selbst schreckte mich nicht besonders, wohl aber die Aussicht auf ein langes, qualvolles Sterben. Dieses Gefühl der Bereitschaft mischte sich mit diesem schrecklichen Nichtwissen, dem anfänglichen Schock und einem Gefühl der Traurigkeit. Beherrschend war aber das Gefühl: Wenn es das ist, was mir bevorsteht, nun, so sei es.

Doch dann traten Veränderungen ein. Je mehr ich las und je mehr Gespräche ich führte, desto stärker wurde meine Überzeugung, daß diese Haltung des Annehmens gefährlich sein kann. Wenn ich nicht genug Lebenswillen aufbringe, dachte ich, werde ich womöglich vorzeitig sterben. Ich mußte also ganz gezielt und bestimmt das Leben wählen, mußte mich notfalls dazu zwingen.

So weit, so gut. Das führte zu ein paar schnellen Entscheidungen, was notwendige Veränderungen anging, aber es führte auch dazu, daß ich mir mehr Sorgen machte. Das war am leichtesten an meiner Reaktion auf ansonsten belanglose Alltagssymptome zu erkennen. Wenn etwas weh tat, dachte ich gleich an Krebs und war immer versucht, sofort einen Arzt zu rufen. Und so etwas Tag für Tag – das ist kein besonders lustiges Leben. Aber es nistete sich so schleichend bei mir ein, daß ich es irgendwie nicht wahrnahm, obwohl ich es sah.

Halbzeit der Evolution nahm mir alle Möglichkeiten der Selbsttäuschung aus der Hand; es zeigte mir, was ich da mit mir machte, und warum und wie ich es machte. Der Tod ist in unserer Zeit und für unsere Kultur eine überdeutliche Realität geworden, und wenn man ihn unter diesen Umständen noch leugnen, ihm ausweichen will, braucht man stärkere und zugleich subtilere Mittel. Die Existenzphilosophen haben immer wieder darauf hingewiesen, daß Todesverneinung zugleich Lebensverneinung ist, da Leben und Tod nicht voneinander zu trennen sind. Habe ich Angst vor dem Tod, dann bin ich mutlos im Leben, immer in Sorge über alles, was mir passieren könnte. Kurz, je mehr ich den Tod fürchte, desto mehr fürchte ich das Leben und desto weniger lebe ich.

Nun mußte ich also einsehen, daß nicht Lebenswille, sondern eigentlich Todesfurcht hinter meiner Besorgnis angesichts meiner Symptome stand. Die Kehrseite des Lebenswillens, sein natürlicher Schatten, ist Todesfurcht. Das Festhalten am Leben ist die Angst vor dem Loslassen. Jetzt versuche ich, den Griff ein wenig zu lokkern. Das starre Festhalten verleitet mich zu diesem Entweder-oder-Denken – ich möchte leben, oder ich werde sterben. Ein bißchen Leichtigkeit, so scheint es, läßt mir die Freiheit, sowohl-als-auch zu denken: Ich kann mir wünschen zu leben und doch zugleich bereit sein loszulassen, wenn die Zeit kommt.

Das ist eine neue Art zu fühlen, und sie ist mir noch nicht sehr vertraut. Immer noch bin ich ein wenig in Sorge, wenn ich mich müde fühle oder die Augen schmerzen. Aber ich fühle mich bereiter, alles hinzunehmen, was mir bevorstehen mag. Jetzt registriere ich einfach das Symptom und entschließe mich, zum Arzt zu gehen, während ich mich früher geradezu an das Symptom geklammert habe, um mich tagelang damit herumzuquälen, bevor ich zum Arzt gehen konnte.

Auf Messers Schneide balancieren: Das rechte Maß an Bemühung, Konzentration, Disziplin, aber zugleich offen bleiben, zulassen, gelassen sein, einfach nur sein. Hin und her, hin und her. Wenn mir ein Bemühen bewußt wird oder wenn ich in Trägheit abgleite, dann weiß ich, daß ich aus dem Gleichgewicht bin – das ist leider meistens der Fall. Und ich lasse mir einfach von meinem Besorgtsein sagen, daß ich aus dem Gleichgewicht bin und mich zu sehr ans Leben klammere. Knifflig, diese Balance zwischen dem Lebenswillen und dem Annehmen dessen, was ist. Aber so fühlt sich alles viel besser an. Sorgen sind ein Höllentrip, sonst nichts.

Das bedeutete auch, daß Treya ihren therapeutischen «Stundenplan» ein wenig lockerte. Sie nahm die Tagesordnung nach wie vor sehr ernst (und hielt sie mit einer Disziplin durch, die die meisten Leute staunenswert fanden), aber ihr eigenes Empfinden war, daß sie jetzt viel leichter, weniger zwanghaft an die Dinge heranging.

Abendessen mit Nathaniel Branden und seiner Frau Devers. Nathaniel und Ken sind alte Freunde; ich mochte ihn und seine Frau sehr. Er fragte mich, ob ich viel visualisiere, und ich erzählte von meinen Visualisationen während der Strahlentherapie. Damals hatte ich das Visualisieren als hilfreich empfunden: Böse Zellen werden abgetötet, gute werden wieder heil; das gab mir ein Gefühl, an dem Prozeß mitzuarbeiten und ihn teilweise selbst in der Hand zu haben. Nach der Therapie machte ich damit noch eine Zeitlang weiter, hörte dann aber auf damit, weil mir schien, daß ich den Feind ja eigentlich am Leben hielt, wenn ich ihn weiter visualisierte. Eine «gesunde» Visualisation konnte von da an nur noch darin bestehen, daß ich mir das Heilwerden der Brustzellen vorstellte. Immer wieder mal stelle ich mir vor, daß das Immunsystem aktiv und wachsam ist. Aber wenn ich das in einer Art Panik übertreibe, handele ich mir nur Todesangst ein.

Auch Nathaniel sprach von der Möglichkeit des Selbstvorwurfs als Nebenwirkung der Simonton-Therapie. Wenn ich mich gesund machen kann, muß ich mich auch krank gemacht haben. Hier erscheint mir Kens Ansatz am sinnvollsten ... 10 bis 20 Prozent dürften beim Krankwerden (je nach Art der Krankheit) auf psychische Faktoren zurückzuführen sein, aber beim Gesundwerden machen psychische Faktoren einen höheren Prozentsatz aus, vielleicht 40 Prozent.

Auf der Heimfahrt zählte ich Ken lauter kleine Dinge auf, die er tut und die ich besonders liebe. Oh, sagte er, solche kleinen Beweise seiner Liebe habe er noch zu Dutzenden auf Lager, aber er werde mir immer nur einen geben, jedes Jahr einen. Ich bettelte, wenigstens jedes halbe Jahr einen, komm schon. Nein, er müsse damit haushalten, damit ich länger bei ihm blieb ... weil ich diese Sachen nämlich so gern hören möchte, daß ich damit einen Extra-Anreiz zum Weiterleben hätte. Er sagt, er hat keine Ahnung, was er anfangen soll, wenn ich ihn verlasse. Erinnerte mich an etwas, was er früher schon gesagt hatte: daß er mich aus dem Bardo holen würde, sollte ich sterben. Er hat immer versprochen, daß er mich wiederfinden wird, was auch passiert.

In diesem Sommer geschah etwas, das unser Leben und unsere Zukunftspläne völlig veränderte. Treya wurde schwanger. Das war ein ziemlicher Schock für sie, denn sie war noch nie schwanger gewesen und hatte schon angenommen, sie könne es gar nicht werden. Jetzt freute sie sich, ich war eher verdattert – und dann allmählich wurde uns die Grausamkeit der Situation klar. Treyas Ärzte waren alle der gleichen Meinung: abtreiben. Ihr Tumor hatte sich als östrogenpositiv erwiesen, und das bedeutete, daß die mit einer Schwangerschaft verbundenen hormonellen Veränderungen auf etwa noch vorhandene Krebszellen wie Dünger wirken würden.

Meine Gefühle waren eher gemischt (das änderte sich später), und meine etwas flaue Reaktion auf die Schwangerschaft – bevor wir erfuhren, daß sie abgebrochen werden mußte – war für Treya eine große Enttäuschung. Ich versuchte es mit schwächlichen Erklärungen: Von einigen Vätern unter meinen Freunden wußte ich, daß manche Männer mit der Aussicht auf ein Kind nicht allzuviel anfangen können, wenn sie nicht sogar mehr oder weniger heftig von Panik gebeutelt sind; aber kaum ist das Kind dann geboren und wird ihnen in die Arme gelegt, verwandeln sie sich augenblicklich in total hingerissene, sabbelnde Vater-Idioten. Frauen dagegen strahlen vom Augenblick der Empfängnis an. Treya überzeugte das nicht; sie fühlte sich durch meinen Begeisterungsmangel im Stich gelassen. Es war das erstemal, daß ich sie enttäuscht hatte. Dann die Nachricht, daß sie das Kind nicht austragen durfte. Eine Zeitlang schien etwas Unheilvolles in der Luft zu liegen. Schwangerschaft und Abtreibung, Leben und Tod . . . als ob wir von der Thematik nicht schon genug hätten.

Ein leichter Zwiespalt blieb in mir, aber ich kam schließlich so weit, mir zu sagen, daß ich eigentlich doch Lust hatte: Ja, los, machen wir Treya gesund, und dann kommen Kinder. Das entfesselte bei uns beiden den Nistinstinkt, der zu radikalen Veränderungen in unserer Lebensweise führte. Bis dahin hatten Treya und ich ein eher mönchisches Leben geführt. Ich besaß einen Schreibtischstuhl, eine Schreibmaschine und viertausend Bücher, als ich Treya kennenlernte; sie selbst hatte nicht viel mehr.

All das mußte sich ändern, und zwar radikal, sobald wir uns entschlossen hatten, eine Familie zu gründen. Als erstes mußte ein Haus her, ein richtiges großes Haus, das eine Familie beherbergen konnte . . .

16. September 1984
Muir Beach

Liebe Martha,

kann Dir gar nicht genug für den Atlas danken – so ein originelles und wirklich großes Hochzeitsgeschenk. Du weißt ja, daß ich mal Geographie studiert habe und eigentlich nur noch einen Kurs für meinen Magister gebraucht hätte – klar, daß ich Karten liebe. Kartographie war eines meiner Lieblingsfächer. Also vielen Dank von uns beiden.

Die große Neuigkeit von unserer Seite ist, daß wir an den Lake Tahoe ziehen (Incline Village, Nordostufer, um genau zu sein).

Kam alles dadurch, daß ich plötzlich schwanger war – das erste Mal in meinem Leben. Witzigerweise stellte sich das eine Woche nach einem Arztbesuch heraus, bei dem ich erkunden wollte, ob ich überhaupt ein Kind bekommen darf, nachdem ich Krebs hatte. Der Gynäkologe sagte, durch den Typ von Krebs, den ich hatte, sei eine Schwangerschaft grundsätzlich ausgeschlossen. Ich war am Boden zerstört. Ken ist wunderbar, aber ich glaube nicht, daß er ganz verstanden hat, was das für mich bedeutet. Er war unschlüssig und manchmal etwas unnahbar. Später hat er sich entschuldigt. Aber ich habe eine Woche geweint, so sehr hat mich seine Reaktion verstört – dadurch wurde mir auch klar, wie sehr ich mir ein Kind von ihm wünsche.

Und dann stellte sich heraus, daß ich wirklich schwanger war. Das erste Mal in meinem Leben. (Mein Körper weiß wohl, wer der Vater sein soll.) Die Schwangerschaft mußte abgebrochen werden. Ich war völlig vernichtet. Eine sehr traumatische Erfahrung, aber die richtige Entscheidung. Ich bin durch die übrigen Umstände schon hypochondrisch genug und lasse jeden Schmerz, jedes Symptom vom Arzt untersuchen. Jetzt auch noch schwanger zu sein, ohne zu wissen, wie sich das vielleicht auf mögliche Reste von Krebs oder präkanzeröse Gebiete auswirkt, und dann auch noch die ganzen merkwürdigen Symptome der Schwangerschaft selbst – unvorstellbar! Nein, die Entscheidung war richtig, wenn sie auch viele Tränen gekostet hat und manchmal noch kostet. Soviel zu meiner schönen Rechtschaffenheitsillusion, ich würde ohne Abtreibung durch dieses Leben kommen.

Die Ärzte meinten aber, daß ich ein Kind bekommen kann, wenn ich in zwei Jahren noch krebsfrei bin. Ken hat zwar immer noch leise Zweifel, aber er wird einen prächtigen Vater abgeben. Kinder lieben ihn einfach – er sagt, weil er emotional in ihrem Alter ist. Jedenfalls hat sich danach unser Nistinstinkt geregt, und so haben wir schließlich ein wunderschönes Haus am Lake Tahoe gekauft.

Wir hatten schon früher mal an den Lake Tahoe gedacht – Berge, wie ich sie ja so sehr liebe, und trotzdem nur vier Stunden von San Francisco entfernt. Bei unserer ersten Fahrt dorthin sind wir durch South Lake Tahoe gefahren, ziemlich scheußlicher Ort. Aber das

Nordufer ist wirklich schön, vor allem Incline Village. Das ist ein relativ neu angelegter Ort, vielleicht fünfzehn Jahre alt, mit einem kleinen Skigebiet, zwei Golfplätzen und zwei für Leute aus dem Ort reservierten Uferzonen. Ken fand das alles «ein bißchen viel». «Mein Gott», hat er gesagt, «wir ziehen in einen Countryclub; das brauche ich wirklich so dringend wie ein zweites Satori.» Aber der See gefällt ihm auch, vor allem die Blaugrüntöne an den Stellen, wo es Sandstrand gibt. Und wie ich möchte auch er unbedingt aus San Francisco weg, um ein bißchen Ruhe zur Arbeit zu haben. Wir haben uns bei mehreren Ausflügen, einmal auch auf dem Weg nach Aspen, verschiedene Häuser angesehen und schließlich das richtige gefunden.

Wir sind total begeistert ... Gut erreichbar, phantastischer Blick (besser als bei allen anderen Häusern, die wir gesehen hatten) und eine für Kens Arbeit ideale Aufteilung. Zur Zeit wird an dem Haus noch gebaut, so daß wir die Einzelheiten – Teppiche, Tapeten, Farben und so weiter – noch mitbestimmen können. Ich weiß, daß du noch zwei Jahre im Ausland bist, aber dann mußt Du uns mal besuchen. Vielleicht haben wir dann schon ein Kind!

Nochmals danke für den Atlas.

Alles Liebe,
Terry

«Wo gehst du hin?» frage ich sie.

«Bin gleich wieder da. Ich mache nur eine Tasse Tee. Du hast doch keine Angst, oder?»

«Ich? Naain. Nein, alles bestens.» Das Feuer ist bis auf ein paar Glutbrocken heruntergebrannt. Treya scheint erst ein paar Minuten weg zu sein, aber die Minuten dehnen sich zu Stunden. Es ist sehr kalt.

«Treya? ... Süße? ... Treya?»

Sehnsüchtig erwarteten wir den Tag, an dem wir uns in Tahoe einrichten konnten. Von Tag zu Tag mehr nahm dieser Ort eine Aura von Zuflucht und Geborgenheit an, als erwartete uns dort die Erlösung von all der aufreibenden Unruhe. Wir würden eine Familie gründen; ich würde wieder schreiben können; das Leben sah sehr vielversprechend aus.

Das erste Mal in diesem Jahr konnten Treya und ich aufatmen.

Ein inneres Universum

Warum habe ich mir immer gewünscht, viel zu reisen?
Warum fühle ich mich eingeengt, wenn ich nicht einfach meine Sachen nehmen und gehen kann?
Ich winde mich in dieser neuen Form, fühle mich gebunden.
Ich winde mich und weiß nicht, ob dies nicht wieder nur ein Suchen des nach außen verlagerten und im Außen gesuchten inneren Gottes ist.
Wenn ich mich nur freier in mir leben ließe,
ganz auf meiner Seite und nur für, nicht gegen mich,
vielleicht taucht dann die Fremde in mir selbst auf
mit unbekannten Ausblicken, Gerüchen und Gedanken,
die mich in ein anderes Land ziehen, ein Land, das erfahren und empfunden und mit anderen geteilt sein möchte, das gestaltet werden muß,
damit es dem tiefen Drang genugen kann.
Ein afrikanischer Basar in meinem Bauch,
Räucherduftgeschwängerte, affenumschwärmte indische Tempel in meiner Brust,
hohe weiße Himalajaketten mit endlosem Himmel
in meinem Kopf, Limbotänze im weichen Wind Jamaikas,
der Louvre, die Sorbonne, heruntergespült mit Café au lait –
dieser Planet, unsere Heimat, ein winziges Land in meinem Herzen.

Treya, 1975

Wir hatten beide schon viele Jahre meditiert, aber nach den Ereignissen dieses Jahres bekam die Meditation eine gewisse Dringlichkeit. Deshalb nahm Treya in der Zeit, da wir unseren Umzug nach Tahoe vorbereiteten, an einem zehntägigen Meditationsretreat bei Goenka, einem ihrer Lieblingslehrer, teil. Goenka lehrt eine Form der buddhistischen Meditation, die *vipassanā* oder Einsichtsmeditation genannt wird.

Es läßt sich auf mancherlei Weise erklären, was Meditation ist, was sie bewirkt, wie sie funktioniert. Mit Meditation, sagen manche, läßt sich der Entspannungsreflex auslösen. Meditation, sagen andere, schult das bewußte Gewahrsein; sie ist eine Methode der Ausrichtung und Zentrierung des Ich; sie hält das endlose verbale Denken an und entspannt Körper und Geist; sie beruhigt das Zentralnervensystem; sie mindert Streß, verleiht Selbstwertgefühl, verringert Angst und lindert Depressionen.

All das trifft zu und wurde klinisch bestätigt. Ich möchte aber hervorheben, daß Meditation an sich eine *spirituelle* Praxis ist und immer war. Sie mag christlich, buddhistisch, hinduistisch, taoistisch oder muslimisch sein – immer ist sie der Weg der Seele nach innen, wo sie schließlich ihr Einssein mit dem Göttlichen findet. «Das Reich Gottes ist in euch» – und Meditation ist von ihren Ursprüngen an stets der Königsweg zu diesem Reich gewesen. Was auch immer die Meditation also zu leisten vermag, sie ist zuerst und vor allem die Suche nach dem inneren Gott.

Ich würde sagen, daß Meditation spirituell, aber nicht unbedingt religiös ist. Spiritualität hat mit tatsächlicher Erfahrung zu tun, nicht mit bloßen Glaubensinhalten; mit Gott als dem Grund des Seins, nicht mit einer kosmischen Vaterfigur; mit dem Erwachen zum wahren Selbst, nicht mit Gebeten für das kleine Ich; mit Bewußtseinsschulung, nicht mit weihevollem Moralisieren über Unzucht und Völlerei; mit dem Geist, der in jedem Herzen zu finden ist, nicht mit irgend etwas, das in dieser oder jener Kirche getan wird. Kurzum, Meditation ist spirituell, Gebet – jedenfalls das Bittgebet, in dem ich um ein neues Auto oder eine Beförderung ersuche – ist religiös: Es dient nur dem kleinen Ego mit seinen endlosen Wünschen. Meditation dagegen möchte das Ego vollkommen überwinden; sie erbittet nichts von Gott, sondern bietet das Ego dar als Opfer für ein Bewußtsein höherer Art.

Das heißt auch, daß Meditation nicht dieser oder jener Religion zuzurechnen ist, sondern Bestandteil einer universalen spirituellen Kultur der Menschheit ist – ein Bemühen, Gewahrsein in alle Aspekte des Lebens zu bringen. Sie ist, anders gesagt, Teil dessen, was man *philosophia perennis* nennt, die «immerwährende Philosophie».

Für die Zeit kurz vor unserem Umzug nach Tahoe hatte ich eigentlich ein Interview zu eben diesem Thema verabredet. Nun hatte ich keine Zeit mehr, mich mit den Leuten zu treffen, und bat sie, mir statt dessen eine Liste ihrer Fragen zu schicken. Treya, der das Thema natürlich so geläufig war wie mir, las die Fragen vor, fügte eigene hinzu und spielte die Unwissende – aber zugleich auch einen knallharten Advocatus Diaboli.

Eines der Hauptthemen war die grundlegende mystische Lehre, daß man dem gesonderten Ich sterben muß, um das universale Selbst oder Gott zu finden. Die stets im Hintergrund lauernde Möglichkeit von Treyas Tod gab dem Interview eine unglaubliche Zuspitzung, und an einer Stelle fiel es mir schwer, überhaupt weiterzusprechen. Die Abschrift sagt hier einfach «Lange Pause», als dächte ich über eine schwierige Antwort nach. Aber genau das war es ja: Der mögliche physische Tod wurde für uns ein spiritueller Lehrer höchsten Ranges. Der physische Tod macht den psychischen Tod nur um so dringender. Die Mystiker haben es immer und immer wieder gesagt: Nur durch das Hinnehmen des Todes ist wahres Leben zu finden.

TREYA KILLAM WILBER: Sie könnten vielleicht einfach damit anfangen, daß Sie erklären, was Sie unter «immerwährender Philosophie» verstehen.
KEN WILBER: Die immerwährende Philosophie ist eine Weltsicht, die von den allermeisten großen spirituellen Lehrern, Philosophen und sogar Wissenschaftlern vertreten wurde und wird. Sie wird «immerwährend», «ewig» oder «universal» genannt, weil sie praktisch in allen Kulturen und Zeiten nachzuweisen ist. Wir finden sie in In-

dien, Mexiko, China, Japan, Mesopotamien, Ägypten, Tibet, Deutschland, Griechenland ...

Und überall, wo wir sie antreffen, hat sie die gleichen Grundzüge.

Das ist wirklich erstaunlich. Letztendlich, denke ich, bezeugt es den universalen Charakter dieser Wahrheiten, eine universale Menschheitserfahrung, was sowohl die Conditio humana, die Grundverfaßtheit des Menschen, als auch die Möglichkeit seines Zugangs zum Göttlichen angeht. So zum Beispiel könnte man die Philosophia perennis beschreiben.

TKW: Sie sagen, die immerwährende Philosophie sei in allen Kulturen im Grunde die gleiche. Wie paßt das zu der heutigen Auffassung, daß Erkenntnis durch Sprache und Kultur geformt wird und daher die Grundverschiedenheit der Kulturen und Sprachen keinerlei universale oder kollektive Wahrheiten über die Conditio humana zuläßt? Es gibt keine Conditio humana, nur Geschichte – und die ist überall eine andere. Wie steht es mit diesem ganzen Kultur-Relativismus?

KW: Daran ist durchaus einiges wahr, es gibt wirklich ganz verschiedene Kulturen der «lokalen Erkenntnis», und diese Unterschiede zu erforschen ist eine sehr wichtige Sache. Nur ist das noch nicht das ganze Bild. Neben den kulturellen Besonderheiten wie Ernährungsarten, Sprachstrukturen und Hochzeitsbräuchen gibt es universale oder kollektive Züge des menschlichen Daseins. Der menschliche Körper zum Beispiel hat zweihundertacht Knochen, ein Herz, zwei Nieren und so weiter, und zwar in Manhattan wie in Mosambik und heute wie vor tausend Jahren. Diese unviersalen Züge nennen wir «Tiefenstrukturen». Sie sind immer gleich, aber das hält die einzelnen Kulturen nicht davon ab, diesen Tiefenstrukturen ganz verschiedene Ausprägungen zu geben – von den chinesischen Fußbandagen und den Tellerlippen mancher afrikanischer Stämme über Körperbemalung und Bekleidungsstile bis hin zu den Bräuchen bei Spiel, Sexualität und Arbeit. Diese lokalen Varianten nennen wir «Oberflächenstrukturen».

Das gleiche gilt für den menschlichen Geist, und zwar sowohl für seinen mentalen als auch für seinen spirituellen Aspekt. Der mentale Geist hat nicht nur Oberflächenstrukturen, die von Kultur zu Kultur verschieden sind, sondern – wie der Körper – auch Tiefenstrukturen, die in allen Kulturen im wesentlichen gleich sind. Die immerwährende Philosophie interessiert sich nun vor allem für die Tiefenstrukturen der Begegnung mit dem Göttlichen. Wenn man nämlich auf eine Wahrheit stößt, die bei Hindus, Christen, Buddhisten, Taoisten und Sufis *gleichermaßen* Gültigkeit besitzt, dann hat man vermutlich etwas ungemein Wichtiges gefunden, das an den innersten Kern des Menschseins rührt und etwas über universale Wahrheit und tiefste Bedeutung sagt.

TKW: Auf den ersten Blick ist es schwer, etwas auszumachen, worin Buddhismus und Christentum übereinstimmen. Worin also bestehen die Hauptaussagen der immerwährenden Philosophie? Wie viele profunde, also übereinstimmende Wahrheiten gibt es?

KW: Dutzende. Ich nenne Ihnen sieben von denen, die ich für die wichtigsten halte. Erstens, der spirituelle Geist existiert. Zweitens, er muß innen gesucht werden. Drittens, die meisten von uns realisieren diesen inneren Geist nicht, weil wir in einer Welt der Sünde, Trennung und Dualität leben, in einem Zustand der Gefallenheit und Illusion. Viertens, es gibt einen Ausweg aus Sünde und Illusion, einen Pfad zur Befreiung. Fünftens, wenn wir diesem Pfad bis ans Ende folgen, finden wir Wiedergeburt oder Erleuchtung, eine *direkte Erfahrung* des inneren Geistes, eine letzte Befreiung, die – sechstens – das Ende von Sünde und Leiden bedeutet und – siebtens – in mitfühlendes und erbarmendes Handeln für alle Lebewesen einmündet.

TKW: Das ist ja eine ganze Menge. Gehen wir eins nach dem anderen durch. Der spirituelle Geist existiert.

KW: Der Geist existiert, Gott existiert, die Höchste Wirklichkeit existiert. Brahman, Dharmakāya, Kether, Tao, Allah, Shiva, Jahweh, Aton – «Sie nennen ihn mit vielen Namen, der in Wahrheit einer ist».

TKW: Aber woher wissen Sie, daß der Geist existiert? Die Mystiker sagen, er existiert, aber worauf gründen sie ihre Behauptungen?

KW: Auf unmittelbare Erfahrung. Also nicht auf bloßes Für-wahr-Halten, auf Ideen, Theorien und Dogmen, sondern auf tatsächliche spirituelle Erfahrung. Das unterscheidet die Haltung des Mystikers von bloßer religiöser Überzeugung.

TKW: Wie steht es aber mit dem Argument, mystische Erfahrung sei keine gültige Erkenntnisweise, sie sei nicht zu beschreiben und daher nicht kommunizierbar?

KW: Die mystische Erfahrung ist in der Tat nicht – oder jedenfalls nicht ganz – in Worte zu fassen. Das ist aber mit allem anderen auch so: Einen Sonnenuntergang, ein Stück Kuchen oder Bach-Musik muß man selbst erfahren, um zu wissen, was es ist. Daraus schließen wir aber nicht, daß Sonnenuntergang, Kuchen und Musik nicht existieren oder nicht so ganz real sind.

TKW: Nun mag die mystische Erfahrung dem Mystiker selbst als etwas sehr Gewisses erscheinen, aber es könnte doch trotzdem sein, daß er sich irrt. Er meint, daß er mit Gott eins geworden ist, aber vielleicht ist dem gar nicht so. Keine Erkenntnis ist absolut gewiß.

KW: Ganz recht, mystische Erfahrung ist im Prinzip nicht gewisser als jede andere direkte Erfahrung. Das stößt aber die Behauptung des Mystikers nicht um, sondern stellt sie auf eine Höhe mit allem anderen Erfahrungswissen. Mit anderen Worten, dieses Argument gegen die mystische Erkenntnis betrifft alle auf Erfahrung gegründete Erkenntnis und damit auch die empirische Wissenschaft. Ich glaube, daß ich den Mond anschaue, aber ich könnte mich irren; die Physiker glauben, es gibt Elektronen, aber sie könnten sich irren, und so weiter. Wir überprüfen das anhand weiterer Erfahrungen, und genau das haben auch die Mystiker stets getan. Über Jahrzehnte, Jahrhunderte, Jahrtausende hin haben sie ihre Erfahrungen überprüft und verfeinert – da kann die moderne Naturwissenschaft nicht mithalten. Mit diesem Argument sind also die Mystiker keineswegs widerlegt, sondern erhalten – ganz zu recht – den gleichen Status wie die Experten irgendeines anderen Gebietes, auf dem Aussagen auf der Basis von empirischen Zeugnissen gemacht werden.

TKW: Das ist nachzuvollziehen. Man hört aber häufig sagen, die mystische Sicht könnte in Wirklichkeit schizophren sein. Was würden Sie darauf antworten?

KW: Niemand wird bezweifeln, daß bei manchen Mystikern auch schizophrene Elemente im Spiel sein könnten und manche Schizophrene zu mystischer Einsicht fähig sind. Ich kenne aber auf diesem Gebiet keine Autoritäten, die mystische Erfahrungen grundsätzlich für schizophrene Halluzinationen halten.

TKW: (lacht) Ein letzter Einwand: Die Vorstellung des «Einswerdens mit dem Geist» ist nichts weiter als ein regressiver Abwehrmechanismus, mit dem der Mensch sich gegen das Grauen der Sterblichkeit und Endlichkeit abzuschirmen versucht.

KW: Wenn «Einssein mit dem Geist» nur ein Gegenstand des Glaubens ist, eine Idee oder Hoffnung also, dann ist es häufig Bestandteil eines «Unsterblichkeits-Projekts», das heißt, wie ich in *Halbzeit der Evolution* und *Der glaubende Mensch* dargestellt habe, eines Systems magischer und regressiver Abwehrmechanismen, die den Tod fernhalten und das Weitergehen des Lebens versprechen sollen. Aber die *Erfahrung* der zeitlosen Einheit mit dem Geist ist nicht Idee oder Wunsch, sondern unmittelbares Gewahren. Wir haben drei Möglichkeiten, dazu Stellung zu beziehen: Wir können diese direkte Erfahrung als Halluzination ansehen, darauf habe ich gerade geantwortet; wir können sie als Irrtum ansehen, darauf habe ich auch geantwortet; und wir können sie als das ansehen, wofür sie sich ausgibt, als unmittelbare Erfahrung des Geistes.

TKW: Damit sagen Sie doch eigentlich, daß echte Mystik im Unterschied zu dogmatischer Religion sehr wissenschaftlich ist, weil sie sich auf empirische Zeugnisse und deren empirische Überprüfung beruft.

KW: Ganz recht. Der Mystiker verlangt nicht, daß Sie einfach glauben. Er gibt Ihnen eine Reihe von Experimenten an die Hand, mit denen Sie seine Aussagen anhand Ihrer eigenen Erfahrung überprüfen können. Das Labor ist ihr eigenes Bewußtsein, das Experiment heißt Meditation. Sie probieren es selber aus und vergleichen Ihre Testresultate mit denen anderer, die das Experiment auch schon gemacht haben. Von diesem durch Konsens entstandenen «Pool» an Erfahrungswissen aus gelangen Sie zu gewissen Gesetzen des Geistes, zu gewissen «profunden Wahrheiten», wenn Sie so wollen. Und die erste lautet: Gott ist.

TKW: Das führt uns zurück zur immerwährenden Philosophie und ihren sieben Hauptpunkten. Der zweite war: Der Geist ist innen zu finden.

KW: Die Mystiker sagen ja, daß wir ganz im Innern Gott sind. Streng genommen ist Gott weder innen noch außen – der Geist transzendiert alle Dualität. Das aber entdeckt man erst dadurch, daß man beharrlich nach innen blickt, bis «innen» «jenseits» wird. Die berühmteste Formulierung dieser immerwährenden Wahrheit bietet die *Chandogya-Upanishad:*

Du bist Das – *Tat Tvam Asi.* Das «Du», welches «Das», also Gott, ist, ist natürlich nicht Ihr individuelles, isoliertes Ich oder Ego. Im Gegenteil, das Ego ist ja gerade das, was die Realisation der höchsten Identität verhindert. Das «Du», um das es hier geht, ist ja der tiefste – oder höchste – Teil dessen, was Sie sind, die «subtile Essenz», die Ihr sterbliches Ego transzendiert und direkt am Göttlichen teilhat. Ich glaube, nur so kann man etwa die Bemerkung Christi verstehen, daß ihm nur nachfolgen kann, «wer seine eigene Seele hasset». Nur wenn man seine sterbliche Seele «haßt» oder «austreibt», das heißt transzendiert, entdeckt man seinen unsterblichen Geist, eins mit dem All.

TKW: Paulus sagt: «Ich lebe aber; doch nun nicht ich, sondern Christus lebt in mir.» Paulus, sagen Sie also, entdeckte sein wahres Selbst, das eins ist mit Christus; es trat an die Stelle seines alten Ich, seiner individuellen Seele oder Psyche.

KW: Ja. Das Selbst ist die höchste Wirklichkeit, nicht das Ego. Wenn Sie Ihr Ego für Gott halten, dann sind Sie zweifellos in Schwierigkeiten. Sie würden nämlich an einer Psychose leiden, an paranoider Schizophrenie. Das ist es sicher nicht, was die großen Weisen und Heiligen der Welt im Sinn hatten.

TKW: Aber warum wissen das nur so wenige Menschen? Wenn der Geist wirklich innen ist, warum ist das dann nicht jedem offenkundig?

KW: Tja, das ist der dritte Punkt. Wenn ich eins bin mit Gott, warum sehe ich es dann nicht? Irgend etwas muß mich vom Geist trennen. Wozu dieser Sündenfall? Was ist überhaupt Sünde?

TKW: Einen Apfel essen – das ist sicher nicht alles.

KW: (lacht) Nein, das ist nicht alles.

Die verschiedenen Traditionen geben viele Antworten auf diese Frage, aber sie alle beinhalten eigentlich dies: Ich sehe meine wahre

Identität nicht, mein Einssein mit dem Geist, weil mein Bewußtsein vernebelt und blockiert ist durch etwas, womit ich völlig beschäftigt bin. Auch dieses Etwas, womit ich beschäftigt bin, hat viele Namen, aber es ist einfach das Kontrahieren und Ausrichten meiner Aufmerksamkeit auf mein persönliches Ego. Mein Gewahrsein ist nicht offen, empfänglich und auf Gott als die Mitte gerichtet, sondern geschlossen, kontrahiert und auf das Ich als Mitte gerichtet. Und eben weil ich ausschließlich mit dieser Selbstkontraktion identifiziert bin, bleibt mir meine eigentliche Identität verborgen, meine Identität mit dem All. In meiner Individualität bin ich ein Gefallener, lebe in der Sünde, das heißt, in Trennung und Entfremdung vom Geist und vom Rest der Welt. Ich bin getrennt von der Welt «da draußen», und ich nehme sie als äußerlich wahr, als fremd und feindselig. Und mein eigenes Sein empfinde ich ganz entschieden nicht als eins mit dem All, mit allem Existierenden, mit dem unendlichen Geist; es scheint vielmehr eingeschlossen – eingesperrt – zu sein in diese Behausung aus sterblichem Fleisch.

TKW: Diesen Stand der Dinge bezeichnet man häufig mit dem Ausdruck «Dualität», nicht wahr?

KW: Ganz recht. Ich spalte mich selbst als «Subjekt» von der Welt der «Objekte» ab, und von diesem Ur-Dualismus ausgehend, spalte ich die Welt in alle möglichen Gegensätze auf: Lust und Schmerz, gut und böse, wahr und unwahr und so weiter. Und die immerwährende Philosophie sagt nun, daß ein von der Selbstkontraktion, vom Subjekt/Objekt-Dualismus beherrschtes Bewußtsein die Wirklichkeit nicht wahrnehmen kann, wie sie ist – in ihrer Ganzheit und als Höchste Identität. Aus diesem Grund ist es von einem Gefühl des Mangels und der Zersplitterung geplagt. Mit anderen Worten: Das gesonderte Ich ist notwendigerweise ein leidendes Ich: Das Leiden *geschieht* dem gesonderten Ich nicht, sondern liegt in seiner *Natur.* Man kann das Ich nicht vom Leiden erlösen. Der Buddha sagte: Um das Leiden zu beenden, mußt du das Ich beenden – sie entstehen und vergehen gemeinsam.

TKW: Und mit diesem «Beenden» ist dann wohl das Transzendieren des kleinen Ich und die Entdeckung des Selbst gemeint.

KW: Ja, und das bringt uns zum vierten Hauptpunkt der immerwährenden Philosophie: Es gibt einen Weg der Umkehr, einen Weg zur Aufhebung des Sündenfalls, der Knoten der Illusion kann gelöst werden: Gib das gesonderte Ich auf, stirb dem kleinen Ich, der Selbstkontraktion. Wenn wir unsere Identität mit dem All finden wollen, müssen wir von der irrigen Identifikation mit dem Ego lassen. Das kann augenblicklich geschehen, wenn wir erfassen, daß es den Sündenfall im Grunde nie gegeben hat – es gibt nur Gott, und das gesonderte Ich ist eine Einbildung. Doch die meisten von uns müssen den Sündenfall ganz allmählich aufheben, Schritt für Schritt.

Die vierte Aussage der immerwährenden Philosophie lautet also: Es gibt einen Pfad, und wenn wir ihm nur in der richtigen Weise folgen, wird er uns vom gefallenen Zustand zum erleuchteten Zustand, vom Samsāra zum Nirvāna, von der Hölle zum Himmel führen.

TKW: Und dieser Pfad ist die Meditation?

KW: Nun, was ich «der Pfad» nenne, ist eigentlich ein Gattungsbegriff für alle möglichen Pfade – auch hier wieder verschiedene Oberflächenstrukturen zu ein und derselben Tiefenstruktur.

Auf allen Pfaden aber transzendiert ein Mensch das kleine Ich, er stirbt dem kleinen Ich, und dadurch findet er zu seiner Höchsten Identität mit dem universalen Geist zurück. Damit sind wir beim fünften Hauptpunkt der immerwährenden Philosophie: Wiedergeburt, Auferstehung, Erleuchtung. Was nach dem Tod des kleinen Ich aufersteht, ist das Selbst.

Dieser Tod und diese Neugeburt sind in den einzelnen Traditionen verschieden formuliert worden. Im Christentum sind sie natürlich personifiziert in Adam und Jesus – Adam, für die Mystiker der «Alte Mensch» oder «Äußere Mensch», öffnete die Pforten der Hölle; Jesus Christus, der «Neue Mensch» oder «Innere Mensch», öffnet die Pforten des Paradieses. Gerade der Tod Christi ist für die Mystiker der Archetypus des Ich-Todes und der Auferstehung einer neuen und ewigen Bestimmung aus dem Bewußtseinsstrom: das göttliche oder Christus-Selbst in seiner «Himmelfahrt». Augustinus bringt es auf den knappen Nenner: «Gott wurde Mensch, auf daß der Mensch Gott werden kann.» Diese Hinwendung vom

«Menschsein» zum «Gottsein» oder vom äußeren zum inneren Menschen oder vom Ich zum Selbst wird im Christentum *metanoia* genannt, was sowohl Reue als auch Verwandlung bedeutet – wir bereuen das Ich (oder die Sünde) und wandeln uns zum Selbst (oder zu Christus); daher, wie Sie sagten, «nicht ich, sondern Christus lebt in mir». Im Islam gibt es genaue Entsprechungen dieser Begriffe, und was sie bedeuten, faßt Abū Yazīd Bistāmī in wenigen Worten zusammen: «Ichvergessenheit ist das Er-innern Gottes.»

Im Hinduismus und Buddhismus erscheinen Tod und Auferstehung stets als Tod der individuellen Seele und Wiedererwachen zu unserem wahren Wesen, im Hinduismus metaphorisch als All-Sein, im Buddhismus als Leere oder «Reine Offenheit» umschrieben. Der Augenblick der Wiedergeburt, der Durchbruch, wird Erleuchtung oder Befreiung genannt. Meister Eckehart sagt dazu: «Mir wird in diesem Durchbrechen zuteil, daß ich und Gott eins sind.»

TKW: Wird die Erleuchtung als ein echter Tod erfahren, oder ist das nur eine gängige Metapher?

KW: Das ist keine Metapher, es ist wirklich der Tod des Ego. Die Berichte von solchen Erfahrungen, die hochdramatisch, aber auch ganz schlicht sein können, machen ganz deutlich, daß man urplötzlich aufwacht und (unter anderem) entdeckt, daß man all das *ist*, was man gerade sieht, daß man buchstäblich eins ist mit der gesamten Schöpfung – und daß man mit Gott und dem All nicht eins *geworden*, sondern immer schon gewesen ist, ohne es jedoch zu erkennen.

Und mit diesem Wiedererkennen des Selbst in allem geht das sehr konkrete Gefühl einher, daß das kleine Ich einfach gestorben ist, wirklich gestorben. Satori wird im Zen deshalb auch «der Große Tod» genannt. Auch Meister Eckehart sagt, die Seele müsse sich selbst den Tod geben.

TKW: Dem kleinen Ich sterben, ist die Entdeckung der Ewigkeit.

KW: [Lange Pause] Ja, vorausgesetzt, wir verstehen unter Ewigkeit nicht endlose Zeit, sondern einen Punkt ohne Zeit, die sogenannte ewige Gegenwart, das zeitlose Jetzt. Das Selbst lebt nicht ewig *in der Zeit*, sondern in der außerzeitlichen Gegenwart jenseits aller Zeit und Geschichte, jenseits von Wandel und Abfolge. Das Selbst ist

Gegenwart als Reine Präsenz, nicht als ewige Dauer – eine ziemlich schaurige Vorstellung.

Damit kommen wir zum sechsten Hauptpunkt der immerwährenden Philosophie, nämlich daß Erleuchtung oder Befreiung das Ende des Leidens bedeutet. Der Buddha sagte, er lehre nur zweierlei, die Verursachung des Leidens und die Beendigung des Leidens. Verursacht wird Leiden durch das Begehren und Raffen des gesonderten Ich, und beendet wird es durch den Pfad der Meditation, auf dem wir das Ich und sein Begehren transzendieren. Das Leiden, wie gesagt, liegt in der Natur jener Kontraktion, die Ich genannt wird, und das Leiden endet, wenn das Ich erlischt. Das heißt keineswegs, daß man nach der Erleuchtung, nach spiritueller Praxis überhaupt, keinen Schmerz, keine Furcht oder Angst mehr empfindet und nicht mehr verletzt sein kann. Dergleichen bedroht nur einfach Ihre Existenz nicht mehr und wird daher nicht zum Problem. Sie sind nicht länger damit identifiziert, dramatisieren es nicht, speisen es nicht mit Energie. Einerseits gibt es kein Ich mehr, das bedroht werden könnte, andererseits kann das Selbst nicht bedroht werden, weil es Alles ist und es nichts außerhalb seiner gibt, das ihm etwas tun könnte. Das Herz atmet auf und lost sich. Wir erkennen, daß kein noch so großes Leiden unser Wahres Sein berüht. Das Leiden kommt und geht, aber jetzt ist man im Besitz des «Friedens, der höher ist als alle Vernunft». Auch der Weise erfährt Leidvolles, aber es «tut nicht mehr weh». Da er das Leiden gewahrt, ist Barmherzigkeit seine treibende Kraft – der Wunsch, all denen zu helfen, die leiden und ihr Leiden für real halten.

TKW: Das ist dann schon der siebte Punkt, die Motivation des erleuchteten Handelns.

KW: Ja. Erleuchtung, sagt man, führt zu einem Handeln, das von Erbarmen geleitet ist und sich geschickter Mittel bedient – ein Handeln, das auf die Befreiung aller Lebewesen abzielt. Erleuchtetes Handeln ist einfach selbstloses Dienen. Wenn wir alle ein und dasselbe Selbst, ein und derselbe Körper Christi, ein und derselbe Dharmakāya sind, dann diene ich meinem Selbst, indem ich anderen diene. Als Christus sagte: «Liebe deinen Nächsten wie dich selbst», muß er wohl gemeint haben: «Liebe deinen Nächsten als dein Selbst.»

TKW: Vielen Dank.

Immer wieder mußte ich nach diesem Interview denken: Das ist der Mensch, den ich mehr liebe als mein Ich und mein Selbst.

«Ich komme als die Zeit, Verderber der Völker, bereit für die Stunde, die zu ihrem Untergang reift.»

«Was? Das habe ich nicht verstanden. Was sagst du?»

«Bereit für die Stunde, die zu ihrem Untergang reift.»

«Wer ist da? Treya, bist du das? Süße?»

Mit dreizehn Jahren wurde Treya eine offenbar sehr tiefe und nachhaltige mystische Erfahrung zuteil, vermutlich das folgenreichste Erlebnis ihres Lebens. Nicht lange nachdem wir uns kennengelernt hatten, kam einmal die Sprache darauf, und ich wollte Näheres wissen.

Sie erzählte: «Ich saß vor dem Kamin, ganz allein, und sah dem Feuer zu, und plötzlich war ich der Rauch des Feuers und stieg auf zum Himmel, immer höher, bis ich eins war mit dem Raum.»

«Du warst nicht mehr identifiziert mit deinem individuellen Ich oder Körper?»

«Ich habe mich völlig aufgelöst, ich wurde eins mit allem. Da war überhaupt kein individuelles Ich.»

«Aber du warst bewußt?»

«Hellwach.»

«Und das war sehr real, oder?»

«Vollkommen. Ich hatte das Gefühl, nach Hause zu kommen, endlich da zu sein, wo ich hingehöre. Ich kenne alle Namen dafür – ich hatte mein wahres Selbst oder Gott, das Tao und so weiter gefunden –, aber damals kannte ich diese Namen nicht. Ich wußte nur, daß ich zu Hause war, vollkommen geborgen. Das war kein Traum; alles übrige wirkte wie ein Traum, die gewohnte Welt wirkte wie ein Traum, aber meine Erfahrung war real.»

Treya sprach nicht viel darüber, aber diese mystische Erfahrung wurde ein Leitprinzip ihres Lebens. Es gehörte zu ihrem lebenslangen Interesse an Spiritualität und Meditation; es stand hinter ihrer Namensänderung – und hinter der Kraft und dem Mut, mit dem sie dem Krebs begegnete.

Dieses Bild aus der Kindheit, dieses Sich-Weiten, bis meine Moleküle sich mit dem ganzen Universum mischen, ist eine Art Leitsymbol meines Lebens. Es ist das einzige, was mich wirklich bewegt, was mir Tränen in die Augen steigen läßt, dieser Wunsch, einen spirituellen Weg zu gehen, das Einssein mit allem zu finden und mit meiner Lebensaufgabe eben das bei mir selbst und anderen zu fördern. Meine wirklichen Interessen liegen innen, und das ist es wohl auch, was mich bei meiner Beratungsarbeit und meinen Studien auf die Dauer so unruhig macht. Ich verliere schnell das Interesse an den Dingen. Das liegt gewiß zum Teil daran, daß nur die inneren spirituellen Fragen mich wirklich interessieren; wenn ich sie nach außen zu richten versuche, wie bei der Beratungsarbeit, läßt das Interesse nach.

Ich muß auf diese innere Stimme, diesen inneren Führer hören; ich muß sie aufbauen, den Kontakt mit ihr halten, sie mit Kraft aufladen ... nur dann kann ich sie so hören, daß sie meinem Leben Richtung und Lenkung gibt. Ich fühle, wie mein Herz sich weitet bei dem Gedanken, der Möglichkeit, ich tippe mit geschlossenen Augen, um dieses Gefühl zu empfinden, diese Weitung, diese Sehnsucht. Das war seitdem das Hauptthema, der rote Faden meines Lebens. Diese Weitung muß zuerst kommen und vertieft werden, und später mündet sie ganz natürlich ein in realistischen, erleuchteten Umgang mit all den vielen Fragen und Belangen unserer Menschlichkeit/Göttlichkeit. Wonach ich mich letztlich sehne, ist dieser absolut ego-lose Zustand, frei vom gesonderten Ich ...

Und genau das ist ja Zweck und Ziel der Meditation.

«Treya, also wirklich, Süße, das ist überhaupt nicht komisch. Jetzt hol den Tee und komm wieder her, ja?» Das Feuer ist aus, es hinterläßt die Luft wie leicht versengt.

«Also, das ist kein bißchen komisch. Ich komm jetzt da rüber.»

Aber da ist kein da. *Ich sehe nichts. Die einzige Sinnesempfindung ist die von Kälte.*

«Ja, schon gut, hast mich drangekriegt. Linke Schulter und so. Reift zu ihrem Untergang. Sehr gut, sehr gut. Hör zu, können wir vielleicht mal einen Augenblick miteinander reden?»

Körper und Geist fallengelassen!

Stilles Sitzen, ich spüre, wie der Atem durch meinen Körper geht, die Beine im Halblotos überkreuzt. Von draußen das leise Rauschen der Wellen, Wasser rollt heran, streichelt das Land, sickert in den Sand, dann langsam, wie zögernd, der Rückzug in die Tiefe, sammelt sich in sich selbst, und wieder das lange Heraufgleiten, das Hinstreben zum anderen, wie ein Wegstreben von sich selbst, voller Sehnsucht und Wagemut. Ein und aus, Rückzug und Begegnung, Sicherheit und Risiko. Wie der Atem, der das andere in meinen Körper bringt, wie Wasser sich in den Sand mischt, zwei verschiedene Elemente, die einander durchdringen, sich einander leihen, einander Leben geben. Der Atem strömt wieder aus, zurück in den Ozean der Luft, um dort erneuert zu werden, wie das Meer sich in seine eigene Tiefe zurückzieht, bevor es wieder herangleitet, um den Sand zu streicheln und in ihn einzusinken. Sie glitzern und leuchten in der Morgensonne, das stetige leise Rauschen ihres Zusammenfindens und Scheidens, immer wieder, immer wieder, erfüllt mich ganz.

Treya kehrte wie erneuert von den Tagen der Meditation zurück. Die Arbeiten an unserem neuen Haus hatten sich verzögert, und wir wohnten immer noch in Muir Beach. Strahlend und wie durchsichtig empfand ich sie, als sie zur Tür hereinkam, aber sie wirkte auch stark und sicher und gefestigt. Sie erzählte, einerseits habe sie sehr beunruhigende Bilder von einem Rückfall gehabt, andererseits sei keine Angst damit verbunden gewesen. Sie hatte das Gefühl, einen entscheidenden Schritt weitergekommen zu sein, was ihren Umgang mit der Angst vor einem Rückfall betraf.

Was habe ich also gemacht während des Retreats? Ich hatte zehn bis elf Stunden am Tag mit der Sammlung auf meinen Atem zu verbringen, wie er durch die Nase ein- und ausströmt – einfach nur der Atem. Einfach registrieren, was an Gedanken und Gefühlen hochkommt, und dann zurück zum Atem. Geduldig, beharrlich, zielstrebig. Einfach üben, die Aufmerksamkeit schulen.

Dann hatte ich diese schon ein wenig geübte Aufmerksamkeit auf den ganzen Körper zu richten. Sammlung auf die Empfindungen um die Nase, später auf Empfindungen in verschiedenen Körperteilen. Mit dem Gewahrsein den ganzen Körper abtasten, ab und auf, ab und auf. Empfindungen einfach bemerken, bei «blinden Flekken» verweilen, Schmerzen zur Kenntnis nehmen, immer wieder zurückkehren, wenn ich abschweife, und alles wie schwebend, still, gleichmütig. Es war mein fünftes Zehn-Tage-Retreat mit Goenka, und so brachte ich es bei den Übungen allmählich zu einiger Geläufigkeit.

Was geschah nun während dieser Meditation über meinen Körper und seine manchmal angenehmen und manchmal schmerzhaften Empfindungen? In den ersten Tagen konnte ich mich kaum von den Schmerzen in den Augen und dem Kopfweh lösen, sie machten mir angst. Ständig Bilder vom erneuten Ausbruch des Krebses, von der Aussicht, Ken verlassen zu müssen – was mochte mir noch bevorstehen? Jeder noch so kleine körperliche Schmerz löste solche Bilder aus, und sie waren mit schrecklichen Ängsten besetzt.

Das war ein schwieriger Kampf, aber am fünften Tag konnte ich den Empfindungen einfach zuschauen, ohne sie zu bewerten. Ich ließ die Angstbilder kommen und gehen, ohne auf sie zu reagieren, ohne vor ihnen – oder der Angst selbst – Angst zu haben. Mir wurde dieses Gewahrsein sehr intensiv bewußt, dieses schlichte Gewahren, das doch immer wieder abschweift, von peripheren Geschehnissen oder Gedanken angelockt. Diese gesammelte Aufmerksamkeit wurde wie ein Lichtstrahl, den ich lenken konnte, und wenn ich eine bestimmte Stelle mit ihm «beleuchtete», wurde ich all dessen gewahr, was dort gerade geschah – ohne es zu beurteilen oder zu fürchten, ohne ihm auszuweichen.

Mir wurde auch der stets vorhandene Hintergrund dieses gerichteten Gewahrseins immer gegenwärtiger, die Dinge, die sich im Randbereich des Lichtkegels, im Halbdunkel abspielen. All das war mir zwar vage präsent, wurde mir aber erst bewußt, wenn ich den Lichtstrahl darauf richtete. Sie waren stets der Hintergrund dessen, was ich wahrnahm. So kam ich auf die Figur/Hintergrund-Beziehung zwischen meinem gerichteten und meinem diffusen Gewahrsein; sie waren beide jederzeit vorhanden, verschoben sich aber gegeneinander, wenn ich meine Aufmerksamkeit bewußt verlagerte oder sie von selbst wanderte.

Dadurch wurde mir klar, welch entscheidende Rolle meine Aufmerksamkeit für meinen Bewußtseinszustand spielt. Ich konnte meine Empfindungen einfach zur Kenntnis nehmen, dann blieb ich ruhig, ausgeglichen, gelassen. Oder ich bewertete sie und besetzte sie mit Gefühlen, dann kam Angst und manchmal Panik.

Mir wurden Dinge bewußt, die ich noch nie so klar gesehen hatte. Zum Beispiel Gedanken – Ideen, Begriffe, Wörter, Bilder, abgelöste Empfindungen, Fetzen von irgendwelchen Geschichten, lauter plappernde Stimmen, die jeden Freiraum füllten, kleine zusammenhanglose Ereigniskombinationen, die auftauchten und verblaßten. Oder Gewohnheiten – die Gewohnheit, diese traumähnlichen inneren Geschichten zu erzählen, der automatische Bewegungsimpuls, sobald meine Haltung ein wenig unbequem wurde, das ständige Vorausplanen, die ewig schweifende Aufmerksamkeit. Oder der Strom der Emotionen – Irritation durch körperlichen Schmerz, Sorge, die zehn Tage nicht durchzustehen, die Angst vor dem Krebs, Gelüste auf bestimmte Speisen, der Wunsch, in der Technik voranzukommen, Liebe zu Ken, Ärger, wenn die Aufmerksamkeit abschweift, noch mehr Angst vor dem Krebs, wohliges Behagen bei bestimmten Empfindungswellen.

Den Anweisungen folgend, lernte ich allmählich, all das einfach nur mit wachsendem Gleichmut zu beobachten, ohne auf etwas aus zu sein und ohne etwas abzuwehren. Mal gelang es, doch sofort rutschte ich dann ab in den Wunsch, der Erfolg möge anhalten.

Oder ich nahm den Schmerz in meinem Auge für einen Moment unbeteiligt wahr, doch dann kam schon wieder der Wunsch, den Schmerz loszuwerden, und schon stieg die Spannung nur weiter an. Das war wirklich ein Balanceakt: sich bewußt bemühen und trotzdem nicht nach Resultaten schielen.

Die ersten paar Tage vergingen überwiegend in diesem fast zwanghaften Beschäftigtsein mit allen möglichen Symptomen. Was bedeutet dieses Zwicken hier? Und dieser Schmerz da? Ken hat immer wieder versucht, mich da rauszuholen: «Hier tut es weh? Genau hier, auf dem Zeh? Du meinst, du hast Zehenkrebs?» Aber es ist wirklich erschreckend. Ich ertappe mich bei inneren Verhandlungen mit Gott, ich feilsche: Bitte, bitte, gib mir doch wenigstens zehn Jahre mit Ken; wie froh wäre ich schon, wenn ich auch nur die Fünfzig erreichen würde, und selbst das klingt doch noch ziemlich jung!

Am zweiten Tag fällt mir plötzlich auf, daß mein Arm [an dem die Lymphknoten entfernt wurden] geschwollen ist. Mist! Was soll das nun wieder heißen? War doch nach der Operation nicht geschwollen, wieso jetzt? Macht mir wirklich angst. Der Gedanke fährt mir durch den Kopf, daß es für Ken vielleicht besser wäre, wenn ich bald gehe, vielleicht fallt es ihm dann nicht gar so schwer – und schon achte ich natürlich nicht mehr auf meinen Atem!

Irgendein boshaftes Wesen ist da in meinem Bewußtsein am Werk. Wenn ich mich nach langem Ringen mit ablenkenden Gedanken endlich voll auf meinen Atem sammeln kann, dann erst kommt die eigentliche Gefahr, wenn ich nämlich meine schwer erkämpfte Sammlung bemerke. Genau dann kommt diese Stimme: «Nur mal eben nachsehen», sagt sie. «Sehr gut. Ein kleiner Test kann aber sicher nicht schaden», und dann offeriert sie irgendeine kleine Köstlichkeit, wie zum Beispiel: Wird diese Teppichfarbe wohl zu den Möbeln passen, und sollten wir fürs Schlafzimmer vielleicht doch einen anderen Schrank nehmen? Nur zu gern möchte ich mich natürlich mit so etwas beschäftigen, und wieder mal ist es um meine Aufmerksamkeit geschehen.

Am dritten Tag sind schon Zeiten der Stille und Ruhe in das Geplapper der Gedanken und Gefühle eingestreut. Der Arm immer noch geschwollen, aber es versetzt mich nicht mehr in Panik; ich nehme die Empfindung einfach zur Kenntnis. Dieses Gefühl von Frieden und Stille tut so gut! Der Gedanke, Ken zu verlassen, ist unerträglich; ich weine während der ganzen Abendmeditation.

Am fünften Tag kann ich fast ganz loslassen, schaue mir alles, was hochkommt, einfach nur an, ohne Urteil, ohne es heranzuziehen oder wegzuschieben. Was kommt, kommt; was geschieht, geschieht. Ich finde die Freiheit des schlichten Achthabens im Augenblick wieder, einfach nur sitzen, ohne den Wunsch nach Wiederholung früherer Erfahrungen oder nach etwas Neuem. Einfach bei dem bleiben, was *ist.* Eine Art Rhythmus bildet sich in meiner Meditation, ein Mitgehen ohne Gegenwehr. Gefühle und Gedanken sind nach wie vor da, aber ich nehme sie einfach nur wahr, sie können mich nicht mehr fassen und mitschleifen – irgendwie habe ich gelernt, zurückzutreten und einfach zuzuschauen.

Am siebten Tag fühlt sich mein Körper wie ein Ganzes an – kein Unterschied mehr zwischen Armen, Beinen und Rumpf, nichts Trennendes, kein Widerstreit mehr zwischen einzelnen Teilen. Diese starken, wohligen, fast schmerzhaft schönen Energieströmungen sind wieder da, genau wie damals mit Ken in dieser ersten Nacht. Es scheint, als würde ich mir der Ganzheit meines Körpers mehr bewußt. Wenn ich sehr langsam und ruhig atme, vielmehr wenn mein Atem von selbst in diesen langsamen Rhythmus fällt, spüre ich die Stellen in meinem Körper, wo subtile Spannungen sich noch halten, und ich lerne, sie loszulassen, immer wieder; diese Zonen des Festhaltens, des Widerstands, der Trennung werden aufgelöst, und dann spüre ich die Energie gleichförmiger im ganzen Körper.

Am neunten Tag reagiere ich nicht mehr auf Krebs-Bilder, wenn sie hochkommen; sie erschrecken mich nicht mehr. Und wenn doch Angst kommt, dann nehme ich sie einfach nur wahr. Das bleibt auch den ganzen zehnten Tag so, ein starkes, müheloses Gewahrsein ohne Vorlieben und Abneigungen. Alles hat sich geändert, scharfe Aufmerksamkeit, aber ohne Mühe und Schwere. Ich führe nicht, ich folge. Goenka: Empfindungen kann man sich nicht zurechtlegen, man kann sie sich nicht aussuchen, man kann sie nicht machen (was unsere Werbestrategen wohl dazu sagen würden?). Man nimmt alles einfach nur wahr. Nicht festhalten, sondern weitergehen in dem Wissen, daß die Dinge sich ändern werden – die Wahrheit der Vergänglichkeit. Tiefe Stille, tiefer Frieden. Wird das wohl Bestand haben in der Welt da draußen?

Am Morgen des 21. November, unter der Dusche, bemerkte Treya zwei kleine Schwellungen unter ihrer rechten Brust. Wir sahen uns das genau an und fanden noch zwei oder drei weitere kleine Hökkerchen. Es hätten Insektenstiche sein können, aber sie juckten nicht. Sie sahen gar nicht nach Krebs aus – aber es gab nicht viel, was sie sonst hätten sein können. Und wir wußten das beide.

Am gleichen Nachmittag waren wir bei Peter Richards. Wieder dieser gequälte Ausdruck, die gleiche (verständliche) Unverbindlichkeit. «Es könnten Insektenstiche oder sonstwas sein, jedenfalls sollten wir sie besser entfernen.» Wir machten für den übernächsten Vormittag einen Termin in der Notfallchirurgie aus und fuhren wieder nach Hause.

Treyas Gleichmut war erstaunlich. Allenfalls war sie eine Spur verärgert. Wir sprachen kurz darüber, daß es Krebs sein könnte, aber Treya wollte sich nicht bei dem Thema aufhalten. «Wenn es Krebs ist, dann ist es Krebs», sagte sie, und fertig. Über Meditation und ihre Erfahrungen wollte sie gern sprechen. Vor zwei Tagen erst war ich mit *Psychologie der Befreiung* fertig geworden, und Treya hatte nichts Dringenderes im Sinn als den Austausch von Erfahrungen und Ansichten.

«Ich mache immer wieder die Erfahrung der Ausdehnung. Anfangs nehme ich einfach nur meine Gedanken und Empfindungen wahr, aber dann scheinen der Körper und der mentale Teil des Bewußtseins zu verschwinden, und ich bin eins mit, ich weiß nicht, Gott, dem Universum, meinem höheren Selbst. Herrlich ist das!»

«Mir ist es ziemlich egal, wie wir das nennen – Gott, Universum, Selbst. Dōgen Zenji [ein berühmter japanischer Zen-Meister] fand Erleuchtung, als sein Lehrer ihm ins Ohr flüsterte: «Körper und Geist fallengelassen!» So fühlt es sich an, wie du ja auch sagst: Die Identifikation mit dem Ich-Geist und dem Ich-Körper fällt einfach ab. Ich habe das ein paarmal erlebt, und ich glaube, es ist völlig real. Im Vergleich dazu dürfte das Ego ziemlich irreal sein.»

«Finde ich auch. Dieser geweitete Zustand fühlt sich realer und lebendiger an. Es ist wie Aufwachen, alles andere ist wie Traum dagegen. Du bist also überzeugt, daß es sich da um reale Erfahrungen handelt?»

Ich konnte aus dieser Frage heraushören, daß Treya jetzt «Professor» spielen wollte. Sie würde mich, wie schon so oft, stundenlang ausquetschen. Ich wußte auch, daß sie sich ihr Urteil wahrscheinlich schon gebildet hatte und sich nur vergewissern wollte, ob ich die Dinge auch richtig sah. Und ich dachte mir, daß so ein Gespräch uns wahrscheinlich besser bekommen würde als die Beschäftigung mit diesen verdammten Pöckchen . . .

«Wir sind da», sagte ich, «in der gleichen Lage wie irgendein Wissenschaftler. Wir können uns nur an unsere Erfahrung halten, denn wir haben sonst nichts. Es bleibt uns schließlich nichts anderes übrig, als unserer Erfahrung zu trauen. Sonst kommen wir in einen Teufelskreis: Wenn ich meiner Erfahrung grundsätzlich mißtraue, muß ich auch meinem Mißtrauen mißtrauen, denn das ist ebenfalls eine Erfahrung. Also muß ich letztlich vertrauen, meiner Erfahrung und darauf, daß dem Universum nicht daran gelegen ist, mich irrezuführen. Natürlich können wir uns irren, aber alles in allem können wir uns nur an unsere Erfahrung halten.»

«Die Tibeter haben einen Ausdruck, der mir schon immer gefallen hat: ‹Der Geist ist nichts als Raum.› So fühlt sich das für mich an. Natürlich hält die Erfahrung nur ein paar Sekunden an, und dann – bumm – ist es wieder dieselbe alte Terry.»

«Ich mag diesen Satz auch. Die Tibeter haben eine Meditationsübung, wo man beim Ausatmen ‹den Geist mit dem gesamten Raum vermischt› oder ‹den Geist und den Himmel mischt›. Du hauchst deine gesonderte Identität mit dem Atem aus und läßt sie im Himmel vor dir – im ganzen Universum – aufgehen. Das ist hochwirksam.»

«Genau das hat bei mir auch angefangen», sagte sie, «aber fast ganz von selbst. Und in letzter Zeit hat sich bei meiner Meditation wirklich was verändert. Ich fange sehr konzentriert und mit klarer Intention an, sammle mich auf den Atem, lasse dann die Aufmerksamkeit im Körper abwärts und aufwärts wandern. Doch dann schlägt für Sekunden etwas um: Anstatt meine Aufmerksamkeit auf etwas zu richten, sitze ich einfach da und achte auf nichts Bestimmtes mehr. Das ist mehr ein Preisgeben, ein Preisgeben an den göttlichen Willen – loslassen und Gott lassen. Alles wird da geopfert, alles wird bloßgelegt. Mir scheint, das geht viel tiefer.»

«Soweit ich aus eigener Erfahrung weiß, funktioniert beides, man muß es nur durchziehen.» Ich dachte einen Augenblick nach. «Hm, eigentlich beschreibst du ganz genau den Unterschied zwischen dem, was im japanischen Buddhismus ‹eigene Kraft› und ‹Kraft des anderen› heißt. Das sind die beiden Grundtypen der Meditation. Für ‹eigene Kraft› stehen Zen, Vipassanā und Jñāna-Yoga. Hier kommt es für den Durchbruch – durch das Ego zu einer größeren Identität – nur auf die eigene Kraft der Sammlung und des Gewahrseins an. Wo die ‹Kraft des anderen› das Prinzip der Meditation ist, verläßt man sich auf die Kraft des Guru oder auf Gott oder einfach auf vollkommene Selbstpreisgabe.»

«Und du meinst, beides läuft auf das gleiche hinaus?» Sie schien nicht überzeugt.

«Ja. Denk nur daran, daß sogar Ramana Maharshi (der von vielen als der größte Weise unseres Jahrhunderts angesehen wird) sagt, es gebe nur zwei Wege zur Erleuchtung: Entweder du fragst ‹Wer bin ich?›, und damit wird das Ego völlig unterminiert, oder du lieferst dich an den Guru oder an Gott aus und überläßt es Gott, das Ego zu zerschlagen. In beiden Fällen wird das Ego vernichtet, und das Selbst kann aufleuchten. Mir persönlich liegt die Selbsterforschung mehr – ‹Wer bin ich?›; das ist auch ein berühmtes Zen-Kōan. Aber ich bin überzeugt, daß beides funktioniert.»

Treya und ich gingen in die Küche, um Tee zu machen. Von Krebs war noch nicht die Rede gewesen.

Poch, poch.

«Wer ist da?»

Poch, poch.

Wer ist da?» Sehr kalt, sehr still. Drei Flure, eine Tür.

Poch, poch.

«Wer ist da, hab ich gesagt, zum Donnerwetter. Soll das ein Poch-poch-Späßchen sein?»

In dieser Dunkelheit kann ich mich nur langsam bewegen, taste mich zur Tür hin und stoße sie auf.

«Komisch, daß sie beide funktionieren», sagte Treya. «Sie fühlen sich so verschieden an. Im Vipassanā mühst du dich wirklich ab, zumindest am Anfang, aber bei der Selbstergebung ist überhaupt kein Bemühen.»

«Also, ich bin kein Guru und kann nur von meinem Anfängerverständnis her sprechen. Gemeinsam ist ihnen – wie eigentlich allen Formen der Meditation –, daß sie den unbeteiligten Betrachter, den Zeugen in uns stärker machen und dadurch das Ego brechen.»

«Aber worin unterscheidet er sich denn von meinem Ego. Ich denke immer, das Ego kann Zeuge sein, gewahr sein.» Treya schlürfte mit gespitzten Lippen und gekräuselter Nase vorsichtig einen Schluck Tee.

«Na, genau da liegt der Hund begraben. Das Ego ist nicht das Subjekt, sondern nur ein Objekt wie andere: Du kannst dein Ego sehen und dir seiner bewußt sein. Damit kann das Ego aber nicht selbst der Sehende, der Erkennende, der Zeuge sein. das Ego ist einfach ein Bündel mentaler Objekte – Ideen, Symbole, Bilder, Begriffe –, und mit diesem Bündel sind wir identifiziert. Wir identifizieren uns mit diesen Objekten und betrachten durch sie die Welt – und entstellen sie dadurch natürlich.»

Treya nahm das Thema sofort wieder auf. Die meisten dieser Themen waren uns beiden geläufig, wir dachten nur laut, um uns unserer Sicht dieser Dinge erneut zu versichern. Und ich zumindest umging damit ein anderes Thema.

«Mit anderen Worten», sagte sie, «wir identifizieren uns mit den mentalen Objekten in unserem Kopf, und das hält unsere Trennung von der Welt da draußen aufrecht. Das Ich und das andere, Subjekt und Objekt. Krishnamurti hat mal gesagt: ‹In der Kluft zwischen Subjekt und Objekt liegt das ganze Elend der Menschheit.›»

«Und dabei ist das Ego nicht einmal ein richtiges Subjekt, nicht das Selbst; einfach nur eine Reihe bewußter und unbewußter Objekte. Und um nun diese irrtümliche Identität aufzubrechen, schaust du dir einfach die Inhalte und Objekte dieser mentalen Welt an, du . . .»

«. . . du nimmst den Standpunkt des Zeugen und nicht mehr den des Ego ein», führte Treya den Satz weiter. «Du betrachtest einfach objektiv und unvoreingenommen all die mentalen Objekte, Gedanken, Empfindungen, Bilder und so weiter, ohne dich mit ihnen zu identifizieren oder sie zu beurteilen.»

«Ja, und zwar bis dir schließlich dämmert: Da ich alle diese Ich-Inhalte sehen kann, können sie nicht der Sehende, der eigentliche Zeuge sein. Jetzt geht deine Identität allmählich vom Ich, einem Objekt, auf den unpersönlichen Zeugen über, der das wahre Subjekt, das wahre Selbst ist.»

«So», sagte Treya, «und dieser Zeuge, das Selbst, ist eins mit Gott und eins mit dem Geist. Und deshalb, selbst wenn ich beim persönlichen Bemühen ansetze und Zeuge meiner mentalen Welt und meines Körpers zu sein versuche, wandert meine Identität schließlich auswärts und wird eins mit dem Raum. Und genau dahin komme ich auch, wenn ich mich an Gott oder das Universum preisgebe – ins größere Selbst oder größere Gewahrsein. Na ja, manchmal; meistens bin ich am Ende – Terry. Trotzdem: Wenn ich einfach Zeuge des Ego bin und alles Körperliche und Mentale nur beobachte, gebe ich meine Identifikation mit diesen Objekten auf und identifiziere mich dafür mit dem wahren Selbst, dem Zeugen. Und der Zeuge ist der Geist, Braham.»

«Nach der Philosophia perennis ja, keine Frage.»

Treya machte frischen Tee. «Ist davon was in *Psychologie der Befreiung*?»

«Manches, ja. Vor allem ging es mir aber um die Entwicklung des Zeugen, um die Stadien irrtümlicher Identifikation, die er durchläuft, bevor er zu seiner wahren Natur erwacht. Dann behandelt das Buch auch die Typen von Neurosen oder pathologischen Reaktionen, die auf den verschiedenen Entwicklungsstufen auftreten können, und die Behandlungsarten, die für jede Stufe am besten geeignet zu sein scheinen.» Ich war stolz auf das Buch. Es sollte für vier Jahre das letzte sein, was ich überhaupt schrieb.

«Habe ich davon schon mal was gehört? Klingt neu.»

«Das meiste ist neu. Hier die Reader's-Digest-Fassung. Du kennst die Große Kette des Seins . . .»

«Sicher, die verschiedenen Seinsebenen.»

«Ja. Nach der immerwährenden Philosophie besteht die Wirklichkeit aus Ebenen oder Dimensionen, die sich in ihrem Wirklichkeitsgrad unterscheiden. Das ist die Große Kette des Seins, von Materie und Körper über das Mentale und die Seele bis hin zum Geist. Fünf Ebenen oder Dimensionen. Die verschiedenen Traditionen nennen mitunter mehr oder auch weniger Ebenen, und ich selbst verwende, wie du ja weißt, ein System von Dutzenden von Haupt- und Unterebenen. Aber wir kommen hier mit diesen fünf Ebenen aus.

Bei der Bewußtseinsentwicklung ist das Selbst, der Zeuge, zunächst mit dem materiellen Ich, dann mit dem Körper-Ich, dann mit dem mentalen Ich und dann mit dem Seelen-Ich identifiziert, bis es schließlich zu seiner ursprünglichen, wahren Natur als Geist erwacht. Jede Stufe schließt die vorhergehende ein, fügt aber einen spezifischen neuen Aspekt hinzu, damit sich eine größere Einheit bilden kann, bis schließlich die Einheit mit dem All erreicht ist. In dem Buch versuche ich zu zeigen, daß Entwicklungspsychologen in Ost und West – Freud und Jung, Plotin und Buddha – einfach verschiedene Aspekte dieser Entwicklungssequenz aufgezeigt haben.»

«Du speist also die moderne Psychologie in die immerwährende Philosophie ein.»

«Sehr richtig. So kommen wir zu einer Synthese. Und die Sache funktioniert sogar, sie funktioniert wirklich. Glaube ich.» Wir mußten lachen. Die Sonne ging über dem Strand unter. Treya wirkte ganz gelöst, sie lächelte. Wie immer sorgten wir dafür, daß mindestens ein körperlicher Berührungspunkt blieb, eine Art gegenseitige Erdung. Eben jetzt lagen wir rücklings auf dem Teppich, einen rechten Winkel bildend, und mein rechter Fuß berührte leicht ihr linkes Knie.

«Die Entwicklung», faßte Treya zusammen, «geht also aufwärts durch die Große Kette des Seins, Ebene für Ebene.»

«Ja, mehr oder weniger. Und Meditation ist einfach ein Mittel, die Entwicklung voranzubringen. Mit Meditation wächst du über das Mentale hinaus und erreichst die Ebene der Seele und des Geistes. Und das geschieht im wesentlichen auf die gleiche Weise wie auf den unteren Ebenen: Der Zeuge in dir gibt die Identifikation mit der tieferen Ebene auf, um auf der nächsthöheren Ebene eine umfassendere Einheit zu finden, und das setzt sich fort, bis der Zeuge zu seiner wahren Natur als Geist findet beziehungsweise zurückfindet.»

«Aha», sagte Treya und stellte nun die Verbindung her. «Deshalb funktioniert die Gewahrseinsmeditation. Ich übe das schiere Gewahrsein aller mentalen Ereignisse, und dadurch löse ich meine Identifikation mit dem Mentalen, transzendiere es schließlich, um in der Großen Kette des Seins zur Ebene der Seele und dann des Geistes aufzusteigen. Das ist im Grunde eine erweiterte Sicht der Evolution, ähnlich wie bei Teilhard de Chardin oder Aurobindo.»

«Ja, glaube ich auch. Der Körper ist der Materie gewahr, der mentale Geist ist des Körpers gewahr, die Seele ist des Mentalen gewahr, und der spirituelle Geist ist der Seele gewahr. Jeder Schritt zur nächsthöheren Ebene bedeutet ein Mehr an Gewahrsein, die Entdeckung einer größeren Identität, bis hin zur eigentlichen und höchsten Identität, zu einem universalen Gewahrsein, dem sogenannten kosmischen Bewußtsein. Das klingt alles ziemlich trocken und abstrakt, aber du weißt ja selbst, der tatsächliche Vorgang oder der mystische Zustand ist unglaublich simpel und spricht für sich selbst.» Das Licht der untergehenden Sonne spielte an der Decke und den Wänden.

«Möchtest du was essen?» fragte ich. «Ich könnte Spaghetti machen.»

«Nur eins noch. Du sagst, du hast diese Entwicklungsstufen zu Typen von psychischen Störungen in Beziehung gesetzt. Nach der akademischen Auffassung unterteilt die Psychiatrie diese Störungen in drei Hauptkategorien: Psychosen, etwa Schizophrenie; die sogenannten Borderline-Zustände wie etwa Narzißmus; und die Neurosen. Wie paßt das zu deiner Gliederung, und bist du überhaupt einverstanden mit diesen Kategorien?»

«Völlig einverstanden. Man muß allerdings auch sehen, daß sie nur die ersten drei Ebenen erfassen. Sehr vereinfachend gesagt: Wenn auf der ersten Ebene etwas schiefgeht, bekommst du Psychosen, auf der zweiten Borderline-Zustände und auf der dritten Neurosen.»

«Verstehe. Die Psychiatrie ignoriert die höheren Ebenen, Seele und Geist, und das versuchst du in deinem Buch zurechtzurücken, richtig?» Es wurde dunkel, der Vollmond stand schon am Himmel. Muir Beach schimmerte im letzten Licht.

«Genau. Deshalb ist die Seele für mich irgendwie auf halber Strecke angesiedelt, zwischen dem persönlichen Ich-Bewußtsein und dem unpersönlichen oder transpersonalen Geist. Die Seele ist das Zuhause des Zeugen: Wenn du die Ebene der Seele wirklich erreicht hast, bist du wahrhaft in der Position des Zeugen, des Selbst. Und wenn du auch diese Ebene noch hinter dir läßt, ist der Zeuge plötzlich identisch mit allem, dessen Zeuge er ist – du bist eins mit allem, was du wahrnimmst. Du nimmst die Wolken nicht wahr, du bist die Wolken. Das ist der Geist.»

«Dann . . .» Treya zögerte. «Dann wäre ja die Seelen-Ebene auch nur ein Übergangsstadium.»

«Tja, in gewissem Sinne ist die Seele oder der Zeuge zwar *der* Hinweis auf den Geist, aber zugleich auch die letzte Schranke vor dem Geist. Der Sprung in den Geist ist nur vom Standpunkt des Zeugen aus möglich, aber der Zeuge selbst muß schließlich verschwinden oder sterben. Sogar deine eigene Seele mußt du opfern und loslassen, du mußt deiner eigenen Seele sterben, damit deine Identität mit dem Geist sich zeigen kann. Die Seele ist nämlich die letzte Kontraktion im Gewahrsein, der subtilste Knoten, der dem universalen Geist im Weg ist, die letzte und subtilste Form des Ich-Bewußtseins – und dieser Knoten muß gelöst werden. Das ist gleichsam der letzte Tod. Erst sterben wir dem materiellen Ich, das heißt, wir lösen unsere Identifikation mit ihm, dann der ausschließlichen Identifikation mit dem Körper-Ich, dann dem mentalen Ich und schließlich der Seele. Dieser letzte Tod wird im Zen der Große Tod genannt. Wir machen Trittsteine aus unseren toten Ichheiten. Jeder Tod ist die Wiedergeburt auf einer höheren Ebene, bis hin zur letzten Wiedergeburt, die wir Befreiung oder Erleuchtung nennen.»

«Warte mal. Wieso ist die Seele der letzte Knoten? Wenn die Seele das Zuhause des Zeugen ist, wie kann das dann ein Knoten sein? Der Zeuge ist mit nichts Bestimmtem identifiziert, er ist reines interesseloses Gewahrsein aller Dinge.»

«Genau das ist es ja: Auch wenn der Zeuge nicht mehr mit dem

Ich oder irgendeinem mentalen Objekt identifiziert ist, bleibt er doch getrennt von allen Dingen, deren Zeuge er ist. Es gibt hier immer noch eine sehr subtile Form des Subjekt/Objekt-Dualismus. Der Zeuge ist eine sehr hohe und unbedingt notwendige Entwicklungsstufe, aber nicht die letzte. Wenn der Zeuge – die Seele – transzendiert wird, geht er auf in all dem, dessen Zeuge er bisher war. Die Subjekt/Objekt-Dualität verschwindet, und übrig bleibt reines nichtduales Gewahrsein. Ein berühmter Zen-Meister hat über den Augenblick seiner Erleuchtung gesagt: ‹Als ich die Glocke hörte, gab es plötzlich «Ich» und «Glocke» nicht mehr, nur noch das Klingen.› Alles läuft weiter, Augenblick für Augenblick, aber es gibt kein Hüben und Drüben mehr, niemanden, der vom Geschehen getrennt wäre. Das Angeschaute ist das, was schaut. Keine Verschiedenheit oder Zersplitterung von Subjekt und Objekt mehr, nur der *eine* Strom der Erfahrung, vollkommen klar und offen. Ich *bin* all das, was geschieht. Denk nur an den berühmten Ausspruch von Dōgen Zenji: «Das Mystische ergründen, heißt, das Ich ergründen; das Ich ergründen heißt das Ich vergessen; das Ich vergessen, heißt, Einssein mit allen Dingen und von allen Dingen erleuchtet werden.›»

«Natürlich. Ist ja auch mein Lieblingsspruch. Die Mystiker nennen diesen höchsten Zustand manchmal ‹das Eine Selbst› oder ‹der Eine Geist›; aber es kommt darauf an, daß das Selbst hier mit allem eins ist, also eigentlich gar nichts mehr von ‹selbst› hat.»

«Allerdings. Unser wahres Ich, das Selbst, *ist* die Welt, da ist kein Unterschied; deshalb sagen die Mystiker manchmal, es gebe kein Ich, kein Selbst, keine Welt. Sie meinen damit aber nur, daß es Ich und Welt nicht als gesonderte Wesenheiten gibt. Meister Eckehart sprach hier von Verschmelzung ohne Verwirrung.» O ja, ich kannte diese Welt . . . manchmal; aber meine jetzige Verfassung war Verschmelzung *und* Verwirrung. Gute Definition für den Zustand kurz vor dem Verrücktwerden.

Ich stand auf und machte Licht. «Komm, Mädchen, laß uns was essen.»

Treya schwieg, und das ausgesparte Thema breitete sich aus in diesem Schweigen. Sie wandte das Gesicht ab, dann sah sie mich direkt an: «Ich werde nicht zulassen, daß irgendwer, weder ich selbst noch sonst jemand, mich dazu bringt, Schuldgefühle zu haben oder mich zu schämen», sagte sie schließlich.

«Ich weiß, Liebes, ich weiß.» Ich setzte mich zu ihr und legte den Arm um sie. Sie begann zu weinen, ganz leise. Danach saßen wir beide schweigend da, kein Wort mehr. Ich stand auf und machte Spaghetti, und wir aßen sie auf der Veranda. Draußen auf dem Meer, von dem wir einen schmalen Ausschnitt durch eine Lücke zwischen den Bäumen sahen, spielte das Mondlicht.

Plötzlich ein anderes Leben

Die Münze verschwindet klappernd im Telefonautomaten. Ich komme gerade aus meinem Kurs in Berufsethik; es ist Montag nachmittag, ein sonniger Wintertag Anfang Dezember. Ich versuche völlig leer zu bleiben, während ich die Nummer wähle, aber ganz in der Tiefe spüre ich doch dieses: «O Gott, o Gott, bitte.» Die Vorhalle des Seminargebäudes ist voller Menschen, die eben aus ihren Kursen kommen oder an den Abendkursen teilnehmen wollen. Um dieses Telefon herum ist das Gewühl besonders dicht, und ich kauere mich förmlich über den Hörer, aus dem das Freizeichen tönt, um einen kleinen Privatraum zu schaffen.

«Hallo, Praxis Dr. Richards.»

«Hi, hier ist Terry Killam Wilber. Kann ich Dr. Richards sprechen?» Fast hätte ich ihn Peter genannt. Ich weiß nie so recht, wie ich ihn ansprechen soll; Dr. Richards ist zu formell, Peter zu salopp für unsere professionelle Freundschaft.

«Hallo, Terry», meldet er sich. «Wir haben die Untersuchungsergebnisse heute bekommen, und ich muß Ihnen leider sagen, daß es Krebs ist. Ich weiß selbst nicht so recht, was ich davon halten soll; das ist eine sehr ungewöhnliche Art von Rezidiv, vor allem weil die Knoten ja in dem bestrahlten Bereich liegen. Aber machen Sie sich keine Sorgen, ich würde das als lokales Rezidiv bezeichnen. Wir werden damit schon fertig. Wann können Sie kommen?»

O Mist, ich wußte es. Diese verdammten kleinen Pustelchen, fast wie Mückenstiche, nur daß sie nicht rot waren und nicht juckten. Sie waren einfach zu merkwürdig und an einer zu verdächtigen

Stelle, als daß sie etwas anderes als Krebs hätten sein können, und ich wußte es, obwohl die Leute versucht haben, mich zu beruhigen. Fünf winzige Höckerchen in der Haut, gleich unter der Narbe von der Drainageröhre nach der Operation, die Röhre, durch die während der Heilung so viel rötlichwäßrige Flüssigkeit abgelaufen war, die vor einem Jahr nach der Operation eine Woche an Ort und Stelle bleiben mußte und dann so weh tat, als Dr. Richards sie herauszog. Autsch, kann mich gut erinnern. Sie muß an ihrem Ende ein paar Krebszellen mitgeschleppt haben, die dann in meiner Haut blieben. Wieder Krebs! Zweite Runde. Warum hat die Bestrahlung diese Zellen nicht abgetötet?

Ich verabredete einen Termin für den nächsten Tag. Ich verließ das Gebäude, trat in den Sonnenschein und ging um den Block herum zu meinem Wagen. Ich stieg ein und fuhr zu einem Beratungstermin, den ich in wenigen Minuten hatte. Ich erinnere mich, daß mir an einer Ampel ein Lebensmittelgeschäft mit herrlichen Früchten in der Straßenauslage auffiel. In meinem Kopf hämmerte es: «Rückfall, Rückfall, ich habe einen Rückfall.» Dann das merkwürdige Gefühl, von sehr weit oben auf mich selbst in meinem kleinen roten Auto herunterzuschauen. Ich hatte das Gefühl, plötzlich ein ganz anderer Mensch zu sein. Ich war jetzt nicht mehr eine Frau, die Krebs *gehabt* hat; ich war eine Frau, die einen Rückfall hatte, und das beförderte mich augenblicklich in eine andere Gruppe mit ganz anderen Leidensgenossen, anderen Statistiken, anderen Zukunftsaussichten für mich selbst und Ken. Plötzlich ein anderes Leben. Ich habe einen Rückfall. Ich habe immer noch Krebs. Es ist nicht überstanden, noch nicht.

Ich parke meinen Wagen an einer Steigung, drehe umsichtig die Räder gegen den Randstein und ziehe die Handbremse an. Das hier ist ein nettes kleines Viertel, ganz versteckt zwischen den größeren Straßen. Ich mag die Bäume, die ungewöhnlichen Schlenker in den Straßen, die pastellfarbenen Häuser mit ihren Vorgärtchen. Meine Klientin, Jill, hat eine kleine Wohnung in einem dieser Häuser gemietet. Dieses Haus, vor allem den Eingangsbereich, mag ich besonders. Es hat einen lachsfarbenen Anstrich, und durch den Torbogen mit seinem schmiedeeisernen Gitter gelangt man in einen kleinen Vorhof mit Pflanzkübeln. Schwer zu sagen, was genau eigentlich diese freundliche Ausstrahlung ausmacht, aber meine Empfindung ist jedesmal die gleiche.

Jill öffnet mir. Ich fühle mich gut und bin froh, daß ich die Sitzung nicht abgesagt habe. Erstaunlich mühelos kann ich meine eigenen Sorgen einfach zurückstellen. Es ist sogar eine Erleichterung. Die Sitzung verläuft für mein Empfinden gut, keine Beeinträchtigung durch die schlechten Nachrichten. Ob ich Jill wohl je sagen werde, daß ich kurz vor dieser Sitzung von meinem Rückfall erfahren habe?

Rückfall, Rückfall, ich habe einen Rückfall. Es ist früher Abend, als ich nach Hause fahre, diese Zeit des Wechsels, die ich so sehr liebe, in der ich gern meinen Dauerlauf mache; die Luft ist dann so weich, und das Licht verändert sich von Augenblick zu Augenblick. Der ganze Horizont ist rosarot, und über diesem Streifen weichen Lichts das Blaßblau des Himmels, nach oben hin übergehend in das Kobaltblau der heraufziehenden Nacht.

Rückfall. Ich habe einen Rückfall. Wie ein Refrain geht mir das beim Fahren im Kopf herum, während ich das Farbenspiel der Dämmerung bestaune. Rückfall, Rückfall ... fast wie ein Mantra, hypnotisierend ... Rückfall, Rückfall. Ich glaube es und glaube es auch wieder nicht. Vielleicht überzeugt diese ständige Wiederholung mich, vielleicht läßt sie mich hinnehmen, was ich nicht hinnehmen, nicht glauben will. Auch die Wiederholung ist Abwehr, aber ich mag nicht darüber nachdenken, was das bedeutet. Rückfall. Bis jetzt kannte ich das nur aus medizinischen Zeitschriften oder hatte durch meine Ärzte davon gehört. Bis jetzt war das nicht bis zu mir gedrungen. Jetzt ist es da. Ein Teil meines Lebens. Das, was meine Zukunft formt. Etwas, womit ich mich auseinandersetzen muß.

Diese verdammten kleinen Höckerchen. Am Dienstag habe ich sie entdeckt. Der Tag vor Thanksgiving. Fast genau ein Jahr seit unserer Hochzeit. Thanksgiving haben wir mit meiner Schwester Kati gefeiert, die von L.A. herüberflog. Am Freitag brachte Ken mich morgens um acht in die Notfallchirurgie, Kati dabei, als Rückhalt. Ich wurde vorbereitet und lag da, allein mit meinen Gedanken und Ängsten. Dr. Richards kam – wie schön, einen Arzt zu haben, den man mag, dem man vertraut –, und die Prozedur war in ein paar Minuten überstanden. Schon kurz darauf ging ich mit Ken und Kati über die Union Street, gemeinsame Weihnachtseinkäufe; ein paar neue Stiche in der Seite und die Anweisung, mich am Montag nach den Resultaten zu erkundigen.

Damit ist eine Frage jetzt beantwortet, denke ich, während ich meinen kleinen roten Wagen durch die Kurven der Star Route 1 steuere; eigentlich eine Meditation, dieses schwingende Abwärtsgleiten auf das Meer zu. Inzwischen war es fast Nacht, nur noch ein schwacher Schimmer am Horizont. Vor mir die Weite des Pazifiks, links und rechts Hügel, Lichter in den verstreut daliegenden Häusern, eins davon mein Zuhause, wo mein Mann auf die Neuigkeiten wartet, bereit, mich in die Arme zu schließen.

Damit also begann, was ich dann «zweite Runde» nannte. Das Schwert, das ich so lange über mir schweben gefühlt hatte, der mögliche Rückfall, war herabgesaust. Wir trösteten uns gegenseitig. Ich weinte. Wir riefen meine Eltern an. Wir riefen Kens Eltern an. Wir telefonierten mit Dr. Richards, mit Dr. Cantril, mit der Anderson-Klinik. Eine ungewöhnliche Art von Rückfall, das meinten alle. Und auch noch in dem bestrahlten Bereich. Dr. Cantril überprüfte das; ja, eindeutig im bestrahlten Bereich. Anscheinend hatte ich seine Erfolgsstatistik ruiniert. Niemand verstand so recht, wie das passieren konnte. Wir riefen Experten im ganzen Land an. Ein sonderbarer Fall, fanden auch sie, ein Fall mit einer Wahrscheinlichkeit von vermutlich nicht mehr als 5 Prozent. Der Fall war schwer zu erklären. Sollte man ihn als lokalen Rückfall deuten, der chirurgisch zu behandeln war, oder als Hinweis auf eine metastasierende Erkrankung, die eine Chemotherapie erfordern würde? Niemand hatte bisher einen solchen Fall erlebt.

Und niemand vermochte zu sagen, wie es zu so etwas kommt. «Könnte es sein», fragte ich Dr. Richards, Ken hörte gespannt zu, «daß ein paar Krebszellen am Ende der Drainageröhre hingen und dann beim Herausziehen der Röhre in der Haut hängenblieben?» «Ja», sagte er, «so ist es wohl passiert, eine oder zwei Zellen sind zurückgeblieben.» – «Nicht eine oder zwei», erinnerte ich ihn, «sondern mindestens fünf, wahrscheinlich aber mehr, denn einige sind ja wohl durch die Bestrahlung abgetötet worden.» Man sah ihm an, wie sehr ihm die ganze Sache an die Nieren ging.

Andere, die ich fragte, fanden diesen Rückfall zwar auch merkwürdig, versicherten mir aber, Dr. Richards und Dr. Cantril seien absolut vertrauenswürdig. Ich glaubte ihnen. Auch mein Vertrauen war ungebrochen. Was geschehen war, gehörte zu den Dingen, die irgendwann geschehen müssen. Zufällig war ich es, die auf dem Operationstisch lag an diesem Tag, der unweigerlich kommen mußte, der Tag, an dem die Wahrscheinlichkeit die Chirurgen einholte.

Dr. Richards erläuterte Ken und mir die Optionen. 1. Brustamputation. (Hätte ich die gleich machen lassen sollen? Vielleicht wäre mir das hier dann erspart geblieben.) 2. Erneutes Ausschneiden des Tumor- und Drainage-Bereichs und des Gebietes, in dem die Hökkerchen erschienen waren; vielleicht noch einmal Bestrahlung, falls man weitere Krebszellen fand. Das war allerdings nicht gerade wünschenswert, da ich ja schon eine recht hohe Strahlendosis erhalten hatte. Niemand konnte voraussagen, wie das Gewebe auf weitere Bestrahlung reagieren würde. 3. Ausschneidung des Gebiets um die Drainageeinführung, dann Bestrahlung, da man ja nicht wissen konnte, ob sich vielleicht noch weitere Krebszellen in der Brust befanden. Auch das war wegen der Strahlenbelastung bedenklich. Außerdem, wenn bisher nicht alle Krebszellen durch die Strahlen abgetötet worden waren, dann konnten andere Zellen, die vielleicht noch in der Brust waren, ebenfalls resistent sein.

Angesichts dieser Ungewißheiten und angesichts des Umstands, daß die Strahlen mein Brustgewebe möglicherweise ohnehin zerstören würden, war die Sache eigentlich klar. Ich wollte das nicht riskieren, daß wieder solche Tumorzellen vierten Grades in meinem Körper zurückblieben, und da schien nichts anderes als die Brustamputation in Frage zu kommen.

Treya und ich erkundeten (und praktizierten) nach wie vor alternative und ganzheitliche Behandlungsmethoden, aber das Problem war nach wie vor die Bösartigkeit der in ihrem Körper gefundenen Zellen. Wir fanden keinerlei glaubwürdige Belege dafür, daß irgendeine alternative Behandlung gegen Tumorzellen vierten Grades mehr ausrichtete als der bloße Zufall (der repräsentiert ist durch den Prozentsatz der Spontanremissionen oder Spontanheilungen). Selbst bei einem Tumor dritten – und erst recht zweiten oder ersten – Grades hätte Treya sich in weit größerem Umfang für alternative Behandlungsformen entschieden und von der Medizin des weißen Mannes einiges (wenn auch gewiß nicht alles) ausgelassen. Aber die schiere Bösartigkeit des Tumors brachte sie immer und immer wieder zu der einen Medizin zurück, die gleiche Bösartigkeit entgegenzusetzen hat: «Eiserne Jungfrau paßt nicht? Keine Sorge, hübsche kleine Lady. Wir finden bestimmt genau das Richtige für Sie. Gedulden Sie sich nur einen Augenblick.»

Ken und ich im Kinderkrankenhaus. Aufnahmeformalitäten. Es ist der 6. Dezember 1984. Meine Operation wird am 7. Dezember sein – «Pearl Harbor Day», knurrt Ken, ohne jemanden direkt anzusprechen –, ein Jahr und einen Tag nach meiner ersten Operation. Nur allzu vertraut ist mir die Klinik. Fünfeinhalb Wochen lang war ich jeden Tag zur Bestrahlung hier, danach einmal im Monat. Und erst ein paar Tage ist es her, daß die neuen Knötchen entfernt wurden.

Letztes Jahr waren meine Kleider irgendwie verlorengegangen, und ich bekam sie erst zwei Monate später zurück. Ich nehme das als ein Omen. Diesmal habe ich Kleider mitgebracht, die ich hierzulassen gedenke – wie den Krebs. Alles wird hierbleiben, sogar Schuhe, Unterwäsche und Ohrringe. Ein Großteil der Unterwäsche wird sowieso bald nicht mehr passen, ganz bestimmt die Büstenhalter nicht. Während Dr. Richards mir die rechte Brust abnimmt, wird Dr. Harvey die linke verkleinern. Nun ist auch dafür doch noch die Zeit gekommen. Bei meiner bisherigen BH-Größe, 75 DD, kann ich mir nicht vorstellen, mit *einer* Brust dieses Umfangs durchs Leben zu gehen; man stelle sich die Prothese vor, die ich dann brauchen würde. Und wie linkslastig ich mich fühlen würde. Zwei 75-DD-Brüste waren Problem genug; eine allein wäre ein noch größeres Problem.

Als ich Ken schließlich frage, was er bei dieser Aussicht empfindet, hält er sich fabelhaft, obwohl das für ihn sicher auch nicht leicht ist.

«Liebste, natürlich wird deine Brust mir fehlen. Aber was macht das? Ich liebe ja dich und nicht irgendeinen Körperteil. Nicht das geringste ändert sich dadurch.» Er meint es offensichtlich ernst, und das tut so gut.

Mom und Dad sind wie letztes Mal von Texas hergeflogen. Ich hatte versucht, ihnen zu sagen, es sei nicht nötig, aber die Wahrheit ist, ich bin froh, sie hier zu haben. Wenn meine Eltern da sind, habe ich immer mehr Hoffnung, mehr Zuversicht, daß alles gutgehen wird. Ich finde es schön, eine große Familie zu haben. Sie macht mir Freude, ich bin gern mit diesen Menschen zusammen, mit jedem einzelnen. Und ich bin froh, daß ich auch Kens Familie erweitern konnte, mit Menschen, die auch er wirklich mag.

Ken und ich gehen in unser Zimmer. Eins wie alle anderen, weiße Wände, das verstellbare Bett, der Fernsehapparat oben an der Wand, hinter dem Bett an der Wand der Blutdruckmesser, an einer Seite der Schrank (in dem ich meine Kleider zurücklassen werde), das weiße Bad, das Fenster zum Hof, gegenüber andere Fenster. Wieder organisiert Ken eine Liege; er will bei mir bleiben.

Wir setzen uns, die Hände leicht ineinanderliegend. Er weiß, woran ich doch noch denke, was mich doch noch bekümmert. Werde ich noch attraktiv sein, so deformiert und mit Narben, so «einseitig»? So fein ist die Balance, die er halten muß zwischen echtem Mitempfinden und dem Bemühen, mich aufzumuntern. Das ist wirklich eine Zwickmühle – ich möchte, daß er Anteil nimmt am Verlust meiner Brust, aber wenn er es tut, dann sieht es so aus, als bedaure er diesen Verlust und würde mich dann weniger mögen! Diesmal, nachdem er mich schon so oft getröstet hat, zieht er sich mit Humor aus der Affäre: «Macht mir wirklich nichts aus, Herzchen. Ich sehe das so: Jedem Mann stehen pro Leben soundso viele Zentimeter Brust zu. In diesem einen Jahr mit deinen Doppel-Ds hab ich meine Quote verbraten.»

Die ganze Spannung explodiert in unbändigem Gelächter. Ken macht eine Viertelstunde so weiter, vom Sublimsten bis zum Gröbsten – bis uns die Tränen nur so übers Gesicht laufen. Aber so ist das mit dem Krebs. Du lachst so sehr, daß du weinst, du weinst so sehr, daß du lachst.

Ich packe aus, lege die Sachen zurecht, die ich zurücklassen will, ziehe das weiße Hemd an in der Hoffnung, damit schon einen Schritt weg vom Krebs und hin zur Gesundheit zu tun. Ich könnte auch ein Ritual vollziehen, Beschwörungen sprechen, ein Kreuz schwenken, ganz gleich, wenn es nur hilft. Aber ich behalte das Ritual in mir, spreche die Gebete innerlich.

Man mißt meinen Blutdruck, Fragen werden gestellt und beantwortet. Der Anästhesist schaut vorbei und erklärt die Prozedur. Es wird wohl ungefähr so sein wie beim letzten Mal, und da es damals keine Probleme gab, mache ich mir keine Sorgen. Auch Dr. Richards schaut herein. Die Sache ist einfach, eine einfache Mastektomie (im Unterschied zur Radikal- oder modifizierten Radikal-Mastektomie, bei der auch der Brustmuskel mehr oder weniger vollständig entfernt wird). Chirurgisch gesehen war die letzte Operation schwieriger und erforderte eine längere Rekonvaleszenz, weil auch Lymphknoten entfernt worden waren. Ich erzähle Dr. Richards: «Ich habe mit der Anderson-Klinik über den Rückfall gesprochen, und auch da fanden offenbar alle, das sei ein sehr ungewöhnlicher Fall, aber so etwas komme gelegentlich vor.» – «Ja», erwidert Dr. Richards, «aber ich bin sicher, die sind froh, daß es ihnen nicht passiert ist.» Es gefällt mir, daß er ehrlich genug ist, zumindest anzudeuten, was er empfindet. Ich darf nicht vergessen, mich zu wiegen. Wollte immer schon mal wissen, was meine Brüste wiegen – ziemlich aufwendige Art, das herauszufinden.

Jetzt kommt Dr. Harvey. Wir sind bisher noch nicht dazu gekommen, die Gestaltung meiner verbleibenden Brust zu besprechen. Er bringt Bilder mit, Bilder von Brustverkleinerungen, die er selbst vorgenommen hat. Ich sehe sie durch, suche nach einer Form, die mir für mich angemessen erscheint. Ich hoffe, er muß die Brustwarze nicht nach oben versetzen; das vermindert die Empfindungsfähigkeit, habe ich gehört. Offenbar muß es jedoch sein, aber in meinem Fall, da meine Brüste nicht stark hängen, muß dabei die Verbindung zu den Milchgängen nicht durchtrennt werden. Das heißt, die Brust wird funktionieren, sollte ich je ein Kind bekommen. Allmählich werde ich sachkundig: wie die Schnitte gelegt werden, was entfernt wird, wie die Haut wieder zusammengenäht wird.

Dr. Harvey mißt und markiert meine Brust. Er mißt und markiert den Warzenhof, er mißt und markiert den Zoll, um den die Brustwarze versetzt wird, er mißt und markiert die Schnitte und die zu entfernenden Hautstücke.

Dr. Harvey verabschiedet sich, und bald danach kommen meine Eltern. Ich zeige ihnen die Markierungen und erkläre die Prozedur. Ganz nüchtern, aber auch in dem Wissen, daß mein Vater zum erstenmal meine Brüste sieht. Und natürlich, daß meine Brüste jetzt, an diesem Abend, zum letztenmal so zu sehen sind.

Ken kriecht zu mir ins Bett, und wir kuscheln. Er bleibt, während das Personal sich klaglos um uns herum zu schaffen macht. «Dir würden sie in diesen Krankenhäusern sogar einen Mord durchgehen lassen», sage ich. Ken zieht ein grimmiges Gesicht: «Das ist, weil ich groß, stark Macho-Tier», sagt er. «Das ist, weil du jeden anstrahlst, der reinkommt, und allen Schwestern Blumen schenkst», korrigiere ich. Wir lachen, aber es bleibt diese Traurigkeit, Trauer wohl um die Brust, die ich verlieren werde.

Früher Morgen. Muß wohl geschlafen haben. Viel weniger Angst diesmal. Ich bin viel gelassener, ganz sicher durch die Meditation. Und Krebs ist in diesem letzten Jahr einfach ein «fact of life» geworden, ein ständiger Begleiter. Ich weiß auch, wieviel Mühe ich mir gebe, dies alles durchzustehen, meine Zweifel zu suspendieren, meine Fragen, meine Ängste, meine Gedanken an die Zukunft. Ich habe bewußt Scheuklappen angelegt, ich blicke nur direkt nach vorn, übersehe die links und rechts abzweigenden Pfade, die nicht eingeschlagenen Wege. Das Forschen ist abgeschlossen, die Entscheidung gefällt. Das ist nicht die Zeit für Fragen. Augen zu und durch – das ist das Gebot der Stunde. Mir ist bewußt, daß ich ein Teil meiner selbst dazu abschalten mußte – die Sorgenvolle, die Fragende. Ich fühle mich gelöst und zuversichtlich. Ken hält meine Hand, Mom und Dad warten mit uns. Und wieder, wie letztes Jahr, verzögert sich die Operation. Ich denke an all die Chirurgen, die jetzt am Werk sind, hier und im ganzen Land und überall auf der Welt. An all die Klinikärzte, die Schwestern, das ganze Pflegepersonal, die Instrumente und komplizierten Maschinen, alle in einer Front zum Kampf gegen die

Krankheit. Valium und Demerol fangen an zu wirken. Sie schieben mich zum OP.

Ich weiß nicht warum, aber ich wollte nicht, daß Treya mich weinen sieht. Es ist mir nicht peinlich zu weinen, nur eben jetzt, in diesem Augenblick, wollte ich nicht, daß *irgendwer* es sieht. Vielleicht befürchtete ich, völlig zusammenzubrechen, wenn ich mich jetzt auch nur eine Spur gehenließe. Vielleicht wollte ich keine Schwäche zeigen in diesem Augenblick, wo es auf meine Stärke ankam. Ich suchte mir ein leeres Zimmer, schloß die Tür, setzte mich hin und weinte. Allmählich kam ich darauf: Ich weine nicht, weil Treya mir so leid tut; ich weine über ihre unglaubliche Tapferkeit. Sie geht einfach da durch, läßt sich einfach nicht unterkriegen, und ihre Courage angesichts dieser entwürdigenden, sinnlosen, beschissenen Grausamkeit – das ist es, was mich zerreißt.

Als ich aufwache, bin ich wieder in meinem Zimmer. Ken lächelt mich an. Die Sonne scheint durchs Fenster herein, und ich erkenne pastellfarbene Häuser drüben auf den Hügeln von San Francisco. Ken hält meine Hand. Ich hebe die andere an meine rechte Brust. Verbände. Nichts darunter. Ich bin wieder flachbrüstig wie als Kind. Ich hole tief Luft. Es ist geschehen. Kein Zurück. Ein Zweifel durchzuckt mich. Hätte ich doch versuchen sollen, die Brust zu bewahren, nur einen Teilbereich entfernen zu lassen? Hat die Angst mich zu etwas Unnötigem verleitet? Die Fragen, die ich gestern abend und heute morgen nicht zulassen konnte, fallen jetzt über mich her. War das notwendig? Habe ich das Richtige getan? Müßig. Es ist geschehen.

Ich blicke auf zu Ken. Ich spüre, wie meine Lippen zucken, die Augen sich mit Tränen füllen. Er beugt sich herunter und hält mich, eine behutsame Umarmung, unter den Verbänden sind ja überall Stiche und Nähte, erst Stunden alt. «O Liebes, es tut mir so leid, es tut mir so leid», sagt er zu mir, und ich sage es zu ihm.

Am späteren Nachmittag kommt Kati aus L. A. an. Es tut so gut, seine Leute um sich zu haben. Für sie ist es sicher schwierig, man fühlt sich so hilflos in einer derartigen Lage. Aber es gibt ja gar nichts zu tun, es ist nur schön, sie alle hier bei mir zu haben. Daddy bittet die anderen, ihn mit mir und Ken einen Augenblick allein zu lassen, er möchte mit uns sprechen. Guter Daddy, er ist so ernst, er nimmt diese Dinge so schwer, er sorgt sich so um die Menschen, die ihm am Herzen liegen. Ich sehe ihn noch den Gang auf und ab gehen, damals vor fünfzehn Jahren, als Mutter operiert wurde, Falten des Grams gruben sich in sein Gesicht, fast konnte man zusehen, wie die Farbe aus seinem Haar wich. Jetzt wendet er sich Ken und mir zu und sagt mit bebender Stimme: «Ich weiß, das ist eine sehr schwere Zeit für euch. Aber ihr könnt Dank sagen für einen Segen, der euch bleibt, nämlich daß ihr einander habt und – jetzt ganz besonders – wißt, wie viel ihr einander bedeutet.» Die Tränen standen ihm in den Augen, als er sich abwandte und das Zimmer verließ. Ken, tief erschüttert, ging zur Tür und sah ihm nach, wie er den Korridor hinunterging, den Kopf gesenkt, die Hände auf dem Rükken zusammengelegt, ohne sich noch einmal umzusehen. Wie freue ich mich, daß er meinen Vater so sehr mag.

Ich stoße die Tür auf. Ich bin sehr wütend. Niemand da. «Ich nehme an, ich kann es mir schenken, ‹Wer da?› zu fragen, stimmt's? O Mann.»

Ich lasse die Tür offen und taste mich mit der Linken an der Wand entlang zurück zu den drei Fluren, die vom Hauptraum ausgehen. Fünf Zimmer gibt es da, und Treya muß in einem von ihnen sein. Mir fällt auf, daß die Wand sich sehr seltsam, fast feucht anfühlt. Ich denke: Ist dieser Trip wirklich notwendig?

Ken und ich gehen die langen Gänge auf und ab, morgens einmal und nachmittags einmal. Ich mag diesen Spaziergang. Vor allem, wenn wir an dem Raum vorbeikommen, in dem die Neugeborenen liegen. Ich schaue sie mir an, die Kleinen, eingewickelt in ihre Dekken, diese winzigen Gesichter, die Fäustchen, die geschlossenen Augen. Ich bin auch in Sorge. Das hier sind die Frühgeborenen, manche im Brutkasten. Und doch macht es mich froh, sie zu sehen, bei ihnen stehenzubleiben, mir ihre Eltern und ihre Zukunft vorzustellen.

Später stellen wir fest, daß eine Freundin in der Klinik ist. Dulce Murphy ist im siebten Monat und wurde wegen einer Blutung eingeliefert. Ken und ich besuchen sie. Sie ist fröhlich, zuversichtlich, allerdings muß sie flach auf dem Rücken liegen und ist an einen Monitor angeschlossen, der ihren Puls und den des Kindes überwacht. Mit Medikamenten versucht man, die drohende Fehlgeburt abzuwenden. Michael, ihr Mann, ist auch da. Er war einer der Mitbegründer des Esalen Institute, ein alter Freund von Ken und mir, und wir trinken Champagner und unterhalten uns angeregt über das Baby.

In der Nacht träumt Ken von diesem Baby, das während der ganzen Schwangerschaft ein wenig unschlüssig gewesen zu sein scheint, was sein Geborenwerden angeht. Im Traum sieht Ken diesen kleinen Jungen im Bardo, dem Reich, in dem die Seelen leben, bevor sie geboren werden. Ken fragt ihn: «Mac, warum willst du denn nicht geboren werden? Was widerstrebt dir so?» Mac sagt, ihm gefalle es einfach im Bardo, und vielleicht würde er lieber bleiben. Ken sagt zu ihm: Das geht nicht, der Bardo ist zwar ganz nett, aber es ist nicht geplant, daß du da bleibst. Wenn du es versuchst, wird es nicht mehr so nett sein. Am besten, du entscheidest dich, auf die Welt zu kommen, geboren zu werden. Außerdem gibt es hier einen ganzen Haufen Leute, die dich liebhaben und gern möchten, daß du geboren wirst. Mac erwidert: «Wenn so viele Leute mich liebhaben, wo ist dann mein Teddybär?»

Am nächsten Tag besuchen wir sie wieder. Ken bringt einen Teddybar mit. Er hat einen Schlips mit Schottenmuster für «Mac Murphy». Ken beugt sich über Dulces Bauch und sagt laut: «Jo, Mac . . . Teddybär.» Und dieser wurde der Ahn einer ganzen Dynastie von Schottenmusterteddys, die Klein Mac noch bekommen sollte. Er kam drei Wochen später zur Welt, völlig gesund, und mußte nicht einmal in den Brutkasten.

Nach drei Tagen in der Klinik kehrten Treya und ich nach Muir Beach zurück. Die Ärzte waren sich offenbar ziemlich einig: Der Rückfall betraf mit an Sicherheit grenzender Wahrscheinlichkeit nur das Brustgewebe und nicht die darunterliegende Brustwand.

Das ist eine lebenswichtige Unterscheidung: Solange der Krebs im selben Gewebe (Brustgewebe) bleibt, handelt es sich um einen lokalen Rückfall. Springt er aber auf die Brustwand über, dann bedeutet das, er hat «gelernt», auch anderes Gewebe zu infiltrieren – dann ist es ein metastasierender Krebs. Und wenn der Krebs das einmal grundsätzlich gelernt hat, kann er sehr schnell in der Lunge, in den Knochen, im Gehirn sein.

War es ein lokaler Rückfall, dann hatte Treya alles Notwendige schon veranlaßt: den Rest des befallenen Gewebes entfernen. Weitere Maßnahmen, Bestrahlung oder Chemotherapie, waren dann weder notwendig noch zu empfehlen. Wäre aber auch die Brustwand befallen, dann hätte Treya die schlimmste Diagnose, die man haben kann: Tumor vierten Grades im vierten Stadium. (Das Stadium wird von Größe und Ausbreitung des Tumors bestimmt – vom ersten Stadium, kleiner als ein Zentimeter, bis zum vierten, wo der Krebs sich im ganzen Körper ausgebreitet hat. Die Gradeinteilung dagegen bezieht sich auf die Bösartigkeit des Tumors; man unterscheidet vier Grade. Treyas ursprüngliche Diagnose lautete zweites Stadium, vierter Grad. Bei einem Brustwandbefall wäre es ein Krebs vierten Grades im vierten Stadium.) In diesem Fall müßte man eine extrem aggressive Chemotherapie empfehlen.

Dr. Richards und Dr. Cantril meinen, daß der Krebs jetzt weg ist, durch die Operation ausgeräumt. Keiner von beiden empfiehlt Chemotherapie. Dr. Richards sagt, selbst wenn noch Krebszellen da wären, könnte man nicht sicher sein, daß die Chemotherapie sie auch erledigt; sie könnten dem Medikament entwischen, das dann nur meiner Magenschleimhaut, meinem Haar und meinen Blutzellen schaden würde. Ich erzähle ihm, daß Ken und ich vorhaben, nach San Diego in die Livingston-Wheeler-Klinik zu gehen, wo sie sich auf Kräftigung des Immunsystems spezialisiert haben. Er sagt, das sei in Ordnung, wenn ich es wolle, aber er verspreche sich nicht viel davon. Er sagt, wenn ein Auto nur auf sieben Zylindern läuft, hat es keinen Sinn, Vollgas zu geben, um den achten auch in Gang zu bringen. In meinem Immunsystem sei der achte Zylinder ausgefallen, denn es habe diesen Krebs schon zweimal nicht erkannt; die übrigen sieben Zylinder aufzumöbeln mag für alles mögliche gut sein, wird aber vermutlich nicht die Blindheit gegenüber diesem Krebs beheben. Schaden kann es jedenfalls nichts, sagt er. Ich werde es wohl tun; irgend etwas muß ich tun, um das Gefühl zu haben, zu meiner Genesung beizutragen. Ich kann nicht einfach dasitzen. Dazu kenne ich mich zu gut, ich würde mir nur Sorgen machen. Ich muß etwas tun. Hier überläßt mich die westliche Medizin mir selbst.

Ein paar Tage später sind wir wieder im Kinderkrankenhaus, um die Verbände abnehmen zu lassen. Treya wahrt ihren Gleichmut bewundernswert. Ich dachte: «Du bist mehr Mann als ich.»

Dr. R. nahm die Verbände ab und entfernte die Klammern, und ich sah zu. Es heilte sehr gut, aber es verstörte mich doch sehr, diese häßliche, an den Enden geschwollene Linie zu sehen – weinte in Kens Armen. Aber was geschehen ist, ist geschehen, und was ist, ist. Janice rief an und sagte: «Daß du eine Brust verlierst, hat mich, glaube ich, mehr erschüttert als dich, du warst so ruhig.» Am Tag zuvor hatte ich zu Ken gesagt: Entweder ist der Verlust einer Brust keine große Sache, oder es hat mich bloß noch nicht erreicht. Wahrscheinlich beides. Schließlich sagte ich zu Ken: Wenn ich es nicht zu oft anschauen muß, wird es wohl gehen.

Treya und ich erweiterten und intensivierten das alternative und ganzheitliche Behandlungskonzept, dem sie schon das ganze letzte Jahr gefolgt war. Das Grundprogramm war ziemlich unkompliziert:

1. Sorgfältige Ernährung – größtenteils laktovegetarisch, wenig Fett, viel Kohlehydrate, soviel Rohkost wie möglich; keinerlei Genußmittel.
2. Täglich hochdosierte Vitamine – Schwergewicht auf den Antioxydantien A, E, C, B_1, B_5, B_6, den Mineralien Zink und Selen, den Aminosäuren Cystein und Methionin.
3. Meditation – jeden Morgen, häufig auch nachmittags.
4. Visualisation und Affirmationen – täglich wechselnd.
5. Tagebuchschreiben – Traumtagebuch und Tagesbericht.

6. Bewegung – Joggen oder Spaziergehen.

Dieses Grundprogramm erweiterten wir je nach Gelegenheit um verschiedene «Wahlfächer» und unterstützende Maßnahmen. Zur Zeit nahmen wir gerade das Hippocrates Institute in Boston, die Makrobiotik und Livingston-Wheeler in San Diego unter die Lupe. Das Virginia Livingston-Wheeler Institute bietet einen umfassenden Behandlungsplan an, der auf Dr. Livingston-Wheelers Überzeugung beruht, daß hinter allen Formen von Krebs ein bestimmter Virus steckt, denn diesen Virus findet man tatsächlich in den meisten Tumoren. Sie stellen dort einen Impfstoff gegen diesen Virus her, und der wird einem zusammen mit einer rigorosen Diät verabfolgt. Aus den vorhandenen Unterlagen ging für mich klar hervor, daß dieser Virus den Krebs nicht verursacht, sondern sich nur als Parasit in den Tumoren einnistet. Aber diesen Virus zu verjagen konnte gewiß nicht schaden, und so bestärkte ich Treya gern in ihrem Entschluß, diese Klinik aufzusuchen.

Wieder einmal sahen also die Dinge sehr gut aus für Treya und mich. Unseren Ärzten folgend, hatten wir allen Grund zu glauben, daß der Krebs hinter uns lag. Unser Haus am Lake Tahoe war fast fertig. Wir waren bis über beide Ohren verliebt.

Weihnachten in Texas. Wieder mal erhole ich mich von einer Krebsoperation. Etwas unheimlich, zweimal zur gleichen Jahreszeit das gleiche durchzumachen. Aber bei diesem Weihnachten ist alles leichter. Ken und ich sind ein Jahr verheiratet, ein altes Ehepaar inzwischen. Der Krebs begleitet uns seit einem Jahr, und wir wissen inzwischen sehr viel über ihn. Keine Überraschungen mehr, hoffe ich. Wir sind gemeinsam durch alles gegangen, und das Leben sieht wieder recht vielversprechend aus. Kurz vor Weihnachten waren wir in San Diego, um uns die Livingston-Wheeler-Klinik anzusehen. Im Januar wollen wir wieder hin, dann soll die Immuntherapie und die Spezialdiät losgehen. Besonders gefiel uns die ungezwungene, behagliche Atmosphäre. Das wird unser Operations-Nachsorgeplan: Immuntherapie, Diät, Visualisation und Meditation. Ich finde das aufregend. Ken redet wieder von «Spaß mit Krebs». Aber es fühlt sich wirklich wie ein positiver Schritt in die Zukunft an. Jedem Familienmitglied erklären wir unseren Plan ganz genau, und alle sind angetan von meinem Entschluß.

Ja, es scheint wirklich eine aufregende Zeit vor mir zu liegen. So als wäre das letzte Jahr mein existentielles gewesen und als sollte das kommende mein transzendentes werden. Nehme ich den Mund zu voll, wenn ich ein Jahr der Verwandlung voraussage? Letztes Jahr bin ich dem Tod begegnet, letztes Jahr hatte ich Angst, letztes Jahr war ein Jahr der Sorgen, letztes Jahr war ich in der Defensive. All das – obwohl meine stärkste Erinnerung die einer glücklichen Ehe ist. Aber jetzt, wo dieses zweite Jahr anfangen will, die zweite Operation gerade zwei Wochen hinter mir, fühle ich mich anders. Es fing an mit der Einsicht, daß ich mit meiner Art der Entscheidungsfindung mir selbst gegenüber zu hart war, daß mein Ego mit seinem Wunsch nach Kontrolle alles nur schlimmer machte. So entstand der Wunsch, loszulassen und Gott zu lassen. Das Jahr des Ego war ein Jahr der Angst und Unschlüssigkeit am Abgrund des Todes. Das Jahr, das ich vor mir sehe, das Jahr, in dem ich Ergebung und echtes Hinnehmen lernen möchte, gibt mir ein Gefühl von Frieden, von Lust auf das Neue, auf Entdeckungen.

Eine Zeit des Entdeckens und der Offenheit im Dienst der Heilung. Mir selbst nicht das Leben versauern, wenn ich in der Welt nichts Besonderes leiste. Ein unterstützendes Begleitprogramm, das nicht aus Angst erwächst und angst macht, sondern aus Vertrauen erwächst und sich nach Entdeckung und Entwicklung anfühlt. Möglich wird das durch ein immer tieferes Gefühl, daß Leben und Tod wohl doch nicht die gewaltigen Themen sind, zu denen man sie aufbläht. Die Grenze dazwischen ist mir irgendwie verschwommen. Ich achte nicht mehr so sehr darauf, am Leben festzuhalten, und ich glaube nicht mehr, das könnte bedeuten, ich habe meinen Lebenswillen verloren. Daß die Qualität des Lebens wichtiger ist als seine Länge – das sagt mir mehr. Jetzt möchte ich meine Entscheidungen nicht mehr aus Angst treffen, lieber aus Begeisterung und Abenteuerlust.

Und wie herrlich, daß Ken da ist und diesen Weg mit mir geht! Ende Januar fangen wir ein neues Leben an, wir ziehen in unser neues Haus in Tahoe. Ein neuer Anfang in einem Haus, das wir für unsere gemeinsame Zukunft gekauft haben.

Als wir nach Weihnachten wieder zu Hause in Muir Beach waren, konsultierte Treya wieder etliche Ärzte und Spezialisten, nur um sicherzugehen, daß auch alles bedacht war. Mit zunehmender Zahl dieser Konsultationen kristallisierte sich ein beunruhigender Trend heraus: Die Meinung schlug immer mehr um zu der Annahme, daß Treya doch einen Brustwand-Rückfall, also metastasierenden Krebs, hatte. Krebs vierten Grades im vierten Stadium, das Schlimmste, was überhaupt passieren kann.

Im ersten Moment war ich wütend, fuchsteufelswild! Wie können die so was sagen? Und was, wenn es stimmt? Wie kann mir so was passieren, verdammt noch mal?! Ken versucht, mich zu trösten, aber ich will nicht getröstet werden, ich will mich ärgern. Dieser ganze Mistdreck macht mich einfach wütend, daß so etwas überhaupt möglich ist, daß ich früher darauf gefaßt war und mich jetzt praktisch wehrlos gemacht habe, daß gegensätzliche Meinungen auf mich einprasseln, von den Ärzten, die Chemotherapie empfehlen, bis zu meinen Freunden mit all ihren alternativen Behandlungen – möchte wissen, ob sie die wohl selber in diesem billigen Vertrauen anwenden würden, wenn sie einen derart gemeinen Krebs in sich hätten. Ich bin einfach sauer über die ganze Sache, und das Schlimmste ist dieses Nicht-Wissen!!! Chemotherapie ist schlimm genug, wenn man *weiß*, daß man sie braucht – aber was, wenn du es wirklich einfach nicht weißt, weil es ja auch sein könnte, daß da nur ein paar versprengte Zellen unterwegs sind, die von der Operation zurückblieben? Oder irgendwie der Bestrahlung entkommen sind? Wie ist das passiert? Was bedeutet es?

Als Treya einmal damit begonnen hatte, sich die von verschiedenen Onkologen geäußerten Meinungen zu vergegenwärtigen, wurde es ein langsamer und wie es schien unaufhaltsamer Abstieg zu einer grausamen Schlußfolgerung. Sollte tatsächlich die Brustwand befallen sein, dann würde sie mit 50prozentiger Wahrscheinlichkeit innerhalb der nächsten neun Monate – Monate! – einen Rückfall haben, der ihren Tod bedeuten konnte – es sei denn, man ließe jetzt sofort die aggressivste Chemotherapie folgen, die es überhaupt gibt. Gar keine Chemotherapie ... gemäßigte Chemotherapie ... Chemotherapie der schlimmsten Art – so sah der Abstieg in die Hölle mittelalterlicher Folter aus. «Was denn, kleine Lady? Sie schon wieder? Sie werden ein wenig lästig, wissen Sie, kleine Lady. Sie fangen an, mir ein kleines bißchen auf die Nerven zu gehen. Igor, sei doch bitte so nett und heiz das Teerfaß an ...»

Das langsame Abrutschen in Richtung Chemotherapie. Weihnachten dachten wir noch, wir hätten die Sache im Griff – die Radiologen meinten, Chemotherapie sei nicht nötig, und die Empfehlungen der Onkologen, dachten wir, seien ungefähr soviel wert wie die Antwort eines Versicherungsagenten, wenn man ihn fragt, ob man eine Versicherung braucht; und dann hatten wir als Rückhalt ja noch die Livingston-Klinik.

Dann Rückkehr nach S. F. und Besprechungen mit zwei Onkologen. Beide empfahlen Chemotherapie, der eine CMF, der andere CMF-P (zwei der gebräuchlichsten und eher zahmen Therapieformen, beide relativ gut verträglich). Die Risikofaktoren bekamen allmählich mehr Gewicht in meinem Bewußtsein. Im letzten Jahr hatte ich nur einen ungünstigen prognostischen Faktor, nämlich die schlechte Differenzierung der Tumorzellen. Von der Größe her war der Tumor gerade erst im zweiten Stadium. Die anderen Faktoren – östrogen-positiv und zwanzig saubere Lymphknoten – waren gut. Sehr gut.

Aber inzwischen ist die Sache umgeschlagen. Plötzlich ist die Liste der negativen Indikatoren länger: Rückfall innerhalb eines Jahres, Rückfall in einem bestrahlten Bereich und östrogen-negativ. Der histologische Befund wie zuvor – schlechte Differenzierung. Grad-vier-Histologie. Ganz, ganz allmählich setzt sich bei mir die Überzeugung durch, daß es ein Wahnsinn wäre, die Chemotherapie abzulehnen, zumal ja die CMF-Behandlung gar nicht so furchtbar schlimm sein soll. Kaum oder gar kein Haarverlust, Injektionen zweimal im Monat, Pillen dreimal täglich. Ich könnte weiterhin ein ziemlich normales Leben führen, müßte mich nur vor Infektionsquellen hüten und überhaupt gut auf mich aufpassen.

Die Strapazen hinterlassen bei Ken und mir nun doch erkennbare Spuren. Während ich heute zum Spaziergang draußen war, hat Ken meine Schwester und meine Mutter angerufen und ihnen die letzte Neuigkeit mitgeteilt. Als ich zurückkam und davon erfuhr, war ich sehr aufgebracht; ich fand, daß er meine Geschichte erzählte und mich beseite drängte. Normalerweise läßt er sich von meinen Ausbrüchen nicht provozieren, aber diesmal platzte auch ihm der Kragen. Ob ich denn verrückt sei, mir einzubilden, diese ganze zermürbende Erfahrung sei einfach nur *meine* Geschichte. Ich sah es schuldbewußt ein, ich war kleinlich gewesen – aber es war fast so, als könnte ich mich nicht dagegen wehren.

Ich möchte jetzt mehr darauf achten, daß diese Zeit ja auch für Ken sehr schwer ist. Ich kann seine Kraft und Unterstützung nicht einfach als selbstverständlich nehmen. Das habe ich bisher getan, und es kostet ihn viel, das sehe ich jetzt. Er braucht meinen Rückhalt so sehr wie ich seinen.

Die Zerreißprobe ging weiter. Die telefonischen Konsultationen mit Kapazitäten im ganzen Land und auf der ganzen Welt jagten einander.

O Gott, wann hört das endlich auf? Ken und ich haben heute mit fünf Ärzten telefoniert, unter anderen mit Dr. Bloomenschein von der Anderson-Klinik; er gilt als einer der besten Brust-Onkologen im ganzen Land. Unser Onkologe hier in S. F. sagte: «Gegen seine Zahlen kommt niemand auf der Welt an», und das heißt, daß Bloomenschein bei der Chemotherapie höhere Erfolgsraten vorzuweisen hat als irgendwer sonst.

Ich hatte vorgehabt, mit der CMF-P-Behandlung anzufangen, die erste Spritze vielleicht schon morgen früh – bis Dr. Bloomenschein zurückrief und meine Welt einfach umstürzte. Wieder mal. Er riet dringend zu Adriamycin [allgemein als das stärkste Zytostatikum überhaupt angesehen, grauenhafte Nebenwirkungen], da es eindeutig wirksamer sei als CMF. Er sagte, es könne bei mir kein

Zweifel an einem Brustwand-Rezidiv bestehen, viertes Stadium. Neueste Untersuchungen zeigten bei Frauen, die sich nach einem Brustwand-Rezidiv einer Resektion unterzogen – und das ist ja im Grunde, was ich getan habe –, eine Rückfallquote von 50 Prozent innerhalb neun Monaten, von 70 Prozent innerhalb von drei Jahren und von 95 Prozent innerhalb von fünf Jahren. Die Wahrscheinlichkeit, daß ich jetzt mikroskopischen Krebs habe, sagte er, läge bei 95 Prozent, aber eben jetzt biete sich mir ein «Schlupfloch», wenn ich schnell handelte.

Gut, aber Adriamycin? Ich konnte mir vorstellen, das auf mich zu nehmen, wenn ich ganz sicher war, daß ich es brauchte, aber mein Haar verlieren und ein Jahr lang alle drei Wochen für vier Tage und Nächte eine tragbare Pumpe herumzuschleppen, die mir Gift einträufelte, Gift, das meine weißen Blutkörperchen abtötete, von dem ich wunde Stellen im Mund bekam und das womöglich mein Herz schädigte? War es das wert? Und was ist mit den Stimmen, die sagen, die Behandlung sei schlimmer als die Krankheit?

Andererseits, wie steht es mit der 50prozentigen Wahrscheinlichkeit eines tödlichen Rückfalls *innerhalb von neun Monaten?*

Wir legten auf, und ich rief sofort Peter Richards an. Er meinte immer noch, es sei ein lokaler Rückfall gewesen und Chemotherapie nicht nötig. «Hören Sie, Peter, können Sie uns einen Gefallen tun? Rufen Sie bitte Bloomenschein an, und reden Sie mit ihm. Er hat uns angst gemacht, ich möchte wissen, ob es ihm bei Ihnen auch gelingt.»

Peter rief ihn an, aber es kam nichts dabei heraus. «Seine Zahlen stimmen, wenn es ein Brustwand-Rezidiv ist; ich halte es aber nach wie vor für ein lokales Rezidiv.»

Ich legte auf, und wir starrten einander an. Treya sagte schließlich: «Was zum Teufel tun wir jetzt?»

«Ich habe keine Ahnung.»

«Sag du mir, was ich tun soll.»

«Was?!» Wir fingen wahrhaftig beide an zu lachen. *Niemand* hat Treya *je* gesagt, was sie tun soll.

«Ich weiß nicht einmal, ob ich eine Meinung dazu vertreten kann.

Vom medizinischen Establishment kriegen wir eine Entscheidung allenfalls dann, wenn wir eine ungerade Zahl von Ärzten befragen. Ansonsten bilden die Typen einfach zwei gleich starke Parteien. Es hängt einfach alles davon ab, wie diese verdammte Diagnose tatsächlich aussieht – Brustwand oder lokal. Anscheinend weiß es keiner, jedenfalls können sie sich nicht einigen.» Völlig erledigt saßen wir da, alles Pulver verschossen.

«Eine letzte Idee hab ich noch», sagte ich. «Magst du noch einen Versuch machen?»

«Natürlich. Sag schon.»

«Wovon hängt diese Entscheidung ab? Von der Histologie der Tumorzellen, nicht? Und wer ist der eine Mensch, mit dem wir noch nicht gesprochen haben?»

«Natürlich! Der Pathologe, Dr. Lagios.»

«Soll ich anrufen, oder willst du?»

Treya dachte kurz nach. «Ärzte hören Männern zu. Ruf du an.»

Ich nahm den Hörer ab und wählte die Nummer der pathologischen Abteilung im Kinderkrankenhaus. Mike Lagios gilt als glänzender Pathologe, er hat einen internationalen Ruf als Neuerer auf dem Gebiet der Krebs-Histologie. Er war es, der sich Treyas Gewebeprobe unter dem Mikroskop angesehen hatte, und seinen Bericht hatten die verschiedenen Ärzte gelesen, bevor sie uns ihre Meinung sagten. Es war Zeit, an die Quelle zu gehen.

«Dr. Lagios, mein Name ist Ken Wilber. Ich bin der Mann von Terry Killam Wilber. Mir ist klar, daß dies ein sehr ungewöhnlicher Anruf ist, aber Terry und ich haben ein paar extrem schwierige Entscheidungen zu fällen, und ich möchte Sie bitten, mir ein paar Fragen zu beantworten.»

«Das ist, wie Sie sagen, ungewöhnlich. Für gewöhnlich sprechen wir nicht mit den Patienten, Sie werden das sicher verstehen.»

«Dr. Lagios, unsere Ärzte – zehn haben wir inzwischen konsultiert – bilden zwei genau gleich starke Parteien in der Frage, ob Terrys Rückfall lokal oder metastatisch war. Ich möchte von Ihnen nur dies wissen: Wie aggressiv kamen ihnen die Zellen vor?»

Schweigen. «Na gut, Mr. Wilber. Ich möchte Sie nicht beunruhigen, aber da Sie fragen, will ich es Ihnen ehrlich sagen. In meiner

Laufbahn als Pathologe habe ich noch keine bösartigere Krebszelle gesehen. Ich übertreibe nicht, ich sage das, um ganz präzis zu sein. Ich selbst habe noch keine aggressivere Zelle gesehen.»

Ich sehe Treya direkt an, während er das sagt. Nicht mal ein Zukken, mein Gesicht ist völlig leer. Ich empfinde gar nichts, ich bin wie erstarrt.

«Mr. Wilber?»

«Bitte, sagen Sie mir, Dr. Lagios, wenn es sich um Ihre Frau handelte, würden Sie ihr dann zu Chemotherapie raten?»

«So leid es mir tut, ich müßte ihr die radikalste Chemotherapie empfehlen, die gerade noch zu verkraften ist.»

«Und die Chancen?»

Lange Pause. Er hätte mir sicher eine Stunde lang seine Statistiken herunterrasseln können, aber er sagte einfach: «Wenn es sich, wie Sie sagen, um meine Frau handelte, würde ich mir wünschen, daß jemand mir sagt, daß Wunder zwar immer wieder vorkommen, aber die Aussichten nicht sehr gut sind.»

«Danke, Dr. Lagios.»

Ich legte auf.

Wer bin ich?

Im Flugzeug nach Houston, Dienstag morgen. 50 Prozent beträgt die Wahrscheinlichkeit, daß das Adriamycin meine Eierstöcke dauerhaft schädigen wird und ich vorzeitig in die Wechseljahre komme. Es bedrückt mich sehr, daß ich vielleicht kein Kind bekommen kann. Es ist weniger «Warum ich?» als vielmehr «Wieso jetzt?» – warum konnte das nicht zehn Jahre später passieren, mit sechsundvierzig? Ken und ich wären dann zehn Jahre verheiratet und hätten ein Kind, und mit allem wäre dann so viel leichter fertig zu werden. Weshalb jetzt, weshalb so jung? Ich finde es so unfair, und es macht mich so verdammt wütend, manchmal sogar ein Anflug von Selbstmordgedanken, um es dem Leben heimzuzahlen, um ihm zu zeigen, daß es mich nicht so herumstoßen kann. Scheiß drauf, einfach aussteigen.

Später fallen mir natürlich die wirklich Jungen ein, die Kinder mit Leukämie oder Morbus Hodgkin, die nicht einmal soviel Leben haben wie ich, keine Chance zu reisen, zu lernen, zu erkunden, zu geben, Partner zu finden – das macht mich ruhiger. Dann scheint plötzlich alles normal: So ist, aus irgendeinem Grund, das Leben in dieser Zeit. Man kann immer an andere denken, die noch schlechter dran sind, und das erinnert mich an die positiven Seiten meines Lebens und weckt in mir den Wunsch, anderen zu helfen, die es weniger gut haben.

Der Samstag war schwierig. Nach meinem Entschluß, Bloomenscheins Empfehlung zu folgen, überlegten wir uns, welche Durchführungsart der Chemotherapie die beste sei, und entschieden uns für einen in die Brust eingepflanzten Verweilkatheter; an diesen Katheter kann man eine tragbare Pumpe anschließen, die ich dann vier Tage jeden Monat mit mir herumtragen werde – etwa ein Jahr lang.

Für die Operation – ich fühlte mich ein bißchen wacklig – bat ich Ken, mit in den Vorbereitungsraum zu kommen. (Die Einpflanzung wurde im Kinderkrankenhaus vorgenommen, vor unserem Flug nach Houston.) Er wartete, bis ich präpariert war, dann küßte er mich und ging. In Laken eingeschlagen lag ich auf dem Rücken in einem kalten Gang, als der Arzt kam; er war so nett, ein Bär von einem Mann, und durch seine freundliche und einfühlsame Art brachte er mich zum Weinen. Sogar jetzt noch, wenn ich daran zurückdenke. Er erklärte mir die Prozedur, während ich dalag und die Tränen tropften. Auch das beinhalteten die Tränen: daß dieser Schritt die Entscheidung konkreter, irgendwie unwiderruflich machte, die Entscheidung zur Chemotherapie und zu allem, was sie bedeutete, besonders die Möglichkeit, kein Kind mehr bekommen zu können. Natürlich konnte ich ihm nichts davon erzählen, denn dann hätte ich erst richtig zu weinen angefangen. Die assistierende Schwester war dieselbe wie vor über einem Jahr, als Dr. R. den Knoten aus meiner Brust entfernt hatte, und auch später, als Dr. R. mir die rechte Brust abnahm, während Dr. H. sich um die linke kümmerte. Ich mochte sie. Ich konnte über irgend etwas mit ihr reden, und meine Traurigkeit ließ nach in der Normalität unseres Gesprächs – eine ziemlich abenteuerliche Normalität vor dem Hintergrund von OP 3, grelles Licht von oben, rechts ein merkwürdiger Röntgenapparat, mit dem sie später den Sitz des Katheters überprüfen würden, im linken Arm die Infusion, eine Erdungskompresse auf meinem linken Oberschenkel, Elektroden an Brust und Rücken, die meinen Herzschlag in hörbare Piepser übersetzten (auf seltsame Art ist man der Privatsphäre beraubt, jedes Gefühl verwandelt sich in öffentliche Piepser). Das Erschreckende war hier nicht die Operation selbst, sondern der Gedanke, etwas Unwiderrufliches zu tun. Der Arzt versicherte mir, diesen Katheter könne man jederzeit ohne weiteres wieder entfernen, aber er verstand wohl, was ich meinte.

Als das Demerol seine segensreiche Wirkung entfaltete, dachte ich an die Zeit im letzten Jahr, als ich schwanger war. Ich war ganz sicher gewesen, daß ich gar nicht schwanger werden kann, und hatte mich viel darum gegrämt. Mir kam ein schon traumhafter Demerol-Gedanke: Als ob eine Seele von da oben diese sehr kurze Inkarnation auf sich genommen habe, nur um mir zu zeigen, daß ich schwanger werden kann. «Ich liebe dich, wer du auch bist.» Dann erinnerte ich mich an einen Gedanken, der mir einmal kam, als ich noch jünger war, eigentlich mehr ein Gefühl, daß ich nie ein Kind haben und nicht älter als fünfzig werden würde. Unter den gegebenen Umständen war dieser Gedanke mir unheimlich, zumal eine andere Vorahnung, daß ich nämlich erst mit über dreißig heiraten würde, sich bewahrheitet hatte. Jetzt, ein paar Tage später, fühlte ich eine wachsende Entschlossenheit, den Spieß umzudrehen und genau das zu meinem Ziel zu machen: ein Kind von Ken zu bekommen und älter zu werden als fünfzig.

In der Chemotherapie-Abteilung, als wir sie im Labyrinth endloser Gänge endlich gefunden hatten, wurde mir ein seltsames Phänomen bewußt, das mir in den nächsten sechs Monaten von Treyas Behandlung noch oft auffallen sollte: Wer mich mit meinem kahlrasierten Kopf sah, der nahm automatisch an, ich sei der Patient. Und das hatte auf die tatsächlichen Chemotherapie-Patienten eine höchst merkwürdige und vermutlich segensreiche Wirkung: Wenn sie mich so den Gang herunterkommen sahen, offensichtlich fit und energiegeladen, manchmal auch lächelnd, dann stand ihnen der Gedanke förmlich ins Gesicht geschrieben: «Oha, vielleicht ist es ja doch nicht so schlimm.»

Im Warteraum. Dutzende von Frauen aus aller Welt, und alle wollen den berühmten Bloomenschein sprechen. Eine Frau aus Saudi-Arabien mit schneeweißem Haar, ein kleines Mädchen mit nur einem Bein, eine Frau mit grüner Brille, die nervös auf die Untersuchungsergebnisse wartet und dabei grübelt, welchen Katheter sie nehmen soll, eine junge Frau ohne Brüste.

Ken und ich warten drei Stunden, bis wir in einen Raum vorgelassen werden, in dem zehn weitere Patienten sitzen, alle mit Infusionen. Ich bin als einzige in Begleitung und stelle mir vor, wie furchtbar es sein muß, hier allein zu sein. Die Schwester wird mir drei Lösungen einträufeln, eine nach der anderen. Zuerst kommt FAC (Adriamycin und zwei andere Medikamente), dann Reglan, ein starkes Mittel gegen die Übelkeit, dann eine ziemliche Menge Benadryl gegen die schlimmen Nebenwirkungen des Reglan. Sehr ruhig erklärt die Schwester, daß Reglan manchmal schwere Angstanfälle auslöst und daß Benadryl diese Attacken unterbindet. Da ich noch nie einen wirklich schlimmen Angstanfall hatte, nehme ich an, daß ich schon zurechtkommen werde.

Beim FAC keine Probleme. Dann Reglan. Der Reglan-Tropf ist kaum zwei Minuten gelaufen, als mir ganz von ungefähr der Gedanke kommt, wie schön Selbstmord doch eigentlich wäre. Ken hat mich die letzten Minuten genau beobachtet, und er nimmt meine Hand in seine. Ich sage ihm, wie schön Selbstmord wäre. Er flüstert mir ins Ohr: «Treya, Süße, das Reglan hat dich wirklich voll erwischt. So, wie dein Gesicht aussieht, hast du offenbar eine schwere Histaminreaktion. Halt noch ein bißchen aus, bis das Benadryl kommt. Wenn es zu schlimm wird, dann sag es, dann lasse ich sie gleich damit anfangen.» Ein paar Minuten später bricht plötzlich die schiere Panik über mich herein, kann mich nicht erinnern, so etwas je erlebt zu haben. Ich will raus aus diesem Körper! Ken läßt mit dem Benadryl beginnen, und nach ein paar Minuten werde ich allmählich ruhiger, aber nicht viel.

Treya und ich hatten ein Hotelzimmer gegenüber der Anderson-Klinik, Rad und Sue hatten netterweise für alles gesorgt. Ihre extrem starke Histaminreaktion auf das Reglan konnte durch hohe Dosen des Antihistaminikums Benadryl nur leicht abgeschwächt werden, und so setzten sich die Panik und die Selbstmordgedanken die ganze Nacht hindurch fort. Und das Adriamycin hatte noch nicht einmal angefangen, *seine* Wirkung zu entfalten.

«Liest du mir die Zeuge-Übung aus *Wege zum Selbst* vor?» sagte sie gegen sechs Uhr abends. Dieses Buch (*No Boundary*) hatte ich einige Jahre zuvor geschrieben; die Zeuge-Übung faßt einiges von dem zusammen, was die größten Mystiker der Welt taten, um über Körper und persönlichen Geist hinauszugelangen und den Zeugen zu finden. Meine Fassung hatte ich nach Roberto Assagioli, dem Begründer der Psychosynthesis, formuliert, aber im Grunde handelt es sich um die Standardtechnik der Selbsterforschung – die Urfrage «Wer bin ich?» –, die wohl vor allem durch Shrī Ramana Maharshi bekannt geworden ist.

«Ja», sagte ich, «und vergegenwärtige dir jeden Satz so klar, wie du kannst.»

Ich *habe* einen Körper, aber ich bin *nicht* mein Körper. Ich kann meinen Körper sehen und fühlen, und was gesehen und gefühlt werden kann, ist nicht der wahre Sehende. Mein Körper kann müde oder erregt, krank oder gesund, schwer oder leicht, angstvoll oder ruhig sein, aber das hat nichts mit meinem inneren Ich, dem Zeugen, zu tun. Ich *habe* einen Körper, aber ich bin *nicht* mein Körper.

Ich *habe* Wünsche, aber ich bin *nicht* meine Wünsche. Ich kann meine Wünsche erkennen, und was erkannt werden kann, ist nicht der wahre Erkennende. Wünsche kommen und gehen, sie ziehen durch mein Bewußtsein, aber sie berühren mein inneres Ich nicht, den Zeugen. Ich *habe* Wünsche, aber ich bin *nicht* die Wünsche.

Ich *habe* Emotionen, aber ich bin *nicht* meine Emotionen. Ich kann meine Emotionen empfinden und spüren, und was empfunden und gespürt werden kann, ist nicht der wahre Empfindende. Emotionen gehen durch mich hindurch, aber sie berühren mein inneres Ich nicht, den Zeugen. Ich *habe* Emotionen, aber ich bin *nicht* die Emotionen.

Ich *habe* Gedanken, aber ich bin *nicht* meine Gedanken. Ich kann meine Gedanken sehen und erkennen, und was erkannt werden kann, ist nicht der wahre Erkennende. Gedanken kommen mir und gehen wieder, aber sie berühren mein inneres Ich nicht, den Zeugen. Ich *habe* Gedanken, aber ich bin *nicht* die Gedanken.

Danach die Affirmation, so konkret wie möglich: Ich bin das, was übrig bleibt, ein Zentrum reinen Gewahrseins, der unbewegte Zeuge all dieser Gedanken, Emotionen, Gefühle, Empfindungen.

«Ja, das hilft, aber es hält nicht vor. Grauenhaft ist das. Ich möchte am liebsten aus der Haut fahren. Wenn ich sitze, ist mir unbehaglich, wenn ich stehe, ist mir unbehaglich. Ich muß immer noch denken, daß Selbstmord eigentlich das Vernünftigste wäre.»

Nietzsche hat mal gesagt: «Der Gedanke an den Selbstmord ist ein starkes Trostmittel, mit ihm kommt man gut über manche böse Nacht hinweg.» Wir mußten beide lachen über die schmerzhafte, verquere Wahrheit, die darin lag.

«Lies mir noch was vor. Ich weiß nicht, was man sonst noch tun könnte.»

Und so las ich meiner Liebsten vor bis spät in die Nacht – auf einem schäbigen Sofa sitzend in einem großen Hotelzimmer gegenüber dem größten Krebs-Zentrum des weißen Mannes in der ganzen verdammten Welt. Die Wirkung der Gifte in ihrem Körper lassen sich nur als medizinisches Äquivalent von Bombenteppichen beschreiben. Noch nie in meinem Leben hatte ich mich so hilflos gefühlt. Ich hatte nur den einen Wunsch, ihre Schmerzen zu beenden, aber zu Gebote standen mir nichts weiter als blutlose Worte. Und immer wieder mußte ich denken, daß ja das Adriamycin noch nicht einmal richtig gewirkt hatte. Ich las weiter aus *Wege zum Selbst* vor:

> Wenn wir mit dem transpersonalen Zeugen in Berührung kommen, lassen wir allmählich unsere persönlichen Probleme, Kümmernisse und Sorgen los. Wir suchen nicht einmal mehr nach Lösungen für unsere Probleme und Nöte. Wir haben hier einfach nur noch zu *beobachten*, was uns gerade bedrängt, wir nehmen es schlicht und einfach wahr, ohne es zu beurteilen, ohne ihm auszuweichen, ohne es zu dramatisieren, ohne uns damit auseinanderzusetzen, ohne Widerstand zu leisten ... Als Zeuge spiegeln wir einfach alle Gedanken und Empfindungen zurück, ohne ihnen nachzugehen, ohne sie zurückzuweisen – ganz so, wie ein Spiegel die Dinge, die vor ihm auftauchen, genau und ohne zu unterscheiden widerspiegelt. Wie Chuang-tzu sagt: «Der Vollkommene gebraucht seinen Geist als einen Spiegel. Der Spiegel hält nichts fest, er weist nichts zurück, er nimmt an, aber behält nicht.»

«Nützt das überhaupt was?»

«Ja, ein bißchen. Ich kenne die Sachen ja, ich meditiere seit Jahren, aber es ist nicht leicht, in dieser Lage darauf zurückzugreifen!»

«Ach, Süße, das ist doch klar, du hast wirklich eine sehr schwere Reaktion, so als hätte dir jemand einen ganzen Bottich Adrenalin eingetrichtert. Da würde jeder durchdrehen. Ich kann nur staunen, wie gut du dich hältst. Wirklich.»

«Lies mir noch was vor.» Ich konnte nicht den Arm um sie legen, sie war außerstande, länger als ein paar Minuten stillzusitzen.

> In dem Maße, wie Ihnen klar wird, daß Sie beispielsweise Ihre Ängste nicht *sind*, bedrohen Ihre Ängste Sie nicht mehr. Angst mag vorhanden sein, aber Sie werden von ihr nicht mehr überwältigt, weil Sie nicht mehr mit ihr identifiziert sind. Sie kämpfen nicht mehr gegen sie an, Sie leisten keinen Widerstand, Sie laufen nicht weg vor ihr. Schließlich soll die Angst angenommen werden, wie sie ist, sie soll den Lauf nehmen, den sie nun mal nimmt. Sie haben durch ihr Kommen und Gehen nichts zu verlieren und nichts zu gewinnen, denn Sie sehen sie einfach ihren Lauf nehmen, wie Sie vielleicht den ziehenden Wolken zuschauen ...
> Wenn Sie das beharrlich üben, wird die Einsicht, die darin liegt, wirksam werden, und Sie bemerken vielleicht Ansätze zu einem völlig anderen «Ich»-Gefühl. Es kann zum Beispiel sein, daß Sie eine Ahnung bekommen von einem tiefen inneren Frieden, einer erlösenden Leichtigkeit. Dieser Grund, dieses unbewegte «Auge des Zyklons», wird seine klare Ruhe immer behalten, auch wenn draußen der Wirbelsturm von Angst und Leid rast.

«Terry?»

«Das ist gut, es geht mir schon viel besser. Wirklich, das hilft mir. Erinnert mich an meine Schulung, erinnert mich an Goenka und meine Zehn-Tage-Retreats bei ihm. Wenn ich das doch jetzt machen könnte! Ob du wohl den Abschnitt über die Unsterblichkeit des Zeugen finden kannst?»

«Natürlich, Liebes.» Plötzlich wurde mir klar, wie unendlich erschöpft ich war – und daß die Strapaze eigentlich gerade erst begann. Ich las weiter, gab mir Mühe, die Worte, meine eigenen Worte, aufzunehmen, die Worte der Weisheitssucher aller Zeiten, Worte, die ich einfach hingeschrieben und zeitgemäß zu deuten versucht hatte – und deren Sinn zu erfassen für mich jetzt ebenso dringlich war wie für Treya.

Vielleicht können wir uns dieser fundamentalen Einsicht der Mystiker, daß es nur *ein* unsterbliches Selbst gibt – *einen* Zeugen, der für uns alle derselbe ist – so nähern: Wie die meisten Menschen empfinden vielleicht auch Sie, daß Sie heute derselbe sind wie gestern oder vor einem Jahr und überhaupt, so weit Sie sich zurückerinnern können. Anders gesagt, Sie erinnern sich an keine Zeit, in der Sie nicht Sie waren. Etwas in Ihnen scheint also unberührt zu bleiben vom Lauf der Zeit. Gewiß ist aber Ihr Körper ein anderer als vor einem Jahr, und Ihre Empfindungen sind andere als die früheren. Auch Ihre Erinnerungen sind insgesamt anders als vor zehn Jahren. Ihr persönlicher Geist, Ihr Körper, Ihre Gefühle – *alles* ändert sich mit der Zeit. Aber etwas ändert sich nicht, und Sie wissen, daß da etwas ist, das sich nicht ändert. Was ist das, was sich immer gleich anfühlt? . . .

Es ist Ihre transzendente Ichheit, und dieses Ich – es gibt nur *eins* im ganzen Kosmos – ist dasselbe Ich, das in jedem neugeborenen Wesen erwacht, das Ich, das aus den Augen unserer Vorfahren blickte und aus den Augen unserer Nachkommen blicken wird . . .

Aber dieses innere eine Ich – was ist das? Es wurde nicht mit Ihrem Körper geboren und wird nicht mit Ihrem Körper untergehen. Es kennt keine Zeit und gibt sich nicht mit ihren Wechselfällen ab. Es ist ohne Farbe, ohne Form, ohne Größe, und doch ist es das, was all die Pracht vor Ihren Augen wahrnimmt. Es sieht die Sonne, die Wolken, die Sterne, den Mond, aber ist selbst nicht sichtbar. Es hört die Vögel, die Grillen, den Wasserfall; aber ist selbst nicht zu hören. Es erfaßt das dürre Blatt, den Stein, den knorrigen Ast, aber ist selbst nicht zu fassen.

Versuchen Sie gar nicht erst, Ihr transzendentes Ich zu sehen, es geht nicht. Kann Ihr Auge sich selbst sehen? Üben Sie einfach beharrlich, Ihre irrtümlichen Identifikationen mit Ihren Erinnerungen, Ihrem mentalen Geist, Ihrem Körper, Ihren Emotionen und Gedanken fallenzulassen. Das erfordert keine übermenschlichen Anstrengungen und keine theoretische Durchdringung. Es kommt in erster Linie darauf an zu begreifen, *daß alles, was Sie sehen, nicht der Sehende sein kann.* Alles, was Sie über sich wissen, ist eben *nicht* Ihr Selbst, der Erkennende, die innere Ichheit, die weder gesehen noch definiert, noch in irgendeiner Weise zu einem Objekt gemacht werden kann. Je mehr Sie mit Ihrem wahren Selbst in Berührung kommen, desto weniger *sehen* Sie; Sie spüren nur einen inneren Raum der Freiheit, der Erlöstheit, der Offenheit, in dem es keine Grenzen, keine Beschränkungen und keine Objekte gibt. Im Buddhismus nennt man das «Leere» . . .

Das ist eine einfache, aber mühevolle Übung, doch sie führt, so heißt es, zur vollkommenen Befreiung in diesem Leben, denn das transzendente Selbst gilt überall auf der Welt als ein Strahl der Göttlichkeit. Im Grunde sind Ihr transzendentes Selbst und Gott von einer Natur. Im Letzten und Tiefsten ist es Gott selbst, der durch Ihre Augen sieht, mit Ihren Ohren hört und mit ihrer Zunge spricht. Wie sonst könnte der heilige Clemens sagen, daß der Gott erkennt, der sich selbst erkennt?

Das also ist die Botschaft der Heiligen, Weisen und Mystiker, seien sie Indianer, Taoisten, Hinduisten, Muslime, Buddhisten oder Christen: Am Grunde Ihrer Seele ist die Seele der Menschheit, und das ist eine göttliche, transzendente Seele, die Sie von der Gefangenschaft zur Freiheit, vom Traum zum Erwachen, von der Zeit zur Ewigkeit, vom Tod zur Unsterblichkeit führt.

«Das ist ganz wunderbar. Es bekommt jetzt wirkliche Dringlichkeit für mich, weißt du? Das sind für mich nicht mehr nur bloße Worte.»

«Ich weiß, Liebes, ich weiß.»

Ich las ihr weiter vor, von Shrī Ramana Maharshi, aus Sherlock Holmes, aus den Sonntagscomics. Treya ging auf und ab und hielt sich die Seiten, wie um sich davon abzuhalten, aus ihrem Körper zu springen.

«Terry?!»

Urplötzlich war sie ins Bad gestürzt. Die übelkeitshemmende Wirkung des Reglan ließ nach. In den nächsten neun Stunden erbrach sie sich alle dreißig Minuten. Sie wollte allein sein. Ich sackte auf dem Sofa zusammen.

Mit der Hand taste ich mich an der Wand entlang, die immer noch feucht wirkt, stoße gegen unsere Kramtruhe und finde in ihr eine kleine Taschenlampe. In ihrem schwachen Licht tappe ich durch den linken Flur ins erste Zimmer, das wir als Gästezimmer benutzen.

«Treya?» Ich lasse den kleinen Lichtkegel durchs Zimmer wandern, und was ich sehe, verschlägt mir den Atem. Statt Bett, Tisch und Stuhl sehe ich lauter seltsame Gesteinsformationen, Stalaktiten und Stalagmiten, riesige schimmernde Kristallformationen, geometrische Kristallformen aller Art, manche in der Luft schwebend, alle seltsam schön und verlockend. Links ein kleiner, klarer Tümpel, und das einzige Geräusch im Zimmer ist das stetige Plop-Plop-Plop der Tropfen, die von einem großen Stalaktiten ins klare Wasser fallen. Ich bin minutenlang wie gebannt, hypnotisiert von dieser unfaßbaren Schönheit.

Als ich genauer hinsehe, erkenne ich voller Schreck, daß diese Landschaft sich in alle Richtungen meilenweit hinzieht, vielleicht Hunderte von Meilen weit. Ganz in der Ferne mache ich einen Gebirgszug aus, dahinter noch einen und immer weitere, auf deren schneebedeckten Gipfeln das Sonnenlicht glitzert. Je näher ich hinschaue, desto weiter dehnt sich diese Welt.

Das kann nicht mein Haus sein, denke ich.

Irgendwann an diesem ersten Abend meiner Chemotherapie, in all der Übelkeit, dem Erbrechen und der Angst, kam ich an einen Wendepunkt – nicht mehr in Sorgen gefangen, und die Chemo ist schon fast passé, obwohl sie doch gerade erst angefangen hat. Sie ist Teil meines Weges, Teil dieser Reise, vollkommen angenommen. Kein Widerstand mehr, kein Kampf. Einfach schauen, was geht und was kommt. Vielleicht ist die Chemo mein Weg über die Sorgen hinaus – fast wie das Töten des Sorge-Drachen, der bisher nie weichen wollte. Vielleicht war es Kens Vorlesen, vielleicht meine Meditation, vielleicht einfach Glück; jedenfalls fühle ich mich mehr als zuvor bereit, mich auf alles einzulassen, was kommt. Mir scheint auch, daß jetzt etwas Neues und Wichtiges für mich beginnt. Ich weiß nicht, was es ist, aber ich empfinde es sehr stark. Vielleicht eine Kulmination meines spirituellen Lebens, vielleicht ein Anfang.

Ließ mir die Haare schneiden – weil ich sie ja doch verlieren werde. Shopping mit Mom und Ken, auf der Suche nach einem Turban und nach Kleidung, die sich, wie Ken sagt, «nicht mit Glatzköpfigkeit beißt». Als Mom und Dad gegangen waren, mußte ich weinen; wie sehr sie doch an mir hängen, und wie sehr sie betroffen sind von meinem Schicksal.

Wieder zu Hause in Muir Beach, hielt sich bei Treya das starke Gefühl, einen Wendepunkt erreicht zu haben, die Chemotherapie als Teil ihres Weges annehmen zu können und bereit zu sein, diesen Weg zu gehen.

Bei Suzannah – herrlich, einen Tag mit alten Findhorn-Freunden zu verbringen; erschien mir irgendwie als Bestätigung meines Gefühls, daß die Krebs-Angst hinter mir liegt, daß die Angst (belächelt, beargwöhnt oder sonstwas zu werden), ganz offen einen spirituellen oder Findhorn-artigen Weg zu gehen, hinter mir liegt, daß die Urteile hinter mir liegen. Ich fühle mich wieder mehr im Gleis, und das schlägt sich nieder in einem Gefühl von Leichtigkeit und Lebendigkeit. Es macht mir wirklich nicht viel aus, mein Haar zu verlieren. Ich empfinde Einverständnis und den Wunsch weiterzugehen.

Auch was meine Arbeit, meinen Daimon, angeht, habe ich jetzt mehr Sicherheit: Ken unterstützen und Krebs-Arbeit. Sah Ange [Stephens] bei Suzannah; sieht so aus, als hätten wir beide den Wunsch, mit Krebspatienten zu arbeiten. Ich fühle – nach diesem letzten Umschwung, dieser Einweihung oder Graduierung – eine neue Energie und Begeisterung dafür.

Es wurden bei Treya schließlich fünf «Runden» Chemotherapie. Nachdem Bloomenschein den Behandlungsplan festgelegt hatte, konnten wir wieder zurück nach San Francisco, wo die Behandlung von unserem dortigen Onkologen fortgeführt wurde. Der Ablauf selbst war recht unkompliziert: Am ersten Tag einer Runde fuhren Treya und ich in die Praxis oder in die Klinik. Hier wurden die «F»- und «C»-Komponenten der Mixtur per Infusion verabfolgt (was etwa eine Stunde dauerte), zusammen mit dem brechreizlindernden Medikament, das wir gerade benutzten. Dann stöpselten wir die tragbare Travenol-Pumpe an Treyas Dauerkatheter (das hatte man mir in der Anderson-Klinik beigebracht). Die Travenol-Pumpe – im Prinzip nichts anderes als ein aberwitzig teurer Ballon – ist ein geniales Gerät, das die Adriamycin-Gabe über vierundzwanzig Stunden verteilt und so die Nebenwirkungen erträglicher macht. Für jede Runde der Chemotherapie hatten wir drei solche Pumpen. Wir fuhren also mit unseren mit orangefarbenem Gift gefüllten Pumpen nach Hause, wo ich dann alle vierundzwanzig Stunden die leere Pumpe gegen eine neue auszutauschen hatte. Nach drei Tagen war die Behandlung abgeschlossen, und Treya und ich hatten frei bis zur nächsten Runde. Wann die anfangen konnte, hing von Treyas Leukozytenzahl ab.

Wenn wir von chirurgischen Eingriffen absehen, beruhen die wichtigsten schulmedizinischen Mittel gegen den Krebs – Chemotherapie und Strahlentherapie – auf einem einzigen Prinzip: Krebszellen vermehren sich extrem schnell. Die Teilung geht bei ihnen rascher vor sich als bei normalen Körperzellen. Wenn man nun ein Mittel gibt, das Zellen *im Augenblick der Teilung* abtötet, dann trifft dieser Schlag zwar leider auch normale Zellen, aber weitaus mehr Krebszellen. Eben das tun sowohl die Strahlen als auch die Chemotherapie. Natürlich gibt es auch bei gesunden Körperzellen Unterschiede in der Teilungsgeschwindigkeit, und solche Gewebe – etwa Haar, Magenschleimhaut und Mundschleimhaut –, die schneller wachsen, werden stärker geschädigt; daher der häufige Haarverlust, die Übelkeit und so weiter. Die Rechnung jedenfalls ist simpel: Da Krebszellen doppelt so schnell wachsen wie normale Zellen, ist der Tumor am Ende einer erfolgreichen Therapie ganz tot und der Patient nur halb.

Etwa zehn Tage nach den drei Tagen Adriamycin sank Treyas Leukozytenzahl eklatant. Das liegt daran, daß auch weiße Blutkörperchen durch das Medikament abgetötet werden. Da diese für das Immunsystem des Körpers eine wichtige Rolle spielen, mußte Treya sich die beiden darauffolgenden Wochen ganz besonders vor Infektionen hüten – Menschenansammlungen meiden, sorgfältige Mundhygiene und so weiter. Drei bis vier Wochen nach Behandlungsbeginn normalisierte sich die Leukozytenzahl wieder, und die nächste Runde konnte beginnen.

Adriamycin ist eines der giftigsten Zytostatika überhaupt, und seine furchtbaren Nebenwirkungen sind wohlbekannt. Die meisten anderen Formen der Chemotherapie sind nicht annähernd so schwer zu verkraften wie Adria. Aber auch die Adria-Behandlung kann man bei gutem Management mit erträglichen Nebenwirkungen überstehen. Bei der ersten Behandlung waren Treya und ich auf ihre ungewöhnlich heftige allergische Reaktion auf das Reglan nicht gefaßt gewesen. Wir suchten nach anderen übelkeitshemmenden Mitteln, probierten Campazin aus, das auch nicht ganz das Richtige war, und blieben schließlich bei dem Marihuana-Wirkstoff THC, der Treyas Übelkeit beendete. Tatsächlich hat Treya bei allen weiteren Behandlungen kein einziges Mal mehr erbrochen.

Sie erarbeitete sich eine persönliche Routine für die Behandlungen. Am ersten Tag, eine Stunde vor der ersten Infusion, nahm sie THC und manchmal eine sehr kleine Dosis Valium. Vor der Behandlung meditierte sie meist, Vipassanā oder Selbsterforschung («Wer bin ich?»), und während der Behandlung visualisierte sie die Chemotherapie als die angreifenden Guten, die die Bösen nach allen Regeln der Kunst fertigmachten. Zu Hause ging sie dann ins Bett, nahm eine Atavan (ein starkes Beruhigungsmittel) und dämmerte allmählich weg. Am zweiten und dritten Tag nahm sie tagsüber THC und am Abend eine Atavan. Am vierten Tag fühlte sie sich einigermaßen wohl, und wir konnten zum «normalen» Tagesablauf zurückkehren. Zwischen den Behandlungen schafften wir es einmal, einen Ausflug nach L. A. zu machen, und kamen auch noch zu einer verspäteten Hochzeitsreise nach Hawaii.

Körperlich also verkraftete Treya die Chemotherapie alles in allem ganz gut. Was uns aber entging und was uns dann einholte und beinahe zerstörte, war die emotionale, psychische und spirituelle Verwüstung, die diese ungeheure Strapaze in uns beiden anrichtete. Als die Zerreißprobe sich Monat für Monat hinzog und weiter zuspitzte, traten Treyas Schatten-Elemente immer deutlicher zutage, und ich fiel in eine tiefe Depression. Einstweilen aber rackerten wir weiter, immer noch relativ guten Mutes und mit relativ erfreulichen Zukunftsaussichten.

«Wirst du mich noch lieben, wenn ich kahl bin?»

«Nein, wo denkst du hin?»

«Guck mal, hier wird es schon dünn, hier auch. Schneiden wir es doch endlich ab. Nach dem Prinzip: Du kannst mich nicht rausschmeißen, ich kündige.»»

Ich holte eine gewaltige Schere, und wir schnippelten Treyas Haar zu einer total ausgeflippten Punkfrisur zurecht. Sie sah aus, als wäre sie unter einen Rasenmäher gekommen.

Unter der Dusche hatte ich plötzlich ein großes Haarbüschel in der Hand. Dann noch eins. Es ließ mich völlig kalt. Ich holte Ken, und wir stellten uns beide vor den Spiegel und sahen einander an, beide völlig kahl. Was für ein Anblick. «Mein Gott», sagte Ken, «wir sehen aus wie der Melonenstand in einem Supermarkt. Versprich mir, daß wir nie kegeln gehen.»

Und sieh dir meinen Körper an! Kein Haar auf dem Kopf, kein Schamhaar, keine rechte Brust! Wie ein gerupftes Hühnchen. Ich habe einen Körper, aber ich bin nicht mein Körper. Gottlob, es gibt noch kleine Lichtblicke.

Aber es macht mir Spaß, positive Rollenmodelle für kahlköpfige Frauen zu suchen. Die Amazonen sind das große Vorbild der Brustlosigkeit. Sie entfernten eine Brust, um besser mit Pfeil und Bogen umgehen zu können. Kahlköpfige schwarze Models, schöne kahlrasierte Frauen in Science-fiction-Filmen wie zum Beispiel *Raumschiff Enterprise*, ägyptische Priesterinnen.

Allen scheint mein kahler Kopf ausnehmend zu gefallen. Wunderschön, sagen sie, aber natürlich komme ich nicht ganz los von der Frage, wieviel davon einfach tröstender Zuspruch ist. Ken versichert, daß ich wirklich schön sei, und wenn er es sagt, weiß ich, daß er es auch meint. Dann fühle ich mich wunderbar. Unter unseren

Freunden gibt es ein paar, die Ken immer wieder auf den Zahn fühlen wollen; sie möchten unbedingt wissen (fragen allerdings nicht offen), ob Ken mich noch attraktiv findet. Ken fühlt sich dadurch beleidigt: «Die trauen sich einfach nicht. Wenn sie direkt fragen würden, dann würde ich ihnen sagen, daß ich noch mit keiner Frau zusammen war, die so sexy ist wie du. Wenn ich das nicht wirklich dächte, würde ich es sagen.» So witzelt er sich meist an den Anspielungen vorbei, und manchmal derart schaurig, daß es wirklich komisch ist. Neulich Abend mit Claire und George bohrte George immer weiter, wie es denn sei, und Ken sagte: «Ich muß dieses Modell wohl loswerden und mir ein neues zulegen. Erst fällt der rechte Stoßfänger ab, und jetzt ist die Polsterung im Eimer. Dieser Körper wird bald einen Wiederverkaufswert von Nullkommanix haben.» Später sagte er zu mir: «Aber genau so denken sie doch. Wenn ein paar Körperteile weg sind, wird die Seele in Mitleidenschaft gezogen. Natürlich hätte ich deinen Körper lieber so, wie er war, aber darum geht es doch nicht. Wenn ich dich liebe, dann liebe ich deinen Körper, wie er ist, darauf kommt es an. Wenn ich dich nicht liebe, dann liebe ich auch deinen Körper nicht, ganz gleich, wie er ist. Für die ist das genau andersrum.»

Wir werden Linda [Conger, Treyas beste Freundin, eine ausgezeichnete Photographin] bitten, nach Tahoe zu kommen und Kahlkopfbilder von uns zu machen. Ken hatte die Wahnsinnsidee, meine Brustprothese zu tragen und Linda dann Brustbilder von uns schießen zu lassen. Beide kahl und beide mit einer Brust. «Zum Thema Androgynie», sagte er.

Ich weiß nicht, ob ich je den Nerv haben werde, draußen mit Perücke oder Turban herumzulaufen. Einstweilen denkt immer noch jeder, Ken sei der Patient. Das wurde uns beim letzten Arzttermin klar. Ken kommt sonst immer mit mir, und ein netter alter Mann parkt unseren Wagen. Wir haben ihn beide ins Herz geschlossen. Diesmal hatte Ken sich verspätet und fuhr allein bei der Praxis vor. Der Mann kam herüber und sah Ken sehr besorgt an. «Ach, Sie Ärmster! Mußten Sie diesmal allein kommen?» Ken wußte nicht, was er sagen sollte, es wäre zu kompliziert zu erklären gewesen. Also sagte er: «Ja. So ein Miststück, was?»

Die körperlichen Nebenwirkungen der Chemotherapie zeigten sich immer deutlicher, und wir fuhren zwischen der zweiten und dritten Behandlung auf einen kurzen Erholungsurlaub zu Schwester Kati nach L. A.

Meine Periode hat aufgehört, und irgendwann werde ich Östrogen einnehmen müssen. Im Mund bilden sich ziemlich schmerzhafte wunde Stellen. Der Stuhlgang ist manchmal sehr schmerzhaft und der Stuhl gelegentlich blutig. Alle schnell wachsenden Gewebe in meinem Körper sind in Mitleidenschaft gezogen. Manchmal ist es schwer, etwas zu essen zu finden, was schmeckt. Aber ich muß doch staunen, was ein Mensch alles aushält, worauf er sich einstellen kann. Was ist, ist.

In L. A. bei Kati. Tracy kam auch, es war herrlich. Ken mag meine Schwestern beide, flirtet sogar ein bißchen. Kristen [eine Freundin aus Findhorn] und ich waren im Wellness Center in Santa Monica, eine von Harold Benjamin geleitete Krebshilfeorganisation. Es war schön, die Geschichten zu hören, den Geist zu spüren, vor allem bei den kahlköpfigen Frauen; besonders gefiel mir, daß die Leute ganz einfach und ohne Scheu sagen, was für eine Krankheit sie haben. Das hatte etwas so Echtes und nichts Abgehobenes. Und der Gesprächsleiter hielt die Dinge im Gleichgewicht, wenn der Wortschwall alles zu überrollen drohte oder jemand versuchte, einen anderen zu Konformität und Gemeinsamkeit zu zwingen. Zum Beispiel als eine Frau einem Mann mit Knochenkrebs unbedingt Lebenswillen einreden wollte. Er war schon früher ins Kreuzfeuer geraten, weil er gesagt hatte, ein Teil von ihm möchte gern sterben. Als müßte er sich nur einfach dazu entschließen zu leben, als wäre es nicht auch in Ordnung, sterben zu wollen. Das wurde jedoch von anderen zurechtgerückt – «Hier sterben halt Menschen.» – «Ich wollte sterben, und manchmal möchte ich es auch jetzt noch.» – «Ich habe alles fürs Sterben vorbereitet, und wenn es denn sein soll, dann ist das in Ordnung, es gehört dazu.»

Es war ein wunderbarer Ausflug, aber die emotionalen Risse – schlimme Risse – wurden allmählich sichtbar.

Am Abend, wieder bei Kati, rief eine gute Freundin von mir an; sie wollte mit Ken über jemanden sprechen, der Krebs hatte. Es irritierte mich sehr, daß sie nicht mit mir sprechen wollte und daß Ken das nicht vorschlug. Schnaubend beschwerte ich mich bei ihm, und da platzte ihm der Kragen. Das erste Mal, daß er wirklich explodierte. Er sagte, er könne überhaupt nichts mehr tun, ohne ständig zu bedenken, wie sich das auf mich auswirkt. Eineinhalb Jahre habe er seine eigenen Interessen begraben, um für mich dazusein, und wenn er jetzt nicht mal mehr telefonieren könne, dann reiche es ihm. Für ihn, sagte er, gebe es keinen Ort mehr, wohin er gehen könne, um Trost zu finden. Das traf mich. Ich wollte immer, daß er das Gefühl hat, zu mir kommen zu können. Hätte mir klarmachen müssen, daß er nur deshalb so in Rage geriet, weil die Dinge sich bei ihm angestaut hatten und es höchste Zeit war, daß jemand sich mal seiner Schwierigkeiten annahm. Ich hörte zu, aber ich verteidigte mich auch, und das bestätigte eigentlich, was er sagte. Ich hätte das später tun sollen. Ich glaube, mein Gegenangriff war ein großer Fehler, denn er mußte den Eindruck erwecken, daß ich seine Not gar nicht zur Kenntnis nehmen wollte. Er kochte.

Kati, Kristen, Ken und ich. Es geht um Krebszellen und wie wir meine visualisieren. Ken sagte, er würde sie gern als schwach und orientierungslos sehen, aber leider seien sie offenbar stark. Ich sagte, ich wolle das nicht hören, weil ich sie als schwach und orientierungslos zu sehen versuchte. Er sagte, man müsse da unterscheiden: wie er sie gern sehen wollte und wie er sie aufgrund der Fakten leider sah. Ich sagte wieder, ich wolle das nicht hören. Er sagte, er habe ein Recht auf seine eigene Meinung. Das gab ich zu, wandte aber ein, es sei für mich wichtig, wie ich die Zellen sehe, und deshalb wolle ich eine andere Ansicht gar nicht erst hören. Dann frag nicht, sagte er. Soll ich dir meine wirkliche Meinung sagen, oder soll ich dich anlügen? Anlügen, sagte ich. Aber gern, sagte er. Dann folgte eine bissige Bemerkung – «Ich werde mir die Haare wieder wachsen lassen, damit ich sie mir raufen kann» –, und er ließ das Thema fallen. Ich wußte, wie das für ihn ist – nicht mal telefonieren zu können, nicht mal seine Meinung sagen zu können, ohne zu bedenken, wie das «für dich und deinen Krebs» ist. «Du siehst offenbar nicht, wie schwierig deine Krankheit für Leute, die dich lieben, sein kann», sagte er. «Du hättest sagen können: ‹O je, Ken, sag doch bitte nicht, daß meine Krebszellen stark sind, das macht mir angst.› Statt dessen erteilst du Befehle: Laß das gefälligst. Ich tu sehr gern alles, worum du bittest, aber ich habe es satt, Befehle zu empfangen.»

Das war sehr schwierig. Es war kaum je vorgekommen, daß Ken und ich nicht übereinstimmten. Ich brauche das Gefühl, Rückhalt zu haben, aber ich fange an zu begreifen, daß Ken auch Rückhalt braucht.

So war also die Lage. In den vergangenen eineinhalb Jahren hatte Treya eine Operation, gefolgt von sechs Wochen Bestrahlung, dann einen Rückfall, eine Mastektomie, und jetzt war sie mitten in der Chemotherapie – immer mit der Möglichkeit eines baldigen Todes vor Augen. Um vierundzwanzig Stunden am Tag für Treya dasein zu können, hatte ich mit dem Schreiben aufgehört, drei Herausgaben abgebrochen und mein Leben im großen und ganzen ihrem Kampf gegen den Krebs untergeordnet. Neuerdings – schwerer Fehler – hatte ich auch mit dem Meditieren aufgehört, weil ich einfach zu kaputt war. Wir waren aus dem Haus in Muir Beach ausgezogen, aber das neue in Tahoe war immer noch nicht fertig. Wir bauten ein Haus, und betrieben zugleich im Schweinsgalopp Treyas Chemotherapie – als würde jedes dieser beiden Unternehmen nicht schon allein ausreichen, einen in den Wahnsinn zu treiben.

Und das war noch der einfache Teil, wie uns später klar wurde. Die eigentliche Feuerprobe begann erst, als wir schließlich das neue Haus in Tahoe bezogen.

Narcissus oder die Selbstkontraktion

Sieben Uhr früh, ein klarer, wunderbarer Morgen in North Lake Tahoe. Unser Haus steht etwa auf halber Höhe am Abhang der Berge, die sich malerisch aus dem schönsten See Nordamerikas erheben. Von jedem Südseitenfenster unseres Hauses aus kann man den ganzen See überblicken, seine unglaublich weißen Strände, in der Ferne die schwarzen Berge, deren Gipfel fast ganzjährig schneebedeckt sind. Der See selbst ist azur- bis kobaltblau, eine so intensive, tiefe, geradezu elektrische Farbe, daß ich mich frage, ob nicht vielleicht irgendwo in der Tiefe ein gigantischer Generator sich versteckt. Dieser See sieht nicht so aus, als wäre er einfach blau; er sieht aus, als wäre noch irgendwo ein Extraschalter, der auf *An* steht.

Treya schläft ruhig. Ich hole eine Flasche Wodka aus dem Regal, gieße mir sorgfältig die Menge eines halben Wasserglases ein. Ich stürze ihn auf einen Zug hinunter. Das wird genau bis Mittag reichen; zum Essen trinke ich drei Bier. Nachmittags Bier – vielleicht fünf, vielleicht zehn. Zum Abendessen eine Flasche Wein. Abends Brandy. Ich bin nie betrunken, schon gar nicht besinnungslos blau. Kaum daß ich auch nur einen Schwips bekomme. Ich widme mich stets mit Umsicht jedem von Treyas medizinischen Problemen, und ich entziehe mich keiner meiner grundlegenden Pflichten. Wer mich trifft, der glaubt nicht, daß ich derart gebechert habe. Man wird mich wach, lächelnd und munter antreffen. Das geht jeden Tag so, es wird vier Monate lang so gehen. Am Ende dieser vier Monate werde ich in South Lake Tahoe in einem Sport- oder Waffengeschäft erscheinen, um ein Schießeisen zu kaufen, das diese ganze

Sache aus der Welt schaffen soll. Wie sie alle sagen: Ich ertrage es nicht länger.

Zwei Monate sind seit dem Abschluß von Treyas letzter Chemotherapie vergangen. Diese Behandlungen waren für ihren Körper eine Folter, aber ihre Kraft und ihr unglaublicher Mut haben ihr über die schlimmsten Zeiten hinweggeholfen. Wieder ist sie mit einer makellosen Gesundheitsbescheinigung entlassen worden, was allerdings bei Krebs gar nichts bedeutet (als geheilt gilt man da erst, wenn man an etwas anderem gestorben ist). Wieder einmal haben wir uns darauf gefreut, endlich Ruhe zu finden, vielleicht sogar ein Kind zu bekommen, falls Treyas Periode sich wieder einstellt. Wieder hat der Horizont sich aufgehellt und wirkt frisch und einladend.

Aber etwas ist anders diesmal. Wir sind beide erschöpft. Es ist so, als hätten wir beide eine gewaltige Last einen steilen Abhang hinaufgeschleppt, recht wacker hinaufgeschleppt und vorsichtig abgesetzt – um augenblicklich zusammenzubrechen. Die Überanstrengung war bei uns beiden ganz schleichend entstanden, vor allem in den sieben Monaten Chemotherapie, und jetzt löste sich alles völlig übergangslos, und wir wurden aus dieser Tortur in die Umgebung entlassen, die ich eingangs geschildert habe. Wir atmeten auf und fühlten uns gut, doch dann, über Nacht, so schien es, ging das Leben aus dem Leim wie ein billiges Möbelstück. Es kam so plötzlich, daß wir beide davon überrumpelt wurden.

Ich will mich nicht über Gebühr bei diesem Abschnitt unseres Lebens aufhalten, aber ich will auch nichts beschönigen. Er war für uns beide die Holle.

Incline Village ist eine Kleinstadt von vielleicht siebentausend Einwohnern, am Nordostufer des Lake Tahoe gelegen. «Tahoe» ist das indianische Wort für «hohes Wasser». (Lake Tahoe ist der zweitgrößte Hochlandsee der westlichen Hemisphäre. Er hat mehr Wasser als der Lake Michigan, genug Wasser, wie die alberne Touristenbroschüre mitteilt, um ganz Kalifornien 35 Zentimeter hoch zu bedecken.) 1985 wehte eine bizarre Krankheit in dieses Nest und infizierte zweihundert Menschen; die Krankheit – sie hatte etwas von einer milde verlaufenden Form der multiplen Sklerose – machte die Befallenen weitgehend kampfunfähig. Die Hauptsymptome waren: schwaches Dauerfieber, sporadische Muskeldysfunktionen, Nachtschweiß, schmerzhaft geschwollene Lymphdrüsen und schwere Erschöpfungszustände. Über dreißig der zweihundert Opfer mußten stationär versorgt werden, weil sie buchstäblich nicht mehr stehen konnten. Computertomographien zeigten zahlreiche kleine Gehirnläsionen, ähnlich wie bei MS. Besonders merkwürdig an dieser Krankheit war, daß sie offenbar nicht von Mensch zu Mensch übertragen wurde: Erkrankte Männer gaben sie nicht an ihre Frauen weiter, Frauen nicht an die Kinder. Niemand wußte, wie sie übertragen wurde, und schließlich einigten sich die Fachleute auf irgendein Umweltgift oder sonstige Umweltfaktoren. Aber was auch immer da plötzlich in den Ort geweht worden war, ein Jahr später war es ebenso plötzlich wieder verschwunden. Seit 1985 wurde in der Gegend kein einziger neuer Fall mehr bekannt.

Treya und ich zogen 1985 nach Incline Village. Ich war einer von den zweihundert Glücklichen.

Ein Drittel der Befallenen schlug sich etwa sechs Monate damit herum, ein weiteres Drittel zwei bis drei Jahre; das letzte Drittel hat die Krankheit bis heute (und viele von ihnen befinden sich nach wie vor in Krankenhäusern). Ich war im mittleren Drittel, mir standen also zwei bis drei Jahre bevor. Ich hatte Muskelkrämpfe, ein manchmal fast schon konvulsivisches Zittern, chronisches Fieber, geschwollene Drüsen, war nachts schweißgebadet und obendrein über alle Maßen erledigt. Wenn ich aufgestanden war und mir die Zähne geputzt hatte, fühlte ich mich schon wie nach einem Tag schwerer Arbeit. Die Treppe kam ich nur mit häufigen Pausen hinauf.

Das eigentliche Problem aber war, daß ich diese Krankheit X hatte und es nicht wußte. Erschöpfung, Depression und Zerrissenheit nahmen zu, und ich wußte einfach nicht, wieso es *derart* schlimm war. Hinzu kam natürlich die reale existentielle Depression wegen Treyas Zustand und meinem Leben überhaupt. Unterbrochen wurde die teils reale, teils neurotische, teils Krankheit-X-bedingte Depression nur durch gelegentliche Angstanfälle, wenn die Aussichtslosigkeit meiner Lage mich aus der Depression riß und in die Panik schleuderte. Mein Leben war mir offenbar völlig entglitten. Und ich sah nicht ein, weshalb ich gerade diesen Schlingen und Pfeilen der außer Rand und Band geratenen Schicksalskräfte ausgesetzt sein sollte. Monatelang kam immer mal wieder der Gedanke an Selbstmord auf.

Mein größtes und zentrales Problem aber bestand darin, daß ich in dem Wunsch, alles für Treya zu tun, was ihr helfen könnte, über ein Jahr lang meine eigenen Interessen, meine eigene Arbeit, meine eigenen Bedürfnisse, mein eigenes Leben hintangestellt hatte. Ich tat es freiwillig und würde es unter ähnlichen Umständen wieder tun. Aber ich würde es anders machen: Ich würde dafür sorgen, daß ich selbst genügend Rückhalt hätte, und ich würde mich leiten lassen von dem Wissen, daß der Job eines Full-time-Helfers zermürbend sein kann.

Durch Treyas Krankheit erhielt ich meine Lektion über diesen schweren Job. Daß ich auf diese extrem schwierige Zeit in meinem und Treyas Leben überhaupt eingehe, hat vor allem den Grund, daß es anderen vielleicht hilft, wenigstens die simpelsten und gröbsten Fehler zu vermeiden. Dadurch, daß ich mir die Lektion so mühsam erarbeiten mußte, wurde ich schließlich sogar eine Art Sprecher für Menschen, die anderen in ähnlicher Weise als Helfer zur Seite stehen. Als ich später einen Essay über die schönen und die gefährlichen Seiten dieser Tätigkeit veröffentlichte, waren mein Verleger und ich ziemlich bestürzt über das gewaltige Echo, das wir erhielten. Ich bekam Hunderte von Briefen der Not und der Qual aus aller Welt, Briefe von Menschen, die ähnliches erlebten, aber niemanden hatten, mit dem sie über die furchtbaren Strapazen reden konnten. Ich wäre gern auf einem etwas sanfteren Weg ein Experte für dieses Thema geworden.

Vorerst aber kämpfte ich mich mehr schlecht als recht weiter, die Krankheit X nahm ihren Lauf, meine Beklemmung angesichts der ganzen Lage – Treyas Krankheit und meine Verfassung – wuchs langsam, und über der ganzen Bescherung lag eine gewisse echte Depression. Ich hatte seit eineinhalb Jahren nicht mehr einigermaßen konzentriert und kontinuierlich arbeiten können, und das Schreiben war früher mein Lebenselixier gewesen. Es war mein Daimon, meine Bestimmung, mein Schicksal. Zehn Jahre lang hatte ich jedes Jahr ein Buch geschrieben, und wie das bei Männern so ist, hatte ich mich *definiert* durch das, was ich tat. Als das aufhörte, verlor ich plötzlich den Boden unter den Füßen, und es war kein Netz da. Der Absturz tat sehr weh.

Daß ich zudem mit dem Meditieren aufgehört hatte, erwies sich als besonders verheerend. Der deutliche Geschmack des Zeugen verlor sich allmählich. Ich kam nicht mehr in das «Auge des Zyklons», ich hatte nur noch den Wirbelsturm selbst. Und das war es, mehr als alles andere, was die harten Zeiten so schwer erträglich machte. Als ich keinen Zugang mehr hatte zum reinen offenen Gewahrsein – zum Zeugen, zu meiner Seele –, blieb mir nur noch meine Selbstkontraktion, Narziß, rettungslos versunken in sein eigenes Abbild. Es schien, als hätte ich meine Seele und meinen Daimon verloren, und so war ich allein mit meinem Ego – eine grauenhafte Vorstellung, in jeder Lage.

Mein verheerendster Fehler bestand aber wohl darin, daß ich Treya die Schuld an meiner jämmerlichen Lage gab. Ich hatte freiwillig alles für sie aufgegeben, aber als es mir dann schmerzlich abging, machte ich sie dafür verantwortlich. *Sie* hatte Krebs bekommen, *sie* ruinierte mein Leben, und durch *sie* hatte mein Daimon mich verlassen. Die Verantwortung für die eigenen Entscheidungen einem anderen zuschieben, das ist natürlich Falschmünzerei.

Als ich immer drepressiver wurde, litt Treya natürlich sehr darunter nach allem, was sie durchgemacht hatte. Nachdem ich eineinhalb Jahre Tag und Nacht für sie dagewesen war, verschwand ich nun plötzlich, völlig eingetaucht in mich selbst und meine Probleme – und ihrer Probleme müde. Ich fand, daß ich jetzt ein bißchen Unterstützung brauchte, und ich fand, daß sie es nicht gewohnt oder unfähig war, Unterstützung zu geben. Als ich mit subtilen Schuldzuweisungen begann, reagierte Treya verständlicherweise mit entsprechenden Schuldgefühlen oder verärgert. Zugleich – und verstärkt durch die vorzeitige Menopause und die therapiebedingten Stimmungsschwankungen – kamen Treyas neurotische Züge zum Vorschein, und *darauf* reagierte ich. Wir gerieten in einen Strudel aus Schuldzuweisungen und Schuldgefühlen, die Treya verzweifeln ließen und mich ins Waffengeschäft führten.

Samstag. Vor zwei Tagen habe ich angefangen, über diese Sache zu schreiben, und hatte gerade erst drei Abschnitte, als der Strom ausfiel. Beschrieb gerade, wie miserabel ich mich fühlte – sollte vielleicht nicht festgehalten werden. Jetzt geht es mir besser. Der Abend mit Ken war schön, und den nächsten Tag verbrachten wir in der Stadt. Beim Einschlafen hatte ich das Gefühl, daß Gott wirklich für mich sorgt, daß alles gut werden wird. Meine Affirmation, «Ich fühle die heilende Kraft der Gottesliebe in jeder Zelle, jedem Atom meines Körpers wirken», veränderte sich manchmal zu «Ich fühle die heilende Kraft der Liebe Gottes in jeder Zelle, jedem Atom meines Körpers wirken». Ein kleiner, aber vielsagender Unterschied. Daß Gott mich liebt, erfahre ich am deutlichsten durch Kens Liebe; wenn Ken und ich wirklich miteinander verbunden sind, bin ich auch mit Gott verbunden. Aber wenn wir es nicht sind, fühle ich mich von allem abgeschnitten.

Dem erneuten Anknüpfen ging ein scheußlicher Tag voraus. Tiefpunkt. Ken fuhr mich gleich am Morgen wegen der Arbeit am Kleiderschrank an, ich regte mich später über den neuen Computerkram auf. Er war den größten Teil des Tages außer Haus, ich saß niedergeschlagen auf der Veranda, sah auf den See hinaus und versuchte, den «Unrat» in meiner Persönlichkeit aufzuarbeiten. Am Abend ein langes Gespräch. Keine wirkliche Bewegung, sagte er, fühlt sich mehr nach Neuauflage an.

In letzter Zeit fällt mir auf, daß ich meist damit beschäftigt bin, gegen üble Laune anzukämpfen – wie beim prämenstruellen Syndrom. Doch meine Periode hat noch nicht wieder eingesetzt; tatsächlich ist mein Zustand ja der einer Frau jenseits der Wechseljahre. Ob meine Stimmungsschwankungen wohl mit dem Östrogenmangel zu tun haben? Vermutlich überwiegend. Ich nehme seit einer Woche die [Östrogen-]Pillen, und seitdem ist es mit den Hitzewallungen nicht mehr ganz so schlimm. Außerdem habe ich ständig Kreuzschmerzen. Aber irgendwie kamen wir dann doch weiter. Ken trank ein paar Glas und war dann wirklich nett – es wurde ein schöner Abend.

Heute habe ich den Badezimmerschrank eingeräumt, und dabei fielen mir ein paar Reservetampons in die Hände. Ob ich die wohl je wieder brauchen werde?

Mittwoch. Die Schwierigkeiten bestehen noch. Kamen heute aus San Francisco nach Hause. Das Haus sah schön aus, aber in der Küche hatten sie den Wandanstrich verpatzt. Immer ist irgendwas los. Später machten wir einen Spaziergang nach Fairview hinauf, von wo aus man einen herrlichen Blick hat, aber es erreichte mich heute nicht, weil Ken wieder mal Trübsal bläst. Seine Unzufriedenheit mit dem Leben ist deutlich an seinem Tonfall mir gegenüber zu hören, und ich komme gegen das Gefühl nicht an, daß ich persönlich gemeint bin. Manchmal, wenn er so ist, denke ich, daß er mich zwar liebt, aber einfach nicht mag. Er entschuldigt sich – das meist in sehr nettem Tonfall – und sagt, daß er es nicht so meint. Aber manchmal muß ich denken, daß er es doch so meint. Ich wollte mit ihm darüber reden, kam aber nicht weit. Er glaubt, daß wir in diesem Stadium nicht vorankommen ohne einen neutralen Dritten, wie zum Beispiel Frances [Vaughan] oder Seymour [Boorstein]. «Süße, das haben wir schon zigmal durchgekaut. Ich weiß nicht, weshalb ich so deprimiert bin, aber wir reden darüber, du fühlst dich schuldig, du wirst ärgerlich, ich werde ärgerlich – so funktioniert das nicht. Ich möchte einen unparteiischen Dritten dabeihaben. Lassen wir es ruhen, bis wir ihn gefunden haben.» Das ist schwer fur mich, ich möchte die Dinge immer gleich klären. Ich möchte, daß nichts in der Schwebe bleibt und unsere tiefe Liebe hemmt. Er sagt, wir hätten uns schon zu sehr verbissen in unsere Probleme.

Mich erstaunt immer noch, daß wir uns derart lieben und das Fundament unserer Verbindung so fest ist und wir trotzdem solche schweren Zeiten durchmachen müssen. Vieles davon wäre vielleicht gar nicht erst aufgekommen, wären nicht alle nur erdenklichen Streßfaktoren auf einmal über uns hereingebrochen. Einmal haben wir uns abends diese Streßdiagramme angesehen, die für alle möglichen Vorkommnisse im Leben die Höhe der Streßbelastung angeben. Das schlimmste, Tod eines Ehegatten, erhielt als Bezugsgröße hundert Punkte. Wir hatten drei der «Top Five», Heirat, Umzug, schwere Krankheit. Bei Ken kam noch ein vierter Faktor hinzu: Verlust der Arbeit (wenn auch freiwillig). Sogar ein Urlaub hat noch fünfzehn Punkte. Ken sagte: «Du lieber Himmel, wir haben schon so viele Streßpunkte, daß ein Urlaub uns glatt umbringen würde.»

Aber jedesmal, wenn wir darüber sprechen, habe ich den Eindruck, daß Ken mir im Grunde mitteilen will, daß er auf mich böse ist – er mag es nur nicht sagen. Er fühlt sich untergebuttert, überwacht, angebunden. In gewissem Sinne ist er mir böse, weil er unfähig ist zu arbeiten. Er hat wirklich so viel aufgegeben, um sich um mich zu kümmern, und jetzt ist er erschöpft. Für mich ist das ganz schrecklich, und ich weiß nicht, was ich tun soll. Nichts hilft.

In solchen Zeiten werden auch unsere verschiedenen Lebensstile zum Problem. Meistens ergänzen sie sich, jetzt reiben sie sich. Ich, immer auf Sorgfalt, methodisches Vorgehen und Erhaltung der Dinge bedacht, zum Rückzug in mich selbst neigend, wenn ich mich bedroht fühle; Ken, der nach außen gehende, großzügige Visionär mit einer Tendenz, den Einzelheiten des täglichen Lebens keine Beachtung zu schenken und sich von ihnen belästigt zu fühlen.

Das nächste Wochenende verbrachten wir bei Frances und Roger in San Francisco, aber auch mit ihrer Hilfe kam es zu keiner Klärung unserer Situation. Wieder in Tahoe, ist in Kens Stimmung alles gegenwärtig. Er scheint einfach nicht davon loszukommen. Er liegt regungslos vor dem Fernseher, stundenlang. Mein armer Ken, ich weiß einfach nicht, wie ich ihm helfen könnte. Nachdem er sich so lange um mich gekümmert hat, möchte ich jetzt einfach für ihn da sein, aber nichts hilft. Ich fühle mich ganz schrecklich.

Freitag. Was für ein Leben! Aus absoluter Verzweiflung heraus plötzlich ein Tag, wie es bessere kaum gibt.

Ken mußte für zwei Tage geschäftlich verreisen, und als er weg war, brach für mich alles zusammen. Mir war elend, weil ich ein bißchen komisch war, als er ging; das warf mich zurück auf meine Schuldgefühle wegen meiner subtilen Gemeinheiten und Manipulationsversuche. Er beschwert sich ja vor allem darüber, daß ich über ihn zu verfügen versuche, daß ich all seine Zeit an mich reiße («monopolisiere», wie er sagt). Es stimmt. Ich liebe ihn so sehr, daß ich ihn immer um mich haben möchte. Manch einer wird sagen, daß mein Krebs ein gutes Mittel war, seiner ungeteilten Aufmerksamkeit rund um die Uhr sicher zu sein. Da mag etwas dran sein, aber ich glaube, ich könnte seine Aufmerksamkeit wohl auch anders gewinnen! Ja, ich bin ein bißchen eifersüchtig auf seine Arbeit, aber daß er damit aufhört, will ich ganz bestimmt nicht. Das ist überhaupt das Allerschlimmste für mich, daß sein Daimon verschwunden ist.

Als er weg war, schwammen mir alle Felle davon. Es war so kalt, so einsam im Haus. Weinte Kati eine Stunde lang am Telefon etwas vor.

Nachdem ich mit ihm telefoniert hatte – er sagte, daß es ihm ohne mich auch nicht besonders ginge –, schien alles wieder gut. Seit er zurück ist, gehen wir freundlicher miteinander um; unser Verhalten ist nicht mehr so sehr durch Reaktion bestimmt, wir haben ein waches Auge auf unsere Verhaltens- und Gefühlsmuster, hüten uns vor den Stellen, an denen wir immer steckenbleiben – und haben einander einfach lieb.

Es war uns beiden nur allzu bewußt, daß wir – einzeln und als Paar – auseinanderzufallen begannen. Wir empfanden beide, daß wir als einzelne und unabhängig von den schwierigen Umständen ein gerüttelt Maß an normalen neurotischen Zügen hatten und diese nun sichtbar wurden. Dieser neurotischen Hypothek hätten wir uns ohnehin irgendwann einmal zuwenden müssen, und sie hätte vielleicht jahrelang unterschwellig geschwelt, wären wir nicht in diesen «Druckkochtopf» geraten.

Und für uns als Paar galt das gleiche. Wir mußten uns fast von Anfang an Dingen in unserer Beziehung stellen, die anderen Paaren in den ersten drei, fünf oder sogar zehn Jahren erspart bleiben. Einzeln und als Paar mußten wir gleichsam auseinandergenommen und auf stabilere Weise neu aufgebaut werden. Wir mußten beide durchs Feuer, und so schmerzhaft das auch war, wir hatten beide von Anfang an das Gefühl, daß etwas Gutes dabei herauskommen würde – falls wir es überlebten. Denn nicht unsere Liebe wurde dabei «verbrannt», sondern einiges von unserem «psychischen Unrat».

Tracy ist mir nach wie vor die größte Stütze. Gestern beim Abendessen hat sie mich gefragt, ob ich in meinem Tagebuch schreibe; ich solle es auf dem laufenden halten, sagte sie. Und das Buch würde bestimmt ein Bestseller werden! Manchmal habe ich auch solche Träume . . . jedenfalls habe ich noch kein Buch gesehen, in dem all das steht, was ich behandeln möchte. Sie fragte, ob ich froh sei, die Chemotherapie gemacht zu haben. Ich sagte: «Frag mich in sechs Monaten.» Fühle mich so, als wäre ich noch mitten drin. Das wird wohl so bleiben, bis die drei Monate Erholungszeit um sind und meine Blutwerte sich wieder normalisiert haben. Ich warte immer noch darauf, daß mein Haar wieder wächst – noch deutet nichts darauf hin. Niemand hat mir gesagt, wann damit zu rechnen ist, aber ich hatte angenommen, es würde bald nach dem Fünfundzwanzig-Tage-Zyklus im Anschluß an die letzte Behandlung einsetzen. Sieht aber nicht so aus, denn das ist schon zwei Wochen her. Ah, Geduld.

Die Chemotherapie kann ich auch deshalb noch nicht als erledigt empfinden, weil meine Periode noch nicht wieder eingesetzt hat. Letzte Woche, etwa dreieinhalb Wochen nach meiner letzten (chemisch ausgelösten) Periode war unser Verkehr erstmals durch Trockenheit behindert. Es war schmerzhaft und deprimierend. Diese Ärzte haben offenbar für so etwas überhaupt keinen Sinn. Eigentlich bin ich seit einem Monat in einem scheußlichen Zustand, immer wieder Zeiten, in denen ich nur weinen kann und deprimiert bin, dazwischen hin und wieder ein wirklich guter Tag. Nicht, daß ich nicht auch früher schon geweint hätte; aber diese Periode (ha, großartiges Wortspiel!) fing an, als ich Stephen Levines Meditation der Selbstvergebung machte und ziemlich hart mit mir selbst zusammenstieß, nämlich mit meiner Unfähigkeit, mir zu verzeihen. Das war ein schrecklicher Tag, zu all den Tränen auch noch Heuschnupfen, aber immerhin habe ich mich soweit zusammengerissen, daß ich in die Stadt gehen und für das Jugendaustauschprogramm zwischen den USA und der UdSSR ein Schreiben aufsetzen konnte. In der darauffolgenden Woche hatte ich eine schreckliche Nacht, als Ken nach San Francisco fuhr und ich den ganzen Abend weinte und mich selbst als das Allerletzte empfand. Die nächste Woche war ich bei meinem Gynäkologen und habe auch an diesem Tag meistens geweint. Den nächsten Abend auch, als ich bei Frances und Roger war und über den Teil von mir sprach, der sich für die ganze Aufregung, Traurigkeit und Arbeitsunfähigkeit in Kens Leben verantwortlich fühlt. Dann wieder völlig aufgelöst, als es so aussah, als ob Linda nicht kommen könnte; ich wünschte mir so sehr, daß jemand für mich da ist, daß Linda alle Hebel in Bewegung setzte, um doch noch kommen zu können. Ich sagte ihr, ich könne wirklich jemanden brauchen, der mich ein bißchen aufmuntert. Zuzugeben, daß ich Hilfe brauche, diese überlegene Ich-schaff-das-schon-Maske abzulegen – das ist für mich tatsächlich ein ziemlicher Schritt. Auf dem Weg zum Flughafen, um sie abzuholen, weinte ich wieder, so gerührt von ihrem Kommen und einfach traurig über alles. Ein paar Tage später, als Linda wieder weg war und nach dem großartigen Treffen mit alten Findhorn-Freundinnen, weinte ich wieder einen ganzen Tag, morgens bei Frances, am Nachmittag bei Dr. Cantor [ein Psychotherapeut] und dann bei Hal (Akupunkteur) – mein ganzes therapeutisches Stützsystem. Schließlich hörte das wohl aus reiner Erschöpfung auf, aber eigentlich blieb alles so ungelöst wie vorher. Ich fragte Dr. Cantor, ob das bei anderen auch manchmal vorkommt: daß sie sich die ganze Therapie über wacker halten, Haarverlust, Übelkeit, Schwäche und Sorgen tapfer hinnehmen und dann, wenn alles vorbei ist, auseinanderfallen. Er sagte, in seinen fünfundzwanzig Jahren der Arbeit mit Krebspatienten sei das meistens so gewesen. Wie bei Ken: Er hat mich zwei Jahre lang getragen, dann abgesetzt, und damit war er am Ende.

Jedenfalls ist mir eine Menge Schmerz, Kummer, Angst und Wut bewußt geworden, Gefühle, für deren Aufarbeitung mir wohl einfach die Kraft fehlte in der Zeit, als ich mich für die Behandlungen bei Kräften halten mußte und außerdem irgendwie für die Fertigstellung dieses Hauses zu sorgen hatte. Jetzt kommt das alles hoch. Das ist sicher gut so, aber das Gute sieht man nicht so leicht, wenn man mittendrin in einer solchen Sache steckt. Intellektuell, als abstrakte Idee, sehe ich durchaus, worin das Gute bestehen könnte, aber ich fühle es noch nicht so recht. Auch hier: Frag mich in sechs Monaten.

Irgendwie fürchte ich, daß mein Schlappmachen jetzt all das Durchhalten in den Monaten der Therapie – verbunden mit den Strapazen, die das Haus mit sich brachte – zunichte macht. Ich sprach mit Ken darüber, und er sagte: «Ja, genau so geht es mir auch. Die Verfassung, in der ich bin, das ist eigentlich das Allerpeinlichste.» Daran ist kaum zu rütteln. So viele Jahre bin ich gelobt worden für Zähigkeit und Standfestigkeit, nie für Gefühle wir Furcht oder Kummer oder Zorn. Wenn die hochkommen, habe ich immer noch irgendwo das Gefühl, daß sie negativ sind und mich in den Augen anderer herabsetzen. Allerdings hat der Teil von mir, der so empfindet, an Einfluß verloren. Wo früher etliche der Clowns, aus denen meine Persönlichkeit besteht [eine Anspielung auf den Film *Tausend Clowns*, in dem es um die zahllosen Unterpersönlichkeiten oder «Clowns» geht, die wir alle in uns haben], vor diesen «negativen» Gefühlen zurückscheuten, zeigt sich heute nur noch gelegentlich ein einzelner Clown aus dieser Truppe. Diesem Clown gehe ich natürlich nach wie vor auf den Leim, aber immerhin gelingt es mir, die anderen derweil in Schach zu halten. Es gibt da sogar ein paar neue Gesichter, zum Beispiel solche, die zum Schlappmachen auffordern. Vielleicht fallen in diesem großen Umbauprozeß einige Charaktere weg, andere kommen neu hinzu, und das ganze Drehbuch wird umgeschrieben. Ich werde auf andere Weise wieder zusammengesetzt, sozusagen neu geboren.

Vorerst jedoch wurden wir immer deprimierter, immer mehr auseinandergenommen, immer heftiger gegen die Umstände und unseren eigenen neurotischen Ballast gestoßen. All das hatte etwas Unabänderliches, der notwendige Tod, der aller Wiedergeburt vorausgeht. In meinem Fall lief das hinaus auf die Frage: Was für ein Tod?

Den ganzen nächsten Tag war ich deprimiert – wirklich deprimiert, nicht einfach traurig oder gedrückt, wie ich es manchmal bin. Das hier war neu, und es machte mir angst. Keine Lust, etwas zu reden. Ken gibt sowieso keine richtigen Antworten – dumpf, teilnahmslos, keine Reaktion auf meine Versuche, ihn aufzumuntern. Kann mich nicht erinnern, mich *jemals* so gefühlt zu haben. Schweigen, kein Engagement mehr, um irgendwelche Entscheidungen zu fällen, keine Energie, ich antworte einsilbig (oder gar nicht) auf Fragen.

Ich bin einfach nicht mehr glücklich, das ist die schlichte Wahrheit. Nichts mehr von Lebenslust und Vitalität. Wie verschlissen von allem, was geschehen ist. Und Müdigkeit, viel tiefer als körperliche

Müdigkeit. Im ersten Jahr nach der Diagnose hatte ich noch Mut und Schwung, also ist die Veränderung wohl nicht unbedingt auf den Krebs zurückzuführen. Die Veränderung kam eindeutig in der Zeit der Chemotherapie. Körperlich war sie gar nicht so schlimm. Aber ich habe zu Ken schon gesagt, das Schlimme an der Chemo sei das Gefühl, daß sie meine Seele vergiftet, daß sie mich nicht nur körperlich vergiftet, sondern auch emotional, psychisch und spirituell. Ich fühlte mich einfach unter Drogen gesetzt, meiner eigenen Kontrolle entzogen.

Ach, hätten Ken und ich doch ein paar Jahre gehabt, bevor wir all das durchmachen müssen. Zu schade.

Vor ungefähr fünf Tagen hatte ich zwei Träume. Das war in der Nacht, als ich das Gefühl hatte, daß vielleicht ein Eisprung stattfand. In dem einen Traum mußten sie noch mehr von meiner linken Brust entfernen, und ich war fassungslos, denn jetzt schien sie mir zu klein. (Interessanterweise habe ich nie geträumt, die andere Brust wiederzuhaben; überhaupt keine Träume von der rechten Brust.) Im zweiten Traum war ich in der Praxis meines Onkologen und fragte ihn, ob das bei mir immer so bleiben würde (der Östrogenmangel und die Trockenheit der Scheide). Er sagte ja, und ich fing an, ihn anzuschreien, ich schrie und schrie, außer mir vor Wut, weil man mir das nicht vorher gesagt hatte und weil all diese verdammten Ärzte dergleichen Dinge offenbar für unbedeutend halten. Sie behandeln den Körper, nicht den Menschen. Ich war so absolut und hemmungslos wütend, daß ich nicht mehr aufhören konnte zu schreien.

Daimon, Daimon, Daimon. Ohne ihn war ich wie ohne Kompaß, ohne Richtung, ohne Orientierungshilfe für meinen Weg, mein Schicksal. Oft hört man, die Frau biete dem Mann festen Boden und Verankerung, und der Mann gebe der Frau eine Richtung. Ich möchte mich nicht beteiligen an der Diskussion, ob das so ist oder nicht; es sieht jedenfalls häufig so aus. Treya hatte mir in der Vergangenheit wirklich Verankerung geboten. Aber jetzt fühlte ich mich an den Boden gefesselt, flugunfähig. Und wo ich Treya in der Vergangenheit eine Richtung gegeben hatte, konnte ich ihr jetzt nur noch deprimierendes Umherirren in Kreisen bieten.

Am Samstag hatte sich das Wetter geändert, und ich freute mich über den klaren, sonnigen Tag. Ich schlug Ken einen Brunch in unserem Lieblingslokal vor. Im Restaurant war er seltsam mürrisch. Immer noch deprimiert, aber irgendwie anders. Ich fragte ihn, ob etwas nicht in Ordnung sei. «Es ist das mit dem Schreiben», sagte er. «Ich denke immer, daß die Lust zu schreiben wohl wiederkommen wird, aber es sieht nicht so aus. Ich weiß, daß dich das auch sehr bedrückt, und es tut mir wirklich leid. Ich verstehe das nicht. Es ist nicht diese Schriftsteller-Blockierung, daß du schreiben möchtest, aber nicht kannst. Ich möchte einfach nicht. Ich halte innen Ausschau nach diesem verrückten Daimon, aber er ist einfach nirgends zu sehen. Das ist schrecklich für mich.»

Es tat mir so weh, ihn so zu sehen. Es wurde anscheinend immer schlimmer mit ihm, er war so müde, lebens-müde.

Für Treya brachte meine Depression unter anderem mit sich, daß sie durch den Umgang mit mir – oder besser mit meinem Nichtvorhandensein – kaum noch die Kraft und Gelassenheit aufbrachte, die sie für ihre eigenen Probleme brauchte. Die allgegenwärtige Furcht vor einem Rückfall – eine Furcht, mit der sie so gut zurechtgekommen war, und die ich ja früher auch abzufangen geholfen hatte – breitete sich nun ungehindert in ihr aus.

Montag nacht. Schlimme Schmerzen. Wurde um vier Uhr wach durch die Schmerzen. So geht das schon eine Woche. Ein ganz spezifischer, klar umrissener Schmerz. Kann man nicht länger ignorieren. Muß wohl ein Rückfall sein, Knochenmetastasen – was sonst? Wenn ich nur an etwas anderes denken könnte, dann wäre . . . aber ich kann nicht. Es wird schlimmer. Todesgedanken. Vielleicht sterbe ich bald.

O mein Gott, wie kann das sein? Ich bin erst achtunddreißig – das ist nicht recht, nicht so früh! Gib mir wenigstens die Chance, für Ken alles wieder in Ordnung zu bringen, die Verwüstung, die in seinem Leben entstanden ist, weil er es fast von Anfang unserer Beziehung an ganz meinem Krebs unterordnen mußte. Hilf mir wenigstens dabei. Er ist kampfmüde, und der Gedanke, daß wir die Qual noch einmal durchmachen müssen, ist unerträglich.

O Gott, vielleicht sterbe ich sogar in diesem Haus. Ich ertrage nicht einmal den Gedanken, mein Haar noch einmal zu verlieren. So früh – so früh – es sind erst viereinhalb Monate seit meiner letzten Behandlung und erst zwei, daß ich wieder halbwegs genug Haar habe, um diese blöden Hüte nicht mehr tragen zu müssen. Ich möchte, daß das vorbei ist, damit ich Ken helfen kann, wieder auf die Beine zu kommen, damit ich die Cancer Support Community aufbauen, mit meinem Leben weiterkommen und anderen helfen kann. O Gott, laß das hier einfach falschen Alarm sein, irgendwas, nur nicht Krebs. Laß mir wenigstens ein bißchen Erholung vor dem nächsten Schlag.

Je bitterer, böser und sarkastischer, aber auch deprimierter und erschöpfter ich wurde, desto mehr zog Treya sich in die Defensive zurück, wurde verbissen kleinlich und fordernd – häufig auf verletzende Weise. Wir verfolgten beide mit Entsetzen, was da geschah, wir sahen, daß wir mehr oder weniger gleichviel Anteil an der Katastrophe hatten und keiner von uns besaß die Kraft, sie aufzuhalten.

Ein paar Tage danach erreichte Treya den absoluten Tiefpunkt. Ich auch.

Gestern abend sagte Ken, ich solle doch meinen eigenen Interessen nachgehen und mich nicht mehr um seine Probleme kümmern. Eigentlich sagte er: «Rette du dich, das geht nun schon so lange bei mir, und es wird anscheinend nicht besser – und das verspricht nichts Gutes.» Ich fühlte mich sehr elend an dem Abend, weinte sogar ein wenig neben ihm, aber er bemerkte es nicht. Ich konnte in der Nacht nicht schlafen, mir war immer noch nach Weinen zumute. Schließlich stand ich auf und machte oben den Fernseher an, so daß ich weinen konnte, ohne daß er mich hörte. Mir war, als hätte ich Kens Leben ruiniert, und jetzt sagt er mir, ich müsse mich selbst retten – als sollte ich in einem Rettungsboot von seinem mit Schlagseite daliegenden Schiff abstoßen. Was auch immer ich tue, scheint ihn zu verletzen, meine ganze Persönlichkeit und meine Charakterzüge sind ein einziger Schmerz für ihn, der eigentliche Grund dafür, daß er sich im letzten Jahr so verausgabt hat. Ich fühlte eine furchtbare Trennung ihren Lauf nehmen.

Eben jetzt fühle ich mich völlig verunsichert und hilflos. Als hätte ich alles vermasselt, Kens Leben ruiniert. Als hätte ich ihm – natürlich ohne es zu wollen – all das angetan, *und das tut so weh.* Ich weiß nicht, wie ich es wieder in Ordnung bringen soll. Ich habe kein Vertrauen mehr zu mir selbst, zu meinen Gefühlen, bei allem, was ich tue, denke ich, es könnte ihn verletzen. Daß ich bin, wie ich bin, verletzt ihn offenbar schon; ich bin wohl zu sehr yang, zu eigensinnig, zu unsensibel, zu ichbezogen für ihn. Vielleicht brauche ich einfachere, weniger sensible Menschen, die nicht verletzt sind durch das, was ich bin. Und er braucht vielleicht eine andere, die sanfter und weiblicher und sensibler ist. Gott, tut dieser Gedanke weh!

Ich vertraue mir selbst nicht mehr. Was ich auch tue, scheint ihm weh zu tun. Wenn ich meine Sorgen ausspreche, denke ich, daß ich vielleicht positiver sein sollte. Meine Tränen behalte ich lieber für mich. Ich traue ihnen nicht. Versuche ich mit ihnen nicht, weiterhin Aufmerksamkeit zu erregen, wo er es doch eigentlich ist, der Aufmerksamkeit braucht? Einfach Selbstmitleid, anstatt seine Bedürfnisse mal wirklich zu empfinden? Wenn ich mich mitteile, fordere ich dann nicht etwas, was er womöglich nicht hat, anstatt ihm Rückhalt zu geben und ihm zu helfen? Ich traue mir selbst nicht mehr. In inneren Gesprächen lasse ich meinen Ärger über Ken aus, denke ans Alleinsein und wie einfach das doch war. Mir wird klar, daß da keiner ist, mit dem ich reden kann – und meine schlimmsten Angstvorstellungen habe ich überhaupt noch niemandem anvertraut. Mit Ken war das früher jederzeit möglich, aber jetzt habe ich ihn anscheinend zermürbt mit meinen Forderungen, meinen Klagen und meinem Eigensinn. Wenn ich mit Ken nicht über diese Dinge sprechen kann – und ich versuche ja, ihn damit zu verschonen –, dann habe ich zur Zeit niemanden, dem gegenüber ich offen sein kann. Ich gehe meine Freunde durch, und da ist nicht einer, mit dem ich so reden könnte, wie es mit Ken möglich war. Ich habe Angst, daß ich meine Ehe ruiniere.

Las heute abend diese Sache in *A Course in Miracles* über das Bitten um Gottes Hilfe. Ich schaffe es selbst nicht, ich verderbe alles – bitte, hilf mir, zeig mir den Weg, irgendeinen Weg. Laß nicht zu, daß Ken noch mehr verletzt wird. Wenn ich daran denke, wie er mal war, das Lachen, der Witz, der Charme, die Lebenslust, die Leidenschaft für seine Arbeit – o Gott, *bitte*, hilf ihm.

Ich werde nie ganz wissen, wie schwer es für ihn gewesen sein muß, mir in all dem beizustehen, wo wir uns doch noch gar nicht so lange kannten. So lange hat er mich getragen. Ich werde es nie ganz wissen.

Der Schmerz war für uns beide einfach nicht mehr zu ertragen. Die seelische Qual schien grenzenlos, sie schien uns völlig aufzusaugen, wir gingen unter in einem schwarzen Loch von Schmerz, dem nichts entkam, nicht einmal unser Atem.

Je größer die Liebe, desto größer die Qual. Unsere Liebe war sehr groß gewesen, der Schmerz entsprach ihr. Und der Schmerz wurde zu Groll, Zorn, Bitterkeit und Vorwurf.

Ich nehme ihm übel, wie er sich verändert hat, und ich kann nichts ausrichten gegen dieses Gefühl. Er sagt, er habe mit manchen der Dinge, die mir so gut tun, aufgehört, weil er zu erschöpft sei. Ich glaube aber, es liegt einfach daran, daß er mir böse ist. Manchmal empfinde ich sehr stark, daß er mir nicht verzeiht; vielleicht liegt das daran, daß ich mir selbst nicht verzeihen kann. Aber ich bin böse auf ihn, und das schwelt langsam vor sich hin; böse auf ihn, weil er sich in diese Verfassung hat kommen lassen, böse über seine ständigen abfälligen Bemerkungen – oh, dieser *ewige* abfällige Tonfall! –, böse, weil er manchmal so schwierig ist. Ich mache mich verrückt mit dem Gedanken, daß er mich verlassen könnte, dann denke ich, daß ich ihn einfach verlassen sollte, mich wieder allein durchschlagen, irgendwo auf dem Land, ganz allein. Wie einfach dann alles wieder wäre und wie schön.

Letzte Nacht konnten wir beide nicht schlafen, also redeten wir miteinander. Ich erzählte, daß ich manchmal, zeitweilig auch häufiger, ans Weggehen denke. Daß ich nicht weiß, wie ich mich so weit ändern soll, daß er wieder froh sein kann. Er sagt, daß er auch oft daran denkt, sich von mir zu trennen. Nach Boston würde er dann wahrscheinlich gehen. Irgendwann stand er auf – solche Gespräche gehen uns beiden sehr an die Nieren – und sagte: «Du kannst Tahn (unseren Hund) haben.» Als er zurückkam, sagte ich: «Ich will nicht Tahn, ich will dich.» Er setzte sich und sah mich an, Tränen in den Augen. Ich fing an zu weinen, aber keiner von uns rührte sich. Keiner von uns beiden hat das Gefühl, daß wir noch weitermachen können. Ich würde ihm gern verzeihen, aber vielleicht kann ich es jetzt nicht mehr, vielleicht sitzt der Ärger zu tief. Und ich weiß, daß er mir nicht verziehen hat. Ich glaube nicht einmal mehr, daß er mich mag.

Am nächsten Tag fuhr ich zum Waffengeschäft. Alles, was verderben konnte, war offenbar verdorben. Alles im Leben war fad geworden, es gab nichts mehr, was ich mir wünschte, nichts, worauf ich mich freute – außer wegzukommen. Schwer zu beschreiben, wie völlig schwarz die Welt in solchen Zeiten ist.

Unsere individuellen Neurosen, wie ich schon sagte, kamen jetzt zum Vorschein, verzerrt und aufgebläht durch die verheerenden Umstände, unter denen wir lebten. Bei mir ist es so: Wenn mir unbehaglich und bang wird, verwandelt sich meine Gewandtheit und Leichtigkeit (die man mit einigem Wohlwollen als Esprit bezeichnen könnte) in Sarkasmus und Geringschätzigkeit, eine erbitterte Bissigkeit gegenüber allen in meiner Umgebung – nicht weil ich von Natur aus dazu neige, sondern weil ich Angst habe. In dieser Verfassung ist mit mir nicht gut Kirschen essen. Dann paßt auf mich, was über Oscar Wilde gesagt worden ist: «Er hat keine Feinde, aber allen seinen Freunden ist er ein Greuel.»

Und was Treya angeht: Wenn bei ihr die Angst überhand nahm, wurde ihre federnde Stärke zu Starre, zu schroffem Eigensinn, und dann versuchte sie zu dirigieren und zu monopolisieren.

Genau das geschah jetzt. Weil ich meinen Groll gegenüber Treya nicht offen und direkt äußern konnte, blieb mir nur Sarkasmus, um mir ein wenig Luft zu machen. Und in ihrer Starrköpfigkeit hatte sie fast alle wichtigen Entscheidungen in unserem Leben an sich gerissen. Ich bekam den Eindruck, daß ich in meinem Leben überhaupt nichts mehr zu sagen hatte, denn die Trumpfkarte war immer bei Treya: «Aber ich habe Krebs.»

Wir machten aus unserem Freundeskreis zwei Parteien: Ihre fanden, daß ich eindeutig der Böse sei, und ich versuchte meinen einzureden, daß es völlig unmöglich sei, mit ihr zu leben. Natürlich hatten wir beide recht. Bissigkeit prallte mit Eigensinn zusammen, und was dabei herauskam, richtete uns zugrunde. Nicht einander haßten wir, sondern jeder nur die neurotischen Clowns des anderen, und das ergänzte sich zu einer Art Todesspirale – je schlimmer der eine sich gebärdete, desto böser reagierte der andere.

Dieser Teufelskreis war nur von der neurotischen Komponente her zu durchbrechen. An den Lebensumständen und an echten Krankheiten war schließlich wenig zu ändern. Und wir hatten beide therapeutische Erfahrung genug, um zu wissen, daß man eine neurotische Depression nur knacken kann, wenn man sich der Wut annimmt, die unter der Oberfläche lauert. Aber wie kann man wüten gegen jemanden, der Krebs hat? Und wie gegen einen Mann, der zwei Jahre lang durch dick und dünn mit einem gegangen ist?

All das ging mir durch den Kopf, als ich das Waffengeschäft betrat. Eine halbe Stunde lang sah ich mir die verschiedenen Schießeisen an: Faustfeuerwaffe oder Flinte? Am besten wohl eine Hemingway, und dazu braucht man dann einen anständigen Draht. Je länger ich in dem Laden war, desto aufgebrachter wurde ich. Schließlich dämmerte es mir. Ja, ich wollte jemanden umbringen. Aber nicht mich.

Dann, wieder zu Hause, kam der endgültige Ausbruch. Ich hatte mich an meinen Schreibtisch im Wohnzimmer gesetzt und beschäftigte mich mit einigen unaufschiebbaren Dingen. Treya kam mit der Zeitung herein und las mit lautem Geraschel darin herum. Ich sollte hier anmerken, daß unser Haus etliche Zimmer hatte; aber in einem ihrer Augenblicke des Entsetzens und An-sich-Reißens hatte Treya diese Räume für sich beansprucht (zwei Büros und ein Atelier). Ich hatte mich einfach gefügt (sei immer nett zu Krebspatienten). Ich hatte am einen Ende des Wohnzimmers die Bar entfernt und mein Büro dort eingerichtet. Das war die eine Ecke im Haus, die ich als meine betrachtete, der einzige Bereich in meinem Leben, der mir noch selbst gehörte, und da keine Tür davor war, achtete ich sehr darauf, daß nicht jeder einfach ein und aus ging, wenn ich an der Arbeit saß.

«Kannst du bitte woanders hingehen, das Geraschel macht mich wahnsinnig.»

«Aber ich les die Zeitung so gern hier. Mein Lieblingsplatz. Ich freue mich immer schon darauf.»

«Das ist mein Büro. Du hast doch drei andere Zimmer. Such dir da einen Platz.»

«Nein.»

«Nein? Nein? Hast du nein gesagt? Hör mal, niemand hat hier Zutritt, wenn ich arbeite, der nicht eine gewisse Bildung hat oder eine Zeitung nicht lesen kann, ohne die Lippen zu bewegen.»

«Ich kann das nicht ausstehen, wenn du so giftig bist. Ich lese jetzt meine Zeitung.»

Ich stand auf und ging zu ihr hin. «Raus.»

«Nein.»

Wir schrien uns an, immer lauter, bis wir rot anliefen, rasend vor Wut.

«Verschwinde, du verdammtes Luder!»

«Verschwinde du doch!»

Ich schlug sie. Ich schlug sie noch einmal. Und noch einmal. Dabei brüllte ich unentwegt. «Raus! Raus! Raus!» Ich schlug weiter, und sie schrie immer wieder: «Hör auf, mich zu schlagen! Hör auf, mich zu schlagen!» Schließlich fielen wir erschöpft aufs Sofa.

Ich hatte noch nie eine Frau geschlagen. «Ich gehe», sagte ich nach einer Weile. «Ich gehe wieder nach San Francisco. Ich hasse dieses Haus. Mir graut vor dem, was wir uns antun. Du kannst mitkommen oder bleiben. Liegt ganz bei dir.»

«Gott, ist das schön! Sieh dir das an! Absolut vollkommen!» Ich weiß nicht, zu wem ich das sage. Mit meiner kleinen Lampe habe ich mich langsam zum zweiten Zimmer vorgetastet, und als ich hineinsehe, verschlägt es mir den Atem. Eden. Mein erster Gedanke ist: Das ist der Garten Eden.

Links, wo ein Schreibtisch stehen sollte, beginnt der Urwald, so weit ich sehen kann dichter, üppiger, dampfender Urwald, saftiges Grün in tausend Schattierungen, Tiere im Dunst. Mitten in diesem weiten Waldgebiet steht ein gewaltiger Baum; seine oberen Äste, manchmal vom Sonnenlicht hervorgehoben, reichen bis in die Regenwolken. Der Anblick ist so idyllisch, so friedlich, so verlockend – ich bin wie gebannt und möchte ...

«Hier entlang, bitte.»

«Was? Wie bitte?»

«Hier entlang, bitte.»

«Wer bist du? Rühr mich nicht an! Wer bist du?»

«Hier entlang, bitte. Ich glaube, du hast dich verirrt.»

«Ich doch nicht. Treya hat sich verirrt. Hör mal, du hast nicht vielleicht eine Frau gesehen, oder? Eine sehr schöne blonde Frau, so um die ...»

«Wenn du dich nicht verirrt hast, wo bist du dann?»

«Nun ja, ich hatte gedacht, ich sei in meinem Haus, aber ...»

«Hier entlang, bitte.»

In der Rückschau erkannten wir beide diesen Vorfall als einen entscheidenden Wendepunkt. Nicht daß Schläge etwas wären, worauf man stolz sein könnte; aber sie zeigten uns, *wie* verzweifelt wir waren. Treya baute ihre Monopolisierungstendenz ab – nicht weil sie weitere Schläge befürchtete, sondern weil sie erkannte, wie sehr dieses An-sich-Reißen auf Ängsten beruhte. Ich hatte dafür die heikle Aufgabe, zu lernen, wie man Grenzen zieht und seine Bedürfnisse gegenüber einem Menschen vertritt, der an einer möglicherweise todbringenden Krankheit leidet.

Er kämpft jetzt um seinen eigenen Freiraum, ist nicht mehr ganz so entgegenkommend, und ich finde das erfrischend, denn jetzt brauche ich nicht mehr soviel Energie zu verschwenden an die Fage, wie ich es ihm recht machen könnte – um dann doch nur Schuldgefühle zu haben, wenn es mir nicht gelingt. Wie ich es früher brauchte, daß er bedingungslos zu mir steht (und das hat er ja getan), so brauche ich jetzt seinen Widerstand, schon deshalb, weil ich ziemlich dickköpfig bin. In den Punkten, die für ihn wichtig sind, muß er mich schubsen, bis ich loslasse.

Von da an wurde alles langsam besser. Immer noch blieb viel zu tun:

Wir begannen eine Partnertherapie bei unserem alten Freund Seymour Boorstein, und es sollte ein Jahr dauern, bis wir zum Normalzustand zurückfanden – zurück zu der Liebe, die immer zwischen uns bestanden hatte, die nie gestorben war, aber viele Monate unter unsagbarem Schmerz begraben lag.

Zeit des Heilens

Hallo, Mr. Wilber?» Ich saß auf der Terrasse unseres gerade neu angemieteten Hauses in Mill Valley, friedlich in den Anblick der für diese Gegend typischen Mammutbäume versunken.

«Ja.»

«Mein Name ist Edith Zundel. Ich komme aus Bonn in Deutschland. Mein Mann Rolf und ich bereiten ein Buch mit Interviews vor, die wir mit Avantgarde-Psychologen aus aller Welt führen wollen. Ich würde gern Sie interviewen.»

«Das ist sehr schmeichelhaft, Edith, aber ich gebe keine Interviews. Trotzdem, danke und alles Gute.»

«Ich wohne bei Frances Vaughan und Roger Walsh. Ich habe eine weite Reise hinter mir und wäre wirklich froh, wenn ich mit Ihnen reden könnte. Bitte, es muß ja nicht lang sein.»

Die Eichhörnchen jagten einander zwischen zwei gewaltigen Mammutbäumen hin und her. Ich versuchte herauszufinden, ob sie spielten oder ob es sich um Paarungs- oder Werbungsgebaren handelte.

«Die Sache ist die, Edith. Ich habe vor langer Zeit beschlossen, weder in Interviews noch in irgendeiner anderen Weise als Lehrer aufzutreten. Interviews und öffentliche Auftritte machen mich nicht nur nervös; schlimmer ist, daß die Leute mich immer zu irgendeinem Meister oder Guru machen wollen – und das bin ich nicht. In Indien unterscheidet man zwischen einem Pandit und einem Guru. Ein Pandit ist einfach ein Gelehrter, vielleicht ein praktizierender Gelehrter, einer, der Yoga und dergleichen studiert und vielleicht auch ausübt, aber nicht erleuchtet ist. Ein Guru ist ein erleuchteter Meister und Lehrer. Ich bin ein Pandit, kein Guru. Was die Praxis betrifft, bin ich ein Anfänger wie jeder andere. In den letzten fünfzehn Jahren habe ich vielleicht vier Interviews gegeben. Manchmal beantworte ich Fragen, die schriftlich gestellt werden, aber damit hat es sich auch schon.»

«Ich schätze diese Haltung sehr, Mr. Wilber, aber Ihre Synthese östlicher und westlicher Psychologien ist in ihrer Art einmalig – und außerdem möchte ich mit dem Gelehrten sprechen, nicht mit einem Guru. Sie wissen ja, daß Ihre Arbeiten in Deutschland von großem Einfluß sind – und nicht nur auf Grenzgebieten, sondern sogar für den akademischen Betrieb. Ihre zehn Bücher sind alle übersetzt worden.»

Die Eichhörnchen waren im dichten Wald verschwunden.

«Ja, meine Bücher sind Hits in Deutschland und Japan.» Mal sehen, ob sie Humor hat. «Die beiden friedliebenden Länder, nicht wahr?»

Sie lachte ausgiebig und sagte dann: «Zumindest erkennen wir das Geniale, wenn es uns begegnet.»

«Genialen Wahnsinn, vielleicht. Meine Frau und ich haben ziemlich schwere Zeiten hinter uns.»

Ob es wohl so was wie einen Eichhörnchenlockruf gibt? Komm, Hörnli, Hörnli ...

«Frances und Roger haben mir von Terry erzählt. Tut mir so leid. Es wirkt alles so vollkommen sinnlos.»

Sie hatte etwas so Nettes und Reizendes an sich, daß mein Widerstand erlahmte. Noch konnte ich nicht wissen, welche Bedeutung sie einmal für uns haben würde.

«O. k., Edith, kommen Sie heute nachmittag vorbei. Wir reden dann.»

Treya und ich waren wieder in die Bay Area gezogen, in das Städtchen Mill Valley – zurück zu unseren Freunden, unseren Ärzten, unserem Versorgungssystem. Das ganze Tahoe-Unternehmen war ein Desaster gewesen, und wir erholten uns immer noch davon. Aber die Wende war vollzogen. Noch in Tahoe begann die Lage sich zu bessern, sobald unser Entschluß wegzuziehen gefaßt war.

Vor allem Treya gewann etwas von ihrem erstaunlichen Gleichmut und ihrer Stärke zurück. Sie meditierte wieder, und außerdem hatten wir beide ja – reichlich spät – mit der Partnertherapie bei Seymour angefangen.

Nach und nach erreichten uns also die simplen Lektionen, allen voran die des Annehmens und die des Verzeihens. Wie in *A Course in Miracles* zu lesen ist:

> Was könntest du dir wünschen, das Verzeihen nicht geben kann? Möchtest du Frieden? Das Verzeihen gibt ihn dir. Möchtest du Glück, innere Ruhe, Gewißheit über deine Ziele, ein Gefühl von Wert und Schönheit, das die Welt transzendiert? Möchtest du sicher und geborgen, immer in der Wärme verläßlichen Schutzes sein? Möchtest du eine Stille, die nicht gestört werden kann, Freundlichkeit, die nicht zu verletzen ist, tiefen Trost, der dich nicht verläßt, und vollkommene, unumstößliche Gelassenheit?
> All das und noch mehr gewährt dir das Verzeihen.
> Das Verzeihen gewährt alles, was ich mir wünsche.
> Heute habe ich dies als Wahrheit angenommen.
> Heute habe ich die Gaben Gottes empfangen.

Mir hatte immer die Ausrichtung des *Course* auf das Verzeihen als Weg zum Erinnern des wahren Selbst gefallen. Das ist ein Ansatz, den man nur in wenigen der großen Weisheitstraditionen findet, bei denen es meist eher um Bewußtseinsschulung oder Devotion geht. Der Grundgedanke des Verzeihens ist ganz einfach: Das Ego, unser Ich-Bewußtsein, ist nicht einfach eine kognitive, sondern im gleichen Maße eine affektive Konstruktion. Es wird also nicht nur von Begriffen getragen, sondern auch von Emotionen. Und die Ur-Emotion des Ego ist nach dieser Lehre Furcht, gefolgt von Groll. Wie es schon in den Upanischaden heißt: «Wo ein anderes ist, da ist Furcht.»

Anders gesagt, wenn wir das eine, nahtlose Gewahrsein in Subjekt und Objekt, in Ich und anderes aufspalten, dann empfindet das Ich Furcht, denn jetzt gibt es «da draußen» anderes oder andere, die ihm Schaden zufügen könnten. Aus dieser Furcht erwächst Übelnehmen und Groll. Wenn wir darauf beharren, uns ausschließlich mit diesem kleinen Ich hier drinnen zu identifizieren, dann kann es nicht ausbleiben, daß andere es kränken, beleidigen und verletzen. Eigentlich wird das Ego sogar durch seine Verletzungen am Leben gehalten. Es sammelt geradezu Verletzungen und Beleidigungen (auch wenn es sie haßt), denn ohne sie wäre es buchstäblich nichts.

Das Ego lebt ganz seinem Groll und versucht nun, andere dahin zu bringen, daß sie ihr Unrecht eingestehen. «Du hast mir wehgetan; sag, daß es dir leid tut.» Manchmal fühlt es sich dann vorübergehend ein wenig besser, aber an den eigentlichen Ursachen ändert das nichts. Niemals vergeben, niemals vergessen, das ist der kennzeichnende Zug des Ego.

Das Ego versucht es gar nicht erst mit dem Verzeihen, denn damit wäre sein Dasein insgesamt in Frage gestellt. Einem anderen eine (tatsächliche oder eingebildete) Beleidigung verzeihen, das würde ja die Grenze zwischen Ich und Nicht-Ich, das Gefühl des Gesondertseins von Subjekt und Objekt und damit das Ego selber aufweichen. Das Verzeihen hat daher zur Folge, daß wir vom Ego und seinen Kränkungen ablassen und uns statt dessen auf den Zeugen besinnen, auf das Selbst, das überhaupt keinen Unterschied macht zwischen Subjekt und Objekt. Deshalb sagt der *Course*, daß Verzeihen das Mittel ist, mein Ich loszulassen und mein Selbst zu erinnern.

Diese Praxis half mir sehr, vor allem in Zeiten, wo ich nicht die Kraft hatte zu meditieren. Mein Ego war so gekränkt, so verletzt (das heißt, ich hatte so viel echte oder eingebildete Beleidigungen gesammelt), daß meine schmerzhafte Selbstkontraktion nur noch durch Verzeihen wieder aufzulösen war. Je «verletzter» ich war, desto mehr zog ich mich in mich selbst zurück, und das machte die Existenz «anderer» nur um so schmerzhafter und Kränkungen um so wahrscheinlicher. Wenn ich merkte, daß ich anderen ihre «mangelnde Sensibilität» (das heißt den Schmerz, den ich mir durch Kontraktion selber zufügte) nicht verzeihen konnte, hielt ich mich an eine andere Affirmation aus dem *Course*: «Gott ist die Liebe, mit der ich verzeihe.»

Und für Treya begann ein sehr tiefgreifender innerer Wandel, durch den sich allmählich löste, was sie als den zentralen und schwierigsten Punkt in ihrem Leben empfand. Dieser Wandel fand etwa ein Jahr später seinen Niederschlag in ihrer Entscheidung, ihren Namen zu ändern; aus Terry wurde Treya, und für sie symbolisierte diese Änderung die Hinwendung vom Tun zum Sein.

Hurra! Meine Periode ist wieder da. Vielleicht kann ich doch noch ein Kind von Ken bekommen. Sieht alles sehr nach aufsteigendem Ast aus. Meine Kraft ist soweit zurückgekehrt, daß ich am liebsten wieder laufen möchte. Es kommt wieder häufiger vor, daß ich sprühe vor Lebenslust und Freude, aber zugleich bin ich viel ruhiger als früher, vor allem neige ich weniger dazu, auf alles immer sofort zu reagieren. Das Leben scheint sein eigenes Gleichmaß zu finden . . .

Auch das noch. Ken hat eine Virusinfektion, die er sich wahrscheinlich letztes Jahr in Incline geholt hat. Dr. Belknap hat den Virus durch ein großes Blutbild entdeckt – derselbe Arzt, der meinen Knoten entdeckt hat. Ken war skeptisch, er hielt die Sache einfach für eine schwere Depression; also ließ er sich noch von zwei weiteren Ärzten untersuchen, aber sie kamen zu derselben Diagnose. Ken hörte sofort auf, seine Erschöpfung als Depression aufzufassen, und fast über Nacht änderte sich seine ganze Ausrichtung, wie man sich denken kann. Ihm ist immer noch ein bißchen mulmig, ziemlich erledigt durch all die Strapazen, aber die Depression war mit der korrekten Diagnose wie weggeblasen. Er hat den Virus noch, anscheinend ist er nicht ansteckend; aber er lernt, damit umzugehen, und seine Kraft kehrt zurück. Mein Gott, was muß er durchgemacht haben – so eine Sache zu haben, und nichts davon zu wissen! Erzählte mir, wie er nah am Selbstmord war, und ich bekam einen gehörigen Schreck. An diesem Krebs war für mich immer nur eine Sache, die mir angst machte, nämlich der Gedanke, Ken verlassen zu müssen. Wenn er das getan hätte . . . ich weiß nicht, was ich getan hätte. Vielleicht das gleiche, so jedenfalls empfand ich an dem Tag.

Die Erfahrungen des vergangenen Jahres haben manches Gute in Bewegung gesetzt, für mich unter anderem eine beträchtliche Abschwächung meines Perfektionismus. Das ist ein Clown, der mir viel Ärger gebracht hat und für meinen Selbstkritik-Skorpion eine große Rolle spielt. Ich habe ständig an mir zu arbeiten und zu verbessern, und das impliziert ja wohl, daß ich so, wie ich bin, nicht recht bin. Seit ich sehe, wie diese Seite meiner selbst sich real auswirkt – zum Beispiel bei der Ausstattung des Hauses in Tahoe, wo alles «genau richtig» sein mußte – und wieviel Ärger sie mir bereitet hat, läßt dieser selbstzerstörerische Trieb nach. Ich bin jetzt viel eher bereit, die Dinge so hinzunehmen, wie sie sind.

Ich bin auch ein wenig bescheidener geworden. Ich sehe jetzt deutlicher, daß all die Dinge, mit denen ich mich herumschlage – Probleme, die in Freundschaften und in meiner Ehe auftauchen, überhaupt zwischenmenschliche Probleme, dann Zweifel und Ängste, Probleme im Umgang mit Geld, die Frage meiner Leistung für die Welt, die Frage meiner Berufung, der Wunsch, einen Sinn in allem Schmerz sehen zu können –, daß all das sich kaum unterscheidet von dem, womit alle anderen Menschen sich auch herumzuschlagen haben. Besonders freut mich, daß ein stärkeres Gefühl der Verbundenheit mit anderen davon ausgeht, als wären wir alle zusammen *ein* Wesen, das mit diesen Fragen beschäftigt ist und sich dadurch entwickelt. Wenn ich nicht anders bin, dann bin ich auch nicht getrennt und isoliert.

Es ist, als hätte sich mein Gesichtsfeld verengt auf das, was gerade jetzt ist. Ich kann in aller Ruhe tun, was ich gerade tue, auch wenn es den Leistungs-Clown in mir nicht befriedigt. Einfach nur tun, was zu tun ist, ein bißchen von der Rastlosigkeit abfallen lassen und nur das Holz hacken, das vor mir liegt, anstatt schon nach weiterem Ausschau zu halten, nur Wasser aus dem Bach am Haus holen, anstatt auszuziehen und einen anderen zu suchen. Mir selbst Zeit zum Heilen geben. Einen offenen, stillen Raum entstehen lassen und zusehen, was sich darin vielleicht bildet.

All die Jahre, in denen ich meinem Leben Ziel und Richtung zu geben versucht habe, mal diesem nachlaufend, mal mit jenem liebäugelnd, immer angestrengt, verlangend. So sehe ich mich selber vor mir: wie ich mich recke, nach etwas greife, so voller Verlangen. Und gelernt habe ich daraus nun, daß es mir weder Frieden noch

Weisheit, noch Glück gebracht hat. Das war es wohl, was ich lernen sollte.

Neuerdings meditiere ich wieder regelmäßig, zum ersten Mal seit einer ganzen Weile. Das liegt wohl daran, daß ich anders an die Sache herangehe. Wenn ich jetzt sitze, dann warte ich nicht mehr auf interessante Erfahrungen wie Lichterscheinungen oder Energieströme. Es geht mir nicht mehr ums «Weiterkommen». Ich bin nicht darauf aus, daß etwas passiert. Na ja, das stimmt nicht ganz. Manchmal meldet sich das Wünschen und Verlangen doch noch. Aber dann stelle ich es einfach fest, lasse es los und kehre zum Gegenstand meiner Meditation zurück. Wenn die Frage auftaucht, weshalb ich sitze (und das tut sie natürlich immer wieder), dann sage ich mir, ich sitze, um das zum Ausdruck zu bringen, was ich in diesem Augenblick bin. Ich sitze, weil etwas in mir einfach diese Zeit der Stille und Disziplin als Opfer bringen möchte. Es ist eher eine Art Affirmation als ein Suchen. Vielleicht werden Sinn und Zweck später von selbst klar, ohne alles Recken und Strecken und An-mich-Reißen. Vielleicht sind sie längst da und entfalten sich immer weiter, je mehr ich loslasse.

Am Abend war ich mit Kay Lynne zusammen. Sie sagte, sie sei manchmal sehr neidisch auf andere und wisse nicht recht, was sie dagegen machen solle.

«Ich habe eine Theorie darüber», sagte ich. «Du brauchst dich nicht eigens zu bemühen, bestimmte störende Verhaltensweisen oder Gedanken abzustellen. Dieses Bemühen ist eher hinderlich. Es kommt darauf an, die Sache klar zu sehen, in allen Aspekten zu erfassen und gleichsam unbeteiligt zu betrachten; immer wenn dann so etwas auftaucht, siehst du es gleich, und es überrumpelt dich nicht. Dann gibt es da noch ein mysteriöses Etwas in uns, man könnte es als den evolutionären Drang zur vollen Entfaltung unseres Potentials oder zu Gott hin bezeichnen – jedenfalls, sobald du geübt bist im bloßen Wahrnehmen eines Problems oder Defekts oder einer Blockade, kann dieses mysteriöse Etwas uns offenbar in der richtigen Bahn halten und den Fehler korrigieren. Das ist keine Frage des Willens. Der Wille ist notwendig, um dieses reine Wahrnehmen zu lernen, aber diesem subtilen und tiefgreifenden inneren

Wandel ist er meist eher im Weg. Auf einen Wandel dieser Art haben unser Verstand und unser bewußtes Wollen keinen Einfluß. Es ist mehr ein Zulassen, ein Sich-Öffnen.»

Treya und ich versuchten, diesem mysteriösen Etwas Gelegenheit zu geben, die Fehler zu bereinigen und die Wunden zu heilen, die uns in den letzten beiden Jahren geschlagen worden waren. Und wir erkannten, daß Heilung auf allen Ebenen – der körperlichen, der emotionalen, der mentalen und der spirituellen – geschieht und geschehen muß. Körperliche Gesundheit, das wurde uns jetzt klar, deutet keineswegs unbedingt auf wahre Gesundheit hin, auf Gesundheit oder Genesung der Seele. Unsere Suche nach Heilung erschloß uns die Große Kette des Seins in ihrer Gesamtheit. Und so viele Menschen halfen uns dabei, allen voran Frances und Roger.

Dann Seymour, unser Therapeut und Freund, dem wir den Namen See-more gaben. Auch wir machten in dieser Therapie wie so viele andere die Erfahrung, daß die wirklich bedeutsamen Durchbrüche eigentlich ganz simpel und naheliegend sind. Schwieriger ist die Umsetzung der Einsichten im täglichen Leben, immer und immer wieder, bis die alten, starren Gewohnheiten verlernt und geschmeidigere an ihre Stelle getreten sind. Insbesondere machte Seymour uns darauf aufmerksam, daß das Problem weniger in dem bestand, was wir sagten, sondern *wie* wir es sagten.

Wir lernen jetzt, mehr darauf zu achten, *wie* wir etwas sagen, nicht einfach nur auf den Inhalt. Oft sind wir beide völlig überzeugt vom Inhalt dessen, was wir sagen, aber wir teilen unsere «Wahrheit» auf unfreundliche, ärgerliche, abwehrende oder provozierende Weise mit. Und dann verstehen wir nicht, weshalb der andere auf den Unterton reagiert und nicht auf den Inhalt der Aussage. Es war für mich wie eine Offenbarung zu erkennen, wie unsere Abwehrstrategien ineinandergreifen und zu einer negativen, absteigenden Reaktionsspirale werden. Wenn Ken zum Beispiel Angst empfindet, dann ist davon nach außen hin nichts zu sehen. Statt dessen wird er ärgerlich und bissig – seine Art, die Angst in Schach zu halten. Ich konnte die Angst nicht sehen, nur seine Verärgerung, und das weckte natürlich in mir die Grundangst, die ich seit meiner Kindheit habe: zurückgewiesen und nicht geliebt zu sein. Wie reagiere ich, wenn ich mich ungeliebt fühle? Ich ziehe mich in mich selbst zurück, gebe mich ganz cool, vertusche – wie ich mich als Kind in mein Zimmer verkrochen habe, um zu lesen. Durch meine Distanziertheit fühlt sich nun Ken ungeliebt; das macht ihm Angst, also wird er böse. Ich ziehe mich noch mehr zurück, werde stocksteif, und dann bricht die zwanghafte, herrische Seite meines Charakters durch: Ich schlage meinen Befehlston an, das bringt Ken in Rage . . . und so weiter. Ich verstehe jetzt, weshalb Ken sich irgendwann einfach weigerte, ohne einen unparteiischen Dritten über unsere Probleme zu sprechen. Es wurde doch immer das gleiche Gemetzel. Aber wenn wir in Seymours Praxis in diese Abwärtsspirale geraten, können wir alle drei fast augenblicklich den *ersten* Schritt dazu ausmachen und die Kettenreaktion sofort abbrechen. Schwieriger ist natürlich, das auch außerhalb der Praxis beizubehalten, aber wir bekommen allmählich ein Gespür dafür.

Nach vier oder fünf Monaten gelang es uns mit Seymours einfühlsamer Hilfe tatsächlich, der ganzen Sache eine andere Richtung zu geben. Im Frühsommer 1986 erreichten wir eine Wasserscheide.

Es kann doch nicht Juni sein. Mir ist immer wieder so, als wäre Mai. Scheint eine Ewigkeit her zu sein, daß ich an diesem Computer gesessen habe, um zu schreiben. Die ganze Zeit habe ich winzige Papierschnipsel mit extra feinen Stiften in immer kleiner werdender Handschrift vollgekritzelt – wie soll ich sie jetzt entziffern, diese kleinen Merkzeichen, die für Augenblicke der Einsicht oder Furcht oder Liebe oder Verwirrung stehen?

Aber ich weiß, wie ich mich jetzt fühle. Besser. Viel besser. Ken und ich sind offenbar gemeinsam über das Schlimmste hinweg. Wir streiten überhaupt nicht mehr, es ist wieder so wie früher; und wir haben gelernt, nachsichtiger miteinander zu sein. Man muß hellwach sein und sich ein bißchen Mühe geben, um die Reaktion, den Impuls gleich abzufangen und die Angst zu sehen, die immer hinter dem Wunsch steht, einen anderen zu kränken. Daran haben wir mit

Seymours Hilfe gearbeitet, und jetzt zeigen sich erste Veränderungen.

Ein Beispiel. Heute, gemeinsam unter der Dusche, fragte Ken, ob ich finde, daß wir mit dem Umzug in dieses neue Haus die richtige Entscheidung getroffen haben. Ich glaube schon, sagte ich, es ist sicher gut, mehr Platz zu haben, damit du deine Bücher um dich haben kannst. Das andere Haus war für Kens Bibliothek zu klein gewesen. Darauf sagte er, die Bücher seien ihm im Moment ziemlich egal; Hauptsache, er komme endlich wieder zu seiner spirituellen Praxis. Ich fühlte mich verletzt; erst gibt er mir die Schuld, daß er nicht schreiben kann, und jetzt sagt er, die Bücher seien ihm egal. Ich war den halben Vormittag verärgert und gekränkt, aber dank Seymour habe ich das wenigstens nicht gleich an Ken ausgelassen. Ich habe gar nichts gesagt. Aber in meinem Kopf war die erste Stimme beleidigt und verärgert.

Dann sagte eine andere innere Stimme: Moment mal. Wie hat das Ganze überhaupt angefangen? Du hattest das Gefühl, dich verteidigen zu müssen, oder? Warum? Oh, du hattest das Gefühl, daß Ken dir einen Vorwurf macht, du fühltest dich verantwortlich dafür, daß er nicht schreibt. Verständlich, es klang wirklich nach einem Vorwurf. Wie kommt er dazu? Na ja, er möchte vielleicht nicht selbst verantwortlich sein, vielleicht ist es für ihn schlichtweg einfacher zu denken, daß du die Schuld hast. Was könnte dahinterstecken? Vielleicht schwant ihm, daß er selber schuld ist. Vielleicht will er die Verantwortung nicht übernehmen für sein Nichtschreiben. Wieso stößt ihm das gerade jetzt auf? Ah, das neue Haus mit viel Platz für seine Bücher. Befürchtet er, daß die Leute jetzt etwas von ihm erwarten (was sie ja wirklich tun), ein neues Buch? Ja, das muß es wohl sein. Er befürchtet, daß er den Erwartungen nicht genügen kann, er wehrt sich gegen diese Erwartungen und seine Versagensangst dadurch, daß er dir eins auswischt.

Je näher die zweite Stimme der Angst als Ursache unseres Konflikts kam, desto mehr ließ die erste von ihrer Selbstgerechtigkeit ab. Als die Angst offen zutage lag, waren nur noch Verständnis und Mitgefühl möglich. Da war kein Impuls mehr, mich gegen Kens «Angriff» zu verteidigen, nur noch der Wunsch, ihm durch diesen

Engpaß zu helfen und nichts von ihm zu erwarten. Jetzt konnte ich die Szene noch einmal ablaufen lassen und mich fragen, was ich hätte besser machen können. Jetzt konnte ich mir vorstellen, nicht in Abwehrstellung zu gehen und den Kopf entmutigt an die Wand zu lehnen, sondern zu sagen – mit Überzeugung zu sagen: «Das wäre toll, Liebster, wenn du im neuen Haus wieder zum Meditieren kommen würdest. Was auch geschieht, es wird gut werden, und ich finde es herrlich, daß wir in eine Umgebung ziehen, die uns hilft, wieder heil und ganz zu werden.»

Später an diesem Tag ging ich die ganze Sache mit Ken durch, sehr behutsam, ohne Vorwurf. Er gab mir die höchste Punktzahl für den Volltreffer des Tages.

Das scheint ein echter Fortschritt zu sein, paßt zu all den anderen Veränderungen, die zur Zeit in Gang sind. Mir bleibt jetzt ein bißchen Platz zwischen der Angst, dem nachfolgenden Unbehagen und der Abwehrreaktion. In diesem Fall konnte ich mich in der Reaktionsphase früh genug abfangen, um zurückzutreten und den potentiellen Konfliktstoff zu entwirren. Dieses Gefühl von mehr Raum hatte ich auch bei meiner letzten Einzelsitzung mit Seymour. Mehr Behutsamkeit und Verständnis gegenüber anderen und mir selbst.

So wichtig die Veränderungen in unserer Beziehung auch waren, den Kernproblemen mußte sich doch jeder allein zuwenden. Wo ich meine Angst in den Griff bekommen mußte, da hatte Treya sich ihres Urproblems anzunehmen: sein oder tun, zulassen oder dirigieren, Vertrauen oder Abwehr.

Ich werde mir selbst gegenüber verständnisvoller, vertrauensvoller. Das wird besonders deutlich an der Frage des Be- und Verurteilens. Bei meiner letzten Einzelsitzung mit Seymour merkte ich, wie mir mulmig wurde, als es darum ging, nicht mehr nur über die Beziehung zu sprechen, sondern über *mich*. Viel lieber hätte ich mich weiter hinter der Beziehungskiste versteckt. Da kann ich über meine Ängste sprechen, die jetzt für mich viel leichter zu sehen und vor allem einzugestehen sind. Kein peinliches Thema mehr. Daß ich nicht gern über mich selbst sprechen wollte, hing mit etwas anderem zusammen, das mir schon vor Jahren aufgefallen war: Wenn jemand etwas sagt oder tut, was mir hilft, mich selbst besser zu verstehen, dann kann ich das nur schwer zugeben und anerkennen. Statt «Danke, das hilft mir weiter», sage ich dann lieber: «Ja, das ist mir auch schon aufgefallen» oder etwas ähnliches. Hilfe dankbar anzunehmen fällt mir wohl deshalb so schwer, weil es mich angreifbar macht; wenn andere mich klarer sehen als ich selbst, dann bin ich ihnen damit gewissermaßen ausgeliefert. Darunter liegt aber noch etwas anderes und Wichtigeres: Ich gehe davon aus, daß sie mich anhand dessen, was sie sehen, *beurteilen* werden, daß sie Macht über mich haben werden, und *nicht*, daß sie Verständnis haben werden, denn nähme ich das an, dann könnte ja die Tatsache, daß sie mich wirklich sehen, der Anfang einer tieferen und liebevollen Verbindung sein. Nein, ich gehe davon aus, daß die Leute mich beurteilen – daß sie es jetzt tun, daß sie es immer getan haben und daß sie es weiterhin tun werden.

Weil ich mich selbst verurteile. Der alte Skorpion der Selbstkritik. Und ich werde ihn loslassen, ich bin schon dabei. Klar, das dauert noch seine Zeit, aber innen ist schon etwas umgeschlagen. Welche Erleichterung. Lange ist es her, daß ich diese Kräfte in mir am Werk gefühlt habe. Etwas hat sich verschoben, läßt los, öffnet sich. Mir ist so, als könnte ich jetzt wirklich vertrauen und zulassen, anstatt die Dinge voranzutreiben oder zu erzwingen. Und ich kann jetzt wirklich Kens Liebe zulassen. Zu seltsam, das erste, was ich über ihn schrieb, war: «Ich vertraue ihm mehr als dem Universum.» Das stimmt. Seine Liebe und sein Vertrauen, auch in den schlimmsten Zeiten, haben mir ermöglicht, mich dem zu öffnen, was jetzt geschieht. Seymour sagt, bevor wir uns selber vertrauen können, müssen wir erst einem anderen vertrauen.

Seymour hat mir auch geholfen, meine Zwanghaftigkeit besser zu verstehen. Wie ich mich verzettle mit allen möglichen Nebensächlichkeiten. Das liegt wohl auch meiner Schwierigkeit zugrunde, das zu finden und zu tun, was ich gern tun möchte – es bleibt nie genug Zeit dazu. Das ist, wie ich jetzt weiß, das ganz typische Verhalten, mit dem der zwanghafte Charakter die Dinge unter Kontrolle hält. Anders gesagt, Zwangscharaktere tun alles selber. Sie vertrauen nicht darauf, daß andere es auch zuwege bringen – Mißtrauen ist die Wurzel der Zwangsneurose –, also versuchen sie, alles, auch das kleinste Detail, selbst in der Hand zu behalten. Also wieder mal: Vertrauen. Meine große Lektion.

Wie schon gesagt, versuchten Treya und ich, allen Ebenen gerecht zu werden – der körperlichen, der emotionalen, der mentalen und der spirituellen. Was die körperliche Ebene anging, lernte ich, mit meinen Kräften und Mitteln hauszuhalten, solange der Virus sich noch nicht ausgetobt hatte. Treya verschaffte sich Bewegung – Gymnastik, Jogging, lange Wanderungen. Wir verbesserten unsere Krebsvorsorgediät immer weiter (vegetarisch, wenig Fett, viele Ballaststoffe, hoher Anteil an komplexen Kohlehydraten). Ich hatte schon lange das Amt des Kochs übernommen, zuerst aus Notwendigkeit, dann weil ich offenbar begabt dafür war. Zur Zeit erprobten wir eine Diät nach Pritikin, die ich mit allen erdenklichen Mitteln schmackhaft zu machen versuchte. Außerdem natürlich die hochdosierten Vitamine. Für die emotionale und mentale Ebene waren wir in der Therapie, lernten mit unseren Problempunkten umzugehen und unsere verqueren Lebensdrehbücher umzuschreiben. Auf der spirituellen Ebene übten wir uns in der Kunst des Annehmens und Verzeihens, probten die Wiedereinsetzung des Zeugen, jenes stillen Zentrums der Gelassenheit im endlosen Wirrwarr des Lebens.

Ich hatte zwar noch nicht wieder angefangen zu meditieren, aber wir waren auf der Suche nach einem Lehrer, der uns beiden lag. Treyas ureigene Methode war das Vipassanā, Grundlage und zentraler Weg aller Formen des Buddhismus; auch die christliche Mystik lag ihr sehr, und sie beschäftigte sich zwei Jahre lang täglich mit den Übungen des *Course in Miracles.* Ich selbst war praktisch allen östlichen oder westlichen Schulen der Mystik zugetan, aber keine andere Form der Mystik war für mich so tief und machtvoll wie die des Buddhismus, und so war ich fünfzehn Jahre lang den Zen-Weg gegangen, den Weg also, der in mancher Hinsicht die Quintessenz des Buddhismus darstellt. Mich zog jedoch auch die tibetische Form des Buddhismus an, das Vajrayāna, das ich für das bei weitem umfassendste und vollständigste spirituelle System der Welt halte. Außerdem fühlte ich mich zu einigen Lehrern hingezogen, die zwar aus bestimmten Traditionen hervorgegangen waren, aber eigentlich über allen Schulen und Systemen standen: Krishnamurti, Shrī Ramana Maharshi und Da Free John.

Aber Treya und ich waren uns darin nie vollkommen einig gewesen, wir fanden keinen Lehrer, dem wir uns beide vorbehaltlos hätten anschließen können. Ich mochte Goenka sehr, aber Vipassanā war mir letztlich doch ein zu begrenzter Ansatz. Treya wiederum mochte Chögyam Trungpa und Da Free John sehr, aber bei diesen Wegen ging ihr das Aberwitzige und Verrückte ein bißchen zu weit. «Unseren» Lehrer sollten wir schließlich in Kalu Rinpoche finden, einem tibetischen Meister von höchster Verwirklichung. Bei einer von Kalu Rinpoche gegebenen Einweihung sollte Treya jenen bestürzenden Traum haben, der ihr klarmachte, daß sie ihren Namen ändern mußte. Vorerst aber suchten wir noch, und das «Sortiment» an Lehrern, denen wir begegneten, mit denen wir diskutierten und praktizierten, läßt sich abenteuerlicher kaum denken: Father Bede Griffiths, Kobun Chino Roshi, Tai Situpa, Jamgon Kongtrul, Trungpa Rinpoche, Da Free John, Katagiri Roshi, Pir Vilayat Khan, Father Thomas Keating . . .

Am Sonntag fahren wir nach Green Gulch (zum San Francisco Zen Center gehörend), das erstemal seit langem. Viele Autos stehen schon da, als wir ankommen; offenbar ist ein bedeutender Lehrer da. Tatsächlich ist es Katagiri Roshi, einer von Kens früheren Zen-Meistern. Er gefällt mir, er wirkt sehr direkt und präsent, auch wenn ich nicht alles verstehe, was er sagt. Sogar von weitem sehe ich, wie alles an seinem Gesicht lächelt, wenn er lächelt, jedes Eckchen, jedes Fältchen. Lächel-Zen: Wenn du lächelst, dann lächle einfach nur. Sein Kopf, natürlich kahlgeschoren, hat eine interessante, eigenwillige Form. Überhaupt mein neues Interesse – wie die Schädel der Leute unter ihrem Haar aussehen.

Katagiri hat etwas so Schlichtes, wirklich herzerwärmend. Manche sagen, er sei der eigentliche Nachfolger von Shunryu Suzuki

Roshi. Könnte mich durchaus reizen, mich unter ihm zu schulen und einfach zu sehen, wohin das führt. Ich suche auch auf dem spirituellen Weg nicht mehr nach Vollkommenheit. Es wäre schön, einem Lehrer zu begegnen, in den man sich einfach verlieben kann, aber das kann dauern, und es hat keinen Sinn, auf so etwas zu warten. Vielleicht, wer weiß, sitzt er ja schon vor mir, und ich weiß es bloß noch nicht.

Am nächsten Abend, beim Lesen von Da Free Johns Buch *The Dawn Horse Testament*, stelle ich fest, daß er zwei Grundtypen von spirituellen Wegen aufzeigt, den des ergebenen Schülers und den der Selbsterforschung. Es ist genau das, was Ken meint, wenn er von «Kraft des anderen» und «Kraft des eigenen Ich» spricht. Das Buch gefällt mir. Vor allem, was Da Free John über Beziehung sagt, daß das Ego nichts als Kontraktion und Beziehungsangst ist. Vieles von mir selbst finde ich hier wieder. Zum Beispiel daß ich mich häufig zurückgewiesen fühle und dann das «Ego-Ritual» der Verteidigung gegen eingebildete Verletzungen und Kränkungen ablaufen lasse. Wenn ich auf Dinge, die ich als Zurückweisung empfinde, verletzt reagiere – das geschieht meist durch Distanzierung und Ausweichmanöver in Form von Selbstverteidigung –, dann hilft mir diese Lehre, indem sie mich auffordert, die Sache nicht zum Verrat aufzubauschen, nicht zu re-agieren, andere nicht zurückzuweisen und zu bestrafen, wenn ich selbst mich zurückgewiesen fühle. Ich darf die Liebe nicht zurückhalten, darf mich nicht versagen, sondern muß verletzlich bleiben und Verletzungen zulassen. «Übt die Wunde der Liebe», sagt er; Verletzungen sind nicht zu vermeiden, nimm sie einfach wahr, laß keine Kontraktion zu und keine Unterbrechung der Liebe.

«Hier entlang, bitte.»

Ich kann die Gestalt neben mir einfach nicht erkennen. Etwas zieht mich sanft am Ellbogen. Ich würde zuschlagen oder mich losreißen, wenn ich auch nur andeutungsweise sehen könnte, was da ist. Langsam richte ich den Lichtkegel meiner Lampe dorthin, aber das Licht wird offenbar einfach verschluckt, tritt ein in das, was da ist, und kommt nicht wieder heraus. Es hat allerdings eine Gestalt, denn es ist noch viel dunkler als die ohnehin schon ziemlich schwarze Umgebung. Dann kommt es mir: Diese Gestalt ist nicht dunkel, sie ist das Nichtvorhandensein von Licht und Dunkel. Sie ist da und doch wieder nicht.

«Hör mal, ich weiß nicht, wer du bist, aber das hier ist mein Haus, und ich wäre schon sehr dankbar, wenn du jetzt gehen würdest. Wenn nicht» – ich muß unwillkürlich lachen über den Satz, den ich sage –, «dann rufe ich die Bullen.»

«Hier entlang, bitte.»

Es wurde Zeit, wieder ins Haus zu gehen. Edith würde wohl in etwa einer Stunde auftauchen, und außerdem mußte ich etwas zu Mittag essen. Treya hatte in Tahoe einiges zu erledigen, damit wir dann endgültig das neue Haus in Mill Valley beziehen konnten.

Im großen und ganzen lief alles recht gut; oder wurde zumindest zusehends besser. Treya sagte zu Seymour, wir seien offenbar über den Berg – über etliche eigentlich –, und ich sah das auch so.

Ich holte mir ein Sandwich und eine Cola und setzte mich wieder auf die Terrasse. Die Sonne erhob sich eben über die Wipfel der Bäume; sie ragen derart hoch auf, daß sie die Sonne bis kurz vor Mittag verdecken. Ich freute mich immer auf den Augenblick, wenn das Sonnenlicht mir ins Gesicht fällt und mich daran erinnert, daß es immer einen neuen Anfang gibt.

Ich dachte an Treya. Ihre Schönheit, ihre Geradlinigkeit, ihre Ehrlichkeit, ihren reinen Geist, ihre ungeheure Lebensliebe, ihre erstaunliche Kraft. Das Gute, das Wahre und das Schöne. Gott, wie ich diese Frau liebe! Wie habe ich ihr nur je die Schuld an meinen Qualen geben können? Ihr soviel Schmerz bereiten können? Das Beste, was mir je widerfahren ist! Vom ersten Augenblick unserer Begegnung an hatte ich gewußt, daß ich alles tun und jeden Weg, jeden Schmerz auf mich nehmen würde, um bei ihr zu sein, ihr zu helfen, sie zu halten. Das war ein Entschluß ohne Wenn und Aber, der ganz aus der Tiefe kam – und dann hatte ich ihn vergessen und die Schuld einem anderen Menschen gegeben! Kein Wunder, daß ich mich fühlte, als hätte ich meine Seele verloren. Ich hatte sie verloren, und ich selbst war dafür verantwortlich.

Ich hatte Treya verziehen. Mir selbst zu verzeihen, das war ein viel längerer Weg.

Ich dachte an Treyas Mut. Sie weigerte sich einfach, kategorisch, sich durch diese qualvolle Zerreißprobe unterkriegen zu lassen. Das Leben schlug sie nieder, sie stand gleich wieder auf. Die Ereignisse des letzten Jahres hatten diese federnde Kraft allenfalls noch vergrößert. Ich wandte den Kopf, um auch die andere Gesichtshälfte zu wärmen. Das war immer so, als füllte die Sonne mein Gehirn mit Energie, mit Licht auf. In der ersten Phase ihres Lebens, dachte ich, war ihre Kraft wohl aus ihrer kämpferischen Natur gekommen. Jetzt kam sie aus ihrer wachsenden Fähigkeit, sich zu ergeben. Wo sie früher mit der Welt die Schwerter kreuzte, da öffnet sie sich jetzt einfach und läßt alles durch sich hindurchströmen. Doch es war dieselbe Kraft, nach wie vor getragen von absoluter, kompromißloser Aufrichtigkeit. Eines habe ich auch in den schlimmsten Zeiten nie bei ihr erlebt: Sie hat niemals gelogen.

Das Telefon läutete. Ich mochte nicht an den Apparat gehen und überließ das Gespräch dem Anrufbeantworter. Ich konnte aber mithören: «Hallo, Terry, hier ist Praxis Dr. Belknap. Können Sie bitte mal vorbeikommen, der Doktor hat etwas mit Ihnen zu besprechen.»

Ich stürzte zum Telefon und riß den Hörer hoch. «Hallo! Hier ist Ken. Was gibt's?»

«Der Doktor möchte mit Terry ein paar Untersuchungsergebnisse besprechen.»

«Ist doch alles in Ordnung, oder?»

«Der Doktor wird alles erklären.»

«Jetzt kommen Sie schon. Bitte.»

«Der Doktor wird alles erklären.»

Psychotherapie und Spiritualität

Hi, Edith, kommen Sie rein. Geben Sie mir einen Augenblick Zeit, ja? Hatte eben einen sehr merkwürdigen Anruf. Bin gleich wieder da.» Ich ging ins Bad, spülte mir das Gesicht kalt ab und sah in den Spiegel. Ich weiß nicht mehr, was mir durch den Kopf ging. Aber dann, wie das in solchen Situationen ja oft geschieht, war plötzlich alles wie weggeblasen, völlig verdrängt: der ganze Alptraum, der uns in der Praxis sicherlich erwartete, einfach ausgeblendet. Irgend etwas deckte diesen ganzen Bereich gnädig zu, und jetzt konnte ich meine Professorenmaske aufsetzen und mit festem Schritt und routiniertem Lächeln ins Zimmer zurückgehen, um Edith zu empfangen.

Was war das eigentlich, was diese Frau so liebenswert machte? Sie mochte Anfang fünfzig sein, klares, offenes Gesicht, manchmal wie durchscheinend und doch voller Stärke, Festigkeit und Sicherheit. Irgend etwas an ihrer Ausstrahlung gab mir schon nach wenigen Minuten das Gefühl, hier einen Menschen vor mir zu haben, der buchstäblich alles für einen Freund tun würde, und zwar mit Freuden. Sie lächelte viel, und es war kein bemühtes Lächeln, das den Schmerz des Menschseins übertüncht. Vielleicht so: Ein sehr starker und doch sehr verwundbarer Mensch, der auch in der Angst noch zu lächeln verstand.

Die ersten Minuten unseres Gesprächs machten mir klar, daß sich um mich herum eine gewisse Aura gebildet hatte, seit ich mich weigerte, Interviews zu geben oder öffentlich aufzutreten. Das war für mich eine simple Entscheidung gewesen, aber sie gab offenbar Anlaß zu allerlei Spekulationen, bis hin zu der Frage, ob ich überhaupt existiere. In den ersten fünfzehn Minuten interessierte Edith sich nur für meine «Unsichtbarkeit», und auch ihr Artikel, der später in der *Zeit* erschien, begann damit:

> «Er ist ein Einsiedler, er läßt sich nicht sprechen», hörte ich über ihn. Das machte mich noch neugieriger, als ich ohnehin schon war. Was ich von ihm gelesen hatte, fand ich frappierend. Da trafen sich enzyklopädisches Wissen, Offenheit für unterschiedlichste Denkmodelle, lebendiger, präziser und bildkräftiger Stil mit ungewöhnlicher Kraft zur Zusammenschau und seltener Klarheit des Denkens.
>
> Ich schrieb an Wilber. Als auf meinen Brief keine Antwort kam, flog ich nach Japan zum Kongreß der Internationalen Transpersonalen Gesellschaft. Wilber stand als Vortragender auf dem Programm. Kyoto im Frühling war wunderschön, die Begegnung mit den japanischen kulturellen und religiösen Traditionen unvergeßlich, aber Ken Wilber war nicht da. Präsent war er trotzdem. Ein prominenter Physiker jubelte ihn in seinem Vortrag hoch, viele Hoffnungen richteten sich auf ihn. Unsichtbar sein ist keine schlechte Public-Relations-Technik – wenn man Ken Wilber heißt.
>
> Ich fragte herum, wer ihn kennt. Der Präsident der Gesellschaft, Cecil Burney: «Wir sind befreundet. Er ist umgänglich und völlig unprätentiös.» Wie kann er, Geburtsjahrgang 1949, schon neun Bücher veröffentlicht haben? «Er arbeitet sehr viel und hart, und er ist ein Genie», stellte Roger Walsh lakonisch fest.
>
> Mit Hilfe von Freunden und einem seiner deutschen Verlage versuchte ich später noch einmal, ein Interview mit Wilber zu bekommen. Als ich schon in San Francisco war, hatte ich noch immer keine feste Zusage. Und dann, plötzlich, ist er am Telefon und sagt zu. Wir treffen uns in seinem Haus. Das Wohnzimmer ist mit Gartentisch und -stühlen ausstaffiert, durch die halbgeöffnete Tür sieht man eine Matratze auf dem Fußboden. Ken Wilber, barfuß, mit offenem Hemd – es ist ein warmer Sommertag – stellt ein Glas Saft für mich auf den Tisch und lacht: «Ich existiere wirklich.»

«Sie sehen, Edith, ich existiere», lachte ich, als wir uns setzten. «Was kann ich für sie tun?»

«Weshalb geben Sie keine Interviews?»

Ich legte ihr alle meine Gründe dar – vor allem, daß Interviews zuviel Unruhe und Ablenkung mit sich bringen, zumal ich ohnehin nichts anderes im Sinn habe, als zu schreiben. Sie hörte sehr aufmerksam zu, lächelnd, wirklich interessiert und teilnehmend. Sie hatte etwas sehr Mütterliches an sich, und das warmherzige Timbre ihrer Stimme machte es mir aus irgendeinem Grund besonders schwer, das im Hintergrund lauernde Grauen zu vergessen, das sich alle paar Minuten wieder vorzudrängen versuchte.

Wir unterhielten uns stundenlang, und ich hatte Gelegenheit, die Leichtigkeit und Intelligenz zu bewundern, mit der Edith die verschiedensten Themen zu erörtern verstand. Als sie zum eigentlichen Thema unseres Interviews kam, schaltete sie ihren Recorder ein.

EDITH ZUNDEL: Rolf und mich – und unsere Leser – interessiert vor allem der Grenzbereich zwischen Psychotherapie und Religion.

KEN WILBER: Und mit Religion meinen Sie was? Fundamentalismus? Mystik? Exoterisch? Esoterisch?

EZ: Das ist ein guter Ausgangspunkt. In *Der glaubende Mensch (A Sociable God)* nennen Sie, glaube ich, elf verschiedene Definitionen für Religion oder elf Arten, das Wort Religion zu gebrauchen.

KW: Ja, es ging mir darum, daß wir eigentlich nicht über Wissenschaft und Religion – oder Psychotherapie und Religion oder Philosophie und Religion – sprechen können, solange wir nicht genau bestimmt haben, was wir eigentlich mit dem Begriff Religion meinen. Für unsere Zwecke hier müssen wir wohl zumindest zwischen exoterischer und esoterischer Religion unterscheiden. Exoterische oder «äußere« Religion ist mythische Religion, furchtbar konkret und buchstabengläubig. Hier wird tatsächlich geglaubt, daß etwa Moses das Rote Meer teilte, das Christus von einer Jungfrau geboren wurde, daß die Welt in sechs Tagen erschaffen wurde, daß es wirklich einmal Manna geregnet hat und so weiter. Überall auf der Welt besteht exoterische Religiosität aus solchen Überzeugungen. Die Hindus glauben, daß die Erde, damit sie nicht ins Bodenlose fällt, von einem Elephanten getragen wird; da ein Elephant nicht schweben kann, steht er auf einer Schildkröte und diese wiederum auf einer Schlange. Fragt man nun weiter, wovon denn die Schlange getragen wird, dann heißt es: «Sprechen wir jetzt von etwas anderem.» Das ist exoterische Religion, eine Reihe von Glaubenssätzen, die eine mythische – keine aus direkter Erfahrung oder Evidenz gewonnene – Erklärung für die Mysterien der Welt zu geben versuchen.

EZ: Exoterische oder äußere Religion ist demnach, allgemein gesagt, eine Sache des Glaubens und nicht der unmittelbaren Anschauung.

KW: Ja. Wenn Sie an all die Mythen glauben, sind Sie gerettet, wenn nicht, kommen Sie in die Hölle – keine Widerrede. Diese Art von Religiosität finden sie auf der ganzen Welt – Fundamentalismus. Ich habe nichts dagegen einzuwenden; nur hat eben diese Art von Religion nichts mit mystischer oder esoterischer oder auf Erfahrung gegründeter Religion zu tun, mit der Art von Religiosität oder Spiritualität, die mich interessiert.

EZ: Und «esoterisch» bedeutet?»

KW: Innerlich oder verborgen. Und verborgen nicht etwa, weil esoterische oder mystische Religion geheim wäre, sondern weil sie eine Sache der direkten Erfahrung und des persönlichen Gewahrseins ist. Die esoterische Religion verlangt von Ihnen nicht, etwas gläubig anzunehmen oder gehorsam irgendwelche Dogmen zu schlucken. Sie ist vielmehr so etwas wie eine Reihe persönlicher Experimente, die Sie wissenschaftlich im Labor Ihres Bewußtseins durchführen. Wie alle Wissenschaft stützt sie sich auf direkte Erfahrung, nicht auf bloße Gläubigkeit oder Wunschdenken; und sie wird öffentlich überprüft und bestätigt durch jene, die das Experiment ebenfalls durchgeführt haben. Das Experiment heißt Meditation.

EZ: Aber Meditation ist etwas so Privates.

KW: Eben nicht. Nicht mehr als, sagen wir, Mathematik. Es gibt zum Beispiel keinen äußeren Beweis dafür, daß minus eins zum Quadrat gleich eins ist. Es gibt dafür keinen sensorischen oder empirischen Beweis. Dennoch ist es so, aber das ist nur durch innere

Logik zu beweisen. Minus eins finden Sie in der Außenwelt nicht; aber Sie finden es in Ihrem Bewußtsein. Und dieser rein mentale Charakter von minus eins bedeutet nicht, daß minus eins rein privat, öffentlich nicht zu verifizieren und daher gegenstandslos ist. Es heißt aber, daß die Wahrheit von minus eins nur von Mathematikern verifiziert werden kann, also von Leuten, die wissen, wie das logische Experiment, das über Richtigkeit und Unrichtigkeit entscheidet, innerlich durchgeführt wird. In diesem Sinne ist auch die meditative Erkenntnis eine innere Erkenntnis, nur zu verifizieren durch andere in der Meditation Geschulte, denen die interne Logik der kontemplativen Erfahrung geläufig ist. Wir lassen nicht öffentlich über den Satz des Pythagoras abstimmen, sondern überlassen es den Mathematikern zu entscheiden, ob er stimmt oder nicht. So hat auch die meditative Spiritualität bestimmte Aussagen zur Folge – etwa daß das Ichbewußtsein, betrachtet man es nur genau genug, nicht verschieden ist vom Weltbewußtsein; aber diese Wahrheit ist nur durch Experiment und Erfahrung zu überprüfen, von Ihnen und von jedem anderen, der das Experiment auf sich nimmt. Und nach etwa sechstausend Jahren dieses Experimentierens, denke ich, ist es völlig angemessen, bestimmte Schlüsse zu ziehen, gleichsam spirituelle Theoreme aufzustellen. Diese Theoreme sind der Kernbestand der uralten Weisheitstraditionen.

EZ: Trotzdem noch einmal: Was heißt «verborgen»?

KW: Wenn Sie das Experiment nicht durchführen, können Sie nicht wissen, was los ist; Sie haben keine Stimme in dieser Sache, wie Sie als Nichtmathematiker keine Stimme bei der Entscheidung über den Satz des Pythagoras haben. Sie können sich natürlich eine Meinung darüber bilden, aber die Mystik ist nicht an Meinungen interessiert, nur an Erfahrungswissen. Esoterische Religion oder Mystik bleibt dem Bewußtsein, das sich nicht dem Experiment widmet, verborgen; mehr heißt das nicht.

EZ: Aber die Religionen sind so verschieden.

KW: Bei den exoterischen Religionen gibt es sehr große Unterschiede; esoterische Religionen sind überall auf der Welt praktisch identisch. Mystik und Esoterik sind in dem eben erläuterten Sinne wissenschaftlich, und wie es keine deutsche Chemie im Unterschied etwa zur amerikanischen Chemie gibt, besteht auch in der mystischen Wissenschaft kein Unterschied zwischen Hinduismus und Islam. Es besteht grundlegende Übereinstimmung in vielen Dingen, etwa was die Natur der Seele, die Natur des Geistes und die Natur ihrer höchsten Identität angeht. Das ist gemeint, wenn von der «transzendenten Einheit der Weltreligionen» die Rede ist: die esoterischen Religionen. Natürlich sind ihre Oberflächenstrukturen sehr verschieden, aber in den Tiefenstrukturen sind sie praktisch identisch – Ausdruck für die universale Gleichheit des menschlichen Geistes und seine phänomenologisch ermittelten Gesetze.

EZ: Das scheint mir sehr wichtig: Wenn ich es richtig sehe, dann teilen sie nicht Joseph Campbells Annahme, daß mythische Religionen gültige spirituelle Erkenntnis enthalten?

KW: Exoterisch-religiöse Mythen können Sie interpretieren, wie Sie wollen. Zum Beispiel können Sie Mythen, wie Campbell es tut, als Allegorien, Metaphern oder transzendente Wahrheiten deuten. Sie können etwa sagen, die jungfräuliche Geburt bedeute, daß Christus spontan aus seinem wahren Selbst heraus wirkte. Ich zum Beispiel glaube das. Nur: Anhänger eines mythischen Glaubens glauben das nicht. Sie glauben, und das soll ein Prüfstein der Festigkeit ihres Glaubens sein, daß Maria wirklich als biologische Jungfrau schwanger wurde. Mythengläubige deuten ihre Mythen *nicht* allegorisch, sondern wörtlich und konkret. In seinem Bemühen, mythische Überzeugungen irgendwie zu retten, zerstört Campbell sie als das, was sie eigentlich sind. Er sagt zu einem Mythengläubigen: «Ich weiß, was du *im Grunde* meinst.» Keineswegs. Ein Mythengläubiger meint das einfach nicht, was Campbell ihm da unterzuschieben versucht. Deshalb sind Campbells Bestrebungen meiner Meinung nach schon vom Ansatz her verfehlt.

EZ: Aber es gibt doch wirklich Anhänger mythischer Religionen, die ihre Mythen allegorisch oder metaphorisch deuten.

KW: Ja, und das sind die Mystiker. Die Mystiker geben den Mythen einen esoterischen oder «verborgenen» Sinn, und diesen Sinn entdeckt man durch direkte innere und kontemplative Erfahrung, nicht in irgendeinem äußeren Glaubenssystem oder Symbol oder Mythos. Sie sind also mit anderen Worten gar keine Mythengläubigen, sondern kontemplative Phänomenologen, kontemplative Mystiker, kontemplative Wissenschaftler. Deshalb hat sich die Mystik, wie Alfred North Whitehead gezeigt hat, stets mit der Wissenschaft und nicht mit der Kirche verbündet: Sowohl Mystik als auch Wissenschaft berufen sich auf den unmittelbaren Augenschein. Newton war ein großer Wissenschaftler und ein Mystiker, und da bestand und besteht kein Widerspruch. Wissenschaft und Mythengläubigkeit vertragen sich dagegen überhaupt nicht miteinander. Im übrigen sind die Mystiker diejenigen, die sagen, daß eine mystische Religion im wesentlichen mit allen anderen mystischen Religionen identisch ist. Man findet aber keinen Mythengläubigen, nehmen wir etwa einen fundamentalistischen Protestanten, der sagen würde, daß auch der Buddhismus ein Weg zum vollkommenen Heil ist. Mythengläubige behaupten stets, im Besitz der allein seligmachenden Wahrheit zu sein, denn sie gründen ihre Religion auf äußere Mythen, die überall andere sind und deren innere Einheit sie nicht erkennen. Die Mystiker wissen um diese Einheit.

EZ: Ja, ich verstehe. Dann stimmen Sie wohl auch der Anschauung C. G. Jungs nicht zu, daß Mythen von archetypischer und in diesem Sinne mystischer oder transzendenter Bedeutung sind?

Es kann nur Krebs sein, dachte ich in diesem Augenblick. Was sonst? Der Doktor wird alles erklären. Der Doktor wird alles erklären. Der Doktor . . . kann mir im Mondschein begegnen. Mist, verdammter. Wo war jetzt die Verdrängung, wo ich sie am dringendsten brauchte?

Aber Verdrängung und Verleugnung, das gehörte ja eigentlich zu dem Thema, das Edith hergeführt hatte. Wir wollten, in Grundzügen, die Beziehung zwischen Psychotherapie und Spiritualität erörtern. Dazu wollten wir auf das von mir entwickelte generelle Modell eingehen, das eine Beziehung herstellt zwischen diesen beiden bedeutendsten Ansätzen des Menschen zum Verständnis seiner selbst.

Das war für mich, oder für Treya, durchaus kein Thema von bloß akademischem Interesse. Wir widmeten uns beide mit großem Engagement unserer eigenen Therapie bei Seymour und anderen, und wir meditierten beide seit langem. Welche Beziehung bestand zwischen diesen beiden Seiten? Das wurde immer wieder zum Gesprächsgegenstand zwischen Treya und mir und unseren Freunden. Wohl auch deshalb hatte ich mich von Edith zu diesem Gespräch überreden lassen: Um genau dieses Thema drehte sich jetzt mein Leben, sowohl im theoretischen als auch im ganz praktischen Sinne.

Als Ediths Frage zwischen diesen Gedanken langsam wieder auftauchte, wurde mir klar, daß wir an ein gewaltiges Hindernis für unsere Diskussion gestoßen waren: Carl Gustav Jung.

Eigentlich konnte diese Frage gar nicht ausbleiben. Damals wie heute beherrschte die überragende Gestalt C. G. Jungs – Campbell ist nur einer seiner vielen Nachfolger – den Bereich «Psychologie der Religion». Als ich mich in dieses Gebiet einarbeitete, war ich wie so viele andere höchst angetan von Jungs Hauptbegriffen und von seiner bahnbrechenden Arbeit. Doch im Laufe der Jahre kam ich immer mehr zu der Überzeugung, daß Jung einige grundlegende Irrtümer unterlaufen waren, und diese Irrtümer wurden nun zum größten Hindernis für die Transpersonale Psychologie – zumal sie so weit verbreitet und anscheinend unwidersprochen waren. Keine Diskussion über Psychologie und Religion konnte auch nur anfangen, solange dieser schwierige und heikle Punkt nicht geklärt war. Auch Edith und ich mußten diesem Thema etwa eine halbe Stunde widmen. Widersprach ich also Jungs Auffassung, daß Mythen archetypisch und daher mystisch sind?

KW: Jung fand heraus, daß auch moderne Menschen praktisch sämtliche Hauptthemen aller mythischen Religionen spontan hervorbringen können – in Träumen, bei der aktiven Imagination, bei der freien Assoziation und so weiter. Daraus schloß er, daß die mythischen Grundformen, die er Archetypen nannte, allen Menschen gemein sind, daß sie erblich sind und daß ihr Ort das von ihm postulierte kollektive Unbewußte ist. Dann behauptete er, ich zitiere: «Mystik ist die Erfahrung der Archetypen.»

In dieser Auffassung liegen meiner Ansicht nach mehrere entscheidende Irrtümer. Erstens ist es sicherlich richtig, daß sogar das moderne Bewußtsein spontan mythische Formen hervorbringen kann, die mit Formen, wie wir sie in den mythischen Religionen finden, im wesentlichen übereinstimmen. Das präformale Stadium der geistigen Entwicklung – insbesondere das präoperationale und das konkret operationale Denken, um Piagets Begriffe zu verwenden – sind ihrer Natur nach mythenbildend. Alle Menschen durchlaufen in der Kindheit diese Entwicklungsstadien, und so haben alle Menschen Zugang zu diesen mythischen Strukturen, vor allem in Träumen, denn dort kommen die primitiven Ebenen der Psyche leichter nach oben. Aber daran ist nichts Mystisches. Archetypen sind nach Jung mythische Grund*formen* ohne Inhalt. Mystik ist *formloses* Gewahrsein. Da gibt es überhaupt keine Berührungspunkte.

Zweitens müssen wir uns Jungs Gebrauch des Wortes «Archetypus» ansehen, das er von großen Mystikern wie Platon und Augustinus entlehnt hat. Er gebraucht es nur anders als diese Mystiker. Mystiker der ganzen Welt verstehen unter dem, was Platon und Augustinus «Archetypus» nannten, die ersten subtilen Formen, die erscheinen, wenn die Welt sich aus dem formlosen und unmanifestierten Geist manifestiert. Sie sind gleichsam die Muster, subtile, transzendente Formen, von denen alle weitere physische, biologische, mentale und so weiter Manifestation ausgeht oder aus denen die Welt sich dann erst kondensiert.

Jung jedoch gebraucht den Ausdruck für mythische Grundstrukturen der kollektiven menschlichen Erfahrung – der Trickster, der Schatten, der Weise Alte, Ego, Persona, die Große Mutter, Anima, Animus und so weiter. Die haben aber weniger einen transzendenten als vielmehr einen existentiellen Charakter. Sie gehören in den Bereich der *alltäglichen* menschlichen Erfahrung. Diese mythischen Formen unterliegen der kollektiven psychischen Vererbung, da stimme ich zu. Und ganz entschieden stimme ich Jung darin zu, daß es sehr wichtig ist, mit diesen mythischen «Archetypen» ins Reine zu kommen. Aber sie haben nichts mit Mystik zu tun, mit transzendentem Gewahrsein.

Lassen Sie es mich etwas einfacher erklären. Jungs Hauptfehler, meiner Meinung nach, war die Verwechslung von kollektiv und transpersonal (oder mystisch). Wenn meiner Psyche bestimmte kollektive Formen vererbt werden, heißt das noch nicht, daß diese Formen mystisch oder transpersonal sind. Wir alle, kollektiv, erben zum Beispiel zehn Zehen, aber die Erfahrung meiner zehn Zehen ist keine mystische Erfahrung! Jungs «Archetypen» haben so gut wie nichts mit spiritueller, transzendenter, mystischer, transpersonaler Erfahrung zu tun. Sie sind kollektiv vererbte Formen, die gleichsam ein Destillat alltäglicher Grunderfahrungen des Menschen darstellen – Leben, Tod, Geburt, Mutter, Vater, Schatten, Ego und so weiter. Daran ist nichts Mystisches. Kollektiv, ja; transpersonal, nein.

Es gibt kollektiv präpersonale, kollektiv personale und kollektiv transpersonale Elemente. Jung unterscheidet hier bei weitem nicht so scharf, wie es notwendig wäre, und dadurch, finde ich, wird sein gesamtes Verständnis des spirituellen Prozesses schief.

Kurzum, ich bin mit Jung der Ansicht, daß es sehr wichtig ist, mit den Formen sowohl des persönlichen als auch des kollektiven mythischen Unbewußten ins Reine zu kommen; aber beides hat nicht viel mit echter Mystik zu tun: Finde das Licht jenseits der Form und dann finde das Formlose jenseits des Lichts.

EZ: Aber wenn man in der Psyche auf archetypisches Material stößt, dann kann das eine sehr eindrucksvolle, manchmal sogar überwältigende Erfahrung sein.

KW: Ja, eben weil dieses Material archetypisch ist, von viel größerem Gewicht als das Individuelle: Millionen Jahre der Evolution stehen dahinter. Aber kollektiv ist nicht transpersonal. Die Kraft der «echten Archetypen», der transpersonalen Archetypen, rührt daher, daß sie die ersten Formen des *zeitlosen* Geistes sind; die Kraft der Jungschen Archetypen rührt daher, daß sie die ältesten *geschichtlichen* Formen sind.

Selbst Jung hat ja erkannt, daß man sich über die Archetypen erheben, von ihnen differenzieren, von ihrer Kraft freimachen muß. Diesen Prozeß nannte er Individuation. Auch hierin bin ich ganz einer Meinung mit ihm. Man muß sich vom Jungschen Archetypus differenzieren.

Aber man muß sich auf die echten Archetypen, die transpersonalen Archetypen, *zu*bewegen und letztlich seine Identität ganz auf diese transpersonale Form verlagern. Das ist ein großer Unterschied. Unter den Jungschen Archetypen ist einzig das Selbst wahrhaft transpersonal, aber sogar hier, finde ich, krankt die Darstellung daran, daß Jung den letztlich nichtdualen Charakter des Selbst nicht genügend betont. Deshalb ...

EZ: O. k., ich glaube, das ist nun klar. Damit können wir jetzt vielleicht zu unserem ursprünglichen Thema zurückkehren. Ich wollte wohl fragen ...

Ediths Enthusiasmus war ansteckend. Ihr Lächeln wurde von Frage zu Frage strahlender, Ermüdung kannte sie offenbar nicht. Und es war vor allem dieser Enthusiasmus, der das im Hintergrund lauernde Grauen gerade weit genug fernhielt. Ich holte Edith noch ein Glas Saft.

EZ: Ich wollte wohl fragen: Welche Beziehung besteht zwischen esoterischer Religion und Psychotherapie? Anders gefragt, welche Beziehung besteht zwischen Meditation und Psychotherapie, denn beide behaupten ja, das Bewußtsein verändern, die Seele heilen zu können? Sie widmen sich diesem Thema sehr eingehend in *Psychologie der Befreiung [Transformations of Consciousness].* Vielleicht können Sie einfach zusammenfassen, was Sie dort sagen.

KW: Gern. Am einfachsten wird es wohl sein, das Diagramm zu erklären, nach dem ich dort vorgehe [siehe S. 216]. Der Grundgedanke ist einfach: Wachstum und Entwicklung durchlaufen eine Reihe von Stadien oder Ebenen – von der niedrigsten Stufe der Entwicklung und Integration bis zur höchsten. Es dürfte hier Dutzende von Ebenen und Typen von Ebenen geben; ich habe neun der wichtigsten ausgewählt. Wir finden sie in der ersten Spalte, «Grundstrukturen des Bewußtseins». Während sich das Ich nun entwickelt, besteht auf jeder Ebene die Möglichkeit, daß die Sache einigermaßen gut läuft oder mehr oder weniger stark entgleist. Im ersten Fall entwickelt sich das Ich normal und gelangt relativ funktionstüchtig auf die nächste Ebene. Wenn die Dinge allerdings auf einer bestimmten Ebene immer wieder schiefgehen, können sich allerlei Pathologien entwickeln, und die Art der Pathologie oder Neurose hängt davon ab, auf welcher Ebene die Probleme auftreten.

Man könnte auch sagen, auf jeder Entwicklungsstufe bekommt das Ich bestimmte Aufgaben gestellt. Und je nachdem, wie es sich

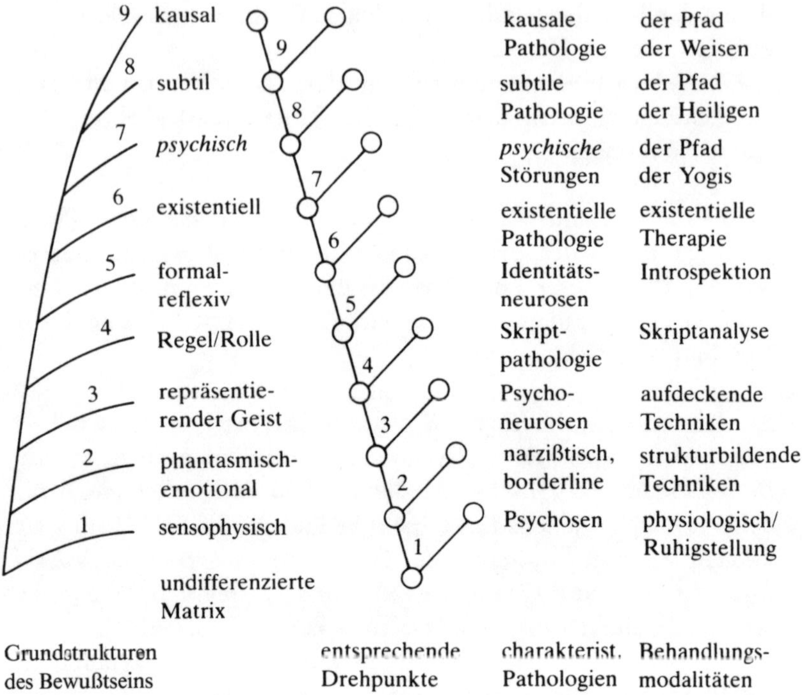

Korrelation von Strukturen, Drehpunkten, Psychopathologien und Behandlungen

dabei bewährt, geht es aus diesem Stadium relativ gesund oder relativ gestört hervor. Auf jeder neuen Entwicklungsstufe ist das Ich zunächst völlig mit dieser Stufe identifiziert, und es muß die hier gestellten Aufgaben – sei es Sauberkeitserziehung oder Sprechenlernen – bewältigen. Aber damit die Entwicklung dann weitergehen kann, muß das Ich diese Stufe loslassen, muß sich disidentifizieren, damit Raum entsteht für die neue und höhere Stufe. Es muß sich von der niedrigeren Stufe *differenzieren*, mit der höheren *identifizieren* und dann die höhere und die niedrigere zu einer neuen Ganzheit *integrieren*.

Diese Differenzierung und Integration nenne ich «Drehpunkt» – damit ist einfach ein wichtiger Wendepunkt der Entwicklung gemeint. In der zweiten Spalte des Diagramms finden wir die den neun Hauptebenen der Bewußtseinsentwicklung entsprechenden neun großen Wendepunkte. Wenn an einem bestimmten Drehpunkt etwas immer wieder falsch läuft, entsteht eine spezifische oder charakteristische Pathologie. Die neun Hauptpathologien sind in der dritten Spalte aufgeführt. Im Laufe der Zeit haben sich Behandlungsmethoden für diese Pathologien entwickelt, und ich habe in der vierten Spalte, «Behandlungsmodalitäten», die Behandlungsformen aufgeführt, die sich als die besten oder angemessensten für die jeweilige Ebene erwiesen haben. Hier wird bereits erkennbar, wo die Beziehung zwischen Psychotherapie und Meditation zum Tragen kommt.

EZ: Dieses einfache Diagramm beinhaltet also ungeheuer viel Information. Lassen Sie uns doch die einzelnen Punkte etwas eingehender betrachten. Zunächst die Grundstrukturen des Bewußtseins.

KW: Hier sind die Grundbausteine des Bewußtseins gemeint, Dinge wie Empfindungen, Bilder, Impulse, Begriffe und so weiter. Ich habe neun Grundstrukturen aufgeführt, und das ist nur eine erweiterte Form dessen, was in der immerwährenden Philosophie als Große Kette des Seins bezeichnet wird: Materie, Körper, mentaler Geist, Seele und spiritueller Geist. Betrachten wir die neun Ebenen in aufsteigender Folge:

Eins, die sensophysischen Strukturen – dazu gehören die materiellen Komponenten des Körpers sowie Empfindung und Wahrnehmung, das also, was Piaget als sensomotorische Intelligenz bezeichnet, Aurobindo als physisch-sensorisch, der Vedānta als Annamaya-Kosha und so weiter.

Zwei, phantasmisch-emotional – das ist die emotional-sexuelle Ebene: Impulse, Libido, Élan vital, Bioenergie, Prāna. Und dazu die Ebene der Bilder, der ersten mentalen Formen. Bilder – Arieti spricht hier von der «phantasmischen Ebene» – zeigen sich beim Säugling erstmals im Alter von etwa sieben Monaten.

Drei, der repräsentierende Geist, bei Piaget das präoperationale Denken. Diese Repräsentationen sind vom zweiten bis vierten Lebensjahr Symbole, vom vierten bis siebten Jahr Begriffe.

EZ: Worin besteht der Unterschied zwischen Bildern, Symbolen und Begriffen?

KW: Ein Bild ist die Repräsentation eines Dings, die aussieht wie das Ding. Das ist noch recht einfach. Das Bild eines Baumes beispielsweise sieht mehr oder weniger wie ein richtiger Baum aus. Auch ein Symbol repräsentiert ein Ding, aber es sieht nicht aus wie das Ding, und das ist eine viel schwierigere und höhere Leistung. Das Wort «Bello» etwa repräsentiert Ihren Hund, aber es sieht nicht aus wie Ihr Hund und ist deshalb schwerer zu vergegenwärtigen. Deshalb kommen Wörter erst nach den Bildern. Ein Begriff schließlich repräsentiert eine Klasse von Dingen. Der Begriff «Hund» meint alle Hunde, nicht bloß Bello. Eine noch schwierigere geistige Leistung. Ein Symbol steht für *ein* Ding, ein Begriff für eine Klasse von Dingen. Wenn wir vom präoperationalen oder repräsentierenden Geist sprechen, sind sowohl Symbole als auch Begriffe gemeint.

EZ: Dann der Regel/Rolle-Geist.

KW: Ebene vier, der Regel/Rolle-Geist, entwickelt sich im Alter von ungefähr sieben bis elf Jahren; Piaget spricht hier vom konkret operationalen Denken. Die Buddhisten nennen es Manovijñāna – der Geist, der sich konkret mit der Sinneserfahrung befaßt. Ich spreche von Regel/Rolle, weil es die erste zu regelgeleitetem Denken wie Multiplizieren und Dividieren fähige Struktur ist und die erste Struktur, die die Rolle eines anderen annehmen oder eine Betrachtungsweise nachvollziehen kann, die nicht die eigene ist. Das ist eine sehr wichtige Struktur. Piaget nennt sie *konkret* operational, weil sie zwar komplexe Operationen ausführen kann, aber nur auf sehr konkrete Weise, ohne Abstraktionsfähigkeit. Das ist die Struktur, die glaubt, daß Mythen konkret und buchstäblich wahr sind. Ich möchte das besonders hervorheben.

Ebene fünf, ich nenne sie formal-reflexiv, ist die erste Struktur, die nicht nur denken, sondern sich auch Gedanken über das Denken machen kann. Sie ist sehr introspektiv, zu hypothetischen Gedankengängen fähig und kann Behauptung und Augenschein gegeneinander abwägen. Bei Piaget das formal operationale Denken. In aller Regel bildet es sich in der Zeit des Heranwachsens, und es ist verantwortlich für das keimende Ichbewußtsein und den hemmungslosen Idealismus dieser Entwicklungsphase. Aurobindo spricht hier vom Verstandes-Geist, der Vedānta von Manomaya-Kosha.

Ebene sechs ist die existentielle Ebene oder Ebene der Schau-Logik; das ist eine Logik, die nicht zergliedert, sondern einbegreift, integriert, vernetzt, verbindet. Bei Aurobindo der höhere Geist, im Buddhismus Manas. Das ist eine sehr integrative Struktur. Insbesondere vermag sie Geist und Körper zu einer Einheit höherer Ordnung zu integrieren, die ich «Zentaur» nenne, Symbol der Einheit (nicht Identität) von Geist und Körper.

Ebene sieben ist die psychische Ebene – «psychisch» hier etwa im Sinne von über- oder außersinnlich. Damit sind aber nicht einfach außersinnliche Fähigkeiten gemeint, wenngleich sie sich auf dieser Ebene bilden können. Grundsätzlich sind hier die Anfänge der transpersonalen, spirituellen oder kontemplativen Entwicklung gemeint. Aurobindo spricht vom illuminierten Geist.

Die achte ist die subtile Ebene, ein Zwischenstadium der spirituellen Entwicklung, der Ort von Lichtgestalten oder göttlichen Gestalten oder Gottheiten, die man im Buddhismus Yidam, im Hinduismus Ishtadeva nennt (nicht zu verwechseln mit den kollektiven mythischen Formen der dritten und vierten Ebene). Der Ort eines persönlichen Gottes, der «echten», das heißt transpersonalen Archetypen und der überindividuellen Formen. Aurobindos intuitiver Geist; im Vedānta Vijñānamaya-Kosha und im Buddhismus Ālaya-Vijñāna.

Ebene neun ist die kausale, der reine, unmanifestierte Ursprung aller übrigen Ebenen. Nicht der persönliche Gott hat hier seinen Ort, sondern formlose Göttlichkeit, das Unergründliche. Aurobindos Übergeist; im Vedānta die Seligkeits-Hülle, Ānandamaya-Kosha.

Und schließlich: Das Papier, auf das unser Diagramm gezeichnet ist, repräsentiert die höchste Wirklichkeit, den absoluten Geist, der nicht eine Ebene unter anderen ist, sondern Grund und Wirklichkeit aller Ebenen. Aurobindos absoluter Geist; im Buddhismus das reine Ālaya, im Vedānta Turīya.

EZ: Ebene eins ist also die Materie, Ebene zwei der Körper, und die Ebenen drei, vier und fünf sind der mentale Geist.

KW: Ganz recht. Und Ebene sechs ist die Integration von Geist und Körper, der Zentaur, die Ebenen sieben und acht sind die Seele; Ebene neun und das Papier sind der absolute Geist. Wie gesagt, das ist eigentlich nur eine ausgeformte Version der Großen Kette des Seins, aber so gefaßt, daß eine Verknüpfung mit westlicher Psychologie möglich wird.

EZ: Auf jeder der neun Ebenen der Bewußtseinsentwicklung hat das Ich nun also bestimmte Aufgaben zu bewältigen.

KW: Ja, der Säugling beginnt auf der ersten, der materiellen und physischen Ebene. Seine Emotionen – Ebene zwei – sind noch sehr unausgeformt, und von Symbolen, Begriffen, Regeln und so weiter kann überhaupt noch keine Rede sein. Das ist im Prinzip ein physisches Ich. Zudem ist er noch völlig undifferenziert von der Mutter und seiner materiellen Umwelt überhaupt. Das ist das sogenannte adualistische oder ozeanische oder protoplasmische Bewußtsein.

EZ: Viele Theoretiker sagen, dieser ozeanische oder undifferenzierte Zustand sei eine Art protomystischer Zustand, da Subjekt und Objekt eins sind. Dieser Einheitszustand, sagen sie, wird auf dem mystischen Weg zurückgewonnen. Stimmen Sie dem zu?

Die Eichhörnchen waren wieder da! Hin und her in den riesenhaften Bäumen spielten sie in seliger Unwissenheit. Ich dachte: Ob man seine Seele wohl . . . einem Eichhörnchen verkaufen kann?

Mit der Frage, ob der infantile Verschmelzungszustand eine Art Vorform der Mystik sei, hatte Edith einen in transpersonalen Kreisen besonders heiß umstrittenen Punkt berührt. Ich selbst hatte früher diese Auffassung vertreten und sogar einige Essays darüber geschrieben. Jetzt fand ich sie völlig unhaltbar, ja ärgerlich, denn sie besagt ja, daß Mystik in gewisser Weise ein regressives Unterfangen ist. Und auf diese Schlußfolgerung reagierte ich geradezu allergisch.

KW: Nur weil der Säugling den Unterschied zwischen Subjekt und

Objekt nicht kennt, glauben diese Theoretiker hier eine Art Unio mystica feststellen zu können. Nichts davon! Der Säugling transzendiert Subjekt und Objekt nicht etwa, sondern kann sie bloß nicht auseinanderhalten. Mystikern ist der herkömmliche Unterschied zwischen Subjekt und Objekt vollkommen klar, nur sind sie sich darüber hinaus einer größeren Identität bewußt, in der Subjekt und Objekt zusammenfallen.

Außerdem erstreckt sich die mystische Vereinigung auf *alle* Ebenen des Daseins, die physische, die biologische, die mentale und die spirituelle. Der infantile Verschmelzungszustand dagegen ist lediglich die Identität mit der stofflichen oder sensomotorischen Ebene. Wie Piaget sagte: «Das Ich ist hier gleichsam ein materielles.» Das ist keine Vereinigung mit dem All und hat überhaupt nichts Mystisches.

EZ: Immerhin haben wir im infantilen Verschmelzungszustand die Einheit von Subjekt und Objekt.

KW: Nein, das ist nicht Einheit, sondern Undifferenziertheit. Einheit bedeutet, daß mindestens zwei getrennte Dinge zu einer höheren Ganzheit vereinigt werden. Für den Säugling gibt es keine zwei Dinge, nur globale Undifferenziertheit, und was nicht erst einmal differenziert ist, kann man kaum zu einer höheren Ganzheit vereinigen. Im übrigen, selbst wenn wir sagten, das infantile Stadium sei die Vereinigung von Subjekt und Objekt, bleibt es dabei, daß das Subjekt hier ein bloß sensomotorisches Subjekt ist, nicht differenziert von einer sensomotorischen Welt: Es ist kein Subjekt, das alle Ebenen in sich zu einem Ganzen gefügt und sich mit allen höheren Welten vereinigt hat. So gesehen ist das infantile Stadium keineswegs die Vorform der mystischen Vereinigung, sondern eher ihr genaues Gegenteil, der Ort der größten Entfremdung oder Entfernung von allen höheren Ebenen und Welten.

Deshalb sagen die christlichen Mystiker, daß wir in Sünde oder in der Trennung und Entfremdung *geboren* werden; Sünde ist nichts, was wir *tun*, nachdem wir geboren sind, sondern wir sind von der Geburt, von der Zeugung an in der Sünde, und das läßt sich nur durch Wachstum, Entwicklung, Evolution überwinden – von der Materie über den Verstand zum Geist. Der infantile Verschmelzungszustand ist der Ausgangspunkt dieser Entwicklung, keine Vorwegnahme ihres Zielpunkts.

EZ: Hat das etwas zu tun mit dem, was Sie «Prä/Trans-Verwechslung» nennen?

KW: Allerdings. Die frühen Entwicklungsstadien sind insofern präpersonal, als ein gesondertes und individuelles persönliches Ego sich noch nicht gebildet hat. Die mittleren Entwicklungsstufen sind die persönlichen oder ego-zentrierten. Die höchsten Stufen sind transpersonal oder ego-überschreitend.

Mir geht es darum, daß die «Prä»- und die «Trans»-Stadien häufig verwechselt werden, weil sie sich oberflächlich ähneln. Haben Sie den präpersonalen infantilen Verschmelzungszustand erst einmal mit der transpersonalen mystischen Vereinigung gleichgesetzt, müssen Sie einen der beiden folgenden Schlüsse ziehen. Entweder Sie erheben den infantilen Zustand zur mystischen Vereinigung, oder Sie behaupten von aller Mystik, sie sei nichts als Regression zum infantilen Narzißmus und ozeanischen Adualismus. Jung und die Romantiker tun, verallgemeinernd gesagt, ersteres – sie erheben Prä-Ego- und prärationale Stufen zu ego-überschreitender und transrationaler Glorie. Freud und seine Nachfolger tun genau das Gegenteil – sie führen alle transrationalen, Trans-Ego-, alle echten mystischen Zustände auf prärationale, Prä-Ego-, auf infantile Zustände zurück. Beide Lager haben nicht völlig unrecht, aber keins von beiden erkennt den Unterschied zwischen «prä» und «trans». Es *gibt* echte Mystik, und sie hat überhaupt nichts Infantiles an sich.

EZ: O. k., kommen wir also zu unserem Thema zurück . . .

Stufe für Stufe gingen Edith und ich nun durch, um die für jede Ebene spezifischen Störungen, die auftreten können, und die entsprechenden Behandlungsmöglichkeiten zu erörtern . . .

EZ: Kommen wir nun zu den höheren Entwicklungsstufen, zuerst zur siebten, die Sie im oben bezeichneten Sinne psychisch nennen.

KW: Gut. Wenn Sie sich weiterentwickeln, in den transpersonalen Bereich der Ebenen sieben bis neun hinein, erweitert sich zugleich Ihre Identität, zuerst über den noch als gesonderte Einheit empfundenen Körper-Geist oder Zentauren hinaus auf die spirituellen und transzendenten Dimensionen des Daseins, bis schließlich hin zur umfassendsten Identität, die überhaupt möglich ist, nämlich der Identität des eigenen Bewußtseins mit dem gesamten Universum – und nicht nur mit dem physikalischen Universum, sondern mit dem göttlichen Universum in allen seinen Dimensionen, theo-zentrisch.

Die psychische Ebene markiert einfach den Beginn dieses Prozesses, sie ist die unterste der transpersonalen Stufen. Man erfährt hier etwa ein plötzliches Aufblitzen des sogenannten kosmischen Bewußtseins, man entwickelt vielleicht gewisse übersinnliche Fähigkeiten oder eine untrügliche Intuition. Grundsätzlich jedoch erkennen Sie ganz einfach, daß Ihr Bewußtsein nicht auf den individuellen Körper-Geist beschränkt ist. Sie sind jetzt nicht mehr ausschließlich mit ihm identifiziert, gelangen ihm gegenüber zu einer gewissen Gelassenheit und werden fähig, ihn und seine Erfahrung einfach relativ unbeteiligt zu betrachten. Sie bekommen eine erste Ahnung von Ihrer transzendenten Seele, dem Zeugen, und daraus kann schließlich, auf der kausalen Ebene, die Identität mit dem absoluten Geist werden.

EZ: Sie umschreiben die Techniken dieser Ebene als «Pfad der Yogis».

KW: Ja. Nach Da Free John unterteile ich die großen mystischen Traditionen in drei Klassen, nämlich die der Yogis, der Heiligen und der Weisen. Sie entsprechen der psychischen, der subtilen und der kausalen Ebene. Der Yogi unterwirft sich die Energien des individuellen Körper-Geistes, um dessen Beschränkungen zu überschreiten. Ist die Beherrschung des Körper-Geistes und vieler seiner ansonsten unwillkürlichen Prozesse weit genug gediehen, dann wird die Aufmerksamkeit frei von ihrem Haften am Körper-Geist und hat es nun leichter, sich ihrem transpersonalen Grund zuzuwenden.

EZ: Und das, nehme ich an, wird auf der subtilen Ebene fortgeführt und vertieft.

KW: Ja. Je mehr sich die Aufmerksamkeit von der äußeren und inneren Umwelt freimacht, desto eher ist das Bewußtsein in der Lage, die Subjekt/Objekt-Dualität zu transzendieren. Die illusorische Welt der Dualität erscheint nun immer mehr als das, was sie wirklich ist – nichts als eine Manifestation des absoluten Geistes. Die Außenwelt bekommt etwas Göttliches, die Innenwelt bekommt etwas Göttliches. Das heißt, das Bewußtsein selbst wird leuchtend, lichtvoll, numinos und scheint das Göttliche zu berühren, ja eins zu werden mit ihm.

Das ist der Pfad der Heiligen. Auf der psychischen Ebene fängt man an, mit dem Göttlichen, dem Geist, zu kommunizieren. Aber im subtilen Bereich finden Sie die Einheit mit dem Geist, die Unio mystica. Nicht mehr nur Communio, sondern wirklich Vereinigung.

EZ: Und im Kausalen?

KW: Der Prozeß findet seinen Abschluß, die Seele – der Zeuge – geht auf in ihrem Ursprung, die Vereinigung mit Gott ist vollzogen und mündet in die Identität mit dem Göttlichen, dem Grund allen Seins. Die Sufis nennen das «höchste Identität». Sie haben Ihre Grund-Identität mit dem Wesen von allem Wesen, mit der Natur aller Natur, mit dem Sein von allem Seienden realisiert. Da der Geist die Soheit oder das Wesen aller Dinge ist, steht er keineswegs im Widerspruch zu den Dingen. Er ist nicht einmal etwas Besonderes. Holz hacken, Wasser holen, das ist der Geist. Deshalb werden Menschen dieser Entwicklungsstufe häufig so dargestellt, daß an ihnen überhaupt nichts Ungewöhnliches zu erkennen ist. Das ist der Pfad der Weisen, die so weise sind, daß man sie nicht einmal ausmachen kann. Sie fügen sich ein, gehen ihren alltäglichen Verrichtungen nach. Im Zen finden Sie die berühmten Stier-Bilder, auf denen die Stufen des Erleuchtungsweges anschaulich dargestellt sind, und das zehnte und letzte dieser Bilder zeigt einen ganz gewöhnlichen Menschen, der gerade auf den Marktplatz kommt. Die Bilderklärung lautet: «Betreten des Marktes mit offenen Händen.» Nichts weiter.

EZ: Faszinierend. Und jede dieser drei höheren Stufen hat ihre eigenen Pathologien, wenn etwas schiefgeht?

KW: So ist es. Ich will darauf nicht näher eingehen, denn das ist ein sehr weites Feld. Nur soviel, daß es auf jeder Stufe zu einer Fixierung auf die Erfahrungen dieser Stufe kommen kann, genauso wie auf jeder anderen Stufe; dadurch entstehen bestimmte Entwicklungssperren und Pathologien. Und auch hier gibt es natürlich spezifische Behandlungsformen. Ich habe all das in *Psychologie der Befreiung* darzustellen versucht.

EZ: In gewissem Sinne haben Sie damit meine Frage nach der Beziehung zwischen Psychotherapie und Meditation schon beantwortet. Durch die Skizzierung des Bewußtseinsspektrums haben Sie beiden ihre Rolle schon zugewiesen.

KW: In groben Zügen ja. Lassen Sie mich noch ein paar Einzelheiten hinzufügen. Zunächst: Meditation ist *nicht*, wie etwa die Psychoanalyse, eine Aufdeckungstechnik. Es geht hier nicht in erster Linie darum, die Verdrängungsschranke zu heben und den Schatten ans Licht zu bringen. Das *kann* geschehen, aber es kann auch ausbleiben. Das Hauptziel ist vielmehr, das ego-zentrierte Geschehen überhaupt zu suspendieren, damit das ego-überschreitende oder transpersonale Bewußtsein sich bilden kann und schließlich der Zeuge, das Selbst, entdeckt wird.

Anders gesagt, Meditation und Psychotherapie zielen auf ganz verschiedene Ebenen der Psyche ab. Zen beseitigt nicht unbedingt Neurosen, und das ist auch nie sein Zweck gewesen. Man kann sogar ein ziemlich starkes Zeuge-Bewußtsein entwickeln und trotzdem noch neurotisch sein. Sie sind dann aber einfach Zeuge Ihrer Neurose und können dadurch ganz gut mit ihr leben – aber die Neurose selbst ist damit nicht bereinigt. Ein derangiertes Gefühlsleben heilt Zen ebensowenig wie einen gebrochenen Knochen. Dazu ist es nicht da. Ich selbst weiß aus eigener bitterer Erfahrung, daß Zen mir sehr geholfen hat, mit meinen Neurosen zu leben, aber losgeworden bin ich sie dadurch keineswegs.

EZ: Das ist die Aufgabe der Aufdeckungstechniken.

KW: Genau. Es gibt in der sehr umfangreichen mystischen und kontemplativen Literatur der Welt so gut wie nichts über das dynamische Unbewußte, das verdrängte Unbewußte. Seine Entdeckung kann das moderne Europa weitgehend für sich allein beanspruchen.

EZ: Aber wenn man eine meditative Praxis aufnimmt, kommt es vor, daß verdrängtes Material plötzlich an die Oberfläche dringt.

KW: Ja, wie gesagt, das kann passieren, aber es kann auch ausbleiben. Ihr genereller Halt an Ihrem Ego lockert sich so weit, daß Sie es vorübergehend ganz fallenlassen können – aber nicht lange genug, um alle Teile des Ego zu lösen, etwa die Verdrängungsschranke. Wenn also die Verdrängungsschranke im Zen umgangen werden kann, dann muß wohl der Wirkmechanismus des Zen in etwas anderem als bloßer Aufdeckung bestehen. Aufdeckung, kurz gesagt, ist im Zen Nebensache.

Zum anderen können Sie Aufdeckungstechniken noch und noch anwenden und werden doch nicht erleuchtet, finden nicht zu Ihrer höchsten Identität. Freud war nicht Buddha, Buddha war nicht Freud, glauben Sie mir.

EZ: (Lacht) Ja, verstehe. Heißt das, Sie empfehlen den Menschen, Psychotherapie und Meditation komplementär anzuwenden und beide ihren jeweiligen Zweck erfüllen zu lassen?

KW: Genau das! Beide sind sehr wirksame Techniken, nur haben sie ihren Wirkungsbereich auf verschiedenen Ebenen des Bewußtseinsspektrums. Es gibt allerdings durchaus Überschneidungen und Gemeinsamkeiten. Die Psychoanalyse zum Beispiel, bei der «freischwebende Aufmerksamkeit» eine Vorbedingung der freien Assoziation ist, schult in gewisser Weise die Fähigkeit des reinen Betrachtens. Darüber hinaus jedoch sind die beiden Techniken grundverschieden, auf ganz verschiedene Bewußtseinsdimensionen ausgerichtet. Meditation kann die Psychotherapie unterstützen, weil sie das Zeuge-Bewußtsein festigt, und sie kann bei der Bereinigung mancher Probleme eine Hilfe sein. Psychotherapie kann die Meditation fördern, indem sie das Bewußtsein von seinen Verdrängungen und aus seiner Verstrickung in die niederen Ebenen befreit. Darüber hinaus jedoch sind Ziele, Methoden und Dynamik völlig verschieden.

EZ: Eine letzte Frage ...

Edith stellte ihre Frage, aber ich hörte nicht zu. Ich beobachtete die Eichhörnchen, die sich eben wieder mal in der Tiefe des Waldes verloren. Warum hatte meine Fähigkeit, den Standpunkt des Zeugen einzunehmen, mich so ganz und gar verlassen? Fünfzehn Jahre Meditation mit mehreren – von meinen Lehrern bestätigten – Kenshō-

Erfahrungen – wo war das alles hin, wo waren die Eichhörnchen von ehedem?

Natürlich spielte dafür manches von dem eine Rolle, was ich Edith gerade erzählte. Meditation heilt nicht unbedingt den Schatten. Zu oft hatte ich mich mit Meditation an der Persönlichkeitsarbeit vorbeigedrückt, die zu tun gewesen wäre. Ich hatte Zazen benutzt, um irgendwie die Neurose zu überlisten, und das tut Zazen einfach nicht. Jetzt war ich dabei, diese Dinge zurechtzurücken ...

EZ: Sie sagen, daß jeder Ebene des Bewußtseinsspektrums ein bestimmtes Weltbild innewohnt. Könnten Sie kurz erklären, was Sie damit meinen?

KW: Der Grundgedanke ist dieser: Wie würde die Welt aussehen, wenn Sie nur die kognitiven Strukturen *einer* Ebene hätten? Die Weltbilder der neun Ebenen tragen die Bezeichnungen archaisch, magisch, mythisch, mythisch-rational, rational, existentiell, psychisch, subtil und kausal. Ich gehe sie kurz durch.

Wenn Sie nur die Strukturen der ersten Ebene haben, sieht die Welt ziemlich undifferenziert aus, eine Welt der *participation mystique*, globale Verschmolzenheit, Adualismus. Archaisch nenne ich diese Ebene einfach wegen ihrer primitiven Natur.

Wenn die zweite Ebene Konturen gewinnt und Bilder und frühe Symbole sich entwickeln, differenziert das Ich sich von der Welt, ist jedoch – in einem Quasi-Verschmelzungszustand – immer noch sehr eng an sie gebunden und meint daher, es könne sie durch bloßes Denken oder Wünschen auf magische Weise beeinflussen. Ein gutes Beispiel dafür ist Voodoo. Ich mache ein Bild von Ihnen, steche einen Dorn hinein und denke, daß *Sie* dadurch verletzt werden. Der Gegenstand und sein Abbild sind nicht klar differenziert. Das ist das magische Weltbild.

Auf der dritten Ebene sind Ich und Nicht-Ich voll differenziert, der magische Glaube stirbt ab und an seine Stelle tritt mythischer Glaube. Ich selbst kann die Welt nicht mehr herumkommandieren, aber Gott kann es, wenn man weiß, wie man ihn rumkriegt. Wenn ich meine persönlichen Wünsche erfüllt haben möchte, muß ich bestimmte Gesuche und Gebete an Gott richten, und dann wird Gott die Sache für mich erledigen und die Naturgesetze durch Wunder außer Kraft setzen. Das ist das mythische Weltbild.

Ebene vier bringt die Fähigkeit zu konkreten Operationen und Ritualen mit sich. Wenn ich merke, daß meinen Gebeten nicht immer entsprochen wird, versuche ich, die Natur so zu manipulieren, daß die Götter zufrieden sind und sich dann für mich ins Mittel legen. Zu den Gebeten lasse ich kunstvoll aufgebaute Rituale ablaufen, die ganz und gar darauf abgestellt sind, Gott zur Intervention zu bewegen. Historisch gesehen ist das Hauptritual dieser Entwicklungsstufe das Menschenopfer. Wir finden es, wie auch Campbell aufzeigte, bei jeder größeren Zivilisation auf der ganzen Welt. So grausig dieses Ritual ist, das Denken dahinter ist komplexer und komplizierter als das rein mythische Denken; daher die Bezeichnung mythisch-rational.

Wenn sich auf der fünften Ebene das formal-operationale Denken herausbildet, kommt mir der Verdacht, daß der Glaube an einen persönlichen Gott, der sich meiner Ego-Wünsche annimmt, wohl doch nicht so ganz gerechtfertigt ist; nichts spricht auf überzeugende Weise dafür, und jedenfalls kann man sich nicht darauf verlassen. Wenn ich etwas haben möchte, etwas zu essen beispielsweise, schenke ich mir Gebete, Rituale und Menschenopfer und sehe zu, wie ich mir die Sache direkt verschaffen kann. Und dabei gehe ich hypothetisch-deduktiv vor, also wissenschaftlich. Das ist ein großer Fortschritt, aber er hat auch seine Schattenseiten. Die Welt sieht immer mehr aus wie ein ödes Sammelsurium von Materialien, die keinerlei höheren Wert, keinen Sinn besitzen. Das ist das rationale Weltbild, häufig auch wissenschaftlicher Materialismus genannt.

Auf der sechsten Ebene, mit dem Einsetzen der Schau-Logik, wird mir klar, daß zwischen Himmel und Erde mehr Dinge sind, als ich mir in meiner rationalistischen Philosophie hätte träumen lassen. Durch Integration des Körpers wird die Welt «wiederverzaubert», wie Berman sagt. Das ist das humanistisch-existentielle Weltbild.

Auf der siebten, der psychischen Ebene, sehe ich immer deutlicher, daß wirklich viel mehr Dinge zwischen Himmel und Erde sind, als ich mir hätte träumen lassen. Ich ahne erstmals die eine

Göttlichkeit hinter den Erscheinungsformen des Manifestierten, und ich kommuniziere mit diesem Göttlichen – aber das ist jetzt nicht mehr mythischer Glaube, sondern innere Erfahrung. Das ist das psychische Weltbild.

Auf der subtilen Ebene erkenne ich dieses Göttliche unmittelbar und finde zur Vereinigung mit ihm. Hier bleibe ich jedoch noch dabei, daß die Seele und Gott zwei verschiedene ontologische Entitäten sind. Das ist das subtile Weltbild – es gibt eine Seele und einen transpersonalen Gott, aber zwischen ihnen noch einen feinen Unterschied.

Auf der kausalen Ebene löst sich dieser feine Unterschied auf, und damit ist die höchste Identität realisiert. Das ist das kausale Weltbild, das Weltbild des *tat tvam asi*, «du bist Das». Reiner, nichtdualer Geist, nicht im Widerspruch zu irgend etwas und daher überhaupt nichts Besonderes.

EZ: Jetzt verstehe ich, weshalb Sie in Ihren Büchern immer sagen, daß die in der Neuzeit aufgekommene Rationalität, obwohl sie stets wacker über die Religion hergezogen ist, eigentlich doch eine sehr spirituelle Entwicklung darstellt.

KW: Ja, in dieser Hinsicht stehe ich unter den Religionssoziologen offenbar ziemlich allein da. Diesen Wissenschaftlern, glaube ich, fehlt eine detaillierte Landkarte des gesamten Bewußtseinsspektrums. Kein Zweifel, Rationalität und Naturwissenschaft – Ebene fünf – haben das archaische, das magische und das mythische Weltbild transzendiert und demontiert und viele Wissenschaftler beklagen das, weil sie denken, damit seien Spiritualität und Religion *überhaupt* beseitigt worden. Sie haben offenbar kein rechtes Verständnis für mystische Religiosität, und deshalb sehnen sie sich zurück nach der guten alten mythischen Zeit vor der Wissenschaft, nach der guten alten präрationalen Zeit, wo es noch «echte» Religion gab. Aber Mystik ist transrational und liegt deshalb in unserer kollektiven Zukunft, nicht in unserer kollektiven Vergangenheit. Wissenschaft und Rationalität schlagen uns meiner Meinung nach nur unsere unreifen präрationalen Anschauungen aus der Hand und schaffen damit Raum für die genuin transrationalen Einsichten der höheren Entwicklungsstufen, die transpersonalen Stufen echter mystischer und kontemplativer Entwicklung. Sie nehmen uns das Magische und Mythische weg, damit das Psychische und Subtile sich entfalten kann. In diesem Sinne sind Wissenschaft und Rationalität ein sehr gesunder, sehr evolutionärer, sehr notwendiger Schritt auf dem Weg zur spirituellen Reife. Rationalität ist das Hinstreben des Geistes zum Geist.

Und hierin liegt auch der Grund dafür, daß so viele große Wissenschaftler auch große Mystiker waren. Das gehört ganz natürlich zusammen: Die Wissenschaft der äußeren Welt vereinigt mit der Wissenschaft der inneren Welt, die wahre Begegnung von Ost und West.

EZ: Ein ausgezeichneter Schlußpunkt.

Als wir uns verabschiedeten, dachte ich, wie schön es wäre, wenn Treya sie kennenlernen könnte, aber leider würde ich sie wohl nie wiedersehen. Daß sie in einer Zeit großer Not, in der wir echter Freunde so dringend bedurften, wieder auftauchen würde, konnte ich nicht ahnen.

Träume sind wirklich zu seltsam, denke ich, während ich dem sanften Zug den Korridor hinunter zum dritten Zimmer folge. «Zum dritten Zimmer» – guter Romantitel. Träume können so real wirken, das ist es. Träume können so real wirken. Dann fällt mir dieser Satz aus Blade Runner *ein: «Wach auf, Zeit zum Sterben.»*

Und dann denke ich: Wenn das so ist, willst du dann aufwachen oder nicht?

«Sag mal, du hast nicht zufällig einen Namen, hm?»

Am nächsten Tag kam Treya wieder nach Hause. Ich hatte für den Nachmittag einen Termin bei Dr. Belknap ausgemacht.

«Terry», sagte er, als wir in seinem behaglichen Sprechzimmer saßen, «ich muß Ihnen leider sagen, daß Sie Diabetes haben. Natürlich müssen wir das noch genauer untersuchen, aber der Urintest ist ziemlich eindeutig.»

Als Dr. Belknap mir und Ken sagte, daß meine Urinanalyse auf Diabetes hindeutet, kam mir die Szene aus *Jenseits von Afrika* in den Sinn, wo sie erfährt, daß sie Syphilis hat. Sie sagt ganz ruhig: «Das ist nicht das, was ich als nächstes erwartet hätte.» Hier das gleiche. Nicht in meinen wildesten Träumen oder Alpträumen hätte ich das jetzt als nächstes erwartet.

Mit anderer Stimme

Killer Nummer drei für erwachsene Amerikaner. Die Zuckerkrankheit spielt im Bewußtsein der meisten Leute keine gar so große Rolle; die Schlagzeilen jedenfalls beherrschen Herzleiden und Krebs. Aber Diabetes ist nicht nur Killer Nummer drei, sondern auch Hauptursache für Erblindung und Amputationen bei Erwachsenen. Das bedeutete für uns beide, aber für Treya natürlich besonders, wieder mal eine radikale Lebensumstellung – Insulininjektionen, strenge Diät, ständig den Blutzuckerspiegel überprüfen, immer das Stückchen Zucker bei sich haben für den Fall eines Insulinschocks. Noch eine Welle, auf der zu reiten wir lernen mußten. Ich mußte an Hiob denken. Die Antwort auf seine Frage, die ewige Menschheitsfrage, «Warum ich?», muß wohl gelautet haben: «Warum nicht?»

Ich habe Diabetes, ich habe Diabetes. Lieber Himmel, hört das denn nie auf?

Erst letzte Woche habe ich Dr. Rosenbaum [unseren Onkologen am Ort] gefragt, ob man nicht den Dauerkatheter herausnehmen könnte, ich hätte nicht das Gefühl, daß ich ihn noch mal brauchen würde. Er zögerte und sagte, wir sollten ihn noch drinlassen. Das heißt ja wohl, daß immer noch eine erhebliche Rückfallgefahr besteht. Und ausgerechnet dann, wenn ich anfange, mich wohl zu fühlen, und wieder zuversichtlich werde. Ausgerechnet wenn ich denke: Vielleicht lebe ich noch eine Weile, vielleicht lebe ich sogar noch lange, vielleicht ein ganzes volles Leben, vielleicht werden Ken und ich gemeinsam alt, vielleicht können wir ein Kind bekommen, vielleicht habe ich der Welt doch noch irgend etwas zu geben – ausgerechnet dann bricht der Krebs mit aller Wucht auf mich herunter. Der Doktor nimmt den Katheter nicht heraus. Plötzlich bin ich wieder mittendrin. Es gibt offenbar kein Entkommen. Krebs ist eine chronische Krankheit.

In der Praxis hörte ich eine der Assistentinnen zu einem Krebspatienten sagen: «Ich hab selbst noch nie Krebs gehabt, und vielleicht kann ich das gar nicht beurteilen, aber ich finde, es gibt schlimmere Sachen als Krebs, wenn man sie früh kriegt.»

Ich horchte auf und mischte mich sofort ein. «Was denn zum Beispiel?»

«Na, grüner Star oder Zucker. Die ziehen so viele wirklich schlimme chronische Probleme nach sich. Ich weiß noch, wie das war, als bei mir grüner Star festgestellt wurde . . .»

So, und jetzt habe ich zu allem anderen auch noch Diabetes. Ich kann es kaum glauben. Bin völlig erledigt, am Boden zerstört, kann nur noch weinen. Verzweiflung, Wut, Schock, Angst vor dieser Krankheit, die ich nicht verstehe, all das ist in meinen Tränen. Was würde ich wohl anfangen ohne Ken? Wenn er heute nicht bei mir wäre, was dann? Er nimmt mich in den Arm und tröstet mich. Er scheint so viel von meinem Schmerz zu absorbieren.

Noch eine Krankheit, die studiert werden muß, noch eine Krankheit, mit der ich umzugehen lernen muß, noch eine Krankheit, die mein Leben einschränkt und bedroht. Ich tue mir selbst sehr, sehr leid, und ich bin wütend über diese ganze abgekartete Gemeinheit.

Ich kann mich kaum erinnern, was Dr. Belknap oder die Assistentin uns gesagt haben. Saß nur die ganze Zeit da und weinte. Wir werden ausprobieren, ob mein Diabetes auf Glibornurid, ein in Europa entwickeltes orales Therapeutikum, anspricht. Wenn nicht, dann werde ich auf Insulin gesetzt. Einstweilen muß ich jeden Morgen zum Bluttest, auch Samstag und Sonntag, damit wir herausfinden, wieviel von dem Medikament ich einnehmen muß. Die Praxishelferin ging das alles mit uns durch, und ich konnte nur hoffen, daß Ken aufmerksamer zuhörte als ich. Ich war empört und aufgebracht und zugleich traurig und geschlagen. Ich bekam nur mit, daß diese Krankheit mir wohl erhalten bleiben würde, solange ich lebte. Wir erhielten einen Diätplan, mit dem ich sehr vertraut werden sollte. Zwölfhundert Kalorien einer ausgewogenen Kost entsprechend einer Äquivalenztabelle für Milch, stärkehaltige Nahrung, Obst, Fleisch und Fett. Dem Himmel sei Dank für die paar Dinge, die unbeschränkt bleiben – Radieschen, Chinakohl, Gurken und Eingelegtes.

Unsere erste Station, Tabelle in der Hand, ist der Supermarkt. Ich bin immer noch düsterer Stimmung, verliere mich dann aber ganz im Studium der Packungsaufschriften und stelle fest: Zucker, überall Zucker, versteckt in Brot und Erdnußbutter, versteckt in Salatdressings, Fertiggerichten, Spaghettisoße, Gemüsekonserven, einfach überall! Wir durchforsten Gang für Gang und rufen uns die besonders schaurigen Funde zu – «Zucker in Babynahrung!», schreit Ken; oder auch, wenn wir etwas Unbedenkliches finden, zum Beispiel: «Blumenerde, kein Zucker!» Viele neue Dinge liegen im Einkaufswagen, als wir zur Kasse gehen, Diätlimonade und eine Küchenwaage, neue Meßbecher und Meßlöffel. Diese Diabetes-Diät besteht offenbar in erster Linie aus Abmessen.

Jeden Morgen vor dem Frühstück fahre ich zum Bluttest ins Labor. Am Samstag und Sonntag muß ich ins Marin General Hospital, wo ich noch eine weitere Identitätskarte für meine Sammlung bekomme. Hier sind sie wenigstens alle Experten im Blutabnehmen, es tut kaum weh, wenn sie die Nadel einstechen. Aber die Woche über, im Labor, bete ich immer, daß die nette weißhaarige Frau kommt, die auch das Händchen dafür hat, nicht die Schwester, die gelegentlich erst beim zweiten Versuch trifft und es immer irgendwie schafft, mir weh zu tun. Das ist für mich durchaus nicht nebensächlich, denn für die ganze Stecherei muß immer derselbe Arm herhalten; wegen der rechtsseitigen Operationen darf nur am linken Arm Blut entnommen werden. Er ähnelt immer mehr dem Arm eines Fixers.

Und jeden Morgen nehme ich meine Pille, 5 mg Glibornurid; sie nennen es «ein Diabetes-Therapeutikum der zweiten Generation». Und jeden Nachmittag gegen fünf nehme ich meine zweite Pille. Vielleicht sollte ich eine Armbanduhr mit Wecker anschaffen, um die Nachmittagsdosis nicht zu vergessen.

Und jeder Tag beginnt mit dem Studium der an den Kühlschrank geklebten Äquivalenztabelle. Kann ich irgendwas gegen ein bißchen mehr Butter, ein bißchen mehr Gemüse oder zum Abendessen etwas mehr Fisch eintauschen? Ich messe meine Tasse Getreide, meine Tasse Milch, meine zwei Teelöffel Rosinen und meine Vierteltasse Hüttenkäse ab. Zum Mittag eine Packung nichtanrechnungspflichtiger Salat mit etwas Essig, ein Sandwich mit Erdnußbutter (2 Teel.) und Banane (1/2 kl.) und 1/2 Tasse Gemüse. Auch das Abendessen will überlegt und wohlbemessen sein: knapp 100 g Fisch, eine Tasse Vollweizennudeln, 1/2 Tasse Gemüse, und Ken wird vermutlich irgendeine geniale Zubereitungsart ersinnen. Später am Abend noch ein kleiner Snack aus 1/2 Tasse Milch und zwei Kräckern.

Und jeden Tag mache ich viermal den Urintest – gleich nach dem Aufwachen, vor dem Mittagessen, vor dem Abendessen und schließlich vor dem letzten Pflicht-Snack. Viermal am Tag muß ich mit ansehen, wie diese blöden Stäbchen vor meinen Augen braun werden. Ich sehe zu, wie das klare Wasserblau zuerst grün wird, dann von den Rändern her braun anläuft und immer dunkler braun wird. Dieses gebannte Zusehen, wenn die Streifen vor meinen Augen braun werden, immer und immer wieder, überzeugt mich schließlich: Ich habe Diabetes, ich bin Diabetikerin.

Im Laufe der Wochen reagierte Treyas Diabetes allmählich auf das Glibornurid und die strenge Diät, aber dazu mußte das Medikament in der höchstmöglichen Dosierung verabreicht werden, und das deutete darauf hin, daß sie irgendwann doch auf Insulin umsteigen mußte, vielleicht in ein paar Monaten, vielleicht erst in ein paar Jahren, aber es war offenbar unausweichlich.

Insulin. Mist, Mist, Mist. Ich hatte gehofft, der Blutzucker würde leichter heruntergehen, und ich könnte ihn schließlich mit Diät und Bewegung in den Griff bekommen. Das ist immer noch möglich, denke ich, aber etwas in die Ferne gerückt nach allem, was sich jetzt abzeichnet. Ich bin ein bißchen wie erstarrt im Moment. Ich möchte es gar nicht recht wahrhaben. Es macht mir angst. Es ärgert mich.

Irgendwann am Tag dachte ich heute, wie verrückt das doch eigentlich alles ist. Erst vor ein paar Tagen habe ich mit einer Freundin darüber gesprochen, daß man mit steigendem Alter doch immer weniger darauf versessen ist, irgendwelche großen Siege im Leben zu erringen; und wie wichtig es doch sei, an den kleinen Siegen des Alltags immer mehr Freude zu finden. Also, mehr Freude an den paar Häppchen, die ich täglich bekomme, verschafft mir dieser Diabetes ganz bestimmt! Wer kann sich schon vorstellen, wie köstlich zwei magere Löffelchen Erdnußbutter sein können, wenn man schon dachte, daß man so was nie wieder bekommt? Ich mache den Kühlschrank auf und sehe die vielen guten Sachen, und mir wird klar, wie lange ich mit meinen Löffelportionen brauchen werde, um all das aufzuessen! Ich kaufe mir ein zuckerloses, vollbiologisches kuchenartiges Gebilde als Sonderverwöhnung und brauche eine Woche, um es häppchenweise zu vertilgen.

Und ich kann wohl damit rechnen, mich mal wieder etwas besser zu fühlen; die Diabetes-Auswirkungen werden mich sicher schon eine ganze Weile belastet haben. Zumindest aber hoffe ich, daß meine Angehörigen und Freunde dankbarer sein werden für ihre Gesundheit, wenn sie erst hören, was ich alles durchmachen muß.

Treyas Diabetes, erfahren wir schließlich, war mit größter Wahrscheinlichkeit durch die Chemotherapie ausgelöst worden, eine nicht ungewöhnliche Komplikation. Bei Erwachsenen-Diabetes sind die Gene die Sprengladung, aber Streß der Zünder. Hier war es der Streß der Chemotherapie.

Wenn die Zuckerkrankheit sich bei ihrem arglosen Opfer allmählich einnistet, kommt es zu etlichen unerfreulichen Erscheinungen. Da die Bauchspeicheldrüse nicht genug Insulin produziert, kann der Körper den Blutzucker nicht verwerten. Der Zucker reichert sich im Blut an und läßt es dickflüssig wie Honig werden. Ein Teil dieses überschüssigen Zuckers findet sich dann im Urin wieder. «Dick» gewordenes Blut zieht Wasser aus dem umliegenden Gewebe an, weshalb der Betroffene ständig Durst hat, viel trinkt und häufig uriniert. Außerdem können Kapillargefäße durch die zähe Konsistenz des Blutes verstopfen. Dadurch entstehen auf die Dauer Schäden in besonders kapillarreichem Gewebe, etwa in den Extremitäten, den

Nieren, der Netzhaut, und so kommt es zu den typischen Erblindungen, Nierenstörungen und Amputationen. Aus dem gleichen Grund leidet das Gehirn unter Flüssigkeitsmangel, und das wiederum führt zu heftigen Stimmungsschwankungen, Konzentrationsmangel und Depressivität. Neben allem anderen – der therapiebedingten Menopause, den Nachwirkungen der Chemotherapie und den übrigen Schwierigkeiten, mit denen wir uns herumschlugen – trugen sicherlich auch diese Umstände zu Treyas Depressionen bei. Ihr Sehvermögen hatte sich bereits verschlechtert, was wir uns anfangs nicht erklären konnten; sie mußte jetzt ständig eine Brille tragen.

«Wieso ist es hier eigentlich so dunkel?» In dieser Dunkelheit wirken selbst kurze Wege endlos, und von Orientierung kann ohnehin kaum noch die Rede sein. Wir müssen jetzt bald beim dritten Zimmer sein, aber soweit ich mich erinnere, ist der Flur nicht annähernd so lang.

«Bitte, wieso ist es hier eigentlich so dunkel?»

Plötzlich eine Öffnung, die Tür, wie ich annehme. Da stehen wir nun beide, diese Gestalt und ich.

«Was siehst du?» Die Nicht-Stimme entströmt einfach dem Nicht-Vorhandensein der Gestalt.

«Wenn ich dich ansehe, nichts.»

«Da drinnen.»

Ich blicke ins Zimmer. Was sehe ich da – Handgeschriebenes, Hieroglyphen, Symbole? Was kann das sein?

«Faszinierend, ehrlich, aber ich muß jetzt wirklich gehen, ich suche nämlich jemanden, du wirst das sicher verstehen.»

«Was siehst du?»

Auch dieses Zimmer scheint sich in alle Richtungen zu erstrecken, so weit das Auge reicht. Je direkter ich irgendeinen Punkt in diesem Zimmer ansehe, desto tiefer wird dort der Raum. Ich fixiere einen Punkt etwa eine Armeslänge von mir entfernt, und er dehnt sich in den Raum hinein, meilenweit, Hunderte, Tausende von Meilen weit, so scheint es. In diesem sich weitenden Universum schweben Symbole, unzählige, vielleicht Millionen von Symbolen; manche kenne ich, die meisten nicht. Sie sind nicht auf irgend etwas geschrieben, sondern schweben einfach da herum. Und sie leuchten an den Rändern, als hätte irgendein ausgeklinkter Gott sie auf dem Pilz-Trip gemalt. Ich habe das sehr wunderliche Gefühl, daß diese Symbole lebendig sind und ihrerseits mich ansehen.

Je besser Treya ihren Blutzucker unter Kontrolle bekam, desto deutlicher hob sich ihre Stimmung; die Depressionen waren wie weggeblasen. Doch diese Veränderungen waren beinahe unbedeutend gegenüber dem großen inneren Umbruch, der jetzt richtig in Gang kam und sich bald auch äußerlich bemerkbar machen sollte. Dieser tiefe Wandel wirkte sich nicht nur auf ihr persönliches Leben aus, sondern auch auf ihre Spiritualität, ihre Arbeit in der Welt, ihre Berufung, ihren Daimon, der jetzt – nach all den Jahren! – offenbar mit Macht in ihr Bewußtsein drängte.

Ich verfolgte all das mit Bewunderung, Staunen und ein bißchen Neid. Sie hätte sich weiterhin ihrer Bitterkeit, ihrem Selbstmitleid und ihrer Erschöpfung überlassen können. Statt dessen wurde sie immer offener, liebevoller, verzeihender, verständnisvoller. Und ihre Kraft nahm mit jedem Tag weiter zu, offenbar nach dem Motto «Was mich nicht umbringt, macht mich stärker». Ich weiß nicht, welche «Lektionen» Treya durch Krebs und Diabetes erteilt wurden, aber für mich, das zeigte sich immer deutlicher, war Treya die Lektion.

Ken ist einfach wunderbar, wie er mit mir zum Arzt geht, wie er Witze reißt und mich vor Stimmungstiefs bewahrt, wie er mich jeden Morgen zur Blutabnahme fährt, mir beim Ausknobeln der erlaubten Nahrungsmengen hilft und die ganze Kocharbeit übernimmt. Gestern ging es mir blendend, und als ich nach Hause kam, hörte ich, daß mein Blutzucker auf 115 herunter ist, fast schon normal (angefangen hatte ich bei 322). Es muß mir schon eine ganze Weile nicht besonders gut gegangen sein; das deutlichste Symptom waren die schlechter werdenden Augen. Kein Wunder, daß mir nicht so sehr nach Bewegung war. Kein Wunder, daß es mir so schwerfiel, mich zu konzentrieren. Kein Wunder, daß ich solche Stimmungsschwankungen hatte. Jetzt erst weiß ich wieder, wie es sich anfühlt, wenn es einem gut geht. Ich habe soviel mehr Energie, sehe die Dinge soviel positiver, fühle mich springlebendig. Ich bin jetzt für andere sicher auch wieder leichter zu ertragen.

Das liegt zum Teil an einer veränderten Einstellung gegenüber meiner Arbeit, meinem Beruf, meiner Berufung, eben dem, womit ich mich so lange verrückt gemacht habe. Vieles ist für diese innere Verschiebung mitverantwortlich: die Arbeit mit Seymour, meine Meditation, die Abkehr vom Perfektionismus – einfach zu *sein*, anstatt kopflos zu *tun*. Ich möchte nach wie vor tun, etwas beitragen, aber mein Tun soll von Sein durchdrungen sein. Damit verbunden ist auch eine veränderte Haltung gegenüber meiner Weiblichkeit, und das eröffnet neue Möglichkeiten, Möglichkeiten, die ich früher einfach von mir gewiesen habe. Mir wird immer klarer, wie sehr ich die Wertvorstellungen meines Vaters verinnerlicht habe – etwas produzieren, seinen Beitrag leisten und all das –, und jetzt sehe ich, daß sie gar nicht besonders zu mir passen, so sehr ich sie auch bewundere. Das fügt sich, wie mir scheint, zu der neuen Richtung, die der Feminismus jetzt nimmt – weg von der Nachahmung der Männer und dem Beweis, daß wir es ihnen gleichtun können, und hin zu unserer ganz eigenen Arbeit, die wir achten und definieren und zur Geltung bringen müssen. Die unsichtbare Arbeit. Arbeit ohne Titel, Hierarchie und Beförderung. Amorphe Arbeit. Ein unmerkliches Wirken für die Stimmung, das Umfeld, die Atmosphäre bei einer Zusammenkunft oder in einer Familie oder Gemeinschaft, wo andere, sichtbare, Arbeiten zu tun sind.

Neulich haben wir in einer Gruppe über weibliche Spiritualität diskutiert, und ich empfand plötzlich, daß mein Problem (falls ich es überhaupt noch so nennen möchte) auch damit zu tun haben könnte, daß ich eine Frau bin. Das habe ich weiß Gott auch früher schon gedacht, aber mehr unter dem Gesichtspunkt, wie schwer es für eine Frau ist, sich in eine männlich definierte Welt einzufügen. Das neue Gefühl jetzt sagte eher, daß ich meine Nische vielleicht deshalb nicht gefunden habe, weil ich einerseits männliche Werte zu stark verinnerlicht hatte und so den falschen Weg ging, andererseits aber trotzdem mir selbst treu geblieben war, meinen besonderen Gaben und Interessen als Frau. Ich brauche mich also nicht als Versagerin zu sehen, ich kann die Zeit der Suche als notwendige Voraussetzung für diese Einsicht betrachten. Eine Zeit, die ich brauchte, um die etwas verschütteten weiblichen Werte in mir aufzudecken und schätzen zu lernen – einfach sehen zu lernen.

Plötzlich ist es ganz in Ordnung, einfach das zu sein, was ich bin. Ein amorphes Berufsleben zu haben. Sich für alles mögliche zu engagieren, was mich bewegt und inspiriert. Mehr wissen zu wollen über das Schaffen von Umfeldern, in denen etwas geschehen kann. Menschen zusammenbringen, Netzwerke aufbauen. Sich mitteilen, Ideen verbreiten. Alles sich entfalten lassen und mich nicht in eine Form, eine Struktur, einen Beruf mit Titeln pressen.

Welche Erleichterung, welch ein Freiheitsgefühl! Einfach nur leben ist schon in Ordnung! Sein ist in Ordnung, Tun nicht unbedingt notwendig. Es ist eine Art Zulassen. Ein Loslassen der allzu männlichen, allzusehr vom Tun bestimmten Wertvorstellungen der Gesellschaft. Sich den Fragen der weiblichen Spiritualität zuwenden, den weiblichen Gesichtern Gottes. Zur Ruhe kommen, irgendwo die Erde umgraben und dann zusehen, was da wächst.

Das erste, was da wuchs, war die Cancer Support Community (CSC), eine Organisation, die später für wöchentlich über dreihundertfünfzig Krebspatienten und ihre Familien und Helfer kostenlose Hilfsdienste und Bildungsprogramme anbieten würde.

Kurz nach Treyas Brustamputation lernten wir Vicky Wells kennen. Ich kam gerade aus Treyas Zimmer und ging den Korridor hinunter, als eine Frau von sehr auffallender Erscheinung an mir vorbeikam – groß, vorbildliche Haltung, gutaussehend, schwarzes Haar, roter Lippenstift, rotes Kleid, schwarze Stöckelschuhe. Mein erster Eindruck war: die amerikanische Version eines französischen Mannequins; und das verblüffte mich zunächst, bis ich erfuhr, daß Vicky einige Jahre in Frankreich gelebt hatte. Paris und seine Faszination haben sie wohl nie ganz losgelassen.

Wieder in den Staaten, hatte sie zunächst als Privatdetektivin, dann als Drogenberaterin gearbeitet und sich schließlich für mittellose Bürger eingesetzt, die in die Mühlen der Justiz geraten waren; über zehn Jahre tat sie diese Arbeit bereits, als bei ihr Brustkrebs festgestellt wurde. Nach Mastektomie, Chemotherapie und etlichen plastischen Operationen war ihr schmerzhaft deutlich bewußt, wie unzulänglich die Hilfsdienste für Krebspatienten und ihre Familien und Freunde waren.

Also begann sie mit ehrenamtlichen Tätigkeiten bei mehreren Organisationen, aber auch hier war die Lage nicht viel besser. Sie trug sich mit dem vagen, noch wenig konkreten Gedanken, ein Zentrum nach ihren eigenen Vorstellungen aufzubauen, und in dieser Phase begegnete sie Treya.

Die beiden verbrachten Stunden, Wochen, Monate, alles in allem zwei Jahre damit, Pläne für das Zentrum zu entwerfen. Sie interviewten Scharen von Ärzten, Krankenschwestern, Patienten und ihre Helfer – und schickten ihre Stoßgebete zum «CSC-Engel». Anfangs schloß sich ihnen noch Shannon McGowan an, eine Krebspatientin, die mit Harold Benjamin beim Aufbau der Wellness Community in Santa Monica zusammengearbeitet hatte; das war eines der ersten Zentren gewesen, die kostenlose Hilfsdienste für Krebspatienten und ihre Familien anboten.

Im Oktober 1985 besuchten Vicky, Shannon, Treya und ich die Wellness Community. Die Frage war, ob wir in San Francisco einen Zweig der Wellness Community oder ein ganz eigenes Zentrum aufmachen wollten. Wir waren zwar alle sehr beeindruckt von Harold und seiner Arbeit, aber Vicky und Treya fanden, daß vielleicht ein anderer Ansatz sinnvoller wäre. Und das hing *direkt* mit der Frage von Sein oder Tun zusammen. All das klärte sich plötzlich durch ein Gespräch mit Naomi Remen, einer Therapeutin, die in Sausalito arbeitete.

Unser Gespräch mit Naomi war sehr anregend, wenn nicht sogar aufregend. Ich vergaß die Zeit so vollkommen, daß ich zu meinem nächsten Termin zu spät kam – so etwas kann ich mir eigentlich gar nicht mehr leisten, weil ich ja meine Mahlzeiten genau nach Plan zu mir nehmen muß. Naomi lag ganz auf derselben Linie wie Vicky und ich, aber als sie sich das Material der Wellness Community ansah, hatte sie das Gefühl, daß da etwas nicht ganz stimmte, irgendwie dem widersprach, was wir waren und wollten.

Ich sagte ihr, es sei uns bewußt, daß wir eine etwas andere Ausrichtung hätten als Harold. Unser Ansatz ist vielleicht ein wenig weiblicher, weniger auf Krebsbekämpfung oder Heilung ausgerichtet, mehr auf die generelle Lebensqualität der Betroffenen. Wir wollten von vornherein ausschließen, daß bei Menschen, die den Krebs nicht besiegten, ein Gefühl des Versagens oder Verlierens aufkommt – und das schien uns der Schwachpunkt in Harolds Ansatz zu sein. Naomi sagte, die Unterlagen gäben ihr das Gefühl, daß Krankheit etwas Böses sei, das man bekämpfen müsse – und wer den Kampf nicht gewinne, sei ein Versager. Für sie (die seit ihrer Kindheit an Morbus Crohn litt) sei Krankheit etwas, womit man leben und woraus man lernen müsse.

Als Krebspatientin weiß ich selbst recht wohl, daß Krebs von den Fachleuten häufig als chronisch dargestellt wird – man weiß ja nicht einmal genau, wann und unter welchen Bedingungen man jemanden als geheilt betrachten kann; aber andere Leute, die weder Arzt sind noch selber Krebs haben, möchten gern hören, daß man geheilt sei. Sie haben es gar nicht gern, wenn man sich in der vorsichtigen und maßvollen Art der Ärzte äußert: daß zur Zeit keine Symptome festzustellen und die Tests negativ seien, daß man aber bei Krebs nie ganz sicher sein und nur hoffen könne. Nein, sie wollen hören, daß der Krebs erledigt ist, daß es dir gut geht, daß sie sich wieder ganz um ihr Leben kümmern können, ohne sich Sorgen um dich machen zu müssen. Auch das steht vielleicht hinter Harolds Ansatz und macht den Unterschied aus zwischen seiner Haltung und unserer – der Haltung früherer Krebspatienten, die wissen, wie tückisch diese Krankheit sein kann. Wir beschlossen, unser Zentrum nicht an Harolds anzugliedern, so sehr wir ihm auch alles Gute wünschten.

Das Gespräch mit Naomi löste weitere Gedanken aus, die mir aber nicht gleich bewußt wurden. Irgendwie entstanden sie aus der Spannung zwischen dem Eindruck, den ich von ihr hatte – eine so schöne, aktive und gesunde Frau, und doch an einer schweren Krankheit leidend –, und der gemeinsamen Arbeit mit anderen krebskranken Frauen in einer Montagabend-Gruppe, an der ich teilnahm. Ich konnte mich bisher noch nicht mit ganzem Herzen auf diese Arbeit einlassen, weil eine unbestimmte Furcht mich beherrschte.

Im Laufe einiger Tage wurde mir dann bewußt, woher diese Furcht kam: Ich hatte zugelassen, daß der *Mensch* da vor mir von der Krankheit und ihren möglicherweise schlimmen Folgen überschattet wurde. Bei der letzten Gruppensitzung wurde es mir plötzlich ganz klar: Das hier sind zuerst und vor allem Menschen. Manchmal haben wir eine ganze Sitzung lang gar nicht über Krebs gesprochen, so daß er völlig zur Nebensache wurde. Es sind Menschen, vor allem mit ihrem Leben, ihren Schmerzen, ihren Siegen, ihrer Liebe und ihren Kindern und nur zusätzlich und nebenher jetzt auch noch mit Krebs beschäftigt. Ich hatte gezögert, weil mir noch nicht klar war, daß ich nicht mit Krebspatienten arbeitete, die außerdem noch Menschen waren, sondern mit Menschen, die außerdem und eher nebenher noch Krebspatienten waren. Und das war wohl Ausdruck meines eigenen Entwicklungsprozesses weg vom Krebs und Schritt für Schritt zurück in mein eigenes Leben. Ich möchte mit Menschen arbeiten, die auf das Leben zugehen, auch in schwerer Krankheit. Und all das gehörte wohl zu diesem grundsätzlichen inneren Wandel: Einfach *sein* zu können, auch mit Krebs und obwohl man immer bemüht ist, das Notwendige zu *tun*.

Dieser Wandel erreichte eines Abends im Frühsommer seinen ersten Höhepunkt. Wir waren wieder einmal in dem Haus in Tahoe; Treya konnte nicht schlafen. Und dann fügten sich alle Stücke langsam zusammen. Sie bebte vor Aufregung über ihre Entdeckung. Es war, wie sie sagte, nicht weniger als ihr so lange gesuchter Daimon. Er trat nicht voll entwickelt hervor, aber machte sich doch lautstark bemerkbar – nur eben mit anderer Stimme, einer Stimme, die sie lange unterdrückt hatte.

In Tahoe. Eines Abends lag ich wach, konnte einfach nicht schlafen. Draußen der Silberglanz des Mondlichts auf dem See, eingefaßt von den dunklen Schatten der Kiefern, die um das Haus stehen, und von den fernen Umrissen der Berge. Desolation Wilderness – so ein trister Name, so eine wunderschöne Gegend.

Vor dem inneren Auge Bilder von Glas, tiefrot, schillernd weiß, kobaltblau. Ich bin so gepackt davon, daß ich einfach nicht schlafen kann. Oder ist es der Tee? Vielleicht auch. Aber da ist noch etwas, irgend etwas in mir ist angestoßen und geweckt worden. Glas, Licht, Formen, Gestalten, fließende Linien, Dinge zusammenfügen, eine Vision im Nichts entstehen sehen, Schönheit in dieser Welt der Form Gestalt annehmen sehen. Unglaublich aufregend! So liege ich da, verfolge den Wirbel der Energien in meinem Körper. Ist es das? Ist es das, was ich zu tun habe, oder wenigstens ein Teil davon? Ist es ein Teil meiner selbst, an dem ich vorbeigelebt habe, der mir verlorenging?

Es kommt mir so vor. Ich habe etwas von mir wiedergefunden, das all die Jahre gefehlt hat. *Die Frau, die mit ihren Händen arbeitet.* Die Künstlerin, die Handwerkerin, die etwas anfertigt. Weder das Tun noch das Erkennen, sondern das Anfertigen. Schöne Dinge anfertigen, und im Vorgang selbst soviel Befriedigung finden wie im Ergebnis.

Am nächsten Tag fühlte ich mich wie nach einer Offenbarung, wie nach einem Augenblick eines bedeutsamen Einblicks in mich selbst und meine Zukunft. Ich erinnerte mich, wie ich immer dann ganz und mit Begeisterung bei der Sache gewesen bin, wenn es darum ging, etwas anzufertigen und zu gestalten ... eine detaillierte Karte für meine letzte Projektarbeit in Kartographie zeichnen ... lebenssprühende Bleistift- und Tuschezeichnungen auf Iona ... Kerzen und weich geschwungene Töpferarbeiten in Findhorn ... schöne Formen aus dem Nichts erschaffen ... Wortschöpfungen in Tagebüchern, die niemand zu sehen bekam. Das waren die Stunden, wo ich von Zeit nichts wußte, völlig versunken, eine Art meditativer Zustand von absoluter Konzentration und Selbstvergessenheit.

Immer deutlicher wurde das Gefühl, daß ich einen wichtigen Teil meiner selbst wiederentdeckt hatte. Daß vielleicht *mein* Weg jetzt herausführte aus dem verfilzten Dickicht von Erwartungen und all dem Bemühen, mich den männlichen Werten meiner Kultur anzupassen, vor allem der einseitigen Ausrichtung auf den Verstand. In der Schule ging es um Wissen, Fakten, Inhalte, Denken, Analyse. Darin war ich gut, wie ich bald merkte. Darin konnte ich mich hervortun und Lob und Beachtung ernten. Was hätte ich mir sonst noch wünschen sollen? Also ging ich diesen klar vorgezeichneten und bestens geebneten Weg.

Aber irgendwas stimmte doch immer nicht so recht. Warum habe ich nicht meinen Doktor gemacht und irgendeinen Lehrauftrag angenommen? Daran gedacht hatte ich schon, aber irgend etwas zog mich weg von dieser allzu glatten Bahn. Ich hatte die Begabung dazu, aber eigentlich nicht das Herz. Trotzdem warf ich mir vor, nicht weitergemacht zu haben, hielt es für Schwäche, glaubte kritischen Stimmen, die sagten, ich vergeude mein Leben, wenn ich nicht eine Karriere des Tuns einschlage.

Jetzt erst sehe ich, weshalb dieser Weg nicht der richtige für mich war: Das Anfertigen liegt mir mehr als das Erkennen und das Tun. Daß ich mich in Findhorn so wohl fühlte, hatte vielleicht vor allem damit zu tun, daß ich soviel Zeit in der Kerzenwerkstatt und in der Töpferei zugebracht habe. Schon als kleines Mädchen hatte ich furchtbar gern gebastelt und gestaltet, mich aber der Anschauung gebeugt, daß dergleichen nebensächlich, oberflächlich, unwichtig, unnötig, ohne echten Nutzen und allenfalls als Freizeitbeschäftigung geeignet sei. Damit hatte ich mich von einer wichtigen Quelle der Freude und Vitalität in mir selbst abgeschnitten. So, und damit ist jetzt Schluß!

Was sich da in mir bildet, ist ein neuer Maßstab, nach dem ich entscheiden kann, was ich tun werde. Und was sind das für Dinge, von denen ich mich angezogen fühle? Lauter Sachen, auf die ich durch Zufall stoße, die wie Blasen in mir aufsteigen. Nie geplant oder durchdacht. Macht mich nervös, sie auch nur hinzuschreiben. Das eine ist Töpferei, in der Art, wie ich sie in Findhorn betrieben habe. So etwas regt mich an, fesselt mich, befriedigt mich. Ich kann mir vorstellen, daß sich die Welt auch ganz anders sehen läßt, immer in Formen und Entwürfen denkend, mögen die Anstöße dazu aus der Kunst oder aus der Natur kommen. Ich kann mir vorstellen, zu Kunst- und Handwerksausstellungen zu gehen, völlig im Schauen und Erfassen aufzugehen und dann selbst neue Ansätze zu entwikkeln. Ich habe immer sehr gern mit den Händen gearbeitet und gestaltet. Ich glaube, dann bin ich weniger in meinem Kopf und meinen Ideen und kann mich mehr auf die Welt da draußen einlassen.

Farbglasarbeiten. Auch eine Sache, der ich mich zuwenden möchte. Das wünsche ich mir schon seit Jahren und habe es doch nie getan, wohl weil ich es für unwichtig hielt im Vergleich zu allem anderen. Während ich all das schreibe, spüre ich schon, wie die Künstlerin in mir sich freistrampeln will. Dann möchte ich das Zeichnen wieder aufnehmen; auch meine Zeichnungen haben sich immer wie von selbst aus gedankenverlorenem Kritzeln zu richtigen Bildern entwikkelt. Mal sehen, ob das eine Grundlage für die Arbeit mit Farbglas abgibt. Und habe ich nicht auch allerlei Stickereien entworfen und ausgeführt? Auch damit habe ich ganz spontan angefangen, niemand hatte es vorgeschlagen oder mir gezeigt, wie man es macht.

Dann schreiben, Sprache gestalten, eine frühe Liebe, die schlicht und einfach von Angst erstickt wurde. Das ist immer noch die haarigste unter all den Möglichkeiten, weil sie so öffentlich ist, das innere Wirken von Geist und Seele bloßlegt: Man kann hier beurteilt und auch verurteilt werden, zum Beispiel als oberflächlich, unreif, langweilig . . . Aber ich bin entschlossen, dieses Buch zu schreiben, selbst wenn es vielleicht nie auch nur in die Nähe einer Veröffentlichung kommt. Ich werde zurückkehren zu diesem Vergnügen an den Wörtern, an der Schönheit und Kraft und am Überraschenden der Wörter. Lebhaft ist mir noch der Aufsatz gegenwärtig, den ich in der Junior High School über das nächtliche Lesen im Bett schrieb. Ich schrieb von meinen Empfindungen, von der Wärme der Glühbirne, von den Insekten, die das Licht anzog, dem Gefühl der Laken auf meinen Beinen, von den leisen Nachtgeräuschen, vom Gefühl der Seiten zwischen den Fingern beim Umblättern, von den kaum hörbaren Lauten des Papiers, dem leisen Knacken im Buchrücken. Und immer wieder verliebte ich mich in bestimmte Wendungen, vor allem bei Lawrence Durrell. Solche Wendungen, ja sogar einzelne Wörter notierte ich mir hinten in den Büchern und genoß jedes einzelne – ungefähr so wie Bonbons.

Auch die Arbeit in Gruppen, wie zum Beispiel in Findhorn, habe ich immer sehr gemocht. Ich glaube nicht, daß ich noch Lust habe, das Studium irgendwelcher Theorien fortzusetzen. Mich interessieren jetzt praktische Ansätze, die den Menschen wirklich helfen. Cancer Support Community – genau das.

All diese Dinge, die ich immer so geliebt habe, wo waren sie nur geblieben, wie konnten sie verlorengehen? Schwer zu sagen. Jedenfalls ist jetzt offenbar alles wieder da. Das schlichte Vergnügen, einfach zu *sein* und zu machen, statt zu erkennen und zu *tun*. Das ist wie Nachhausekommen. Ist es das, was Ken mit der Entdeckung seines Daimon meinte? Meiner ist nicht so auffällig, kein Daimon des Geistes, kein Daimon der großen Taten. Er ist einfach stiller, amorpher und sanfter – eher im Hintergrund, eher weiblich, eher unsichtbar. Mehr von der Art des Körpers. Mehr von der Art der Erde. Und viel realer für mich!

«Das also war letzte Nacht los», schloß sie ihren Bericht. Ich ließ mich von ihrer Begeisterung anstecken, sie war so offensichtlich echt. Das Seltsame daran ist aber, daß alle Leute, die Treya begegneten, immer von ihrem Verstand so beeindruckt waren; sie gehört ganz sicher zu den scharfsinnigsten Menschen, denen ich je begegnet bin. Wenn Treya sich eines Themas annahm, dann gnade ihm Gott. Doch sie merkte jetzt, daß diese Fähigkeit ihr keine echte Befriedigung verschaffte. Sie hatte, wie sie selbst sagte, auf die falsche Stimme gehört.

In direktem Zusammenhang mit der neuen Stimme stand die drängende Frage, ob wir uns vielleicht selbst krank machen – entweder durch bestimmte Gedanken oder als eine Art Über-Lektion, die man zu lernen hat (und das ist natürlich etwas anderes, als einfach durch die Krankheit zu lernen, welche Ursache sie auch haben mag). Die ganze Sache brach mit der Entdeckung der Zuckerkrankheit wieder über Treya herein. Besorgte Menschen redeten in bester Absicht auf sie ein und wollten sie darüber aufklären, weshalb sie sich mit dieser Krankheit schlug. Den Einwänden gegen diese Theorie, daß sie nämlich einseitig und gefährlich ist (ich komme darauf in einem späteren Kapitel zurück), fügte Treya einen weiteren hinzu: Sie ist zu männlich, zu sehr auf Herrschaft aus, zu aggressiv, zu gewalttätig. Und tatsächlich wurde Treya bald zu einer überall im Land gehörten Sprecherin für eine einfühlsamere Sicht des Krankseins. Woher ich das weiß? Na, durch den einzig wirklich verläßlichen akademischen Test in Amerika: die Talk-Show. Treya wurde angerufen und um einen Auftritt gebeten – mit Bernie Siegel als Gegenüber!

Die ganze Sache mit der Selbstverursachung meiner Krankheit(en) steht wieder auf der Tagesordnung. Wer Gegenstand solcher Theorien ist oder selbst über sich theoretisiert, sieht die Frage der Verantwortung häufig unter dem Gesichtspunkt der Schuld: «Was habe ich getan, daß ich so was verdiene?» – «Warum ich?» – «Was habe ich falsch gemacht?» – «Na klar, es mußte ja so kommen, ich habe selbst dafür gesorgt.»

Ich habe diese «Logik» manchmal auf mich selbst angewendet. Auch Freunde sind darin sehr eifrig. Ich habe es bei meiner Mutter gemacht vor achtzehn Jahren, als sie Krebs bekam, und ich kann mir vorstellen, daß sie sich ein bißchen vergewaltigt fühlte – und wie recht sie hatte. Es ist sicher nicht von der Hand zu weisen, daß etwas, was ich einmal getan habe, oder daß bestimmte Verhaltensmuster und Beziehungsstrukturen oder auch mein Umgang mit Streß zur Entstehung von Krebs und Diabetes beigetragen haben, aber ich glaube nicht, daß das schon alles ist. Auch ich habe das ganz natürliche menschliche Bedürfnis, einen einfachen und klaren Grund für eine Krankheit angeben zu können, die mir angst macht.

Deshalb sage ich immer wieder, daß Krankheiten meiner Überzeugung nach viele Ursachen haben – erbliche Belastung, Ernährung, Umwelt, Lebensweise, Persönlichkeit; wer aber sagt, daß einer dieser Faktoren der einzig wichtige sei, daß die Persönlichkeit allein die Erkrankung herbeiführe, der übersieht, daß wir zwar unsere Reaktionen auf das, was uns geschieht, steuern können, nicht immer jedoch das Geschehen selbst. Dieser Wahn, daß wir all das, was uns geschieht, selbst initiiert haben, ist so destruktiv, so aggressiv.

Wichtiger aber ist die Frage des Schuldbewußtseins. Wer Krebs bekommt und dann den Gedanken akzeptiert, daß er selbst die Krankheit herbeigeführt hat, der muß sich ja schuldig oder schlecht vorkommen; jetzt werden diese Gefühle selbst zum Problem und verhindern vielleicht, daß er mit seiner Krankheit fertig wird und weitergehen kann zu Gesundheit oder höherer Lebensqualität. Deshalb muß man bei der Frage der Verantwortung Verstand und Feingefühl walten lassen. Man muß die Ursachen genau auseinanderhalten und darf anderen vor allem keine unbewußten Motive unterschieben. Wenn jemand in der Weise über mich theoretisiert, fühle ich mich mißhandelt und bin manchmal völlig hilflos. Wir alle kennen wohl dieses elende Gefühl, wenn jemand uns irgendein unbewußtes Motiv für unser Handeln unterstellt und dann unsere Proteste einfach als Schutzbehauptungen und folglich als Beweis für die Richtigkeit seiner Einschätzung interpretiert. Psychologie der grausamsten Art.

Kranke Menschen sind durch ihre Krankheit eigentlich schon genug belastet, aber wenn sie dann auch noch in diese Verantwortungs-Diskussion verwickelt werden, kann der Streß überhandnehmen. Man respektiere ihre Bedürfnisse, man achte zumindest grundsätzlich die Grenzen, die sie ziehen. Nicht daß ich gegen eine gesunde Konfrontation im rechten Augenblick etwas einzuwenden hätte; aber ich mag es nicht, wenn jemand Theorien über mich entwickelt, ohne mich auch nur nach meiner eigenen Sicht der Dinge zu fragen. Ich mag es nicht, wenn jemand zu mir sagt: «X ist der Ansicht, daß Krebs durch unterschwelligen Haß ausgelöst wird», vor allem wenn sein Tonfall schon durchblicken läßt, daß er damit eigentlich mich meint. Oder «Diabetes entsteht aus Mangel an Liebe». Wer will das wirklich wissen? Aber ich finde es in Ordnung, wenn jemand sagt: «X ist der Ansicht, Krebs wird durch unterschwelligen Haß ausgelöst. Wie denkst du darüber? Ist da deiner Meinung nach was dran?»

Ich glaube daran, daß wir die Krisen in unserem Leben zum Gesundwerden nutzen können. Da gibt es für mich keinen Zweifel. Ich weiß um die Zeiten in meinem Leben, in denen ich Groll empfunden habe, und ich weiß zwar nicht, ob das für meinen Krebs eine Rolle gespielt hat, aber es ist sicherlich sehr nützlich, mir dieser Möglichkeit bewußt zu sein und diese Krise zu nutzen – um den Groll zu überwinden, um verzeihen zu lernen, um verständnisvoller und mitfühlender zu werden.

Wenn ich es zusammenfasse, sieht es wohl ungefähr so aus:

Ich habe Krebs gehabt. Das allein war schlimm genug – die Bedrohung meines Lebens, die Operationen, die Therapien, die ich durchzustehen hatte. Es war furchtbar. Ich hatte Schuldgefühle, weil ich Krebs bekam. Ich habe mich gefragt, wie ich das über mich gebracht habe. Ich habe mich selbst mit diesen Fragen gequält und war gar nicht nett zu mir. Hilf mir bitte. Es nützt mir nichts, wenn du auch unfreundlich zu mir bist. Ich brauche dein Verstehen und deine Behutsamkeit als Hilfe bei meinem Ringen mit diesen Fragen. Es nützt mir nichts, wenn du «hinter meinem Rücken» Theorien über mich aufstellst. Ich möchte, daß du nachzuvollziehen versuchst, wie man sich in meiner Lage fühlt, daß du dich, nur ein bißchen, in meine Lage versetzt und dann vielleicht etwas freundlicher mit mir umgehst, als ich selbst es manchmal tue.

Im März suchten wir die Joslin Clinic in Boston auf; sie ist berühmt für ihre Diabetes-Therapie, und wir wollten versuchen, diese neue Krankheit besser in den Griff zu bekommen. Wir verbanden die Fahrt mit einem Geschäftsbesuch bei Shambhala, was bedeutete, daß wir Sam Bercholz mal wieder sehen würden.

Sammy! Was für ein lieber Kerl. Brillanter Geschäftsmann und dabei so liebevoll und offen. Rührend, wie sehr die beiden sich mögen und immer irgendwas miteinander zu flachsen haben. Im Büro gibt es ein paar neuere Rezensionen von Kens Büchern. Sie schlagen offenbar ziemlich ein, nicht nur in Amerika. Wir lästern über Wilberianer, die bald zu Wilbeeren degenerieren. Allen fielen an Ken Veränderungen auf, sie fanden ihn zugänglicher, weicher, weniger bissig, weniger distanziert, weniger arrogant, einfach netter.

Zu Mittag aßen wir mit Emily Hilburn Sell, der Lektorin bei Shambhala. Ich erzählte ihr von dem Buch, an dem ich arbeite – Krebs, Psychotherapie, Spiritualität –, und fragte sie, ob sie es redigieren würde. Nichts lieber als das, sagte sie, und das bestärkt mich in dem Entschluß, die Sache durchzuziehen.

Am nächsten Tag, Ostersonntag, in der Trinity Church von Boston. Wir drängten uns mit all den Menschen in ihrem feinsten Sonntagsstaat in die überfüllte Kirche und konnten sogar noch einen guten Platz ergattern, von wo aus man auf den Altar hinuntersah. Mir gefiel die Predigt. Sie war sehr kurz und verriet Bildung, schöpfte aus Joyces *Ulysses* ebenso geläufig wie aus der Bibel. Der Pastor sprach vom Leiden in der Welt, von dem Glauben, daß die Leidenden ihr Leiden irgendwie verdienen, und meinte: «Sollten wir diesen alten Aberglauben nicht aufgeben? Jeden Abend gehen zwei Drittel der Menschen auf dieser Erde schlecht gekleidet, schlecht behaust und schlecht ernährt zu Bett.» Auch das Leiden Jesu habe etwas mit der Conditio humana zu tun. So hatte ich das noch nie gesehen – daß sein Leiden einfach zu seinem Menschsein und nicht so sehr zu seinem hohen Auftrag gehörte. Der Pastor sprach auch von unserem Bedürfnis nach Sinn und schloß in sein Gebet den Wunsch ein, daß wir im Gewöhnlichen ebenso wie im Heroischen Sinn finden mögen. Das sind für mich in meinem ewigen Verlangen nach Sinn gewiß Worte, die mich direkt ansprechen.

Aber schon als ich sie hörte, spürte ich, daß etwas sich verändert hat. Das Wort «Sinn» hat für mich nicht mehr ganz den Stachel, den es früher hatte, es macht mich nicht mehr so leicht unglücklich, unzufrieden und rastlos. Vielleicht bin ich jetzt ein wenig barmherziger mit mir selbst. Nachsichtiger mit dem Leben und mit dem Menschsein. Wenn ich anderen von den Veränderungen erzähle, die ich in mir spüre, weiß ich nie so recht, ob es auch wirklich so ist. Nehme ich den Mund zu voll, ist es eigentlich nur eine Hoffnung, der ich da Ausdruck verleihe, stelle ich etwas als gegeben hin, was ich mir nur wünsche? Ein Gefühl von Glaubwürdigkeit und Echtheit kommt eher dann auf, wenn ich über Dinge, die mich früher bekümmert haben, so spreche oder schreibe, als wäre es immer noch so, und dann merke, daß die Klagen, die Schärfe, die Bitterkeit einfach nicht mehr das sind, was sie mal waren. Es geht mir nicht darum, irgend jemanden von meinen Fortschritten zu überzeugen; ich bin giftig wie immer, ich beklage mich, bemitleide mich wie eh und je, und doch ist irgendwie «die Luft raus», ich bin nicht mehr mit dem Herzen bei der Sache, und was ich da rede, kommt mir ein bißchen langweilig vor. Dann erst wage ich zu glauben, daß ich wirklich vorangekommen bin.

2. Juni, wieder in San Francisco. Die Ärzte sind der Meinung, daß

man Treyas Dauerkatheter herausnehmen kann. Halleluja! Das kann ja nur heißen, daß sie die Rückfallwahrscheinlichkeit für sehr gering halten. Überschwengliche Freude. Als der Katheter entfernt ist, gehen wir groß aus: Das muß gefeiert werden, Diät hin, Diät her! Treya ist lebendig, leuchtend, strahlend. Zum ersten Mal seit sehr langer Zeit habe ich das Gefühl, atmen, wirklich atmen zu können.

Zwei Wochen später, auf den Tag genau, entdeckte Treya einen Knoten an ihrer Brust. Der Knoten wurde entfernt. Der Knoten war Krebs.

Estrella

Ich lag neben Treya im Bett an dem Morgen, als sie den Knoten entdeckte.

«Hier, Lieber, sieh mal.» Tatsächlich, ein kleiner, steinharter Höcker unter dem rechten Arm.

Sehr ruhig sagte sie: «Das ist wahrscheinlich Krebs, weißt du.»

«Anzunehmen.»

Was sonst hätte es sein können? Und nicht nur das, ein Rückfall zu diesem Zeitpunkt bedeutete höchste Alarmstufe, denn jetzt war die Wahrscheinlichkeit von wirklich verheerenden Metastasen – in Knochen, Gehirn oder Lunge – sehr, sehr hoch. Und wir wußten es beide.

Aber über Treyas Reaktion konnte ich nur staunen, und ich kam in den folgenden Tagen, Wochen und Monaten aus dem Staunen nicht mehr heraus: kaum Beunruhigung, keine Angst, keine Wut, nicht einmal Tränen. Tränen waren bei Treya *immer* das Zeichen gewesen, daß etwas nicht stimmte. Keine Tränen. Und es war nicht etwa so, daß sie sich jetzt geschlagen gegeben hätte. Sie war offenbar einfach in Frieden mit sich selbst und der Situation, gelöst, offen. Was ist, ist. Kein Urteil, kein Ausweichen, kein Klammern, kein Wegstoßen – oder allenfalls in verschwindend geringem Ausmaß. Ihr meditativer Gleichmut schien unerschütterlich. Ich selbst wäre skeptisch gewesen, hätte ich es nicht selbst über lange Zeit und aus nächster Nähe verfolgt. Da war kein Irrtum möglich, und nicht nur ich sah das so.

Etwas bahnte sich da an, etwas geschah mit ihr. Treya selbst beschrieb es als den Höhepunkt dieses inneren Wandels – vom Tun zum Sein, vom Erkennen zum Machen, von zwanghaft zu vertrauensvoll, von männlich zu weiblich und vor allem vom Kontrollieren zum Akzeptieren. Jetzt schien sich alles sehr einfach, direkt und konkret zusammenzufügen.

Treya hatte sich wirklich verändert in den letzten drei Jahren, und wenn überhaupt etwas an äußerer Reaktion auf diesen Rückfall zu erkennen war, dann Dankbarkeit, denn er verschaffte ihr den besten Beweis dafür, wie tief dieser innere Wandel war. Sie empfand, daß ihr altes Ich, Terry, gestorben war, und ein neues, Treya, geboren wurde. Sie selbst beschrieb es als Wiedergeburt, und sie neigte nicht zu Übertreibungen.

Und wie fühle ich mich jetzt? Eben jetzt? Alles in allem gut. Ein schöner Sufi-Kurs heute abend, ein Gefühl, daß diese Praxis mir liegt und ich sie gern fortsetzen würde. Ken und ich werden morgen eine Spazierfahrt entlang der Küste machen und übernachten, wo wir grad sind. Das ist genau das Richtige.

Heute nachmittag habe ich mit Peter Richards gesprochen und mußte erfahren, daß es wieder Krebs ist. Therapieversagen nennen sie das, glaube ich. Das klingt so gewaltig. Ich fühle mich gut, aber da ist auch eine Stimme, nicht sehr laut, die sagt: Du solltest besorgt sein, warum nimmst du das so ruhig hin, willst du es nicht wahrhaben, weißt du nicht, was dir an Furchtbarem vielleicht bevorsteht? Diese Stimme ist da, aber sie hat nicht viel Kraft. Es ist wohl der Teil von mir, der bei der ersten Diagnose völlig durchdrehte, der mitten in der Nacht voller Angst aufwachte. Damals wußte diese Stimme noch nichts und konnte keine Schreckensbilder vom *Leben* mit dem Krebs malen – nur vom Tod.

Jetzt weiß sie mehr. Ich habe viel über die Schrecken des Krebses und seiner Behandlung gelesen, wirklich grauenerregende Berichte wie *A Mortal Condition* und *Life and Death on 10 West* mit Szenen, von denen ich Alpträume bekam. Aber jetzt sind sie mitsamt ihrem Schrecken verblaßt.

Als ich den Knoten fand, stockte mir zwar im ersten Moment der Atem, aber die große Angst blieb aus, obwohl ich wußte, was diese

Entdeckung bedeutet. Keine Panik, keine Tränen, nicht einmal das Gefühl, gegen Tränen ankämpfen zu müssen. Es war eher wie: Ach, das wieder mal.

Zur Untersuchung in Peters Praxis, natürlich muß der Knoten raus. Ich zeigte ihm die Photos von uns beiden Kahlköpfen, und wir waren bester Laune. So ging es auch am nächsten Tag, als er mir allerlei Geschichten erzählte, während er den Knoten herausschnitt. Ken und Vicky warteten draußen.

Ken ist wunderbar. Wir werden diese Sache gemeinsam durchstehen, sagt er. Ich bin in Frieden mit allem. Wenn es mein Karma, mein Los ist, dann nehme ich es an. Wozu sich sinnlos herumquälen? Wozu sich mit schwarzen Zukunftsaussichten verrückt machen? Wenn so mein Leben ist, dann ist mein Leben halt so, und ich werde es gut leben. Eine Art Neugier, Gelassenheit. Im Moment geht es mir großartig. Meine Diät funktioniert, ich verschaffe mir Bewegung, ich bin voller Energie, und das Leben ist wieder aufregend.

Bei der Meditation heute abend das Gefühl, daß ich Beziehungen nicht mehr ausweiche, dem Leben mit allem, was es mit sich bringt, keinen Widerstand mehr entgegensetze. Sich dem Leben rückhaltlos öffnen, Risiken eingehen, bedingungslos vertrauen. Nicht mehr den Verstand zur Rechtfertigung meiner Abwehrmechanismen und Ausweichmanöver mißbrauchen. Meiner Intuition folgen, diesem Gespür, ob etwas in Ordnung ist; und alles Falsche meiden, auch wenn der Verstand gute Gründe dafür anführen kann. Wahrhaft das Leben und alle Erfahrung zu mir nehmen, anstatt nur zu probieren und dann dankend abzulehnen. Annehmen, umfangen, einbeziehen. Alles weibliche Eigenschaften, wie mir auffiel. Hör auf, ein Mann sein zu wollen, und freu dich daran, eine Frau zu werden.

Und aufhören, ein Mann sein zu wollen, das hieß für mich auch, daß ich mich nicht mehr Terry nennen konnte. Ich mußte Treya werden. Treya Wilber. Nicht mehr der älteste Sohn zu sein versuchen. In dieser Nacht hatte ich einen Traum, wunderbar und aufrüttelnd. Von dem, was darin gesprochen wurde, weiß ich nur noch den Satz: «Hallo, ich heiße Treya.»

Am nächsten Morgen bat sie mich, sie künftig «Treya» zu nennen. Ich tat es. Treya, Treya, Treya. Zu der Zeit war ich, wie viele ihrer Freunde, ein wenig in Sorge, daß Treya ihre Lage vielleicht doch nicht so recht wahrhaben wollte – sie war so ruhig, so voll stiller Freude, so offen. Aber damit hatten wir sie einfach weit unterschätzt. Sie hatte sich geändert, und es war ein echter und tiefer Wandel.

Es fühlt sich wie ein neuer Anfang an, wie eine Wiedergeburt. Ich habe mich wirklich verändert, tiefgreifend verändert. Von etwas, das noch nicht passiert ist und von dem man annimmt, daß es nie passieren wird, kann man leicht sagen, man habe keine Angst davor; genau weiß man das erst, wenn die Sache wirklich eintritt.

Und diesmal habe ich keine Angst. Natürlich gibt es da ein paar Ecken, in denen die Angst nistet. Es sind immer noch Bangemacher da, aber sie spielen nicht einmal Nebenrollen. Es sind Kulissenschieber – und froh, daß sie wenigstens diesen Job noch haben.

Und wie hätte ich ohne den Rückfall von diesem inneren Wandel erfahren sollen? Wenn ich sage, daß ich dankbar bin für diesen Rückfall, dann meine ich es auch so. Etwas Wunderbares ist geschehen. Eine gewaltige Last von Angst ist von mir gewichen, ganz still, irgendwann in der Nacht, ich weiß nicht einmal genau, wann oder wie.

Ich fürchte mich auch viel weniger vor der Zukunft, vor möglichen Rückfällen, die dann vielleicht zu einem dieser furchtbaren Krebstode führen, von denen ich so viel gelesen habe. Wenn ich diese Gasse hinunterschaue, dann drücken sich da immer noch Bumänner in den Ecken herum, aber die innere Veränderung gibt mir das Vertrauen, daß ich diese Straße, wenn es denn sein muß, gehen kann ohne allzu schweren Herzens zu sein. Kens Lieblingssatz: «Zeuge des Schicksals sein, nicht sein Opfer.» Ich schaue einfach zu, mit interesseloser Aufmerksamkeit, und dann gehen stille Freude und Gelassenheit diesen Weg mit mir. Der Felsbrocken, den ich seit der ursprünglichen Diagnose mit mir herumgeschleppt habe, ist weg. Und wenn ich unterwegs hier und da doch in Versuchung gerate, einen Kiesel aufzuheben, kann ich ihn wohl auch dort wieder hinlegen, wo er hingehört.

Wie fühle ich mich also? Seltsam erwartungsvoll. Als wäre es eine wunderbare Chance. Es kann kaum einen besseren Anstoß zur Erforschung anderer Formen der Krebsbehandlung geben, zu einer Art Graduiertenkurs in Experimentaltherapien. Ich möchte die Alternativen kennenlernen, von Stoffwechseltherapien über fettarme Rohkostdiät, Immunstimulation und Geistheiler bis hin zur chinesischen Kräuterheilkunde. Ich sehe mir mein Leben an, all das, woran ich Freude habe und was bisher fehlte, und jetzt bin ich fest entschlossen, den ausgelassenen Dingen wieder ihren Platz einzuräumen. Dem Daimon des Künstlerischen sein Recht geben, der Frau, die mit den Händen arbeitet. Mit der Meditation weitermachen. Mich eingehender mit der psychologischen Komponente befassen, die 20 Prozent (oder wieviel auch immer) bei der Krankheitsentstehung ausmacht. Ich habe keine Angst mehr vor Schuldgefühlen und Vorwürfen. Ich muß nicht mehr unbedingt recht haben. Ich habe keine Lust mehr, mich zu rechtfertigen. Ich bin einfach nur noch am Leben interessiert, wahnsinnig interessiert. Ich kann mich in das Leben hineinweiten wie in meiner Kindheitsvision, mich wahrhaft einmischen ins Universum.

Weitere Bestrahlung des betroffenen Gebiets, das war alles, was die Ärzte offerieren konnten, und Treya lehnte sofort ab, denn dieser Krebs war, wie die fünf Knötchen damals bewiesen hatten, offensichtlich resistent gegen Strahlen. Die Medizin des weißen Mannes war also ausgeschöpft, und das gab Treya die Freiheit, sich allen nur erdenklichen Alternativen zuzuwenden. Terry hätte vielleicht noch auf die Argumente der Ärzte gehört – sie *müssen* etwas anbieten, sie müssen wenigstens das Leiden behandeln, wenn sie schon gegen die Krankheit selbst nichts ausrichten können –, aber Treya ließ sich nichts mehr aufschwatzen.

Und so begann der bei weitem unterhaltsamste Teil unserer Reise durch die Wahnsinnswelt der Krebskuren. Wieder *on the road*, machten wir uns auf nach Los Angeles, um zuerst einen kompetenten Arzt zu konsultieren, der sich auf Immunstimulation spezialisiert hatte. Dann ging es weiter nach Del Mar, wo wir eine ganze Woche bei der ausgeflippten, fabelhaften, total durchgedrehten, manchmal erfolgreichen und köstlich exzentrischen Heilerin Chris Habib verbrachten.

Für Treya tat sie etwas außerordentlich Wichtiges: Sie vollendete die Verwandlung von Terry in Treya, indem sie der neuen Treya einen Schuß Humor setzte, den sie nie wieder loswurde.

Nomaden sind wir die letzten Tage gewesen. Eine Nacht in einem Holiday Inn, die nächste in einem Mission Inn und dann eine in einem Budged Motel – alle ein wenig zweifelhaft, aber dann gab es ein herrliches Abendessen in einem europäischen Gourmet-Lokal, das von . . . Chinesen geleitet wird.

Del Mar – was für ein schöner Ort, so umspült von Wellen und Sonnenlicht, so entspannt (wie hier überhaupt jemand arbeiten kann . . .), daß wir die ganze Sache einfach zum Urlaub erklären und uns den Luxus eines Strandhotels leisten.

Nichts mehr von muffigen Budged Motels: Beach Life und gepflegtes Speisen und in den Schlaf gesungen vom Rauschen der Wellen. Als wir nach Abendessen und Schaufensterbummel ins Hotel kamen und unseren winzigen Kühlschrank mit Gemüse und frischem Fisch bestückten, brannten um die Flußmündung unten am Strand große, hoch in die Nacht auflodernde Feuer; ich erkannte Gestalten an den Rändern des goldenen Lichts, und mir war, als spürte ich den Duft von Hotdogs und Marshmallows in der weichen Abendluft. Jetzt sind sie wohl noch da draußen, die Ehepaare und die Liebespaare, die Glut noch golden – und so klein vor der Weite des Nachthimmels.

Was ich heute nachmittag gemacht habe? Na, ich war bei einer Heilerin. Nach der Sitzung stellte ich ihr einen Scheck über 375 Dollar für eine volle Woche aus, und ich finde dieses Geld besser angelegt als das meiste, was ich schon für Krebsbehandlung ausgegeben habe. Allerdings – meinen Ärzten davon zu erzählen, das würde ich denn doch nicht wagen. Eine Heilerin statt Bestrahlung? Wie unbotmäßig! Trotzdem, für mich ist es eine sehr gesunde und lebensbejahende Entscheidung, im vollen Bewußtsein der Möglichkeiten und Alternativen gefällt. Alle vertreten die Ansicht, der Glaube an die Wirksamkeit der Behandlung sei entscheidend für den Heilerfolg, und ich glaube nun mal nicht mehr, daß Bestrahlung oder Chemotherapie bei der Art von Krankheit, die ich habe, etwas ausrichtet. Sie waren zu ihrer Zeit ganz in Ordnung für mich, aber sie sind es nicht mehr. Zumindest jetzt nicht. Jetzt bin ich bereit für etwas anderes. Bei dieser Heilerin werde ich einfach zusehen, was passiert, ohne es zu beurteilen.

Um drei Uhr heute nachmittag, Ken ist als Quartiermacher unterwegs, gehe ich ins Holistic Health Center, die Treppe hinauf zum Empfang. Ein netter junger Mann – klare blaue Augen, blondes Haar, offenes Gesicht – bietet sich an, mir den Weg zu zeigen. Er stellt sich als Dr. George Rawls vor, Leiter des Zentrums. Durch ein Wartezimmer betreten wir Chris' Behandlungsraum. Auf dem Behandlungstisch liegt ein älterer Mann, und Chris ist mit ihm beschäftigt. Ihr kleiner Sohn ist auch da und dann noch ein Mann, der zuschaut und, wie er sagt, von ihr lernen will. George setzt sich. Wie beiläufig wird über dies und das gesprochen, die Atmosphäre ist völlig unverkrampft. Bill, der ältere Mann, hat einen inoperablen Hirntumor. Er hatte schon früher zwei Tumoren, die Chris behandelte und die daraufhin offenbar schrumpften; aber dann kam ein neuer. Erst letzte Woche wurde er im Rollstuhl aus dem Krankenhaus hergebracht. Jetzt läuft er wieder herum, und Chris schickt ihn sogar Kaffee holen. Manchmal redet sie über ihn, als wäre er gar nicht da; später kommt noch sein Bruder dazu und beteiligt sich an dem Gespräch. Sie hat die linke Hand hinter seinem Kopf, die rechte seitlich an seinem Kopf. Einmal sagt sie, da sei immer noch ein kalter Punkt, wenn auch nur klein. Er bejaht, er spürt ihn auch. Sie tadelt ihn sanft: Sie sollen mir solche Sachen doch sagen, muß ich denn alles selbst erraten? George erklärt, Chris' entspannte und zwanglose Art sei nicht unbedingt typisch für das ganze Zentrum.

Dann bin ich dran und lege mich hin. George verabschiedet sich und sagt noch, er würde Ken gern kennenlernen. Er hält sehr viel von *Halbzeit der Evolution* und von Kens Schriften überhaupt. Chris fängt an meiner linken Seite an. Ich spüre eine kühle Stelle seitlich an meiner Brust, wo ihre rechte Hand liegt. Sie sagt, ich solle mich vergewissern und ihr Bescheid sagen, sollte ich irgendwo echte Kälte empfinden. Ihre Hände bewegen sich weiter, und ich spüre etwas Kühles im Rippenbereich, gleich unterhalb der Brust. Dann befaßt sie sich minutenlang mit meinem Bauch. Irgendwas ist da mit der Bauchspeicheldrüse, sagt sie. «Ach ja, hab ich vergessen zu sagen, Diabetes habe ich auch noch.» Interessant. Sie arbeitet noch etwa zwanzig Minuten an der Stelle, wobei sie die linke Hand auf das Zentrum gleich unterhalb des Brustbeins zu bewegt, während sie die rechte über den Rippen hält, wo ich immer noch diese Kühle empfinde. Sie erzählt ein bißchen von Krebsverursachung durch einen Virus, und daß dieser Virus noch da sein kann, irgendwo verkrochen, wenn die Ärzte meinen, er sei weg. Jetzt, sagt sie, müsse sie erst einmal verhindern, daß er wandert. Sie hält die Hände immer noch wie zuvor; die eine Stelle fühlt sich kalt an, die andere nicht. Als sie sich der linken Körperseite zuwendet, bleibt eine leichte Kälteempfindung über der Bauchspeicheldrüse, und ich erinnere mich, daß mein Großvater an Pankreaskrebs gestorben ist.

Ihre linke Hand schiebt sie unter die rechte Seite meines Körpers, und ihre rechte Hand liegt genau da, wo die neuen Knoten aufgetreten sind. Ich sage ihr, daß ich da nichts Kühles oder Kaltes empfinde. Nach einer Weile fährt sie mit der rechten Hand aufwärts über meine Prothese. Ich sage, ich könne sie ablegen, aber sie erwidert, das sei nicht nötig, kein Hindernis für ihre Energie. All das natürlich unter den Augen ihres Sohnes und des Mannes, der vorher schon dasaß.

Ich erfahre, daß sie mit dreiundzwanzig Krebs hatte, einen Knoten in der Brust, der innerhalb von drei Jahren in den ganzen Körper ausstreute. Das, sagt sie, sei der Anfang ihrer Arbeit gewesen, und sie sei zu allen möglichen Ärzten und Heilern gegangen. Eine Zeitlang hatte sie bei einem Biochemiker in Italien studiert, aber irgendwann war sie verhaftet worden, weil sie ein leukämiekrankes Kind geheilt hatte. Stellen Sie sich das mal vor, sagt sie, wenn das ein Verbrechen sein soll ... Dieser Biochemiker glaubte an unkonventionelle Ansätze und sagte ihr, er habe ihr gleich angesehen, daß sie heilerisch begabt sei.

Ihr Traum ist es, in ein Dritte-Welt-Land zu gehen und andere das Heilen zu lehren. Sie sagt, ihre Methode sei sehr mathematisch und lehrbar, wenn auch manche gewiß mehr Begabung dafür besäßen als andere. Es gibt zehn Ebenen, auf denen Krankheiten auftreten können, erklärt sie, und Krebs ist eine Krankheit der fünften

Ebene. Diabetes gehört zur vierten Ebene. Zum Heilen muß man einfach seine Energie auf die richtige Höhe schrauben, dann genau auf den jeweiligen Typ von Krebs abstimmen und schließlich lernen, wie man vom Gehirn her exakt den richtigen Druck ausübt. Jetzt zum Beispiel, sagt sie, übe ich einen Druck von ungefähr dreizehn Einheiten aus. Ich arbeite meistens so zwischen zehn und fünfundzwanzig. Sie braucht ein Dritte-Welt-Land, sagt sie, weil so was in den Vereinigten Staaten nicht erlaubt ist.

Am nächsten Tag wieder bei Chris. Ken hält sich bis zum Ende fern, damit seine Skepsis mir nicht das Picknick verregnet.

Sie redet von einem Virus in meinem Körper. Sie muß ihn jagen und dafür sorgen, daß er sich nirgends versteckt und festsetzt. Wenn sie Energie-Druck ausübt und ein Virus da ist, dann wird die Stelle kalt, sagt sie. An der Kälte erkennt sie, daß der Virus da ist. Die Kälte tötet auch den Virus, Kälte mögen sie gar nicht, sagt sie. Sie bewegt also ihre Hände von Stelle zu Stelle; manchmal fragt sie mich, ob ich Kälte empfinde oder ein Strömen von einer Stelle zur anderen; manchmal sagt sie auch, daß sie selbst an einer bestimmten Stelle etwas empfindet, und fragt mich, ob ich es auch spüre. Wenn ich Kälte spüre, ist es meist nur etwas Kühles und nicht allzu tief. Gut, sagt sie, gut, daß Sie keine scharfe Kälte spüren, dann hätten wir nämlich eine Menge Arbeit vor uns. Ich frage sie, ob es schwieriger ist, mit Menschen zu arbeiten, die aufgrund von Operationen oder Bestrahlung an manchen Stellen nichts empfinden können. Sie sagt: Nein, eigentlich nicht, ich kann es selbst fühlen. Aber es scheint doch für die Heilung wichtig zu sein, daß auch der Kranke es spürt und daran erkennt, daß wirklich etwas vor sich geht. Als sie ihre Hand auf die kühle Stelle legte, sagte sie: Wir wollen doch nicht, daß dieser Virus sich wieder woanders versteckt, oder?

Während der Behandlung legte sie mir zwei Steine auf, einen seltsamen Flußspatkristall auf den Bauch und auf das Herz einen wunderschönen, glatten metallischen Stein. Kann nicht behaupten, daß eine für mich klare Empfindung von ihnen ausgegangen wäre, aber ich spürte die ganze Zeit Energiebewegungen in meinem Körper, besonders in den Beinen und Füßen.

An diesem Tag, wir waren allein, sprach sie viel davon, wie

schwierig es ist, in den USA zu arbeiten. Kürzlich kam zum Beispiel ein Inspektor vorbei, sah sich um, fand keinerlei Instrumente. Er wollte sich vergewissern, ob sie wirklich nichts anderes machte als Handauflegen, und sie versicherte ihm, das sei wirklich alles. Sie lud ihn ein zu bleiben, aber er konnte nicht. Sie wird anscheinend immer wieder mal beobachtet.

Was macht sie so liebenswert? Weshalb mag ich sie so sehr? Ihre Bereitschaft, über alles zu sprechen, was sie tut, und es auch zu vermitteln, macht sie mir vertrauenswürdig. Gierig ist sie nicht, soviel ist sicher. Ich bin gern bei ihr, freue mich aufs Wiederkommen. Eine starke, aufbauende, mütterliche Energie hat sie, keine Frage.

Chris Habib war eigentlich eine schöne Frau, wenn auch von leicht verwüsteter Schönheit. Wenn man natürlich an die sieben selbstkurierten Krebs-Anschläge glaubt, ist die Verwüstung leicht zu erklären. Aber genau diese Art von Skepsis konnte ich, was Treya anging, ruhig für mich behalten. Die Atmosphäre zwischen uns war ziemlich geladen (was nur noch selten vorkam), und wir waren wieder dazu übergegangen, uns bei unseren Freunden auszuweinen. An diesem Abend kam die Sache endlich auf den Tisch, der sanfte Schlag der Wellen bildete einen scharfen Gegensatz zur Hitze der Diskussion.

«Sieh mal», sagte ich, «meine Skepsis bezieht sich nicht auf Geistheilung im allgemeinen oder Handauflegen im besonderen. Ich glaube auch, das das mitunter ganz reale Phänomene sind.»

Hier hakte Treya gleich ein. «Du kennst die Theorie, die dahintersteht, so gut wie ich. Es gibt im menschlichen Körper Ströme feinstofflicher Energie – Prāna, Ch'i, Ki –, genau die Energien, die bei der Akupunktur und im Kundalinī-Yoga eine Rolle spielen. Und ich glaube nun mal, daß manche Menschen, die sogenannten Heiler, diese Energien in sich selbst und anderen bewußt und gezielt manipulieren können.»

«Ich doch auch.»

«Was moserst du dann an Chris herum? Ich hör doch schon an deinem Tonfall, daß du was gegen sie hast.»

«Nein, das ist es überhaupt nicht. Nur ist es nach meiner Erfahrung so, daß Heiler nicht immer so genau wissen, was sie da tun, oder auch nur, wie sie es tun. Deshalb verfallen sie leicht darauf, sich Stories und Theorien dazu auszudenken. Ich bezweifle nicht, daß die Energie vorhanden ist und die Sache manchmal sehr gut funktionieren kann. Ich zweifle nur an den Stories und Theorien. Manchmal ist das wirklich ein ziemlich komisches Zeugs, und dann auch noch mit halbgaren Theorien aus der Physik abgestützt. So was stößt mir auf, ich kann's nicht ändern.»

Ich war am späten Nachmittag doch mal vorbeigekommen, um Chris bei der Arbeit zuzusehen. Und es war, wie ich sagte: Ich bezweifelte nicht, daß da wirklich etwas geschah, sie bewegte Energie, das war völlig klar; aber von dem, was sie sagte, glaubte ich so gut wie nichts. Mein Lebtag hatte ich noch nie soviel blühende Phantasie auf einmal erlebt. Sie spann ihren Faden mit so munterer Geläufigkeit, daß sich die Brüder Grimm wie Waisenknaben dagegen ausnahmen. Aber genau das machte ihren Charme aus und machte sie so liebenswert, auch für mich. Ich bekam Lust, einfach da sitzenzubleiben und mich von ihren Märchen einspinnen zu lassen. Und das war natürlich ganz entscheidend für ihr Tun. Nur hieß das für mich eben nicht, daß ich ihren Geschichten Wort für Wort glauben mußte. Platon hat gesagt, ein Drittel dessen, was ein guter Arzt tue, sei Zauber, also das, was Charme seiner ursprünglichen Wortbedeutung nach ist – und so gesehen war Chris eine fabelhafte Ärztin.

Treya jedoch faßte meine Haltung gegenüber Chris' Geschichten als Zweifel an ihrer Befähigung auf, und davon wollte sie nichts hören. «So was kann ich jetzt nicht brauchen», sagte sie immer wieder. Ich hatte nach wie vor – und nach wie vor auf schmerzhafte Weise – zu lernen, wie man ein guter Helfer ist. Diese Lektion lautete: Wenn du echte Zweifel an irgendeiner Therapieform hast, dann äußere diese Zweifel, solange der Kranke selbst noch *im* Entscheidungsprozeß über diese Behandlung steht. Das ist ehrlich und eine Hilfe. Hat der Kranke sich aber für die Behandlung entschieden, dann steck deine Skepsis weg und stell dich voll und ganz hinter ihn. Von diesem Punkt an ist deine Skepsis gemein und destruktiv.

Und überhaupt war Chris' Charme ja offensichtlich sehr gut für

Treya. Und eben dieser Charme, dieser Zauber, fehlt so schmerzlich in der Medizin des weißen Mannes, wo man seine Wirkung mit dem dekontaminierten Ausdruck «Placebo» vertuscht. Aber würden Sie lieber von einer «echten» oder von einer «Zauber»-Medizin geheilt? Ist Ihnen das nicht völlig gleichgültig?

Es war schon immer eine meiner Obliegenheiten gewesen, in allen Schwierigkeiten zumindest für einen gewissen Rest von Humor zu sorgen – wenngleich Treya meinen Humor manchmal ein wenig deplaziert fand. Gegen Chris wirkte ich nun geradezu blaß und fad. Es gab nichts, worüber sie nicht Witze reißen konnte, nichts Heiliges, keine Tabuzonen – nichts, worüber man nicht lachen konnte. Und das zumindest nahmen wir mit von Chris, der Verrückten: Schaut nicht so belämmert drein, Kinder. Es ist sowieso alles nur ein Witz.

Beim Dauerlauf am Strand, eben im späten Dämmerlicht auf dem Rückweg zum Hotel, ging mir durch den Kopf, wie sehr ich mir wünsche, mich zu ändern, noch mehr zu ändern. Ich möchte die Dinge leichter nehmen, nicht alles so furchtbar ernst sehen. Ich möchte mehr lachen, mehr spielen, nicht immer und bei allem in einem Gefühl von Krise leben. Ich möchte den Druck von mir selbst und von anderen nehmen. Mit leichter Hand leben, mein neues Motto.

Vierte Behandlung. «Viele Menschen wollen nicht lernen, wie man sich selber heilt», sagt Chris. «Sie möchten, daß jemand anders es für sie tut.»

Und sie fragt mich, ob ich lernen will, wie ich mich selber heilen kann. Na klar, sage ich. Sie gibt mir eine Übung. Ken, der mich diesmal begleitet hat, scheint das auch sehr interessant zu finden. Es geht uns wieder viel besser, seit wir die Sache mit seiner Skepsis geklärt haben.

«Stellen Sie sich vor, Sie wiegen sich, nur eben nicht den physischen, sondern den ätherischen Körper. Sie stehen also auf einer Waage, die von eins bis zehn anzeigt. Sehen Sie nach, auf was die Nadel weist.» Ich visualisiere die Situation. Erst scheint etwas wie zwei aufzublitzen, aber das ist mehr ein Gedanke als ein Bild. Ich richte mein Bewußtsein ganz auf das Bild aus und sehe den Zeiger zwischen 4,5 und 5 schwanken. Ich sage es ihr. «Gut», sagt sie. «Fünf heißt, daß Sie im Gleichgewicht sind. Lassen Sie jetzt den Zeiger bis fünf hochgehen und dort eine Weile bleiben. Beobachten Sie, was innerlich dabei mit Ihnen passiert.» Ich visualisiere die Bewegung. Innerlich spüre ich einen Widerstand, ich muß den Zeiger richtig hochdrücken. Ich sage es ihr. «Und was ist innerlich bei Ihnen passiert, ist die Energie zu einer Seite gewandert?» Ja, tatsächlich. Jetzt sagt sie, ich soll den Zeiger, die Energie, auf eins bringen und beobachten, was passiert. Meine Aufmerksamkeit wandert zur linken Kopf- oder Gehirnseite. «So, und ich möchte, daß Sie von jetzt an üben, den Zeiger immer auf fünf zu halten. Wenn Sie es eine Dreiviertelstunde lang schaffen, sind Sie im Lot. Sehen Sie einfach immer wieder mal nach, ob der Zeiger auf fünf steht. Wenn nicht, dann bewegen Sie ihn hin und halten ihn da.»

Den Rest der Sitzung vergewisserte ich mich alle paar Minuten. Der Zeiger blieb ziemlich stetig bei fünf, mit einer leichten Tendenz, auf 4,5 abzufallen. «Gut», sagt sie. «Ich finde keine Kälte mehr in Ihrem Körper. Der Virus ist weg. Alles in Ordnung, Sie werden sehen.»

Sie lädt einen herrlichen Kristall auf und gibt ihn mir. Sollte ich je irgendwo Kälte in meinem Körper spüren, dann muß ich nur den Kristall auflegen, bis die Kälte verschwindet.

«Was siehst du?» Die Stimme schwankt nicht.

Ich sage mir: Besser nicht dagegen ankämpfen, es nützt ja sowieso nichts. Ich lese also laut die paar Wörter, Symbole und Sätze, die ich verstehe, ein paar unter Millionen, die sich mir darbieten, die ich anschaue, die mich anschauen.

«So kommen wir also nicht an der Tatsache vorbei, daß die Welt, die wir kennen, darauf angelegt (und somit in der Lage) ist, sich selbst zu sehen. Um das aber tun zu können, muß sie sich natürlich aufspalten in mindestens einen Zustand, der sieht, und mindestens einen Zustand, der gesehen wird. In diesem zerrissenen Zustand ist das, was sie sieht, stets nur ein Teil ihrer selbst. Bei jedem Versuch, sich selbst als Objekt *zu sehen, ist sie gezwungen, sich von sich selbst zu unterschei-*

den und damit selbst irrezuführen. In diesem Zustand wird sie sich immer zum Teil unsichtbar bleiben.»

«Lies weiter», sagt die Stimme, und wieder finde ich etwas unter den vorbeiziehenden Dingen.

«Alles, was von Urbeginn an im Himmel und auf der Erde geschehen ist, das Leben Gottes und all die Werke der Zeit, sind nichts weiter als der Kampf dafür, daß der Geist sich selbst erkennt, sich selbst findet, für sich selbst ist und sich endlich mit sich selbst vereinigt; er ist geteilt und sich selbst entfremdet, doch nur deshalb, daß er sich finden und zu sich selbst zurückkehren kann.»

«Weiter.»

«Er hebt weder den mächtigen Caesar noch den gnadenlosen Moralisten, noch den unbewegten Beweger hervor. Er weilt bei den sanften Elementen in der Welt, die langsam und in Stille durch Liebe ihr Werk tun. Und er findet Richtung und Ziel in der gegenwärtigen Unmittelbarkeit eines Reiches, das nicht von dieser Welt ist. Und dadurch ist dieses beharrliche Verlangen gerechtfertigt – das beharrliche Verlangen, daß die Würze des Lebens erneuert und erhalten werde durch die stets gegenwärtige, niemals schwindende Bedeutung unseres unmittelbaren Tuns, das vergeht und doch für immer lebt.»

«Weißt du, was all das bedeutet?» fragt die Stimme aus dem Nichtvorhandensein.

Auf der langen Heimfahrt las Treya mir Passagen aus einem Buch des Psychoanalytikers Frederick Levenson vor, *The Causes and Prevention of Cancer.* Das war, wie Treya fand, eines der wenigen Bücher, die sich angemessen mit der psychischen Komponente dieser Krankheit auseinandersetzten, zumindest was ihren Fall anging. Dieser psychogene Aspekt, der nach unserer Auffassung etwa 20 Prozent ausmacht, beschäftigte sie zur Zeit sehr.

«Nach seiner Theorie», berichtete Treya, «sind Menschen dann besonders anfällig für Krebs, wenn sie als Erwachsene vor Bindungen an andere Menschen zurückschrecken. Sie sind ausgesprochene Individualisten, sehr zurückhaltend, bitten nie um Hilfe, versuchen immer, allein zurechtzukommen. Was sich an Streß in ihnen aufbaut, kann sich deshalb nicht so ohne weiteres in Bindungen entladen oder durch Bitten um Hilfe abgebaut werden: Sie gehen nie so weit, daß sie sich auf jemanden verlassen müssen und dadurch abhängig werden. Der angestaute Streß kann dann nirgendwo hin und löst bei vorhandener erblicher Belastung Krebs aus.»

«Und du meinst, das trifft auf dich zu?» fragte ich.

«Allerdings. Wie oft habe ich schon gesagt: ‹Nein danke, ich komme schon zurecht› oder ‹Ich werde allein damit fertig› oder ‹Laß nur, ich mach das schon›. Es fällt mir furchtbar schwer, um Hilfe zu bitten.»

«Vielleicht hat das mit der Rolle als ältester Sohn zu tun, als der, der nicht unterzukriegen ist.»

«Glaube ich auch. Ist mir richtig peinlich, wenn ich denke, wie oft ich so was gesagt habe. Immer und immer wieder, mein Leben lang. Ich kann das alleine. Ich schaff das schon. Nein danke. Und ich weiß, was dahintersteckt. Angst. Angst vor Abhängigkeit. Angst, zurückgewiesen zu werden, wenn ich doch mal um was bitte. Angst vor Ablehnung, wenn ich zeige, daß ich Bedürfnisse habe. Ich weiß noch sehr gut, wie still ich als Kind war, so angenehm unaufdringlich, keine Ansprüche, keine Klagen. Niemand erfuhr etwas von meinen Problemen in der Schule. Ich ging in mein Zimmer und las, ganz allein. So still, so selbstgenügsam. Schüchtern, reserviert, Angst vor Kritik, ständig negative Urteile erwartend. Sogar beim Spielen mit meinen Geschwistern habe ich mich oft allein gefühlt.

Ich les dir mal vor, was Levenson dazu schreibt: ‹Der präkanzeröse Mensch ist unfähig, mit einem anderen zu verschmelzen, um Irritationen aufzulösen. Intimität erfährt er höchstwahrscheinlich nur dann, wenn er für jemand anderen sorgt. Da ist man sicher. Selber geliebt und umsorgt zu werden, bereitet ihm jedoch emotionale Beklemmungen, ein Unbehagen, das leicht zu erkennen ist.›

Das bin ich. Du bist der erste Mensch, mit dem ich je verschmelzen konnte. Erinnerst du dich an die Liste, die ich mal gemacht habe von den Dingen, die meiner Meinung nach zu meinem Krebs beigetragen haben könnten? Ein Punkt war: ‹Daß ich Ken nicht früher begegnet bin.› Könnte mir denken, daß Levenson das auch so sehen würde. Er sagt, daß das ganze Do-it-yourself-Denken karzinogen ist. Tja, es hat mein ganzes Leben bestimmt, und ich glaube nicht, daß jemand es mir eingetrichtert hat. Ich bin wohl damit geboren. Ich empfinde es als eine Art tiefen karmischen Hang. Es war nicht bloß dieser Wunsch, der älteste Sohn zu sein. Ich hatte das schon immer an mir, so kommt es mir vor.»

«Also weg damit, oder? Du bist jetzt Treya, nicht Terry. Die entscheidende Wendung ist vollzogen, stimmt's? Es ist so deutlich zu sehen. Bleiben wir also bei der Sache mit dem Verschmelzen; ich denke da an ausgedehnte Schmuserei, und damit bin ich ganz bestimmt nicht überfordert.»

«Wahrscheinlich möchte ich mich einfach ohrfeigen, weil ich nicht früher angefangen habe.»

«Handgreiflichkeiten nicht gestattet in diesem Wagen.»

«Schon gut. Und du? Um was geht es für dich? Für mich ist es: Liebe zulassen, sie nicht machen oder lenken wollen, endlich begreifen, daß es da draußen Menschen gibt, die mich *lieben.* Jetzt du.»

«Endlich begreifen, daß es da draußen Menschen gibt, die mich *nicht* lieben. Ich mache nämlich gern den entgegengesetzten Fehler. Ich meine immer, daß alle mich eigentlich lieben sollten, und wenn es dann jemand nicht tut, werde ich nervös. Als Kind habe ich wie verrückt überkompensiert. Klassensprecher, Redner bei Abschlußfeiern, sogar Kapitän der Football-Mannschaft. Ein ewiger Affentanz um Anerkennung, der Versuch, *jeden* dazu zu bringen, daß er mich liebt. Und dahinter steckt die gleiche Angst wie bei dir – Angst vor Zurückweisung. Aber wo du dich abschottest und zu sehr von innen bestimmst, da öffne ich mich und lasse mich zu sehr von außen bestimmen. Dahinter steht Angst, der Wunsch, es allen recht zu machen und alles besonders gut zu machen. Klassische Angstneurose. Ich habe diese Angst fast mein ganzes Leben lang gehabt. Mit Roger, mit Frances, mit Seymour habe ich daran gearbeitet. Sie ist ziemlich hartnäckig – oder ich bin so störrisch. Ich glaube aber nicht, daß das mein Hauptproblem ist. Es ist ein Problem, zweifellos, aber ich habe es immer gehabt und bin immer irgendwie damit zurechtgekommen. Womit ich nicht zurechtkomme, das ist, wenn ich meinen Daimon, meine eigene innere Stimme, verrate. Erst dann bin ich wirklich in Schwierigkeiten.»

«Und du verrätst ihn, wenn du nicht schreibst?»

«Nein. Ich verrate ihn oder gebe ihn preis, wenn ich nicht schreibe und jemand anderem die Schuld daran in die Schuhe schiebe. Das ist in Tahoe passiert. Ach Gott, es tut mir so leid, daß ich diese ganze Scheiße dir angehängt habe.»

«Laß nur, Lieber, wir haben beide viel zu verzeihen.»

Zum erstenmal gab ich hier offen und frei heraus zu, daß ich ihr die Schuld für viele meiner ganz eigenen Nöte gegeben hatte, wenn wir es auch beide schon seit einiger Zeit wußten. Es war gut, in dieser schwierigen Sache reinen Tisch zu machen, zumal wir auf dem Weg nach Del Mar gar nicht gut miteinander ausgekommen waren. Seit unserer Therapie bei Seymour hatten wir uns praktisch überhaupt nicht mehr gestritten (und wir glaubten beide, daß Seymour wohl unsere Ehe gerettet hat); aber meine Skepsis angesichts von Treyas jüngsten Therapieentscheidungen gab den Zündstoff ab für eine lange nicht mehr mit solcher Aggressivität geführte Auseinandersetzung, eine Auseinandersetzung, wie sie wohl nur unter Ehepartnern möglich ist. Erst dachten wir beide, das sei vielleicht der Anfang einer neuen schwierigen Kampfrunde. Aber ganz im Gegenteil, es waren einfach die letzten Rückzugsgefechte ehelicher Aggressivität – und gut geführt. Von da an stritten wir nicht mehr miteinander, jedenfalls nicht mehr bis zum blinden Um-sich-Schlagen. Vielleicht war es das, was Chris uns mitgegeben hatte, der Witz.

In San Francisco hörten wir, daß Kalu Rinpoche in Boulder, Colorado, die Kālachakra-Einweihung geben würde. Sam würde da sein, und er redete uns zu, auch zu kommen. So fanden wir uns ein paar Monate später im Auditorium der University of Colorado wieder, zusammen mit sechzehnhundert anderen, die auch an dieser vier Tage dauernden höchsten Zeremonie des tibetischen Buddhismus teilnehmen wollten. Diese Zeremonie, was wir damals noch nicht wußten, fiel zusammen mit dem endgültigen Auftauchen von «Treya» (was wir einen Monat später an ihrem vierzigsten Geburtstag bekanntgaben). Und wie passend das war: Wir brauchten beide nur einen Blick auf Kalu Rinpoche zu werfen, um zu wissen, daß wir unseren Lehrer gefunden hatten.

25. November 1986

Hallo Freunde. Der 16. November war mein vierzigster Geburtstag, und an diesem Tag habe ich den Namen Treya angenommen. Künftig heiße ich nicht mehr Terry Wilber oder Terry Killam Wilber, sondern Treya Wilber oder Treya Killam Wilber.

Vor sieben Jahren, ich lebte damals in der Findhorn-Gemeinschaft in Schottland, hatte ich einen Traum, einen von diesen klaren Träumen, die tiefe Bedeutung zu haben scheinen.

Ich träumte, mein Name solle Estrella sein, das ist das spanische Wort für «Stern».

Beim Aufwachen dachte ich, der Name sollte zu Treya abgekürzt werden (es weiß ja ohnehin kaum jemand, wie das spanische «ll» korrekt ausgesprochen wird). Aber . . .ich konnte mich doch nie ganz dazu durchringen. Leute, die ihren Namen änderten, waren mir sowieso immer verdächtig, und wenn es dann Namen wie Diamond oder Angel Ecstasy waren . . . Damals wäre es mir irgendwie peinlich gewesen, meinen Namen zu ändern. Mein Vor-Urteil ließ nicht zu, daß ich «diesen Traum wahr machte».

Vielleicht war auch die Zeit noch nicht reif. Vielleicht brauchte ich sieben Jahre, um in den Namen hineinzuwachsen. Zweifellos waren diese letzten Jahre dramatischer und herausfordernder als alle Jahre zuvor. Vor allem die letzten drei, an deren Beginn die Begegnung mit Ken Wilber stand, dann vier Monate später die Hochzeit und nochmal zehn Tage später die Entdeckung, daß ich Krebs hatte. Operation und Bestrahlung, ein Rückfall acht Monate später, wieder Operation, sechs Monate Chemotherapie und Haarlosigkeit, acht Monate später Diabetes und eben jetzt im vergangenen Juni wieder ein Rückfall.

Meine Reaktion auf diesen letzten Rückfall hat mich überrascht. Bei den ersten beiden Krebs-Runden war Angst die vorherrschende Reaktion gewesen, aber diesmal blieb ich ganz ruhig. Es gab natürlich Befürchtungen – ganz sicher habe ich jetzt keine Illusionen mehr, was den Krebs angeht –, aber meine Ruhe und Nüchternheit zeigten mir, daß meine Beziehung zu dieser Krankheit sich grundlegend geändert hat. Und ohne diesen Rückfall hätte ich diesen inneren Wandel wohl kaum je voll erfaßt.

Bald nachdem ich die Ergebnisse der Gewebeuntersuchung erfahren hatte, schrieb ich abends einmal in mein Tagebuch, was mir über diesen Rückfall in den Sinn kam. Was er für mich bedeutete, welche Gefühle damit verbunden waren – ich ließ die Gedanken einfach kommen, wie sie wollten, folgte nur dem Bewußtseinsstrom. Ohne Richtung oder Ziel vorgegeben zu haben, war ich plötzlich bei der neuen Ausgewogenheit zwischen meiner männlichen und meiner weiblichen Seite, und ich spürte, daß ich jetzt aufhören konnte, der älteste Sohn meines Vaters sein zu wollen.

Mir kamen die Worte: «Treya . . . Treya soll jetzt mein Name sein. Terry ist ein männlicher, selbständiger, nüchterner Name, keine Schnörkel, ganz geradlinig – so, wie ich immer sein wollte. Treya ist weicher, weiblicher, freundlicher, zarter, mit einem Hauch von Geheimnis – der Mensch, den ich entstehen fühle. Mehr ich selbst.»

Und immer noch war ich unschlüssig. Seinen Namen ändern – wie albern! Ja, das war ganz Terry: So ein Blödsinn. Aber Treya, Treya würde es verstehen, Treya würde zu der Veränderung noch anspornen, würde sie mittragen. Ich hatte diesen Sommer noch zwei Träume und einen beim letzten Rückfall, in denen immer irgendwie mitschwang: «Jetzt komm, zier dich nicht so. Es ist Zeit, deinen Namen zu ändern. Dein Name ist Treya.»

Im vergangenen Monat haben Ken und ich an einer von Kalu Rinpoche gegebenen Kālachakra-Einweihung teilgenommen. In einer Nacht schläft man dabei auf Kushi-Gras (der Buddha saß auf einer Matte aus diesem Gras, als er Erleuchtung fand) und soll sich seine Träume merken; diese Träume werden als besonders bedeutsam und glückverheißend angesehen. Ich träumte, daß Ken und ich nach einem Ort suchten, wo wir wohnen konnten – es hatte etwas von «Heimkommen». Bei einem Haus am Meer sah ich einen großen schwarzen Füller auf dem Boden liegen und hob ihn auf. Ich wollte wissen, wie es sich anfühlt, mit ihm zu schreiben, ich nahm die Kappe ab und schrieb vollkommen klar: «Treya.»

So kam es zu dem Entschluß, meinen Namen an meinem vierzigsten Geburtstag zu ändern. Außerdem war an meinem vierzigsten Geburtstag Vollmond – sehr Göttin-like!

Sonst noch Veränderungen? Ich tue jetzt etwas, das mir wirklich Freude macht: Schmelzglasarbeiten; ich kann es kaum erwarten, wieder damit anzufangen, ich träume davon. Es ist etwas völlig Neues, das nicht aus der Vergangenheit und ganz aus mir selbst kommt.

Ein echter Bruch mit der Vergangenheit. Trotzdem etwas, das mich immer fasziniert und interessiert hat, was latent immer schon in mir war, nur waren früher stets irgendwelche Filter da, durch die ich es nicht sehen konnte.

Ich bin nicht mehr so kritisch anderen gegenüber. Ich lege nicht mehr den herkömmlichen Maßstab des erfolgreichen «Tuns» an. Ich habe eine gute Freundin, die als Weberin arbeitet; ihr Mann ist politisch aktiv. Ich halte ihre Arbeit nicht mehr für unbedeutend im Vergleich zu seiner. Ich betrachte nicht nur mit mehr Verständnis, sondern auch mit mehr Interesse, wie die Menschen ihr Leben gestalten, und es stehen keine schnellen Urteile mehr in den Kulissen bereit, um jederzeit auf die Bühne zu springen. Ich sehe das ganze Leben jetzt mehr als ein Spiel, nicht gar so furchtbar wichtig. So ist es entspannter und macht mehr Spaß.

Das Schulmeisterliche, diese Neigung, das Leben anderer zu beurteilen, wird schwächer. Ich muß nicht mehr alles so hinbiegen, wie ich es für richtig halte, und ich bilde mir immer weniger ein, daß es eine «korrekte» Grammatik für das Leben der Menschen gibt. Ich neige weniger zu Verärgerung und entsprechenden Reaktionen. Ich versuche, mir selbst und anderen einfach zuzuschauen, ohne Urteile.

Ich vertraue mir mehr. Ich bin gütiger mit mir selbst. Ich spüre, es gibt eine Weisheit, die mein Leben leitet, und mein Leben muß nicht mehr wie das Leben irgendwelcher Vorbilder aussehen, damit ich es als befriedigend und erfüllt und, ja, auch als erfolgreich ansehen kann.

Und es ist wirklich wie ein Wunder, daß alle diese Veränderungen an diesem Geburtstag zusammenkommen und sich zu *einer* Kraft vereinigen. In gewissem Sinne ist das eine Wiedergeburt. Die Vergangenheit abstreifen, um eine Zukunft zu leben, die wahrhaft *meine* Zukunft ist – nicht mehr so sehr durch die Vergangenheit bedingt und gefesselt, sondern von ihr geleitet und durch sie bestärkt, aber mit einer Richtung, die wahrhaft meine eigene ist.

Noch einmal also, und mit Glückwünschen an all die unter Euch, die ihren Namen geändert haben: Ich heiße jetzt Treya Killam Wilber.

Alles Liebe,
Treya

Welche Hilfe hilft wirklich?

Kalu Rinpoche war ein Lehrer, wie es ihn gewiß nur selten gibt. Er gilt als einer der größten Meister des modernen Tibet. Als junger Mann faßte er den Entschluß, sich ganz und gar dem Weg der Erleuchtung zu widmen, und so gab er das gewöhnliche Leben auf und meditierte ganz für sich allein in verschiedenen Höhlen der tibetischen Berge – dreizehn Jahre lang! Nach und nach verbreitete sich die Kunde von diesem außergewöhnlichen Heiligen in ganz Tibet; Laien brachten ihm Speisen, die sie vor der Höhle absetzten, in der er meditierte. Schließlich suchte ihn der Karmapa auf, das spirituelle Oberhaupt der Schule, der Kalu angehörte. Er prüfte die Tiefe von Kalus Verwirklichung und gab bekannt, Kalus meditativer Entwicklungsstand sei dem des größten tibetischen Yogi und Weisen Milarepa ebenbürtig. Kalu Rinpoche erhielt von ihm den Auftrag, dem Westen den Buddha-Dharma nahezubringen, und so gab er widerwillig sein zurückgezogenes Leben auf und begann mit dem Aufbau von Meditationszentren im Westen. Als er 1989 starb, hatte er in der ganzen Welt über dreihundert Meditationszentren gegründet und mehr Westler in den Dharma eingeführt als irgendein anderer je zuvor.

Während der Kālachakra-Einweihung, in der Nacht, in der Treya ihren «Treya»-Traum hatte, träumte ich, Kalu Rinpoche habe mir ein magisches Buch gegeben, ein Buch, das irgendwie alle Geheimnisse des Universums enthielt. Kurz nach dem Kālachakra nahmen Treya und ich an einem zehn Tage dauernden Übermittlung-der-Weisheit-Retreat teil, das Kalu Rinpoche in Big Bear gab, ganz in der Nähe von Los Angeles.

Wie schon gesagt bin ich nicht der Meinung, daß der Buddhismus der beste oder einzige Weg ist. Ich würde nicht einmal sagen, daß ich ein Buddhist bin; dazu verbindet mich zuviel mit dem hinduistischen Vedānta, mit der christlichen Mystik und anderem. Aber wenn man wirklich praktizieren will, muß man sich für einen Weg entscheiden, und meiner ist der Buddhismus.

Das, worin der Buddhismus meiner Meinung nach nicht zu übertreffen ist, ist die Vollständigkeit. Er hat spezifische Praktiken für alle höheren Entwicklungsstufen – psychisch, subtil, kausal und darüber hinaus. Und er hat ein gestuftes Übungssystem, das einen Schritt für Schritt durch alle Stadien führt – wobei die eigene Begabung für Entwicklung und Transzendenz die einzige Beschränkung darstellt.

Das Übermittlung-der-Weisheit-Retreat war eine Einführung in all diese Praktiken und Stadien. Es hatte für Treya eine ganz besondere Bedeutung, weil es einen Wendepunkt darstellte, von dem an sie sich einem anderen Typus der meditativen Praxis zuwandte.

Im tibetischen Buddhismus unterteilt man den spirituellen Pfad in seiner Gesamtheit in drei große Stufen oder «Fahrzeuge»: Hīnayāna, Mahāyāna und Vajrayāna.

Das Hīnayāna ist die Grundlagenpraxis, die man in allen Schulen des Buddhismus antrifft. Die zentrale Praxis dieser Stufe ist Vipassanā oder Einsichtsmeditation, die Art von Meditation also, die Treya zehn Jahre lang geübt hatte. Man sitzt dabei einfach in einer bequemen Haltung (Lotos oder Halblotos, wenn möglich, sonst Schneidersitz) und schenkt allem, was sich außen oder innen anbietet, nichts als «reine Aufmerksamkeit», ohne es zu beurteilen, ohne es zu verdammen, ohne sich davon mitziehen zu lassen, ohne ihm auszuweichen, ohne es zu begehren. Man betrachtet es einfach in der unvoreingenommenen Haltung des Zeugen und läßt es dann los. Ziel dieser Praxis ist die Einsicht, daß das getrennte Ich weder Realität noch Substanz besitzt, sondern wie alles andere nichts weiter als eine Reihe wechselnder und flüchtiger Empfindungen ist. Hat man erst erkannt, wie «leer» das Ego ist, dann hört man auf, sich mit ihm zu identifizieren, es zu verteidigen, sich um es zu sorgen; und wenn man aufhört, sich abzustrampeln wegen etwas, das gar nicht da ist, fällt all das endlose Leiden von einem ab. Wei Wu Wei sagt:

> Warum bist du unglücklich? Weil 99,9 Prozent dessen, was du denkst und was du tust, für dein Ich ist – und es gibt keines.

Die ersten Tage des Übermittlung-der-Weisheit-Retreats waren dieser Grundlagenpraxis gewidmet. Alle Anwesenden waren damit natürlich schon vertraut, aber Kalu Rinpoche gab dazu noch seine ganz eigenen Belehrungen.

Diese Praxis geht zwar tief, aber sie ist doch noch unvollständig, denn selbst das reine Zeuge-Gewahrsein enthält noch einen subtilen Dualismus. Es gibt die verschiedensten Möglichkeiten, dies zu verdeutlichen, aber das einfachste und direkteste Argument lautet: Die Hīnayāna-Schulung zielt auf die eigene persönliche Erleuchtung ab, und man kümmert sich hier nicht um die Erleuchtung anderer. Und wenn man nur für sich sorgt und die anderen sich selbst überläßt, zeigt das nicht, daß zumindest eine Spur von Ego noch da sein muß?

Die Mahāyāna-Lehren gehen einen Schritt weiter und setzen sich die Erleuchtung aller Lebewesen zum Ziel. Es ist deshalb zuerst und vor allem der Pfad des tätigen Mitgefühls oder Erbarmens, und es hat Praktiken entwickelt, die in Herz und Geist das Gefühl des Erbarmens wecken.

Die wichtigste dieser Praktiken ist das sogenannte *tonglen*, «nehmen und aussenden». Voraussetzung für die Tonglen-Übung ist eine stabile Grundlage in Vipassanā. Sie ist so wirksam und von solcher Verwandlungskraft, daß sie in Tibet bis in die neuere Zeit hinein weitgehend geheimgehalten wurde. Von dieser Übung nun fühlte Treya sich besonders angesprochen. Sie geht so:

Bei der Meditation vergegenwärtigt man sich (möglichst bildhaft) einen Menschen, den man kennt und liebt und der schwer zu leiden hat – eine Krankheit, ein Verlust, Depression, Schmerz, Angst und Furcht. Stellen Sie sich beim Einatmen das Leiden dieses Menschen als schwarze, rauch- oder teerartige dichte schwere Wolken vor, die Sie durch die Nase einatmen und dann in Ihr Herz sinken lassen.

Halten Sie dieses Leiden in Ihrem Herzen. Geben Sie beim Ausatmen all Ihren Frieden, Ihre Freiheit, Ihre Gesundheit, Ihre Güte und Ihre Stärken der Atemluft mit, um sie diesem Menschen als heilendes und befreiendes Licht zu senden. Setzen Sie das etliche Atemzüge lang fort. Stellen Sie sich dann den Ort vor, an dem dieser Mensch lebt; nehmen Sie beim Einatmen alles Leiden dieser Ortschaft in sich auf, und senden sie den Menschen, die dort leben, beim Ausatmen all Ihre Gesundheit und Ihr Glück. Beziehen Sie dann nach und nach die ganze Gegend, das Land und schließlich die Erde und das gesamte Universum ein. Sie nehmen alles Leiden aller Wesen in sich auf und schicken dafür Gesundheit, Glück und Güte zurück.

Die Reaktionen der meisten Menschen, wenn sie davon zum erstenmal hören, sind stark, ursprünglich – und negativ. Bei mir war es so. Diesen schwarzen Teer in mich aufnehmen? Soll das ein Witz sein? Was, wenn ich krank werde? Das ist doch der helle Wahnsinn! Die Tonglen-Praxis sollte den Mittelteil des Retreats bilden, und als wir Kalu Rinpoches Belehrungen dazu erhielten, stand eine Frau auf und sprach die Frage aus, die praktisch alle der etwa hundert Anwesenden bewegte:

«Aber was ist, wenn ich das bei jemandem mache, der wirklich krank ist, und dann selber langsam krank werde?»

Rinpoche zögerte keinen Augenblick: «Sie sollten denken: Oh, gut, es funktioniert!»

Das traf ins Schwarze. Hundert «selbstlose Buddhisten» mit weit heraushängendem Ego ertappt! Wir waren bereit zu üben, um unsere eigene Erleuchtung zu finden, um unser eigenes Leiden zu vermindern – aber das Leiden anderer auf uns nehmen, und sei es auch nur in der Imagination? Kommt überhaupt nicht in Frage.

Und genau dazu ist Tonglen da: das Besorgtsein um das eigene Ich, das Hätscheln und Verteidigen des eigenen Ich zu untergraben. Tonglen setzt das andere an die Stelle des Ich und erschüttert damit den Subjekt/Objekt-Dualismus zutiefst. Es läßt uns die Ich/anderes-Dualität genau an der Stelle zweifelhaft werden, wo wir am empfindlichsten und furchtsamsten sind: selber Schaden zu nehmen. Es geht hier nicht um wohlfeiles Mitgefühl für die Leiden anderer, sondern um die Bereitschaft, diese Leiden selbst auf uns zu nehmen, damit die anderen davon frei werden. Das ist wirkliches Mitgefühl, Barmherzigkeit, der Pfad des Mahāyāna.

Die Begründung ist sehr einfach: Für das wahre Selbst, das eine Selbst, sind das Ich und das andere gleich und daher austauschbar. Andererseits, wenn wir diese Austauschbarkeit nicht nachvollziehen können, sind wir aus dem Gewahrsein des einen Selbst, aus dem reinen nichtdualen Gewahrsein, ausgeschlossen. Und solange wir die Leiden anderer nicht auf uns nehmen mögen, sind wir in unser eigenes Ich und damit in unser eigenes Leiden eingesperrt.

Etwas Merkwürdiges beginnt sich abzuzeichnen, wenn man einige Zeit Tonglen geübt hat. Zunächst einmal wird niemand wirklich krank. Vielmehr stellt man fest, daß man immer weniger zurückschreckt vor dem Leiden, sei es «eigenes» oder «fremdes». Man hört auf, den Schmerz zu fliehen, und stellt dafür fest, daß man ihn verwandeln kann durch die Bereitschaft, ihn in sich aufzunehmen und dann loszulassen. Die eigentliche Verwandlung geschieht dann in einem selbst, einfach durch die Bereitschaft, die gewohnheitsmäßige und automatische Verteidigung des eigenen Ich abzubauen. Man begreift, daß es wirklich nur das eine Selbst gibt, das allen Schmerz und alle Lust empfindet, und die Gegensatz-Spannung zwischen dem Ich und dem anderen lockert sich. Wozu neidisch sein, wenn da doch nur Ein Selbst ist, das allen Erfolg genießt? Deshalb kommt die «positive» Seite des Tonglen zum Ausdruck in dem Satz: Ich habe meine Freude am Verdienst anderer. Für das nichtduale Gewahrsein ist es dasselbe wie mein Verdienst. Es bildet sich ein tiefes «Gleichheitsbewußtsein», das den Sumpf von einerseits Überheblichkeit und andererseits Furcht und Neid austrocknet.

Wenn der Mahāyāna-Pfad der Barmherzigkeit gefestigt ist und man die Austauschbarkeit von Ich und anderem bis zu einem gewissen Grad wirklich erfaßt hat, kann man den Vajrayāna-Pfad betreten. Das Vajrayāna beruht auf dem einen unerschütterlichen Prinzip, daß es nichts als den Geist gibt. Je mehr man die Subjekt/Objekt-Dualität in all ihren Formen durchschaut, desto deutlicher sieht man, daß alle Dinge – hohe und niedrige, heilige und profane – gleichermaßen vollkommene Manifestationen oder «Ausschmückungen» des einen Geistes, des Buddha-Geistes, sind. Man erkennt das gesamte Universum als Spiel des eigenen Bewußtseins – leer, leuchtend, klar, strahlend, unbehindert, spontan. Aus der Suche nach Bewußtsein wird immer mehr ein Spiel mit dem Bewußtsein, einfach aufgrund der Einsicht, daß es überhaupt nur Bewußtsein gibt, das eine universale Bewußtsein. Das Vajrayāna ist der Pfad des Bewußtseins-Spiels, des Spielens mit der Energie, dem Leuchten – Ausdruck der ewigen Weisheit, daß das Universum das Spiel des Göttlichen ist und du (wie jedes Wesen) das Göttliche *bist*.

Kalu Rinpoches Übersetzer bei diesem Retreat (ebenso wie bei der Kālachakra-Einweihung) war Ken McLeod, einer der wichtigsten Schüler Rinpoches, mit dem Treya und ich uns anfreundeten. Ken hat übrigens einen zentralen tibetischen Text zur Tonglen-Praxis übersetzt, Jamgon Kongtruls *Der große Pfad des Erwachens* – sehr empfehlenswert für jeden, den diese Praxis interessiert.

Unter Kalu Rinpoches Anleitung und mit Kens Hilfe baute Treya ihre Praxis weiter aus, so daß diese jetzt nicht mehr nur Vipassanā, sondern auch Tonglen und die Meditation auf eine Gottheit umfaßte (sie visualisierte sich selbst als Chenresi, den Bodhisattva des Erbarmens). Ich folgte ihr darin. Sie begann ihre Tonglen-Übung damit, daß sie meine Schmerzen und Leiden aus dem Jahr in Tahoe in sich aufnahm; ich tat das gleiche mit ihren Leiden. Nach und nach weiteten wir die Übung auf alle Lebewesen aus. Das sollte in den kommenden Jahren unsere Hauptübung bleiben.

Und diese Tonglen-Übung vor allem vertiefte Treyas Mitgefühl für alle Leidenden immer mehr. Sie sprach von dem Gefühl tiefer Verbundenheit mit allen Wesen – einfach weil sie alle leiden. Und durch die Tonglen-Praxis wurde sie auch von ihrem eigenen Leiden, dem qualvollen Krebs-Schicksal, erlöst. Wenn Tonglen einem geläufig geworden ist, wird man feststellen, daß man bei Schmerz, Angst oder Depression immer spontaner mit dem Gedanken reagiert: «Möge ich all das Leiden in mich aufnehmen»; und beim Ausatmen läßt man es wieder los. Dadurch freundet man sich an mit dem eigenen Leiden, man nimmt es an, man schreckt nicht mehr zurück, sondern nutzt es als ein Mittel, zu allen Leidenden in Beziehung zu treten. Durch das Annehmen wird das Leiden in einen universalen Kontext eingebunden und verwandelt. In dieser einfachen Tonglen-Praxis fand Treya für ihr eigenes Leiden Linderung, denn so erhielt es einen Sinn, fand Zusammenhang und Beziehung; sie erlebte sich herausgelöst aus ihrem «eigenen» isolierten Jammer und hineingewirkt in das Gewebe der Menschheit, wo sie nicht allein war.

Vor allem verhalf Tonglen ihr (und mir) dazu, eigenes oder fremdes Kranksein und Leiden nicht mehr zu beurteilen. Man steht in schlichter, direkter und mitfühlender Beziehung zu allem Leiden, anstatt sich davon zu distanzieren. Man bleibt nicht auf Abstand, um sich schöne Theorien darüber auszudenken, was etwa eine Krankheit «bedeutet» oder wie der Betroffene sie «über sich gebracht» hat. Das ist keine hilfreiche Art, zum Leiden eines Menschen in Beziehung zu treten; so vergrößert man in Wirklichkeit nur den Abstand. Sie mögen Ihre Theorien in bester Absicht entwickeln, helfen werden Sie damit nicht, und im Grunde sagen Sie nur: «Bleib mir vom Leib.»

Direkt unter dem Eindruck der Tonglen-Praxis schrieb Treya einen Artikel, dem sie den Titel «Welche Hilfe hilft wirklich?» gab. Er erschien zunächst im *Journal of Transpersonal Psychology* und dann in *New Age*, wo er eines der breitesten Leserechos in der Geschichte dieses Magazins fand. Dadurch wurde auch das Fernsehen auf Treya aufmerksam, und so kam es zu der Talkshow-Einladung. (Treya lehnte dankend ab – «Die wollen doch nur, daß ich mich mit Bernie [Siegel] streite.») In *New Age* wurde Treyas Beitrag als «verständnisvollere Sicht des Krankseins» vorgestellt – verständnisvoller wohl als die verbreitete New-Age-Vorstellung, daß man sein Kranksein selber herbeiführt. Hier ein paar Höhepunkte daraus:

> Vor fünf Jahren saß ich mal mit einem alten Freund beim Tee am Küchentisch, und er erzählte mir, er habe vor einigen Monaten erfahren, daß er Schilddrüsenkrebs hat. Ich erzählte ihm von meiner Mutter, die vor fünfzehn Jahren wegen Dickdarmkrebs operiert worden war und seitdem wohlauf ist. Ich legte ihm auch die Theorien dar, die meine Schwestern und ich über die Gründe für ihre Krebserkrankung entwickelt hatten. Es kamen

einige zusammen, aber unsere Lieblingstheorie war wohl die, daß sie zu sehr die Frau meines Vaters und zu wenig sie selbst gewesen war. Außerdem: Wenn sie keinen Viehzüchter geheiratet hätte, wäre sie vielleicht Vegetarierin geworden; schließlich soll ja fettreiche Ernährung bei der Entstehung von Dickdarmkrebs eine gewisse Rolle spielen. Unsere zweite Lieblingstheorie besagte, daß ihr Anteil an der Tatsache, daß alle in der Familie sich mit dem Zeigen von Gefühlen schwertaten, auch zur Entstehung des Krebses beigetragen haben könnte. Im Laufe der Jahre hatten wir uns ziemlich häuslich eingerichtet in unseren Theorien und Geschichten über dieses traumatische Ereignis. Mein Freund sagte nun etwas, was mich wirklich aufrüttelte.

«Siehst du eigentlich, was du da tust?» fragte er. «Du behandelst deine Mutter wie einen Gegenstand, um den man Theorien spinnen kann. Die Theorien anderer Leute über dich können sich für dich selbst ziemlich brutal anfühlen. Ich weiß das, denn für mich waren die Ideen, mit denen meine Freunde daherkamen, eine glatte Zumutung, eine zusätzliche Belastung. Diese Ideen sehen nicht so aus, als wären sie vor allem der Sorge um micht entsprungen, und ganz sicher zeugten sie in dieser schweren Zeit nicht gerade von Rücksicht oder Achtung. Ich empfand ihre Theorien als etwas, das mir angetan wurde, und nicht als etwas, das als Hilfe gemeint war. Daß ich Krebs hatte, muß sie derart erschreckt haben, daß sie unbedingt einen Grund, eine Erklärung, einen Sinn dafür finden mußten. Die Theorien sollten *ihnen* helfen; mir haben sie nur wehgetan.»

Ich war bestürzt. Ich hatte noch nie nach dem Hintergrund meiner Theorien gefragt, hatte mir noch nie überlegt, wie meine Mutter diese Theorien wohl empfinden würde. Wir haben zwar nie mit ihr darüber gesprochen, aber sie muß wohl doch einiges davon gespürt haben. Und solch ein Klima, das wurde mir jetzt klar, kann unmöglich Vertrauen und Offenheit begünstigen – die beiden Voraussetzungen für jede Bitte um Hilfe. Eigentlich hatte ich mich meiner Mutter in der größten Krise ihres Lebens entzogen.

Seit diesem Gespräch mit meinem Freund hat sich etwas geändert. Ich begegne Menschen, die krank sind, mit mehr wirklichem Verständnis, mit mehr Achtung vor der Unverletzlichkeit ihrer Person, mit mehr echtem Mitgefühl – und bescheidener, was meine eigenen Vorstellungen angeht. Allmählich erkannte ich deutlicher die Urteile, die nur notdürftig überdeckt werden von den Theorien, und die uneingestandene Angst, die noch darunter liegt. Die unausgesprochene Botschaft dieser Theorien wurde allmählich hörbar. Im Grunde sagte ich nicht: «Ich nehme Anteil an deiner Not, wie kann ich helfen?», sondern: «Was hast du falsch gemacht? Wo hast du versagt?» Und nicht zuletzt: «Wie kann ich mich selber schützen?»

Angst also, uneingestandene, verborgene Angst, war das, was mich trieb, Geschichten zu erfinden, in denen ich dem Universum solche Sinnzusammenhänge unterschob, in denen ich mir eine Ordnung des Universums zurechtlegte, die ich für mich ausnutzen konnte ...

Im Laufe der Jahre habe ich mit vielen krebskranken Menschen gesprochen. Anfangs wußte ich nicht recht, was ich sagen sollte. Das einfachste war, über meine eigenen Erfahrungen als Krebspatientin zu sprechen, aber das war, wie ich bald merkte, häufig nicht das, was der Betreffende brauchte. Nur durch Zuhören konnte ich herausfinden, wie man wirklich helfen kann. Nur durch Zuhören konnte ich erspüren, was diese Menschen brauchten, womit sie sich gerade herumschlugen, welche Art von Hilfe in diesem Augenblick wirklich helfen würde. Die Menschen gehen im Verlauf einer so hartnäckigen und unberechenbaren Krankheit wie Krebs durch so viele verschiedene Phasen, daß man schon genau hinhören muß, um herauszufinden, was gerade ansteht.

Manchmal wollen sie einfach nur Information, vor allem wenn verschiedene Behandlungsmöglichkeiten sich dräuend vor ihnen türmen und Entscheidungen gefällt werden müssen. Vielleicht möchten sie, daß ich sie über alternative Ansätze aufkläre oder ihnen bei der Sichtung der konventionellen Therapien helfe. Haben sie sich aber einmal für einen Behandlungsplan entschieden, dann brauchen sie meist keine weitere Information mehr, und ich darf sie ihnen nicht aufdrängen, nur weil das für mich das einfachste und am wenigsten mit Angst beladen ist. Jetzt brauchen sie vor allem Rückhalt. Sie haben überhaupt nichts davon, wenn man sie jetzt über die Gefahren des Weges aufklärt, den sie ohnehin meist unter großen Schwierigkeiten und nach langem Abwägen gewählt haben. Wenn ich ihnen jetzt, nachdem sie sich etwa für Chemotherapie und Bestrahlung entschieden haben, die Schattenseiten dieser Behandlungsform aufzähle und mit anderen Therapievorschlägen daherkomme, stürze ich sie vielleicht nur in Verwirrung; ich gebe ihnen das Gefühl, daß ich Zweifel an ihrem Aktionsplan hege, und das schürt natürlich ihre eigenen Zweifel . . .

Die Entscheidungen, die ich hinsichtlich meiner eigenen Krebstherapie zu treffen hatte, waren nicht leicht. Und für jeden in dieser Lage gehören die hier zu fällenden Entscheidungen wohl zu den schwersten überhaupt. Und eines weiß ich jetzt: Man kann nie im voraus wissen, welche Entscheidung man an Stelle eines anderen treffen würde. Deshalb kann ich mich wirklich voll hinter die Entscheidungen stellen, die andere treffen. Eine sehr liebe Freundin, die mir selbst in meiner haarlosen Zeit das Gefühl gab, schön zu sein, sagte kürzlich zu mir: «Du hast etwas anderes gewählt, als ich gewählt hätte, aber das machte überhaupt nichts.» Ich bin ihr sehr dankbar, daß sie das damals, in der sicherlich schwersten Zeit meines Lebens, nicht gesagt hat. Ich erwiderte: «Du kannst nicht wissen, was du gewählt hättest. Meine Wahl war nicht das, was du dir für dich vorstellen würdest; sie war auch nicht das, was ich mir für mich vorgestellt hätte.»

Ich hatte nie geglaubt, daß ich mich auf Chemotherapie einlassen würde. Der Gedanke, meinen Körper mit Giften vollzupumpen, und der Gedanke an die Langzeitschäden für mein Immunsystem waren mir grauenhaft. Ich wehrte mich, solange es ging, aber am Ende kam ich zu dem Schluß, daß Chemotherapie trotz ihrer Schattenseiten die besten Heilungsaussichten bot . . .

Ich bezweifle nicht, daß ich selbst, wenn auch größtenteils unbewußt, meine Erkrankung mit verursacht habe, und ich weiß, daß ich sehr intensiv – und diesmal ganz bewußt – am Gesundwerden und Gesundbleiben beteiligt bin. Ich versuche mich auf das zu konzentrieren, was ich jetzt tun kann; das Aufarbeiten der Vergangenheit läuft zu leicht auf Selbstvorwürfe hinaus, und das macht gesunde, bewußte Entscheidungen in der Gegenwart nicht leichter, sondern schwerer. Ich weiß auch sehr wohl, daß es viele Faktoren gibt, die sich meinem bewußten oder unbewußten Zugriff weitgehend entziehen. Wir alle sind, gottlob, Teil eines viel größeren Ganzen. Ich fühle mich geborgen in diesem Wissen, auch wenn es bedeutet, daß ich weniger Einfluß auf die Dinge habe. Wir sind zu sehr miteinander und mit unserer Welt verflochten, das Leben ist ein zu vielschichtiges Wunder, als daß eine Aussage wie «Du schaffst dir deine Wirklichkeit selbst» einfach so stimmen könnte. Der Glaube, daß ich meine Wirklichkeit selber herstelle und in der Hand habe, will mich aus dem vielfältigen, geheimnisvollen und tragenden Kontext meines Lebens herausreißen. Er leugnet zugunsten des eigenen Einflusses das Gewebe der Beziehungen, von dem wir alle getragen und in dem wir alle aufgehoben sind.

Als Korrektiv für die Anschauung, daß wir höheren Mächten ausgeliefert sind oder daß Krankheit allein auf äußeren Einflüssen beruht, ist der Gedanke, daß wir unsere Wirklichkeit und unsere Krankheiten selber herstellen, durchaus wichtig und notwendig. Aber er vereinfacht zu sehr und schießt dadurch über das Ziel hinaus. In ihrer extremen Form ist diese Vorstellung engstirnig, trennend und gefährlich und macht den Nutzen, den sie haben könnte, selbst wieder zunichte. Ich glaube, wir können jetzt zu einer reiferen Sicht dieser Idee übergehen. Sie ist, wie Stephen Levine sagt, eine Halbwahrheit, die gerade durch ihre Unvollständigkeit gefährlich wird. Besser wäre es zu sagen, daß wir unsere Wirklichkeit *beeinflussen.* Das läßt Raum sowohl für beherztes persönliches Handeln als auch für die wunderbare, geheimnisvolle Vielfalt des Lebens . . .

In unserer jüdisch-christlichen Kultur mit ihrer Ausrichtung auf Sünde und Schuld wird Krankheit zu leicht als Strafe für Missetaten aufgefaßt. Mir liegt die buddhistische Betrachtungsweise mehr, nach der alles, was geschieht, eine Chance zu mehr Barmherzigkeit, eine Gelegenheit zum Dienst an anderen ist. Was mir an «Schlechtem» widerfährt, muß ich nicht als Strafe für früheres Handeln auffassen, sondern kann es auch als die Chance sehen, mein Karma aufzuarbeiten und endgültig zu bereinigen. Dieser Ansatz hilft mir dabei, mich auf die Auseinandersetzung mit meiner gegenwärtigen Lage auszurichten.

Wenn ich mit jemandem spreche, bei dem gerade erst Krebs festgestellt wurde oder der einen Rückfall hat oder nach Jahren des Ringens mit dem Krebs müde wird, dann muß ich, um ihm eine Hilfe zu sein, nicht unbedingt konkrete Ideen oder Ratschläge beisteuern. Zuhören ist Helfen. Zuhören ist Geben. Ich halte mich emotional zugänglich für ihn, ich suche selbst, durch meine Ängste hindurch, den Zugang zu ihm, ich versuche einfach, den menschlichen Kontakt zu erhalten. Dann zeigt sich, daß wir über viele furchtbare Dinge, wenn wir unsere Furcht nur erst zugelassen haben, gemeinsam lachen können. Ich widerstehe nach Kräften der Versuchung, für andere Imperative aufzustellen, und sei es auch «Kämpf um dein Leben» oder «Ändere dich» oder «Stirb bewußt». Ich versuche, die Menschen nicht in die Richtung zu drängen, die ich eingeschlagen habe oder meiner Überzeugung nach an ihrer Stelle einschlagen würde. Ich versuche, in Tuchfühlung zu bleiben mit meiner Angst, daß ich mich eines Tages vielleicht in ihrer Lage befinden werde. Ich muß von Augenblick zu Augenblick lernen, mich mit der Krankheit anzufreunden, anstatt sie als Versagen zu sehen. Ich muß meine eigenen Rückschläge und Schwächen nutzen, um für mich selbst und andere immer mehr Barmherzigkeit aufzubringen, und als ständige Mahnung, ernste Dinge nicht zu ernst zu nehmen. Wenn ich überall um mich herum die sehr realen Schmerzen und Leiden sehe, die unser tätiges Mitgefühl fordern, dann versuche ich, mir stets der psychischen und spirituellen Heilungschancen bewußt zu bleiben, die in all dem liegen.

New Age

Boulder gefiel Treya und mir so gut, daß wir beschlossen umzuziehen. Im Sommer dieses Jahres (1987) setzten bei Treya Alpträume ein, und das war beunruhigend, denn es war das erste Mal in den drei Jahren seit ihrer ersten Diagnose, daß sie von bedrohlichen Träumen über ihre körperliche Gesundheit geplagt wurde. Neun Monate waren seit dem letzten Rückfall vergangen, und die medizinischen Tests ergaben derzeit keinerlei Krankheitsanzeichen, aber ihre Träume schienen etwas anderes zu sagen. Zwei waren besonders lebhaft und belastend:

Im ersten Traum hing ein Stachelschwein an meiner linken Körperseite, aber es war auch wie ein Rochen, etwas Plattes, Schwarzes, das von der Wade bis zur Schulter an mir klebte. Kati half mir, es abzulösen und ein paar Stacheln herauszuziehen. Die Stacheln hatten Widerhaken an den Enden. Und da war so ein Gefühl, als wäre ein Gift in meinem Körper zurückgeblieben.

Im zweiten Traum war ich bei einer Ärztin in der Sprechstunde. Sie war sehr besorgt über irgendwelche Hautveränderungen an der Amputationsstelle und in dem bestrahlten Bereich. Sie sagte, das deute auf schlimme Vorgänge im Innern hin. Sie sprach nicht von Krebs, aber Krebs war offensichtlich gemeint.

Auch ich glaube, daß Träume ein Zugang zum Unbewußten sind und manchmal auf die Zukunft hindeuten, aber im täglichen Leben gebe ich nicht allzuviel auf Träume – einfach weil ihre Deutung so voller Fallgruben ist. Diese Träume jedoch waren von solcher Wucht, daß wir uns ihrem unheildrohenden Charakter nicht entziehen konnten.

Da aber ansonsten keinerlei Anzeichen zu erkennen waren, gab es für uns nichts weiter zu tun, als mit dem gewohnten Programm fortzufahren: Meditation, Visualisation, strenge Diät, Bewegung, Immunstimulation (zum Beispiel durch Thymusextrakt), hochdosierte Vitamine, Tagebuchschreiben. Alles in allem waren wir überzeugt, daß Treya sich auf dem Weg der Genesung befand, und in dieser frohen Erwartung verbrachten wir einen herrlichen Sommer – endlich schien nicht mehr alles schiefzugehen, sondern gut zu werden.

Treya warf sich voller Begeisterung auf ihre Kunst, wobei die Schmelzglasarbeiten im Mittelpunkt standen; sie arbeitete jetzt nach eigenen Entwürfen, deren Schönheit und Originalität den Leuten die Sprache verschlug. Ich hatte in dieser Technik noch nie auch nur annähernd Vergleichbares gesehen, und allen anderen ging das offenbar genauso. Von den Professionals der Gegend, denen wir Treyas Arbeiten zeigten, hörten wir Sätze wie: «Ganz vorzüglich. Sie machen das sicher schon jahrelang.»

Und ich schrieb wieder! In anderthalb Monaten fieberhafter Arbeit verfaßte ich ein Achthundert-Seiten-Buch mit dem vorläufigen Titel *The Great Chaim of Being: A Modern Introduction to the Perennial Philosophy and the World's Great Mystical Traditions.* Mein guter alter Daimon brach sich nach drei Jahren Gefangenschaft in einer Lüge – der Lüge von Treyas Schuld an meinem Versagen – wieder Bahn, voller Energie und Tatendrang. Ich war außer mir vor Freude. Treya war mir eine unglaubliche Hilfe. Jedes Kapitel las sie gleich, wenn es aus dem Drucker kam, gab mir unschätzbar wertvolles Feedback, schlug häufig die Neufassung ganzer Passagen vor.

Ich kam zu dem Schluß, daß ich doch ein Kind wollte, vielleicht auch zwei. Treya war völlig baff. Mir war aber inzwischen einfach klargeworden, daß meine Ambivalenz wohl damit zu tun hatte, daß ich davor zurückschreckte, mich ganz auf das Leben und auf Beziehungen einzulassen. Ich hatte mich die letzten Jahre so zutiefst verstört gefühlt, daß ich mich immer weiter in mich selbst verkrochen hatte, anstatt mich dem Leben zu öffnen.

Wir verbrachten einen wunderbaren Monat in Aspen, wo Treya sich aktiv an der Arbeit von Windstar und dem Rocky Mountain Institute beteiligte. Wir wurden von vielen Freunden besucht, manche mit Kindern, und während ich ihnen zuschaute, bemerkte ich zum erstenmal diesen Wunsch in mir, selber Kinder zu haben. Die Gespräche schließlich überzeugten mich. Ausschlaggebend aber war etwas anderes, nämlich daß Treya und ich nach all den harten Zeiten wieder ganz zueinander gefunden hatten. Es war wie am Anfang, vielleicht noch besser.

Und Ken? Zum erstenmal seit wir verheiratet sind, scheint er sich ein Kind zu wünschen! Die Zeit mit unseren Freunden muß etwas in Bewegung gebracht haben in ihm. Offenbar hat er sie ausgefragt über Kinder, und sie haben alle sofort gesagt: Überleg nicht lange, tu's einfach! Es ist die wunderbarste Erfahrung überhaupt. Dein Leben wird sich völlig ändern, sie werden dich rumbeuteln, daß dir Hören und Sehen vergeht, und es ist herrlich. Tu's! Jetzt müssen wir also nur noch ein Jahr lang meinen Gesundheitszustand beobachten.

Aber schon vor diesem Umschwung hatte Ken sich sehr geändert. Er ist so wunderbar, so wohltuend, so liebevoll. Zu süß, wenn er an seinem Computer hockt, zu süß, wenn er mit Gewürzen herumexperimentiert und dann diese köstlichen Gourmet-Spezialitäten auftischt – natürlich ohne Abstriche für meine Diät! Ist er so nicht vor unseren schweren Zeiten gewesen? Er ist noch wunderbarer, als ich ihn in Erinnerung habe.

In der Zeit, als ich kein Haar hatte, habe ich mich oft gefragt, ob wir wohl je wieder dahin kommen würden, wo wir einmal gewesen waren. Das war für mich damals sehr wichtig. Ich meinte damit wohl die Nähe, die wir ganz am Anfang empfunden hatten, dieses Sich-Verzehren nach dem anderen. Ich glaube, da sind wir jetzt wieder, wenn auch auf andere Weise. Es klingt vielleicht ein bißchen hochtrabend, von einer höheren Windung der Spirale zu sprechen, aber das ist der beste Ausdruck, den ich dafür finden kann. Dieses

Sich-Verzehren ist nicht mehr da, das Haften am anderen; ich vermisse das zwar ein wenig, aber das Fehlen dieser Empfindungen scheint auch darauf hinzudeuten, daß ich mich entwickelt habe. Ich erinnere mich an das Gefühl, eine Art Klette zu sein, die an ihm hängt; er füllte eine so tiefe, alte Leere in mir, daß ich mir nichts anderes wünschte, als in seiner Nähe zu sein. Bei ihm zu sein ist mir nach wie vor wichtiger als alles andere, aber die Heftigkeit des Bedürfnisses ist weg, irgend etwas hat diese Leere weitgehend aufgesogen. Aber die schiere Seligkeit des Zusammenseins ist wieder da, das heimliche Vergnügen an seinen kleinen, unverwechselbaren Eigenheiten, das mir den ganzen Tag vergolden kann. Und unser freundlicher, sanfter und spielerischer Umgang miteinander ist wieder da, die Leichtigkeit und Fröhlichkeit des Zusammenseins. Hinzugekommen ist ein gereiftes Bewußtsein von den empfindlichen Stellen des anderen, eine Bereitschaft, sich dieser wunden Punkte mit Humor und Behutsamkeit anzunehmen. Ich habe gelernt, ihn zu ermutigen und zu bestärken, das war in meiner Familie nicht gerade üblich. Und er, glaube ich, hat gelernt, daß Abschätzigkeit mich wirklich verletzt. Wir haben beide ein Gespür für sich anbahnende Probleme entwickelt und lassen dann entweder ab davon oder gehen ganz vorsichtig damit um. Alles ist soviel weicher und freundlicher geworden, und ich bemerke mit großer Freude, wie die Dinge wie von selbst ineinandergreifen.

Noch etwas sehr Schönes ist mit Kens Arbeit an seinem neuen Buch verbunden. Es macht mich sehr froh zu sehen, wie seine Ideen jetzt klare, leicht verständliche Gestalt annehmen (mal wieder ein Buch, das ich den Freundinnen meiner Mutter empfehlen kann!), aber am meisten freut mich, daß er mir jedes Kapitel gibt, sobald es aus dem Drucker kommt, und mich um meinen Kommentar bittet. Daran scheint ihm wirklich gelegen zu sein, und er hat meine Vorschläge in vielen Fällen berücksichtigt. Ein schönes Gefühl, daß nun viele unserer Gespräche in dieses Buch eingehen, zum Beispiel alles, was wir über die Unterschiede zwischen männlich und weiblich gesagt haben. Und schön ist auch, daß ich zur Gestaltung seiner Ideen etwas beitragen kann. Aber das Wichtigste sind nicht meine Kommentare im einzelnen, sondern das Gefühl, an diesem Projekt beteiligt zu sein. Und es ist ein Projekt, hinter dem ich wirklich stehen kann, weil es sich den Menschen so leicht erschließt. So viele Fragen in meinem eigenen Leben sind allein dadurch beantwortet worden, daß ich gelesen habe, was Ken zum Übergang von der existentiellen Ebene zur Ebene der Seele schreibt. Ich bin so froh, daß er dieses Buch macht!

Und meine künstlerische Arbeit begeistert mich so sehr! Ich entwickle aus meinen abstrakten Zeichnungen eigene Entwürfe, die ich dann auf mein eigentliches Material übertrage: sorgfältig zurechtgeschnittene Glasstücke, in mehreren Schichten übereinander angeordnet. Anschließend kommt das fertig arrangierte Stück in den Schmelzofen. Ich habe so etwas schon in Büchern gesehen, aber nichts, was meinen Entwürfen ähnlich wäre. Den Leuten scheinen meine Sachen zu gefallen, und ich glaube nicht, daß sie das nur aus Höflichkeit sagen. Ich jedenfalls liebe diese Arbeit!!!!! Ich denke ständig an sie, ich träume von ihr, ich kann es kaum erwarten, endlich weiterzumachen.

Und die Cancer Support Community in San Francisco entwickelt sich sehr gut. Eine große Stiftung hat 25 000 Dollar zugeschossen, und immer mehr Leute klopfen bei uns an. Soweit ich höre – und ich finde es wirklich schade, daß ich nicht häufiger da sein kann –, empfinden die Menschen die Teilnahme an den Gruppen als große Bereicherung. Ein Mann mit metastasierendem Krebs hat gesagt, das sei sein einziger Rückhalt und er habe jetzt nicht mehr soviel Angst. Eine ältere Frau in der Brustkrebsgruppe, deren Töchter sehr weit weg wohnen, hat jetzt, wie sie sagt, vier neue Töchter bekommen (die jüngeren Frauen in der Gruppe). Die Leute sagen ihren Ärzten, daß schon ein oder zwei Gruppentreffen eine große Hilfe seien, weil sie das Alleinsein und die Ängste durchbrechen. Vicky leitet das Ganze, und sie macht ihren Job fabelhaft. Gestern habe ich in einem Brief an Vickys Mutter geschrieben:

«Ich möchte Ihnen gern nahebringen, was für mich das Besondere an der CSC ist. Mir ist das selbst erst ganz klar geworden durch den Vergleich mit der Wellness Community, wie Sie wissen unser ursprüngliches Vorbild, und der Organisation Qualife, einer ähnlich arbeitenden Gruppe in Denver. Ich betrachte die Arbeit dieser beiden Gruppen als sehr wertvoll, und die CSC dürfte sich von ihnen vor allem dadurch unterscheiden, daß sie von Menschen gegründet wurde, die selber Krebs hatten. Die anderen Gruppen haben die gleiche Motivation, nämlich Menschen in unglaublich schwerer Zeit zu helfen, aber sie sind mehr auf Techniken, auf Resultate, auf erklärte Ziele ausgerichtet. In den Broschüren der Wellness Community heißt es zum Beispiel: «Bekämpfen wir den Krebs gemeinsam.» In diesen Gruppen herrscht also das Gefühl vor, daß sie etwas Konkretes, wie etwa Visualisation, zu vermitteln haben, und sie möchten beweisen, daß davon eine Wirkung ausgeht.

Die CSC steht für einen anderen, ich möchte sagen sanfteren Ansatz, der unsere gemeinsame Betroffenheit zur Grundlage hat. Ja, auch wir glauben, daß diese Techniken eine Hilfe sein können, aber es gibt etwas, was uns noch viel wichtiger ist als der Beweis ihrer Wirksamkeit: den Menschen da zu begegnen, wo sie sind, und ihnen zu geben, um was sie bitten. Ich habe schon oft gesagt, daß alles, was wir tun – die Selbsthilfegruppen, die Kurse, die gesellschaftlichen Veranstaltungen –, in gewissem Sinne nur ein Vorwand ist, unter dem wir Menschen zusammenbringen, ein Rahmen, in dem das geschehen kann. Als ich Krebs hatte, stellte ich fest, daß der Umgang mit meinen Freunden schwierig wurde. Ich mußte viel Energie dafür aufwenden, ihnen die Dinge zu erklären, ihre Angst um mich zu beschwichtigen – und ihre häufig unausgesprochenen Ängste um sich selbst. Aber mit anderen krebskranken Menschen zusammenzusein, das war geradezu eine Erleichterung. Mir wurde klar, daß ich jetzt einer anderen Familie angehörte, der Familie derer, die aus persönlicher Erfahrung über den Krebs Bescheid wissen. Und das, glaube ich, ist eine der Hauptaufgaben der CSC: einen Raum zu bieten, in dem Angehörige dieser Familie einander begegnen und helfen können. Einander helfen durch Freundschaft, durch Informationsaustausch, durch die Möglichkeit, Ängste mitteilen zu können und sich über alles auszusprechen: Selbstmord und den Gedanken, seine Kinder zu verlassen, Schmerz und Angst vor Schmerz, Kahlköpfigkeit und vieles andere.

Wir müssen barmherzig sein miteinander, ja. Wir wissen, daß wir Menschen, die gerade erst ihre Krebsdiagnose erhalten haben, nicht mit anderen zusammenbringen sollten, die den gleichen Krebs in einem sehr fortgeschrittenen Stadium haben (anderswo geschieht das, und ohne daß man die Menschen auf den Schock vorbereitet). Wir wissen, wie wichtig es ist zu betonen, daß Gesundheit mehr ist als nur körperliche Gesundheit, denn der wahre Erfolg oder Mißerfolg gegenüber dem Krebs bemißt sich daran, wie man sein Leben lebt. Wir wissen, hoffe ich, wie man den Menschen etwas nahebringt, wie man ihnen Türen so öffnet, daß sie sich frei fühlen in ihrer Wahl und wissen, daß wir immer für sie da sein werden, ob sie unsere Vorschläge nun annehmen oder nicht. Wir wissen es, weil wir das Terrain aus eigener Erfahrung kennen. Und das ist es, was an der Cancer Support Community anders ist.»

Seltsam, wenn ich das jetzt lese. Es macht mich so froh, daß Ken sich nun auch Kinder wünscht, aber wer weiß, ob meine Gesundheit das zulassen wird? Aber wie die Zukunft auch aussehen mag, die CSC werde ich wohl immer als mein Kind betrachten. Sie ist etwas Besonderes, und ich bin wie jede vernarrte Mutter stolz auf sie.

Ich schuftete unterdessen an meinem Buch. Eines der Kapitel, «Gesundheit, Ganzheit und Heilung», wurde zusammen mit Treyas Aufsatz unter dem Titel «Machen wir uns selbst krank?» in *New Age* veröffentlicht. Ich möchte wenigstens die Hauptpunkte dieses Essays wiedergeben, da ich hier meine Gedanken über diesen schwierigen Gegenstand formuliert habe, mit dem Treya und ich die letzten drei Jahre gerungen hatten.

1. Eine der Grundaussagen der immerwährenden Philosophie lautet, daß Menschen in der Großen Kette des Seins verwurzelt sind. Das heißt, wir sind Materie, Körper, mentaler Geist, Seele und spiritueller Geist.
2. Bei einer Erkrankung kommt es vor allem darauf an, die Ebene oder die Ebenen zu ermitteln, von der diese Krankheit ausgeht – physisch, emotional, mental oder spirituell.
3. Es ist sehr wichtig, «ebenenadäquate» Verfahren als Haupt-Therapieform (aber nicht unbedingt als einzige Therapieform) anzuwenden: körperliche Interventionen bei körperli-

cher Erkrankung, emotionale Therapie bei emotionalen Störungen, spirituelle Methoden bei spirituellen Krisen und so weiter. Liegt ein Gemisch von Ursachen vor, dann ist ein Gemisch ebenengleicher Behandlungsformen angebracht.

4. Das ist besonders wichtig, denn wenn man eine Krankheit irrtümlich einer höheren Ebene zuschreibt als der, der sie tatsächlich angehört, erzeugt man *Schuldgefühle*; schreibt man sie einer tieferen Ebene zu, erzeugt man *Verzweiflung*. In beiden Fällen wird die Behandlung nicht sehr wirkungsvoll sein, ganz abgesehen davon, daß man dem Patienten auch noch Schuldgefühle oder Verzweiflung aufbürdet, die allein durch die Fehldiagnose entstehen.

Wenn Sie zum Beispiel vom Bus angefahren werden und sich ein Bein brechen, dann ist das ein körperlicher Schaden, der Heilmaßnahmen der entsprechenden Art erfordert: den Knochen einrichten und das Bein eingipsen. Das ist eine «ebenengleiche» Intervention. Man setzt sich in einem solchen Fall nicht auf die Straße und visualisiert das Heilwerden des Beins.

Es ist meiner Meinung nach bei jeder Krankheit gut, sich von unten nach oben vorzuarbeiten. Zuerst hält man nach physischen Ursachen Ausschau und bereinigt sie, so gut man kann. Dann geht man aufwärts zu möglichen emotionalen Ursachen und bereinigt die; dann zu mentalen, dann zu spirituellen.

Das heißt nun nicht, daß Behandlungsformen anderer Ebenen nicht als unterstützende Maßnahmen angebracht sein könnten. Im Falle etwa des gebrochenen Beins können Entspannungstechniken, Visualisationen, Affirmationen, Meditation und bei Bedarf auch Psychotherapie ein Klima schaffen, in dem die Heilung einfach leichter vonstatten geht. Aber aus diesem Umstand darf man nicht schließen, daß der Betreffende sich nur deshalb das Bein gebrochen hat, weil seinem Leben diese psychologischen und spirituellen Aspekte gefehlt hätten. Wer an einer schweren Krankheit leidet, wird sich dadurch vielleicht tiefgreifend ändern, aber daraus folgt nicht, daß er krank wurde, weil ihm das durch die Veränderung Entstandene früher gefehlt hat. Das ist, als wollte man aus der

Wirksamkeit von Aspirin gegen Fieber schließen, daß Fieber durch Aspirinmangel entsteht.

Nun gehen natürlich die meisten Krankheiten nicht von nur einer Ebene aus, denn die Ebenen beeinflussen sich untereinander mehr oder weniger stark. Unsere emotionale, mentale und spirituelle Verfassung ist zweifellos von Bedeutung für das körperliche Krankheits- und Heilungsgeschehen, und jede körperliche Erkrankung kann Auswirkungen auf die höheren Ebenen haben. Ein Beinbruch wird vermutlich auch emotionale und psychische Folgen nach sich ziehen. In der Systemtheorie nennt man das «Aufwärts-Verursachung». Das Umgekehrte, «Abwärts-Verursachung», liegt dann vor, wenn eine höhere Ebene das Geschehen auf einer tieferen beeinflußt.

Die neue Wissenschaft der Psychoneuroimmunologie hat überzeugende Beweise dafür gefunden, daß unsere Gedanken und Gefühle direkte Auswirkungen auf unser Immunsystem haben können. Das ist kein sehr starker, aber immerhin ein erkennbarer Effekt. Für den kleinen, aber nicht unbedeutenden Einfluß des Bewußtseins auf Körper und Immunsystem sind offenbar das innere Bild-Erleben und die Visualisation von besonderer Bedeutung. Wieso gerade Bilder? Sehen wir uns die Große Kette des Seins an: Materie, Empfindung, Wahrnehmung, Impuls, Bild, Symbol, Begriff und so weiter. Wo tauchen die Bilder auf? Genau an der Nahtstelle zwischen dem Physischen und dem Mentalen; sie sind der primitivste Bereich des Mentalen und stellen die Verbindung zum höchsten Aspekt des Körperlichen her. Bilder stellen also die Brücke zwischen dem Mentalen und den Stimmungen, Impulsen und der Bioenergie des Körpers dar. Unsere höheren mentalen Funktionen, Gedanken und Begriffe, sind offenbar – abwärts – in einfache Bilder zu übersetzen, die dann (über Affekt oder Impuls, die nächsttiefere Schicht) einen nicht sehr starken, aber direkten Einfluß auf die Systeme des Körpers ausüben können.

Alles in allem spielt also die psychische Gestimmtheit eine gewisse Rolle bei jeder Erkrankung. Und ich teile die Anschauung, daß man diesen Faktor so gut als irgend möglich ausnutzen sollte. Wo es Spitz auf Knopf steht, kann er vielleicht den Ausschlag geben, aber er bestimmt ganz gewiß nicht allein das Geschehen. Wir müssen vielmehr Faktoren *aller* Ebenen berücksichtigen, denn diese Faktoren – Veranlagung, Lebensweise, Genußgifte, Wohnort, Beruf und Persönlichkeitsstruktur sowie existentielle und spirituelle Faktoren – bilden gemeinsam die Ursache und bestimmen gemeinsam den Verlauf einer körperlichen Erkrankung. Das Herausgreifen irgendeines Faktors unter Vernachlässigung aller übrigen ist eine schreckliche Vereinfachung.

Wo kommt also diese New-Age-Idee her, daß unser Geist *allein* alle körperlichen Krankheiten verursacht und heilt? Schließlich beruft man sich ja hier auf die großen mystischen, spirituellen und transzendenten Traditionen der Welt. Hier, glaube ich, befindet sich das New-Age-Denken auf sehr schwankendem Boden. In ihrem (sehr empfehlenswerten) Buch *Heilung durch Gedankenkraft* führt Jeanne Achterberg dieses Denken auf den Transzendentalismus Emersons und Thoreaus zurück – beziehungsweise auf dessen falsche Auslegung, die man zusammenfassen kann in dem Satz: «Da ich eins bin mit Gott, bin ich der Schöpfer von allem.» Der schlimme Irrtum: Nicht das Selbst, sondern das Ego wird hier mit Gott gleichgesetzt und zum Herrn des Universums erklärt. Ich finde in den mystischen Traditionen nichts, womit eine solche Haltung zu begründen wäre.

Die New-Age-Advokaten selbst behaupten, sie leiteten ihre Gedanken aus dem Karma-Prinzip ab, das besagt, daß unsere gegenwärtigen Lebensumstände auf unser Denken und Handeln in einem früheren Leben zurückzuführen sind. Das ist, wenn wir die buddhistische und hinduistische Anschauung heranziehen, teilweise richtig. Doch selbst wenn es ganz richtig wäre, hätten die New-Age-Leute eine entscheidende Tatsache übersehen: Diesen Traditionen zufolge sind unsere gegenwärtigen Lebensumstände Folge unseres Denkens und Handelns in einem *früheren* Leben, und unser gegenwärtiges Denken und Handeln beeinflußt nicht unser jetziges Leben, sondern das *nächste* Leben, die nächste Inkarnation. Im jetzigen Leben, sagen die Buddhisten, liest du das Buch, das du im vorigen geschrieben hast, und was du jetzt tust, wird erst im nächsten Leben seine Früchte tragen. Jedenfalls erschafft unser gegenwärtiges Denken nicht unsere gegenwärtige Wirklichkeit.

Mir persönlich liegt diese Auffassung von Karma gar nicht. Sie ist ziemlich primitiv und wurde auch von den höheren Schulen des Buddhismus modifiziert (beziehungsweise weitgehend aufgegeben), weil es einfach nicht sinnvoll ist, *alles*, was einem geschieht, auf früheres Handeln zurückzuführen. So sagt Namkhai Norbu, ein Meister des Dzogchen-Buddhismus (näheres dazu siehe S. 387 ff.): «Es gibt Krankheiten, die auf Karma zurückgehen, auf die früheren Lebensumstände des Betreffenden. Es gibt aber auch Krankheiten aufgrund von Energien, die von anderen, von außen kommen. Und es gibt Krankheiten, die durch Ernährung und dergleichen Umstände ausgelöst werden. Dann gibt es noch Krankheiten, die auf Unfälle zurückzuführen sind, und schließlich alle möglichen Krankheiten, die mit der Umwelt in Zusammenhang stehen.» Und meiner Meinung nach gibt weder der primitive Karma-Begriff noch die höher entwickelte Form der Lehre irgend etwas her, womit die New-Age-Vorstellungen zu stützen wären.

Wo also kommen diese Vorstellungen her? Ich will versuchen, sie zu kategorisieren, Theorien über sie zu entwickeln, denn ich halte diese Ideen für gefährlich; sie müssen eingeordnet werden, und sei es auch nur, um weiteres Leiden zu verhindern. Ich denke dabei vor allem an die Wortführer dieser Bewegung, die Seminare abhalten, in denen man angeblich lernt, seine Wirklichkeit selber herzustellen; die in ihren Workshops verbreiten, daß Krebs allein durch unterschwelligen Groll ausgelöst wird; die lehren, daß Armut und Unterdrückung selbstgemacht sind. Sie haben vielleicht gute Absichten, aber sie sind in meinen Augen trotzdem gefährlich, weil sie von den realen Faktoren – zum Beispiel von den physischen, umweltbedingten, rechtlichen, moralischen und sozioökonomischen Zusammenhängen – ablenken, von den Gebieten also, auf denen so dringend etwas geschehen müßte.

Meiner Ansicht nach gehören solche Überzeugungen – vor allem die, daß man seine Wirklichkeit selber herstellt – der zweiten Ebene an. Sie haben alle Kennzeichen des für narzißtische Persönlichkeitsstörungen typischen infantilen und magischen Weltbildes, insbesondere Größenwahn, Allmachtswahn und Narzißmus. Für mich ist die Vorstellung, daß Gedanken die Wirklichkeit nicht nur beeinflussen, sondern erzeugen, ein direktes Zeugnis unvollständiger Ich-Differenzierung oder verwaschener Ich-Grenzen, und das sind Phänomene der zweiten Ebene. Gedanken und Gegenstände sind nicht klar getrennt, und daher können Manipulationen im Denken auf magische Weise die Welt manipulieren.

Ich glaube, daß der westliche Hyperindividualismus die Regression auf magische und narzißtische Stufen begünstigt hat. Außerdem sehen wir in unserer Zeit die Strukturen des gesellschaftlichen Zusammenhalts sich auflösen; dadurch ist der einzelne auf sich selbst zurückgeworfen, und auch das dürfte narzißtische Tendenzen unterstützt haben. Ich stimme mit vielen Psychologen darin überein, daß unter der Oberfläche des Narzißmus die schiere Wut lauert, und ihr Gesicht kann etwa so aussehen: «Ich will dir nichts Böses, ich liebe dich, aber widersprich mir, und du wirst eine Krankheit bekommen, die dich tötet. Stimm mir zu, daß du deine Wirklichkeit selbst erschaffen kannst, und es wird dir besser gehen, du wirst leben.» Das hat keinerlei Grundlage in den mystischen Traditionen der Welt; es hat seine Grundlage in narzißtischen und Borderline-Pathologien.

Ich will keineswegs die ganze Bewegung in Bausch und Bogen verdammen. Sie hat Seiten, die echte mystische und transpersonale Prinzipien (etwa die Bedeutung der Intuition oder die Existenz eines Universalen Bewußtseins) erkennen lassen. Nur zieht eben leider jede *trans*personale Bewegung immer auch *prä*personale Elemente an, einfach weil beide *nicht*personal sind. Und genau diese Verwechslung von prä und trans ist meiner Meinung nach eines der Hauptprobleme der New-Age-Bewegung.

Ein relativ kleiner Anteil von genuin mystischen oder transpersonalen oder transrationalen Elementen und Prinzipien (Ebenen sieben bis neun) zieht Massen von präpersonalen, magischen und prärationalen Elementen (Ebenen eins bis vier) an, einfach weil beide nichtrational, nichtkonventionell und nichtorthodox (Ebenen fünf und sechs) aussehen. Und diese präpersonalen und prärationalen Elemente berufen sich dann auf etwas «Höheres», während sie in Wirklichkeit, mir bleibt leider kein anderer Schluß, nur ihre Eigeninteressen und Vorurteile rationalisieren. Ihre Hinwendung zur transpersonalen Mystik ist, wie Jack Engler gezeigt hat, nicht mehr als eine Rationalisierung ihrer präpersonalen Neigungen – die klassische «Prä/trans-Verwechslung».

Ich bin mit William Irwin Thompson der Meinung, daß die New-Age-Bewegung zu etwa 20 Prozent transpersonal (transzendent und genuin mystisch) und zu etwa 80 Prozent präpersonal (magisch und narzißtisch) ist. Man erkennt die transpersonalen Elemente meist daran, daß sie es nicht gern hören, wenn sie der New-Age-Bewegung zugerechnet werden. Es ist an ihnen so wenig «Neues» wie an der immerwährenden Philosophie.

In der Transpersonalen Psychologie haben wir uns ständig so behutsam wie möglich mit diesen präpersonalen Strömungen auseinanderzusetzen, denn sie bringen das ganze Feld in den Ruf, ein bißchen verstiegen, wenn nicht gar spinnert zu sein. Wir haben nichts gegen präpersonale Anschauungen; wir haben nur unsere Schwierigkeiten, wenn wir aufgefordert werden, diese Anschauungen als transpersonal zu akzeptieren.

Unsere eher «verstiegenen» Freunde werden dann ziemlich böse auf uns, weil sie meist denken, daß es nur zwei Lager in der Welt gibt: rational und nichtrational; und sie möchten halt gern, daß wir uns ihnen *gegen* die Rationalisten anschließen. Tatsächlich gibt es aber drei Lager: prärational, rational und transrational. Und wir stehen den Rationalisten eigentlich näher als den Prärationalisten. Die höheren Ebenen transzendieren die tieferen, schließen sie jedoch ein. Der Geist ist translogisch, nicht alogisch; er nimmt die Logik an und geht dann über sie hinaus, aber er weist sie nicht von vornherein zurück. Jede transpersonale Aussage muß der Logik standhalten können; erst dann darf sie die Logik und was sie an weiterer Einsicht bringt hinter sich lassen. Der Buddhismus etwa ist ein extrem rationales System, und zwar eben *weil* es ihm letztlich um das intuitive Gewahrsein geht. Manche der eher «verstiegenen» Trends, es muß leider gesagt werden, gehen nicht über die Logik hinaus, sondern bleiben hinter ihr zurück.

Wir versuchen also, die echten, universalen, «laborgeprüften» Elemente der mystischen Entwicklung von den magischen und narzißtischen, also eher durch persönliche Neigung geprägten Tendenzen zu unterscheiden. Das ist eine schwierige, manchmal verzwickte Aufgabe, und wir finden nicht immer gleich den richtigen Ansatz. Führend auf diesem Gebiet sind Jack Engler, Daniel Brown, Roger Walsh, William Irwin Thompson und Jeremy Hayward.

An den Schluß dieser Erörterung möchte ich noch einmal mein eigentliches Anliegen stellen: Bestimmen Sie bei jeder Krankheit so genau wie irgend möglich die Herkunftsebenen aller Komponenten der Krankheit, und wenden Sie dann ebenengleiche Behandlungsverfahren an. Wenn Sie die Ebenen einigermaßen richtig bestimmen, werden Sie auch die Therapien mit den größten Heilungsaussichten finden; wenn nicht, werden Sie vor allem Schuldgefühle und Verzweiflung erzeugen.

«Sie sind eigentlich sehr schön, nicht wahr?» sage ich. «Diese Bilder, meine ich, diese Ideen. Sie wirken lebendig, bewußt. Sind sie's?»

«Hier entlang, bitte.»

*«Augenblick noch. Kann ich nicht mal da reingehen? Das ist zwar verrückt, aber, ich weiß nicht, es sieht so aus, als wären da in diesem Zimmer alle Antworten auf alle Fragen, die ich je gehabt habe. Ich meine, sieh dir das doch an, all diese Ideen, und alle lebendig. Jetzt komm schon, ich bin Philosoph.» Mir ist wohl bewußt, wie über alle Maßen albern das klingt. «Und überhaupt, wann kriegt man schon mal so eine Gelegenheit? Wenn ich sowieso in diesem Traum verlorengehe, kann ich das doch auch noch mitnehmen.» Sind das wirklich meine Worte?*Da *reingehen? Und doch, da sind sie, all diese Ideen, so lockend, so bereit, sich zu erschließen. Solche Ideen, denke ich, findet man wirklich nicht überall einfach so herumliegen.*

«Du suchst Estrella, nicht wahr?»

«Treya? Was weißt du von ihr? Hast du sie gesehen?»

«Hier entlang, bitte.»

«Ich gehe überhaupt nirgendwo mehr hin in diesem blöden Laden, wenn du mir nicht sagst, was hier gespielt wird.»

«Bitte, du mußt mitkommen. Bitte.»

Als der Termin für Treyas nächste Von-Kopf-bis-Fuß-Untersuchung heranrückte, waren wir wohl beide ein wenig nervös, vor allem wegen dieser ominösen Träume. Ein zusätzliches Knochenszintigramm ergab ... nichts!

Bekam die Ergebnisse meiner jährlichen Untersuchung: Das erstemal, daß ich ein volles Jahr ohne Rückfall überstanden habe. Finde ich herrlich. Aber ich will nicht zu sehr auf die körperliche Seite schauen, denn wenn ich Gesundheit nur so definiere, was dann, wenn ich doch wieder einen Rückfall erleide? Habe ich dann versagt?

Tatsache ist, daß mein Leben sich auch ohne diese Ergebnisse gesund und ganz anfühlt. Ich bin so überreich beschenkt. Mit Ken herumstromern, die Verbindung zur Erde neu entdecken, in meinem kleinen Garten werkeln, Glasarbeiten – und das Köstlichste von allem, die Reinheit des Neugeborenen, Treya, Künstlerin, in Frieden und erdverbunden. Meine Wurzeln reichen tief ...

Ich mache weiter mit meiner Liebeskreis-Visualisation, an manchen Tagen mehrmals; dabei sehe ich mich von Menschen umgeben, die mich lieben, und atme ihre Liebe ein. Das war anfangs schwierig für mich, aber es wird immer leichter. Vor zwei Nächten hatte ich einen Traum, bei weitem der positivste Traum von mir selbst, den ich je hatte. Ein paar Freunde haben eine große Party für mich gegeben, und von allen Seiten hörte ich immer nur, wie wunderbar ich sei. Es fiel mir überhaupt nicht schwer, das alles anzunehmen; kein bescheidenes Abwehren, nicht einmal der heimliche Vorbehalt, daß ich selber mich nicht so sehe.

Bei meiner Liebeskreis-Visualisation stelle ich mir die Liebe um mich her manchmal als goldenes Licht vor. Einmal stellte ich mir ein sehr tiefes, sehr goldenes Licht vor; dann bemerkte ich eine dünne blaue Linie dicht um meinen Körper und erkannte sie als meine Traurigkeit über die schweren Zeiten, die Ken und ich durchmachen mußten. Plötzlich vermischten sich die beiden Lichter zu einem sehr klaren, hellen Grün – bebend, elektrisch, machtvoll. Fühlte mich umspült von diesem Licht und spürte die Liebe eher in mir als außerhalb. Dabei das Gefühl: Das wird jetzt immer so bleiben.

Ich habe mehrere Affirmationen. Zur Zeit ist es: «Das Universum entfaltet sich in Vollkommenheit.» Es geht für mich immer um Vertrauen – und Kontrolle. Diese Affirmation zeigt mir auch meine «Versäumnisse» in einem anderen Licht; ich weiß, was sie mich gelehrt haben, und daß ich das Gelernte nie wieder vergessen werde.

All das nenne ich das Immunsystem des Geistes. Die T- und B-Zellen und die weißen Blutkörperchen dieses Systems sind positives Denken, Meditation, Affirmationen, Sangha, Dharma, Barmherzigkeit und Freundlichkeit. Wenn sie zusammen 20 Prozent des körperlichen Krankheitsprozesses ausmachen, dann will ich diese 20 Prozent aber ganz!

Meine zweite Meditation ist jetzt Tonglen. Als ich damit vor fast einem Jahr anfing, kam als erstes die Sache mit Ken und Tahoe in mir hoch. Ich dachte, ich würde traurig oder böse oder bitter werden; statt dessen war da nichts als Verstehen und Mitgefühl, nichts als Erbarmen. Für alles, was Ken und ich in dieser Zeit zu ertragen hatten, für all den Streit und die Kämpfe und die Angst. Mich überraschte dieses Gefühl ein wenig, dieses weiche Einverständnis mit diesen beiden verwundeten, gequälten, entsetzten Menschen, die sich bemühten, ihr Bestes zu geben. Tonglen scheint alle Bitterkeit fortgespült zu haben. Wenn ich jetzt übe, erlebe ich ein Gefühl der tiefen Verbundenheit mit allen Lebewesen. Ich fühle mich nicht mehr vereinzelt, nicht mehr allein. Statt Furcht jetzt tiefer Friede, tiefe Ruhe.

Und manchmal sitze ich einfach, wie im Zazen, mit einem Gefühl von Offenheit und Weite – wie der Himmel. Immer wieder komme ich auf Suzuki Roshis Ansatz zurück: Daß ich meditiere, ist nichts weiter als Ausdruck von etwas in mir, das sich einfach als ein Opfer von Zeit und Aufmerksamkeit bekunden möchte. Ich empfinde es wie eine Opfergabe an eine höhere Macht. Ich sitze also in der Haltung des Opferns – ein Opfer, das einen geheimnisvollen Teil meiner selbst, den ich nicht beschreiben kann, befriedigt und zugleich bestätigt. Was sich an Veränderungen einstellen mag, ist nicht gesucht, und wenn nichts sich ändert, ist es auch recht. Das Opfer bleibt, und das Gefühl des Friedens stellt sich mit dem Darbringen der Opfergabe ein.

Und der Krebs? Manchmal ist sie für Momente wieder da, die

Frage, wie es wäre, wieder im Krankenhaus zu sein, und ob ich dann wohl noch einmal die Chemo machen würde, aber ich beschäftige mich nicht mehr zwanghaft damit. Krebs ist eher ein Hintergrundphänomen geworden. Aber ich nehme das nicht länger als ein «Zeichen», für was auch immer. Habe zu viele Geschichten von Menschen gehört, die fünf Jahre symptomfrei waren, sich schon für geheilt hielten und dann Knochenmetastasen oder ähnliches hatten. Trotzdem: Schön, daß der Krebs nicht mehr als dräuendes Schreckgespenst vor mir steht.

In den Monaten nach der Untersuchung keimte in uns die Hoffnung, es könnte doch noch so etwas wie Normalität in unser Leben einkehren. Wir waren sehr glücklich darüber, wir wagten an Zukunft zu denken. Ich schrieb nicht nur, sondern nahm auch meine Meditation wieder auf, Zazen in Kombination mit dem, was wir von Kalu Rinpoche gelernt hatten, Tonglen und die Gottheitsmeditation.

Vor allem der Tonglen-Übung verdanke ich, daß meine Furcht vor Angst und Depression aufhörte. Sooft sich derartiges regte, atmete ich tief ein mit dem Gedanken: «Möge ich all diese Furcht in mich aufnehmen», und dann ließ ich sie mit dem Ausatmen los. Ich ließ mich auf meine Zustände ein und schreckte immer seltener angstvoll oder verärgert vor ihnen zurück. Eigentlich verdaute ich jetzt die schmerzhaften Erfahrungen der vergangenen drei Jahre, die ich damals nicht verdauen konnte oder wollte.

Das Weihnachtsfest verbrachten Treya und ich wie die letzten vier Jahre wieder in Laredo. Es war eine schöne Zeit; alle hatten bei ihren guten Vorsätzen fürs neue Jahr den Gedanken an Treyas makellose Gesundheit im Herzen.

Als wir wieder in Boulder waren, bemerkte Treya in der linken Hälfte ihres Gesichtsfeldes eine besonders störende Welligkeit, die nicht weggehen wollte. Schon seit etwa einem Monat war ihr dieses Phänomen hin und wieder aufgefallen, aber jetzt wollte es sich offenbar hartnäckig halten.

Wir konsultierten unseren Onkologen in Denver, der gleich alles für eine Dünnschicht-Computertomographie des Gehirns in die

Wege leitete. Ich saß im Warteraum. Nach einer Weile kam der Arzt herein und nahm mich beiseite. «Sieht so aus, als hätte sie zwei oder drei Gehirntumoren», sagte er. «Einer sogar ziemlich groß, vielleicht drei Zentimeter. Wir werden uns die Lunge auch mal ansehen.»

«Haben Sie es Treya schon gesagt?» Der Schock ist völlig abgeblockt. Ich rede über irgendwen, nicht über Treya.

«Nein, noch nicht. Warten wir, bis die Lungenbilder da sind.»

Ich sitze da und blicke völlig leer vor mich hin. Gehirntumoren? *Gehirn*tumoren? Gehirntumoren . . . sind . . . gefährlich.

«Sie hat Tumoren in beiden Lungenflügeln, vielleicht ein Dutzend insgesamt. Ich bin so erschüttert wie Sie. Es wird besser sein, es ihr morgen früh in meiner Praxis zu sagen. Sagen Sie ihr jetzt bitte überhaupt nichts. Ich möchte alle Informationen für sie beisammen haben.»

Ich bin so entsetzt, so froststarr, daß ich nicht daran denke zu sagen: «He, Moment mal, so läuft das bei uns nicht. Ich sage es ihr jetzt gleich. Dieser Quatsch kommt bei uns *überhaupt* nicht in Frage.» Nein, ich nicke einfach dumpf und sage: «Was? Oh, ja ja, gut, o.k.»

Die Heimfahrt ist ein Alptraum.

«Eigentlich glaube ich nicht, daß da irgendwas ist. Ich bin völlig klar, und ich fühle mich gut, wirklich. Hat wahrscheinlich einfach mit dem Diabetes zu tun. Wir werden ein schönes Leben miteinander haben, Lieber, schau nicht so bekümmert drein. Was meinst du?»

Was ich meine? Daß ich diesen Arzt umbringen werde. Ich würde Treya so gern alles sagen, aber jetzt geht es nicht mehr. Mir wird speiübel, wenn ich daran denke, was da auf sie zukommt. Gott, wenn wenigstens Tonglen jetzt funktionieren würde! Ich würde die Augen schließen und ihren (jetzt sehr wahrscheinlich gewordenen) Tod mit solcher Gewalt in mich einsaugen, daß ich auf der Stelle verpuffen und diesen verdammten Krebs mit in die kosmische Leere reißen würde. Meine Liebe zu Treya und mein Haß auf diesen Arzt wuchsen gleichzeitig ins Unermeßliche.

Zu Hause verschwand ich sofort im Bad und mußte mich übergeben. Später gingen wir ins Kino, und danach rief Treya den Arzt an und erfuhr alles.

Meine erste Reaktion war Wut, absolute, totale, schiere, überwältigende Wut! Wie ist das möglich? Ich hab doch alles getan! Wie ist das möglich? Gottverdammter Mist! Ich empfand keine Angst, ich war einfach stinkwütend. Ich trat gegen die Möbel, warf mit Gegenständen, schrie. Wut, Empörung. Und das würde ich mir nicht nehmen lassen, es war genau die richtige Reaktion. Sauer bin ich. Und kämpfen will ich, jetzt erst recht! In meinen Visualisationen verwandeln sich die Ritter in mörderische Piranhas.

Wir verständigten Angehörige und Freunde, und am nächsten Tag begann unsere wilde Suche nach Therapien – welche auch immer und wo auch immer –, die in einem derart aggressiven und fortgeschrittenen Fall noch Erfolg versprachen. Ernsthaft erwog Treya ungefähr zwei Dutzend Ansätze, darunter Burzynski, Revici, Burton, die Janker-Klinik (Deutschland), Kelley/Gonzales, American Biologics, Livingston-Wheeler, Hans Nieper (Deutschland), die Steiner-Lucas-Klinik (Schweiz), Gerson (Mexiko).

Nach der Wut kamen ein paar Tage der Resignation und Traurigkeit. Manchmal schluchzte ich Stunde um Stunde in Kens Armen. Ich fühlte mich völlig auseinanderfallen, zum erstenmal seit Jahren. Bedauern, Selbstvorwürfe, ich hätte mehr tun können, habe ich genug getan? Ich dachte an all das, was mir jetzt wohl genommen wurde: Kunst, Skifahren, alt werden unter Angehörigen und Freunden, Ken, Kens Kind. Wie gern würde ich mit all meinen wunderbaren Freunden alt werden. Ich werde – ich kann es kaum hinschreiben –, ich werde nie ein Kind von Ken haben können. Ken, ich möchte ein Leben lang bei ihm sein, ich möchte ihn nicht alleinlassen. Ich möchte kuscheln mit ihm, Jahr für Jahr für Jahr. Er wird allein sein. Wird er jemanden finden? Er könnte in Kalu Rinpoches Drei-Jahre-Retreat gehen. Schon besser.

Eben geboren, und nun soll ich doch nicht hier sein.

Von den vielen Alternativen kamen nur ein paar ernsthaft in Betracht: Amerikanische Standardtherapie, und das hieß Adriamycin; aggressive amerikanische Therapie, wie von Bloomenschein empfohlen; und die höchst aggressive Therapie der Janker-Klinik in Deutschland. Die erste Option erläuterte uns Dr. Dick Cohen, der mit Vicky befreundet und auch der CSC verbunden war. Zu seinem Behandlungsplan gehörte niedrig dosiertes Adriamycin, über einen langen Zeitraum gegeben; als statistischen Mittelwert bis zum Therapieversagen konnte er uns vierzehn Monate bieten. Aber Treya wollte einfach kein Adria mehr – nicht weil sie es nicht vertrug, sondern weil sie ganz für sich das Gefühl hatte, daß es bei ihrem Krebs nicht wirkte.

Die Janker-Klinik ist weltberühmt für ihre Kurzzeit-Chemotherapie mit sehr hohen Dosen; diese Therapie ist derart aggressiv, daß die Patienten mitunter nur mit künstlichen Mitteln am Leben zu erhalten sind. Hin und wieder taucht die Klinik zusammen mit Namen wie Bob Marley oder Yul Brynner in den Medien auf. Nach veröffentlichten (aber nicht wissenschaftlich verifizierten) Berichten soll die Janker-Klinik eine Remissionsrate von sage und schreibe 70 Prozent vorzuweisen haben, und das auch noch bei Patienten, die im allgemeinen erst dorthin kommen, wenn sie alles andere schon versucht haben. Amerikanische Ärzte behaupten, die Remissionen seien extrem kurzlebig, und bei einem Rückfall führe die Krankheit dann sehr schnell zum Tod.

Bloomenschein gab Treya eine Reihe von Empfehlungen, die wohl jeder mittelamerikanische Diktator alles in allem als grausam und phantastisch eingestuft hätte. Am Schluß sagte er: «Ich bitte Sie, meine Liebe, gehen Sie nicht nach Deutschland.» Aber die Zahlen, die er uns nannte, sagten: vielleicht ein Jahr, mit viel Glück.

Hör doch nur, wie die Vögel singen!

Edith? Hi, hier ist Ken Wilber.»

«Ken! Wie geht es Ihnen? Wie schön, Ihre Stimme zu hören.»

«Edith, wir haben schlechte Neuigkeiten, leider. Treya hat einen sehr schlimmen Rückfall, diesmal sind Lunge und Gehirn betroffen.»

«O wie furchtbar. Ach, das tut mir so leid, Ken.»

«Edith, Sie werden nicht erraten, woher ich anrufe. Und noch was, Edith: Wir könnten Hilfe gebrauchen.»

Kaum zu glauben, jetzt bin ich schon zehn Tage in diesem Krankenhaus, und die Chemotherapie hat immer noch nicht angefangen. Wir sind am Montag in Bonn angekommen, waren Montag abend zum Essen aus, und Dienstag früh habe ich mich schon ziemlich komisch gefühlt. Am Nachmittag dann in die Klinik, und da hatte sich die Erkältung schon voll entwickelt, 39,8 Fieber. Ich habe sie immer noch nicht ganz überwunden, und sie können wegen der Gefahr einer Lungenentzündung nicht mit der Chemotherapie anfangen.

In der ersten Nacht hier war ich mit zwei anderen Frauen zusammen in einem Zimmer, beide Deutsche, beide sehr nett, aber beide sprachen kein Englisch. Aber die eine hat die ganze Nacht geschnarcht, und die andere hat wohl gemeint, sie müsse nur noch mehr Deutsch sprechen, dann würde ich sie vielleicht verstehen; es war praktisch eine ständige Berieselung, zumal sie auch die ganze Nacht lang immer wieder mal Selbstgespräche führte.

Irgendwie hat es Dr. Scheef, der Leiter der Klinik, dann doch fertiggebracht, mir ein Einzelzimmer zu verschaffen (es gibt im ganzen Haus nur zwei oder drei), und seitdem fühle ich mich wie im siebten Himmel. Es ist sehr klein, wirklich winzig (3 × 5), aber herrlich.

Überrascht hat mich, daß so wenige der Schwestern Englisch sprechen. Einige können ein bißchen, aber keine spricht es fließend und die meisten gar nicht. Ich schäme mich ein wenig, weil ich kein Deutsch kann; als kleine Entschuldigung weise ich immer wieder darauf hin, daß ich Französisch und Spanisch beherrsche.

Am ersten Abend entführte die redselige deutsche Dame Ken und mich nach unten in die Cafeteria; Abendessen gibt es hier zwischen Viertel vor fünf und halb sechs. Das Essen ist zum Weglaufen. Zum Frühstück und Abendessen gibt es meistens Aufschnitt – Käse, Schinken, Fleisch, Wurst, dazu verschiedene Sorten Weizenbrot, die für mich tabu sind wegen meines Diabetes. Zu Mittag gibt es manchmal gekochtes Fleisch mit Kartoffeln. Das ist schon die ganze Auswahl, und für mich kommt davon überhaupt nichts in Frage. Was ist das bloß mit der Krankenhauskost überall auf der Welt? Ken sinniert, wer wohl mehr Menschen auf dem Gewissen hat, die Krankenhausärzte oder die Krankenhausköche.

An diesem ersten Abend in der Cafeteria fiel mir eine attraktive jüngere Frau auf, die eine wirklich hübsche Perücke und darüber eine niedliche Mütze trug. Sie sprach ein wenig Englisch, also fragte ich sie über ihre Perücke aus, da ich ja bald selber eine brauchen würde. Danach, ich hatte ja bisher noch keinerlei Kommunikation zustande gebracht, fragte ich sie nach dem deutschen Wort für unsere Krankheit. *Mütze* lautete die Information. Aha, und hat hier jeder *Mütze*? Ja, sagte sie, und machte eine Handbewegung zu all den anderen Leuten im Speiseraum hin. Und was für eine Art von *Mütze* haben Sie? fragte ich. Na, sagte sie, eine weiß-blaue. Ich wagte nicht, der Sache weiter auf den Grund zu gehen. Erst am nächsten Tag erfuhr ich, was *Mütze* ist.

Treya und ich hatten einiges über Bonn gelesen und daraufhin eine öde, verrußte Industriestadt erwartet. Aber das einzig Trübe an Bonn war das Wetter. Ansonsten war es eine in vieler Hinsicht durchaus schöne Stadt mit ihren Sehenswürdigkeiten, der großen Fußgängerzone im Zentrum und dem herrlichen Rhein. Vom Hauptbahnhof war es nicht weit bis zur Klinik und von da aus wieder nicht weit bis zum Hotel Kurfürstenhof, wo ich wohnte, gerade noch im Zentrum.

Vier Monate lang sollte ich auf gepflasterten Wegen und Straßen die Innenstadt durchstreifen; sämtliche englischsprechenden Taxifahrer, Kellnerinnen und Ladenbesitzer gehörten bald zu meinem Bekanntenkreis. Sie alle nahmen Anteil an Treyas Geschichte, erkundigten sich nach ihr – «Undt how iss dear Trey- jah?» –, viele besuchten sie sogar mit Blumen und Süßigkeiten in der Klinik. Treya sagte, sie habe das Gefühl, halb Bonn verfolge ihre Fortschritte.

Und in Bonn sollte ich auch meine letzte Krise erleben, was Treyas Lage und meine Rolle als Helfer anging. Ich hatte – von Seymour bis Tonglen – redlich daran gearbeitet, die ganz schwere Zeit aufzuarbeiten, zu verdauen und zu akzeptieren. Aber es gab noch ein paar ungelöste Punkte – meine Entscheidungen, meine Kleingläubigkeit und die nicht mehr wegzuschiebende Möglichkeit, daß Treya sterben könnte. Es spitzte sich erbarmungslos zu, und dann kamen drei Tage, in denen alles aufbrach, in denen ich selbst aufgebrochen wurde. Das Herz brach mir da, für Treya und für mich.

Aber einstweilen gab es noch so viel zu organisieren. Unser unmittelbares Problem war Treyas Erkältung. Die Spezialität der Klinik ist Chemotherapie bei gleichzeitiger Bestrahlung als eine Art Rechts-links-Kombination, die den Gegner k. o. schlagen soll. Die Erkältung verhinderte die Chemotherapie wegen der Gefahr einer Lungenentzündung. In den Staaten hatte man uns gesagt, der Gehirntumor werde unbehandelt innerhalb von sechs Monaten zum Tod führen. Die Klinik mußte etwas unternehmen, und zwar schnell, und so fingen sie schon mal mit der Strahlentherapie an und warteten weiter darauf, daß die Temperatur sank und die Zahl der weißen Blutkörperchen stieg.

Ich wanderte die nächsten Tage ein wenig benebelt umher, weil meine Temperatur so hoch war. Sie hatten mich auf Sulfonamide gesetzt, aber das schlug nicht so recht an. Von Ken gestützt gehe ich die Gänge auf und ab, er kocht in meinem Zimmer für mich, kümmert sich um meine medizinische Versorgung, schirmt mich ab. Jeden Morgen kauft er auf dem Markt frisches Gemüse ein. Er hat eine Kochplatte besorgt und einen Topf zum Suppekochen und sogar einen Hometrainer, den ich wegen meines Diabetes brauche. Er bringt mir auch kleine Pflanzen und Blumen mit und Kreuze für meinen Altar. Mit den Lebensmitteln und Blumen und dem Altar und dem Hometrainer ist mein Zimmer voll! Alles in allem bin ich zwar schwach und benommen, aber relativ zufrieden.

Soweit wir Scheef verstehen, werden die Überwärmungstherapie und die Bestrahlung des Gehirns weitergehen; beide sind schmerzlos und nehmen etwa eine halbe Stunde pro Tag in Anspruch. Sobald wir mit der hochdosierten Chemotherapie anfangen, von der wir so viel (meist Unerfreuliches) gehört haben, wird jeder Behandlungsabschnitt fünf Tage dauern. Am achten oder neunten Tag wird mein Körper seinen Tiefpunkt erreichen. Wenn meine Leukozytenzahl unter 1000 fällt, muß ich in der Klinik bleiben; ist sie unter 100, brauche ich Knochenmarksinjektionen. Am fünfzehnten Tag werden Gehirn und Lunge untersucht, um den Erfolg festzustellen. Zwischen den Behandlungen, drei werden es sein, habe ich jeweils zwei bis drei Wochen frei.

Unter der Belastung durch das hohe Fieber und die Infektion stellte Treyas Bauchspeicheldrüse die Insulinproduktion ganz ein.

Ken und ich gehen ganz langsam den Gang hinunter, weil mir so schwindlig und übel ist. Meine Temperatur ist hoch, der Blutzucker noch höher. Fünf Tage lang und gegen Kens Einwände habe ich versucht, den Blutzucker auf dem Hometrainer in den Griff zu bekommen. Aber es ging nicht. Ich habe acht Pfund abgenommen, acht Pfund, die ich durchaus nicht übrig hatte. Konnte kaum noch auf der Seite liegen, weil ich so knochig geworden bin. Das hat mir ziemlich zugesetzt. Manchmal geht hier alles ein bißchen sehr langsam. Ken hat einen ziemlichen Wirbel gemacht, und jetzt haben sie mich endlich auf Insulin gesetzt. Ich fing an zu essen, um wieder zuzunehmen.

Beim Einstellen der richtigen Insulindosis hatte ich meine erste Insulinreaktion. Mein Herz schlug wie wild, ich zitterte am ganzen Körper, und die Messung ergab, daß mein Blutzucker auf 50 runter war. Bei 25 kann der Insulinschock einsetzen. Ken war Gott sei Dank da, und um den Schwestern nicht erst umständlich erklären zu müssen, was los war, rannte er gleich selber in die Cafeteria und holte Würfelzucker. Bei der nächsten Überprüfung war der Blutzucker auf 33. Aber zwanzig Minuten später war er wieder auf 50, dann 97. Ah, das Auf und Ab des Lebens in Zimmer 228 ...

Die Tage zogen sich hin, und wir warteten, daß die Infektion abklang. Im Hintergrund stets der Gedanke an die «Killer-Chemo», die ja noch bevorstand, ein Gegner, den man sich zwar vorstellen konnte, den man aber nicht zu sehen bekam – schreckliche Situation! Zum Glück kam dann Kati und konnte einiges von unserer Spannung abfangen – wahrlich ein Geschenk des Himmels. Mit ihrer Hilfe fanden Treya und ich zu einem gewissen Gleichmut und sogar zu Humor zurück.

Und natürlich Edith. Ich empfing sie am Klinikeingang und führte sie nach oben ins Zimmer 228. Es war offenbar Liebe auf den ersten Blick, das war nicht einmal mir zuteil geworden. Augenblicklich rastete etwas ein, die Freundschaft schien schon besiegelt. Aber ich kannte das schon. Bereits mehr als einmal war ich von einem Moment zum andern Nebensache gewesen, während *meine* Freunde sich in Treya verliebten.

Es gab manch erfreuliches Zusammensein mit Edith und ihrem Mann Rolf, einem recht bekannten Politologen, den ich sofort ins Herz schloß. Rolf, vereinigte in sich all die Eigenschaften, die ich an Europäern bewundere: kultiviert, geistreich, intelligent, überaus belesen, von großer Erkenntniskraft, aber sanftem Wesen und Auftreten. Aber was alles so viel besser machte, war Ediths Gegenwart, und jeder von unseren Angehörigen und Freunden, der sie kennenlernte, war augenblicklich seiner Sorgen um uns arme, irgendwo in Deutschland verschollene Kinder ledig – Edith war ja da!

Während ich sanft den Flur entlanggezogen werde, auf das vierte

Zimmer zu, frage ich mich, wie diese Gestalt an meinem Arm ziehen kann, wo sie doch ansonsten nur ein Nichtvorhandensein, ein Nichts zu sein scheint. Wie kann ein Nichts an einem Etwas ziehen? Es sei denn – und dieser Gedanke verblüfft mich –

«Was siehst du?»

«Was? Ich? Was ich sehe?» Ich wende langsam den Blick ins Zimmer. Ich weiß schon, daß mich da etwas Haarsträubendes erwartet, aber was ich dann sehe, ist weniger haarsträubend als vielmehr atemberaubend, absolut atemberaubend. Ich stehe minutenlang in kindlichem Staunen da.

«Und jetzt gehen wir hinein, ja?»

Immer noch keine Chemotherapie. Aber komisch: Da liege ich nun einfach im Krankenhaus und warte, aber Zeit habe ich eigentlich trotzdem keine. Ich schreibe Briefe, lese Romane, lese meine spirituellen Bücher – im Moment ist es gerade Stephen Levines *Healing into Life and Death* –, meditiere, strample auf dem Hometrainer, beantworte meine Post, schreibe Tagebuch, empfange Besuche, mache meine künstlerische Arbeit. Wirklich zu komisch. Ein Beweis dafür, daß die Zeit nie reicht. Dieser Gedanke berührt mich sehr seltsam; ganz sicher werde ich in diesem Leben nicht genug Zeit haben. Manchmal empfinde ich sehr positiv, aber es beschleicht mich auch der Gedanke, daß es vielleicht doch sein könnte, daß ich in einem Jahr schon tot bin.

Kam eben aus meinem Zimmer und traf auf eine Gruppe von Leuten, die alle ziemlich verheult aussahen. Wer weiß, welche Hiobsbotschaft sie gerade über einen Verwandten oder Freund erhalten haben. So traurig. Ein junger Mann umarmt eine Frau, beide mit rot verschwollenen Augen. Eine andere Frau, drüben am Tisch, umarmt eine Frau in grünem Morgenmantel, vielleicht die Kranke – beide weinen. Drei andere Leute sitzen am Tisch, die Augen rot und dick. Die erste Edle Wahrheit: die Wahrheit vom Leiden.

Ich bin durch mit der *Newsweek*-Nummer über das Recht zu sterben. Das hat mich schon lange interessiert, sogar als ich noch gesund war. All die Zeit, all das Geld, das es kostet, Menschen um jeden Preis am Leben zu erhalten, und dann das unendliche Leiden dieser Menschen, die zwar noch irgendwie lebendig sind, aber nichts mehr haben, was das Leben lebenswert machen könnte. Ich hoffe sehr, daß ich, wenn meine Zeit kommt, so sterben kann, wie es die Hospiz-Bewegung fordert – ohne übertriebene Lebenserhaltungsmaßnahmen und so schmerzfrei wie möglich. Zu Ken habe ich neulich gesagt, daß ich Scheef vielleicht um ein paar Pillen bitten werde, die ich immer bei mir haben kann, nur um zu wissen, daß sie da sind.

Ich möchte, daß mein Lebenswille stark ist, ich möchte so viel Zeit herausschinden, wie ich kann, und daran muß ich mit vollkommener Sammlung und Hingabe und Klarheit und rechtem Bemühen arbeiten, zugleich aber völlig frei sein von jedem Haften an Resultaten. Schmerz ist nicht Strafe. Tod ist nicht Fehlschlag. Leben ist nicht Lohn.

So schwierig und unangenehm die Umstände auch waren, innerhalb einer Woche nach unserer Ankunft in Bonn hatte Treya zu ihrem stetigen, von Freude überstrahlten Gleichmut zurückgefunden – Ärzte, Schwestern und Besucher staunten immer wieder darüber. Und immer häufiger schauten Leute nur mal so vorbei, um für einen Augenblick in dieser Atmosphäre der Freude sein zu können. Ich fand kaum noch Zeit, mit ihr mal allein zu sein.

Wirklich erstaunlich, wie schnell ich mich von Rückschlägen erhole, wie bereit ich dann bin, mit dem zu leben, was ist. In der ersten Woche nach den letzten Katastrophenmeldungen war ich völlig daneben. Allem, was da kam – Angst, Wut, Traurigkeit –, ließ ich seinen Lauf, und es scheint einfach durch mich hindurchzurauschen, und dann bin ich wieder bei dem, was ist. Wenn jetzt das dran ist, dann eben das. Es fühlt sich wie wirkliches Annehmen an, nicht wie Resignation, aber weiß man's? Halte ich mich vielleicht selbst zum Narren? Diese leise Stimme sagt immer noch: Treya, du solltest in Sorge sein. Aber sie ist schwach geworden, so scheint es. Sie ist da, aber sie hat schon ziemlich Mühe, Zuhörer zu finden.

Und ich fühle mich ja so unglaublich reich beschenkt – mit meiner Familie, mit meinem Mann, mit meinen Freunden. Ich kann es kaum glauben, wie vollkommen mein Leben ist. Abgesehen von diesem verdammten Krebs.

Ich habe zu Ken gesagt, daß ich es selbst nicht verstehe, aber meine Stimmung ist ausgezeichnet, meine Lebensgeister sind ungebrochen, ich genieße das Leben, ich höre so gern die Vögel vor meinem Fenster singen, ich liebe die gegenseitigen Besuche hier in der Klinik. Und die Zeit reicht nicht, um all das zu tun, was ich tun möchte. Ich freue mich auf den Tag und möchte am liebsten, daß er nicht zu Ende geht. Ich verstehe es nicht! Vielleicht erlebe ich das Ende dieses Jahres nicht mehr. Aber hör doch nur, wie die Vögel singen!

Schließlich hieß es, am Montag werde die Chemotherapie beginnen. Der Tag kam. Ich saß ziemlich unbequem auf dem Hometrainer, Kati in der Ecke. Treya ganz entspannt. Die gelbe Flüssigkeit tropfte langsam in ihren Arm. Zehn Minuten vergingen. Nichts. Zwanzig Minuten. Nichts. Dreißig Minuten. Nichts. Ich weiß nicht, was wir erwarteten – man hatte uns in den Staaten mit grauenhaften Geschichten gefüttert. Es kamen auch schon die ersten verstohlenen Abschiedsbriefe; die Leute waren überzeugt, daß die Behandlung Treya umbringen würde. Und es war ja auch wirklich eine hochaggressive Therapie, die Leukozytenzahl fällt bei manchen Patienten bis auf Null ab. Aber die Klinik hat ebenso starke «Rettungs»-Drogen entwickelt, mit denen man die meisten Probleme in Schach halten kann. Das haben die amerikanischen Ärzte uns natürlich nicht gesagt.

Vor Treya stand das Abendessen. Sie erklärte es zu einem Stück Kuchen und begann in aller Ruhe zu essen.

Jetzt sind ein paar Stunden seit der ersten Behandlung vergangen, und ich fühle mich wohl! Ein bißchen schläfrig durch das Medikament gegen die Übelkeit, aber ich kann es kaum fassen, wieviel leichter als Adriamycin das hier ist. Ich habe gegessen, während der Tropf lief . . .

Nächster Tag, zweite Behandlung, und wieder fühle ich mich bestens. Fünfzig Minuten auf dem Hometrainer. Den Umgang mit den Rettungsdrogen beherrschen sie hier offenbar total. Bravo! Bravo! Bravo! Aber ganz schön sauer bin ich auf all diese amerikanischen Ärzte, die einen mit ihren sadistischen Geschichten vollblasen, aber von der Therapie selbst keine Ahnung haben. Na, egal – Ende gut, alles gut. Jedenfalls fühle ich mich ganz normal, richtig gesund. Kleinigkeit!

Janker-Klinik
26. März 1988

Liebe Freunde,

ich kann kaum sagen, wie dankbar ich jedem von Euch bin für all die wunderbaren und originellen Karten, die Briefe, die Anrufe ... es ist herrlich, soviel Rückhalt zu haben, so getragen zu sein.

Auch hier vor Ort habe ich natürlich Hilfe und Rückhalt. Da ist zunächst einmal Ken, Der Vollkommene Helfer – eine Aufgabe, die nie leicht ist und häufig ungenügend gewürdigt wird. Er macht Besorgungen für mich, hält meine Hand, unterhält mich, wir führen großartige Gespräche und sind so verliebt, wie man es nur sein kann. Dann meine Familienangehörigen, deren Liebe und Unterstützung ohnegleichen ist. Meine Mutter und mein Vater waren in San Francisco an meiner Seite, als die Knochenmarksentnahme vorgenommen wurde (vorsorglich, um es gegebenenfalls bei späteren Behandlungen zur Verfügung zu haben), meine Schwester Kati war für zehn Tage hier und half uns über die schwierige Zeit der Eingewöhnung hinweg, jetzt sind meine Eltern in Deutschland und wollen eine Autoreise mit uns machen, wenn meine Blutwerte wieder in Ordnung sind, und meine andere Schwester, Tracy, und ihr Mann Michael werden uns in Paris empfangen und dann zur zweiten Behandlungsrunde mit uns nach Bonn kommen. Dann natürlich Kens Eltern, Ken und Lucy, wunderbare, liebevolle Menschen, die mir soviel Rückhalt geben. Dann meine Freunde von der Cancer Support Community, allen voran Vicky, die alles für die Knochenmarksentnahme organisiert und an allen Fronten Informationen gesammelt hat. Und meine Freunde in Aspen und Boulder, meine Findhorn-Freunde, überall, überall ... welch ein Segen, welch ein Reichtum!

Die erste Phase, gleich nach der Ankunft, war ziemlich rauh. Ich bekam eine Erkältung, die dann auch noch drei Wochen gedauert hat. Ich blieb trotzdem im Krankenhaus (auch wegen der täglichen Strahlentherapie), weil ich befürchtete, sonst zu Beginn der eigentlichen Therapie vielleicht kein Zimmer zu bekommen, wenn ich dieses jetzt aufgab. Nun ist die Sache richtig angelaufen, und ich habe volles Vertrauen zu Prof. Scheef, dem Leiter der Janker-Klinik. Er ist so voller Energie und Vitalität – und so lustig. Für mich ein recht jugendlicher Nikolaus (graumelierter Bart) mit einem Sack voller Antikrebsgeschenke. Bei den meisten amerikanischen Ärzten ist der Sack kleiner, was zum Teil an der Federal Drug Administration liegt, zum Teil aber wohl auch an einem geradezu dekretierten Desinteresse am gesamten Spektrum der verfügbaren Behandlungsformen. Zum Beispiel: Das Hauptmedikament, das Dr. Scheef bei mir anwendet, heißt Ifosfamid, von ihm selbst entwickelt und entfernt verwandt mit einem Chemotherapeutikum, das in den USA häufig verwendet wird. Scheef arbeitet seit zehn Jahren mit Ifosfamid, und es wurde erst letztes Jahr für den Gebrauch in den USA zugelassen – aber nur gegen Sarkome (obwohl es bei ganz verschiedenen Krebsarten wirkt) und nur in Dosierungen, die weit unter dem liegen, was Dr. Scheef empfiehlt. Zu Hause hätte ich also mit diesem Medikament gar nicht behandelt werden können.

Seit dem 19. Januar, dem Tag, an dem ich von den Metastasen erfuhr, habe ich allerlei verschiedene Zustände durchgemacht – und es fing an mit einem gewaltigen Zorn darüber, daß mir so etwas passiert, daß es überhaupt irgendwem passiert. Das hat ganz entschieden meinen Kampfgeist geweckt, und überhaupt ist meine Moral die ganze Zeit ziemlich ungebrochen geblieben. Und sie ist noch besser, seit ich diese Klinik entdeckt habe . . . Die schwierigste Zeit war eindeutig die Entscheidungsphase.

In alledem bin ich sehr dankbar für meine buddhistische Schulung, vor allem Vipassanā und Tonglen. Auch zum Christentum zieht es mich wieder hin – die Musik und die Rituale und die prachtvollen Kathedralen (die Theologie nicht). Sie berühren mich in einer Weise, wie ich sie von buddhistischen Ritualen nicht kenne. Kommt mir so vor, als erlebte ich jetzt eine Verschmelzung der beiden – das Christentum mit seiner Ausrichtung auf die vertikale Dimension, das Göttliche, und der Buddhismus mit seinem stillen Hinnehmen dessen, was ist, und mit seinem klaren und geraden Pfad, der zur Aufhebung des Leidens führt.

Was die Philosophie angeht, habe ich zwar sowohl mit dem Christentum als auch mit dem Buddhismus meine Probleme, aber wie unbedeutend die doch sind in einer Zeit wie dieser! Wenn ich doch mal wieder daran herumrätsele, denke ich an die Mahnung des Buddha, uns nicht in Fragen zu verrennen, auf die wir doch keine Antworten finden können. Also beharre ich nicht darauf, die beiden unter einen Hut zu bringen. Mir fällt aber auf, daß die christliche Philosophie in einer Situation wie der meinen leicht zu wenig hilfreichen Ansätzen und Fragen führt: Warum passiert mir das, warum passiert es überhaupt, bestraft «Gott» mich, habe ich etwas Unrechtes getan, was kann ich tun, um es wiedergutzumachen, es ist ungerecht, daß Kinder diese schreckliche Krankheit bekommen, warum geschieht guten Menschen Böses, warum läßt Gott diese Dinge geschehen? Aber die Stille einer Kathedrale, Gesänge zur Orgelmusik, die schlichte, friedvolle Fröhlichkeit der Weihnachtslieder – das berührt mich immer sehr.

Der Buddhismus andererseits ist immer Trost und Hilfe, wenn alles schiefgeht. Er hilft mir, die Dinge einfach anzunehmen, anstatt zu toben und zu wüten oder etwas gewaltsam zurechtrücken zu wollen. Er führt aber nicht zu Passivität, denn es geht hier immer um das rechte Bemühen, jedoch ohne zu begehren und ohne zurückzuweisen. Eigentlich wird das Bemühen sogar leichter, weil ich weniger auf Ergebnisse aus bin, sondern einfach genau betrachte, was geschieht, dann Ziele setze und verfolge und nicht enttäuscht bin, wenn ich sie nicht erreiche.

Aber zurück zur Therapie. Ich werde mit zwei Medikamenten behandelt, Ifosfamid und BCNU. Eine Behandlungseinheit dauert fünf Tage, dabei wird Ifosfamid jeden Tag intravenös gegeben und BCNU am ersten, dritten und fünften Tag. Sie haben hier eine Reihe von Ausgleichsmedikamenten und unterstützenden Maßnahmen entwickelt, durch die man die kurz- und langfristigen Nebenwirkungen um einiges reduzieren kann. Viermal am Tag bekomme ich ein Nierenschutzmittel, dann noch ein anderes Medikament, das ich während und nach der Behandlung erhalte – in doppelter Dosis, wenn meine Leukozyten unter 1000 sinken. Die Mittel gegen die Übelkeit, teils in die Chemo gemischt, teils als Zäpfchen, wirken hervorragend und haben als einzige Nebenwirkung eine leichte Schläfrigkeit zur Folge. Wenn ich daran denke, wie gründlich ich unter Drogen gesetzt werden mußte (und zwar buchstäblich – eines der Mittel war THC, Tetrahydrocannabinol), um diese Adria-Behandlungen auszuhalten, und wie grauenhaft diese ersten acht Stunden trotzdem noch waren ... keine schöne Erinnerung. Das hier war so viel leichter, daß ich es kaum glauben konnte. Als ich es Dr. Scheef sagte, erwiderte er: «Ah, und dabei ist es so viel stärker!»

Und nichts von wegen jahrelange Chemotherapie. Das hier ist hochdosierte Kurzzeit-Chemo, nur drei Behandlungen, etwa eine pro Monat. Es läuft (immer natürlich in Abhängigkeit von den Blutwerten) ungefähr so: Fünf Tage Chemotherapie, danach zehn bis vierzehn Tage in der Klinik, während die Zahl der weißen Blutkörperchen sinkt (bei einem Amerikaner hier war sie bis auf 200 herunter) und dann wieder steigt. Die ganze Zeit geben sie einem stützende Medikamente, beobachten die Temperatur, erinnern einen daran, daß man sich nach jedem Essen die Zähne putzt und sich den Mund mit einem scheußlich schmeckenden Mundwasser ausspült. Man darf das Krankenhaus verlassen, wenn die Leukozytenzahl 1500 erreicht, und ab 1800 kann man zwischen den Behandlungszyklen sogar auf Reisen gehen. Diese Zeit zwischen den Behandlungen beträgt normalerweise zwei Wochen, aber wenn man drei haben möchte, geht das manchmal auch. Bis zum Beginn der nächsten Behandlung möchten sie die Leukozytenzahl bei 2500 bis 3000 haben.

Was mir hier fehlt, sind die wertvollen Informationen, die man sonst von den anderen Patienten bekommt. Ich kann kein Deutsch, und zur Zeit ist hier außer mir nur noch ein Amerikaner, ein junger Mann namens Bob Doty. Ken und er sind dicke Freunde geworden. Er ist gerade bei der zweiten Behandlung (acht bis zehn Tage Chemotherapie wegen eines relativ seltenen Sarkoms), und ich habe viel von ihm gelernt. Auch die Schwestern sprechen kaum Englisch, deshalb stelle ich für künftige englischsprechende Patienten einen Leitfaden zusammen: wie hier die Abläufe sind, was man zu erwarten hat, die Verpflegung, eine Celsius-Fahrenheit- und eine Kilogramm-Pound-Umrechnungstabelle, die wissenschaftlichen und die amerikanischen Handelsnamen der Medikamente, das Pausenmanagement und so weiter.

Zwei der Menschen, mit denen ich am liebsten zusammen bin, sind Mom und Dad, und zum Glück ist das für Ken auch so. Wir werden unsere zwei Wochen Pause mit ihnen verbringen, durch Deutschland, die Schweiz und Frankreich fahren – am Schluß stehen fünf Tage Paris. Ich habe mit meinen Eltern schon früher solche herrliche Fahrten durch Europa gemacht und freue mich jetzt wirklich darauf. Und diesmal ist es was ganz Besonderes, nämlich Kens erster Europatrip. Bisher hat er nichts weiter als Bonn und Umgebung gesehen . . . und ich kann es kaum erwarten, ihm Paris zu zeigen. Er ist ein Stadtmensch; ich freue mich vor allem auf die Fahrt – wie die Landschaft an einem vorbeizieht, das offene Hügelland, dann enge Täler zwischen hohen Bergen, die Seen, die Felder, die kleinen Dörfer, die Flüsse, immer wieder neue Vegetationsarten und Landschaftsformen – das Land, es hat etwas, was mich mit tiefer Freude erfüllt. Kati, Ken und ich haben am Sonntag vor meiner ersten Behandlung eine Spazierfahrt gemacht, und da fiel es mir wieder auf, wie das Land meiner Seele wohltut, wie sehr diese tiefe Liebe zum Land auch meine spirituelle Verwurzelung ist.

Ich hoffe, daß ich mich nicht zu sehr an die kleinen und großen Sondervergünstigungen des Krankseins gewöhne! Es bedeutet für einen Do-it-yourself-Typ wie mich schon allerhand, die anderen für mich tun zu lassen. Ein echtes Loslassen – mir das Gefühl zugestehen, daß ich es wert bin, keine innere Buchführung für späteres Vergelten, ungefähr so, wie wenn man lernt, Komplimente einfach anzunehmen, anstatt sie schulterzuckend zu übergehen. So sitze ich also in meinem Krankenhausbett, während Ken oder wer gerade da ist für mich einkauft, sonstige Dinge erledigt, mir Zeitschriften bringt oder für mich kocht.

Das Wetter zeichnet sich dadurch aus, daß es gleichbleibend schlecht ist. Aus den Schnee- und Graupelschauern, mit denen wir hier empfangen wurden, ist Regen geworden. Die Sonne zeigt sich schon mal, aber kaum länger als zehn Minuten. Der Regen dauert an, und der Rhein ist auf seinem höchsten Pegelstand seit acht Jahren. Es stört mich nicht sehr, die Königin von Zimmer 228; ich war seit Beginn der Behandlung vor dreizehn Tagen nicht mehr außerhalb der Klinik. Das beste Wetter für kleine Schläfchen zwischendurch. Es ist vielleicht schwer zu glauben, daß ich hier Tag für Tag in diesem Zimmer sitzen und mich dabei wohl fühlen kann, aber es ist so.

Was Dr. Scheef angeht, gehöre ich wohl mittlerweile zur Schar derer, die meinen, daß er übers Wasser gehen kann. Für Ken ist er einer der «besten, schnellsten» Köpfe, die er je erlebt hat. Bei der Dienstagsvisite stürmt er herein und ist im Nu wieder draußen; deswegen lasse ich mir Termine geben, um ab und zu mal in Ruhe mit ihm sprechen zu können. Jedesmal müssen wir unglaublich lange warten, bis zu vier Stunden, bis wir vorgelassen werden.

Aber wenn wir dann einmal in seinem Büro sind, gehört er uns auch voll und ganz. Ich bin dazu übergegangen, diese Gespräche auf Band aufzunehmen, denn diese Begegnungen mit all ihren Fakten, Geschichten, Meinungen und all ihrem Lachen lassen sich nicht von Hand protokollieren. Wie sich zeigt, hat er zwei von Kens Büchern auf Deutsch gelesen; er sagte, er sei entzückt, «solche Berühmtheiten» zu behandeln. In seinen Bücherregalen stehen auch Issels, Burzynski, Gerson und Kelley – bei welchem amerikanischen Arzt würde man dergleichen wohl finden? Mein Vertrauen ist noch gewachsen, seit ich weiß, daß Dr. Scheef sich sehr gründlich über die verschiedensten Therapiemöglichkeiten informiert und einige sogar selber ausprobiert hat. Er ist über die neuesten Forschungen unterrichtet und hat die neuesten Verfahren griffbereit, sei es Interferon oder Enzyme. Ich vertraue nicht nur seinem Urteilsvermögen bei der Auswahl unter den verschiedenen Optionen, sondern bin auch sicher, daß er mir andere Therapieformen empfehlen würde, wenn er der Meinung wäre, daß sie in meinem Fall vielleicht besser wirkten. Für mich ist das eine ziemlich erstaunliche Sache, so über einen Arzt zu denken – und sehr beruhigend, daß es auch noch der Arzt ist, der mich behandelt.

Ich werde diesen Brief nach unserer Konferenz mit Dr. Scheef am Montag fortsetzen; dann ist die Computertomographie ausgewertet, und wir wissen, wie es mit dem Hirntumor aussieht. Übers Wochenende möchte ich an meinem Gleichmut arbeiten, um für alle Fälle gerüstet zu sein . . .

«Mögen Sie Lakritz?» Das war der erste Satz, den ich von ihm hörte.

«Lakritz? Nichts lieber als das.» Von da an begannen unsere Zusammenkünfte mit Scheef immer mit ein paar Stückchen Lakritz der köstlichsten Sorte.

Aber nicht einmal so sehr der Lakritz überzeugte mich von diesem Mann, sondern das Bier. Scheef hatte in der Klinik einen Bierautomaten aufstellen lassen, zwei Kölsch für fünf Mark. An dem Tag, als ich von Tahoe wegging, hatte ich mit dem Wodka aufgehört, aber mir weiterhin Bier erlaubt. Scheef selber hat früher zehn bis fünfzehn Bier am Tag getrunken, aber jetzt war er Diabetiker und hatte nur noch seinen Lakritz als kümmerlichen Ersatz. Der Kölsch-Automat wurde mir ein guter Kamerad. Scheef stärkte mir den Rücken: «Bier ist das einzige alkoholische Getränk, das Ihrem Körper mehr gibt, als es nimmt.» Und hier war es allen Patienten frei zugänglich.

Irgendwann stellte ich ihm eine meiner Standardfragen an alle Ärzte, nämlich ob er diese Therapie auch seiner Frau empfehlen würde. «Fragen Sie einen Arzt nie, was er seiner Frau empfehlen würde», erwiderte er lachend. «Sie wissen ja nicht, wie die beiden miteinander zurechtkommen. Fragen Sie ihn lieber, ob er es bei seiner Tochter tun würde.»

«Also gut, für Ihre Tochter», sagte Treya. Sie dachte an Nebennieren-Suppression bei Brustkrebs.

«Wir tun es nicht, weil es die Lebensqualität zu sehr beeinträchtigt», sagte er. «Sie dürfen nie vergessen, daß um den Krebs herum ein Mensch ist.» *Das* war der Satz, der ihm endgültig mein Herz gewann.

Wir fragten ihn nach einer anderen in den USA sehr gebräuchlichen Therapie. «Nein, machen wir nicht.» – «Warum nicht?» – «Weil es die Seele zerstört.» Da saß dieser Mann, berühmt für die aggressivste Chemotherapie der Welt, aber zu manchen Dingen sagte er schlicht nein, weil sie die Seele schädigen.

Wie steht es mit der verbreiteten Anschauung, daß psychologische Faktoren allein den Krebs auslösen, daß Krebs eine psychogene Krankheit ist?

»Manche sagen, Brustkrebs sei ein psychologisches Problem: Probleme mit Ihrem Mann, Probleme mit Ihren Kindern, Probleme mit Ihrem Hund. Aber im Krieg und in den Konzentrationslagern, wo es ja genügend Probleme und Streß gab, war die Brustkrebsrate besonders gering. Das liegt an der fettarmen Ernährung. Zwischen 1940 und 1951 hatten wir die niedrigste Krebsrate und den höchsten Streß. Wo waren da die Krebserkrankungen durch psychologische Probleme?»

«Wie ist das mit den Vitaminen?» fragte ich. «Soweit ich sehe, sind hochdosierte Vitamine nicht nur wirksam gegen Krebs, sondern manche können sogar die Chemotherapeutika unwirksam machen. Unsere amerikanischen Ärzte verneinen beides.»

«Nein, Sie haben recht. Vitamin C vor allem ist wirksam gegen Krebs, aber es kann die Wirkung von Ifosfamid und anderen Chemotherapeutika aufheben. Hier in Deutschland gab es einen Arzt, der sagte, er habe ein Verfahren entwickelt, das den Haarsausfall bei der Chemotherapie verhindere. Er gab seinen Patienten massive Dosen Vitamin C, und tatsächlich, das Haar blieb – aber der Krebs auch. Zum Beweis für die Richtigkeit seiner Methode spritzte er sich selbst vor der versammelten Ärzteschaft eine tödliche Dosis Ifosfamid plus zwanzig Gramm Vitamin C. Sie sehen, sagte er, ich bin noch da – aber eigentlich hatte er das Ifosfamid zum Fenster rausgespritzt.»

Treya sprach mit einer Deutschen, deren Sohn in Los Angeles lebte. Man hatte gerade einen schweren Eierstockkrebs bei ihr gefunden, und sie wünschte sich so sehr, ihren Sohn noch einmal besuchen zu können, falls sie sterben mußte. Aber sie hatte kein Geld und konnte kein Visum bekommen. Scheef verschaffte ihr Ticket und Visum und sagte nichts weiter als: «Zuerst kümmern wir uns um Ihren Krebs, und dann können Sie Ihren Sohn besuchen.»

Wenn Scheef das Modell der medizinischen Ausbildung wäre,

hätte ich mein Studium nicht abgebrochen. Aber ach, die meisten medizinischen Fakultäten Amerikas bringen einem nicht viel mehr bei, als auf der Patientenseite des Schreibtisches ein Schild anzubringen mit dem Satz: «Der Tod entbindet Sie nicht von Ihrer Zahlungsverpflichtung.»

1. April

Wir sprachen am Dienstag mit Dr. Scheef, nachdem am Montag die Computertomographie gemacht worden war. Er nannte die Befunde «erstaunlich, ausgezeichnet». Der große Hirntumor ist fast weg, nur noch ein bißchen vom Rand ist da, fast wie eine Mondsichel. Auch die Bestrahlung wirkt offenbar weiterhin, und dann kommen ja auch noch zwei Chemotherapie-Behandlungen, das heißt, die Chance einer vollständigen Remission besteht noch. Hurra! (Meine Lunge wollen sie sich erst nach der nächsten Behandlung ansehen.) Das ist sehr ermutigend, und auch Mom und Dad, die uns gerade besuchten, waren sehr beruhigt.

Der einzige Wermutstropfen: Meine Leukozytenzahl ist noch nicht wieder gestiegen, aber das wird schon noch. 1500 muß sie mindestens erreichen, bevor ich mit Mom und Dad und Ken auf Reisen gehen kann. Daß es ein bißchen langsam geht, ist eigentlich nicht verwunderlich, schließlich ist ja vor dem Flug nach Europa mehr als die Hälfte meines Knochenmarks entnommen worden. Das bedeutet, wie Dr. Scheef sagt, daß ich weniger «Mutterzellen» und überhaupt eine jüngere Zellgeneration im Mark habe. Aber wenn sie einmal reif genug sind, wird die Leukozytenzahl «exponentiell» steigen. Bei Bob Doty war sie bis auf 200 herunter, dann 400, dann wieder 200, aber als er einmal 800 erreicht hatte, war sie am nächsten Tag auf 1300 und am übernächsten auf 2000.

Auf diese Art Fortschritt warte ich jetzt ... denn die Zahl der Tage, die ich mit meinen Eltern in Paris verbringen wollte, wird um so kleiner, je länger ich an die Klinik gefesselt bleibe. Aber wir werden meine Schwester und ihren Mann in Paris treffen und dann mit ihnen zurückfahren. Darauf freue ich mich schon.

Heute ist Karfreitag, eigentlich ein Tag, an dem keine Labortests durchgeführt werden. Aber wenn sie mein Blut nicht untersuchen, kann ich auch nicht weg. Ken hat ein bißchen Druck gemacht, alle sind jetzt böse auf ihn, sagt er, aber der Bluttest ist unterwegs. Bin nur froh, daß es diese Studie gibt, nach der «schwierige», das heißt fordernde Patienten bessere Chancen haben. Hoffe nur, daß die Schwestern diese Studie auch kennen. Zu komisch, wie man auf diese wissenschaftlichen Untersuchungen reagiert: Diese gibt mir die Erlaubnis, nicht «gut» oder «nett» zu sein, sondern zu fordern; eine andere würde vielleicht etwas ganz anderes sagen und mich wieder zum Umdenken zwingen. Zum Beispiel habe ich ja meine buddhistische Schulung wieder aufgenommen und mich auseinandergesetzt mit dem rechten Bemühen einerseits und dem Annehmen dessen, was ist, andererseits. Ich spürte, wie Kampf und Zorn nachließen, dieses «Ich werde es diesem Krebs schon zeigen». Alles in allem empfinde ich diese Veränderung als richtig, aber irgendwo hält sich trotzdem auch der Gedanke an diese Untersuchungen, die besagen, daß wütende und kämpferische Patienten bessere Chancen haben. Gebe ich meinen «Kampfgeist» auf? Ist das vielleicht falsch? Immer noch das alte Dilemma – Sein und Tun . . .

Heute ist also Karfreitag, nicht viel los in der Klinik, ziemlich still. Draußen vor meinem Fenster singen die Vögel. Einer hat einen Ruf, der mich besonders fasziniert, eine Art Hintergrund für alle anderen, nur eine Note, aber so eindringlich – eins, zwei, drei, vier, Pause, eins, zwei, drei, vier, Pause. Nektar der Götter.

In den Vogelgesang, mit dem ich aufwache, mischen sich die Glocken des Doms. Mehrmals täglich höre ich sie, und sie ergänzen sich so gut mit dem Gesang der Vögel. Ken geht jeden Morgen in den Dom, um eine Kerze anzuzünden, manchmal auch für «ein kleines Flennerchen», wie er sich ausdrückt. Neulich nahm er auch Mom und Dad mit, und jeder hat eine Kerze angezündet.

Mein Fenster geht auf eine Grünfläche hinaus, um die die anderen Gebäude gruppiert sind. Die Bäume schlagen noch nicht aus, aber ich werde sicher noch hier sein, wenn es soweit ist. Freue mich jetzt schon darauf, das Grünwerden zu verfolgen.

Morgen ist Ostersonntag, und heute, Samstag, wurde ich von der Sonne geweckt. Der erste richtige Sonnentag, seit wir hier sind.

Alles, alles Liebe und Gute jedem von Euch. Ich spüre Eure Liebe und Eure Unterstützung aus der Ferne sehr deutlich, und das ist eine sehr, sehr große Hilfe, ganz das gleiche wie das Wasser und der Dünger, die ich den Pflanzen auf meiner Fensterbank gebe. Welch ein unglaublicher Segen, eine solche Familie, einen solchen Mann und solche Freunde zu haben, in einem Liebeskreis von solcher Kraft zu sein!

Eure
Treya

P.S. Meine weißen Blutkörperchen sind jetzt auf 1000, gut möglich also, daß wir es doch schaffen, nach Paris zu kommen!

Der Frühling ist jetzt meine liebste Jahreszeit

Nimm den Unfall nicht so schwer, Ken. Paris ist eine wundervolle Stadt.»

Radcliffe hatte gerade, in einem Dorf kurz vor Paris, einen sauberen Auffahrunfall produziert – das erstemal in seinem 77jährigen Leben, daß er einen Unfall verursachte. Er hatte tagelang am Steuer gesessen, ich immer daneben über den Karten, Sue und Treya hinten. Es war eine grandiose Fahrt durch Deutschland, die Schweiz und jetzt Frankreich gewesen. Treya konnte sich gar nicht sattsehen an der Landschaft, nachdem sie über einen Monat in diesem winzigen Zimmer ausgeharrt hatte.

Wir fuhren ziemlich langsam in einer Kolonne von Wagen, die alle Richtung Paris unterwegs waren. Rad hatte sich nur einen Augenblick umgedreht, da krachte es auch schon, und der Wagen vor uns wurde noch auf den davor geschoben. Niemand war verletzt, aber es gab einen ziemlichen Auflauf; die Leute – niemand hatte auch nur die geringsten Englischkenntnisse – kamen aus ihren Häusern, um die Show aus nächster Nähe zu erleben, und standen gestikulierend und schnatternd herum. Zum Glück beherrschte Treya die Landessprache fließend; drei Stunden lang stand sie da, die *Mütze* auf ihrem nun völlig kahlen Kopf, verhandelte ruhig und geduldig mit allen Parteien und erreichte schließlich unsere Freilassung.

Ostersonntag fuhren wir von Bonn los, ein strahlender, frischer Tag, der erste Tag dieser Art seit unserer Ankunft im Februar. Wir fuhren und fuhren, Dad am Steuer, Ken daneben über die Karten gebeugt, immer auf der Suche nach den kleinsten und landschaftlich schönsten Straßen. In den Ortschaften sahen wir die Leute festlich gekleidet aus den Kirchen kommen, Väter mit Töchtern an der Hand, hinterdrein die Großeltern, alles so klar und frisch in der Sonne und überall das neue Frühlingsgrün. Viele Restaurants hatten schon ihre Sommerterrassen mit Blick auf den Fluß geöffnet, und überall wimmelte es von Menschen.

Wir fuhren und fuhren, und meine Augen saugten förmlich auf, was sich da bot: wogende lindgrüne Wiesen, austreibende Bäume an Bächen und Feldrainen, hier und da gelbe Forsythien wie Ausrufezeichen, blühende Kirschbäume, Weingärtchen an den steilen Hängen und Flußufern, immer wieder neu das hügelige Land, wenn wir ein Flußtal verließen und über einen Hügelrücken das nächste erreichten. Meine ausgehungerten Augen und meine Seele tranken davon in tiefen Zügen. Ob es wohl etwas zu bedeuten hat, daß früher der Herbst meine liebste Jahreszeit war und nun der Frühling, der milde, lichtvolle Frühling diesen Platz einnimmt?

Paris war wirklich schön. Aber was uns am meisten bewegte, buchstäblich zu Tränen rührte, war Notre-Dame. Man setzt nur den Fuß hinein und weiß augenblicklich, daß man an einem heiligen Ort ist. Die profane Welt des Krebses, des Krankseins, der Armut, des Hungers und aller Nöte bleibt vor den prächtigen Portalen zurück. Überall kam uns die vergessene Kunst der heiligen Geometrie entgegen, eine Einladung an das Bewußtsein, die gleichen göttlichen Konturen anzunehmen. Einmal hörten Treya und ich hier eine Messe und hielten einander, als könne Gott der Allmächtige, diesmal doch wieder die gütige Vaterfigur, jeden Augenblick seine Hand zu uns herunterstrecken und den Krebs aus ihrem Körper tilgen, einfach so – oder aus dem einzigen Grund, daß auch er an einem so heiligen, so weit den Schandtaten seiner Kinder entrückten Ort nicht anders könnte als zu handeln. Das Sonnenlicht, eingefärbt von den gewaltigen Glasfenstern, wirkte für sich allein schon heilkräftig; stundenlang saßen wir da, ehrfürchtig staunend.

Dann wieder auf dem Rückweg nach Deutschland, jetzt Michael am Steuer, Tracy als Navigator, Ken und ich faul und behaglich auf dem Rücksitz. Und wieder die Landschaft, für mich der schönste Teil, die kleinen gewundenen Nebenstraßen, mal ein Picknick am Bach, dann höher in die Berge hinauf . . . und plötzlich Skihänge, Lifte, Menschen auf den Pisten! Es war schon später Nachmittag, sonst hätte ich vielleicht versucht, den anderen ein paar Abfahrten abzubetteln – ach, wie gern wäre ich ein wenig da oben in der Sonne, im Schnee gewesen! Mir fiel der Junge ein, von dem Dr. Scheef erzählt hatte; er mußte unbedingt Skifahren, bei einer Leukozytenzahl von nur 400. Er starb an Lungenentzündung, aber ich verstand ihn nur allzu gut.

«Setz einfach den Fuß vor und mach einen Schritt. Alles andere ergibt sich dann von selbst.»

«Aber da ist doch nichts als leerer Raum», protestiere ich. Schwarzer, unendlicher leerer Raum.

«Bitte, du mußt es tun.»

«Oh, zum Henker», denke ich. «Traumzeit.» Ich tue den Schritt und falle durch das Nichts, lande dann aber auf irgendeinem Gipfel, neben mir die «Gestalt». Ich blicke nach oben und sehe Millionen von Sternen, Sterne überall, das ganze Universum erleuchtend.

«Aha, die Sterne bedeuten Treya, nicht? Estrella? Liegt doch wohl auf der Hand, oder?»

«Die Sterne bedeuten nicht Estrella.»

«Nicht? Na gut, daneben. Was bedeuten die Sterne dann?»

«Das sind keine Sterne.»

«Gut, gut, was auch immer sie sind, was bedeuten sie?»

«Du weißt nicht, was sie bedeuten?»

«Nein, ich weiß überhaupt von gar nichts hier, was es bedeutet.»

«Gut. Das ist sehr, sehr gut.»

In Bonn verabschiedeten wir uns von Michael und Tracy. Ich sah sie gar nicht gern abreisen. Schwere Zeiten standen bevor, das spürte ich, und Freunde wie diese würden uns dann sehr willkommen sein. Scheef hatte sich die letzten Untersuchungsergebnisse angesehen und nur etwas in sich hineingeknurrt, dessen Bedeutung ich noch nicht kannte. Und die ganze Prozedur, auf etwa zwei Monate angelegt, dauerte aufgrund der verschiedenen Komplikationen – Erkältung, Diabetes, geschwollene Beine, geschwächtes Knochenmark – schließlich vier Monate. Die Tage schleppten sich dahin, Langeweile gesellte sich zur Angst, eine sehr wunderliche Mischung.

«Norbert? Sind Sie hier irgendwo?»

«Ja, Ken. Was kann ich für Sie tun?»

Norbert und seine Frau Ute leiteten das Hotel Kurfürstenhof. In den Monaten, die ich dort wohnte, wurde Norbert mein «Freitag», absolut unentbehrlich, wie sich immer wieder zeigte. Er war von sehr klarem, schnellem Verstand und besaß einen mitunter leicht makabren Humor, meinem nicht unähnlich; ich sah ihn mehr als Rechtsanwalt, vielleicht auch als Arzt, aber er schien seine Arbeit zu mögen. Schon am Tag meiner Ankunft ließ ich Norbert ein paar Karteikarten für mich beschriften, auf Deutsch. Zum Beispiel: «Ich habe dazu die besondere Erlaubnis von Dr. Scheef.» Mit diesen Karten kam ich in der Klinik ganz gut zurecht (zum Beispiel beim Zucker-Raub in der Cafeteria.)

Doch darüber hinaus war Norbert ein guter Freund, auf den ich auch in den ganz schweren Zeiten zählen konnte.

«Norbert, wie wird das Wetter heute?»

«Fragen Sie mich heute abend.»

«Da ist was dran. Ich frage deshalb: Treya hatte grad ihre Blutuntersuchung, und die Werte sind noch viel zu niedrig für die nächste Chemo. Sie ist ein bißchen entmutigt. Nicht nur, weil sie es endlich hinter sich haben möchte, sondern jede Verzögerung bedeutet ja auch, daß die Therapie weniger wirksam ist, und jetzt sieht es so aus, als würde es noch eine Woche dauern, mindestens. Letztes Mal waren es zwei Wochen. Es sieht gar nicht gut aus, Norbert. God *damn* it. Wie sagen Sie das auf Deutsch?»

«Ach, Ken, es tut mir so leid. Kann ich irgendwas tun?»

«Versuchen wir's mal damit. Ein süßes kleines Hotelchen, gleich am Fluß, sagen wir dreißig Kilometer abwärts. Ein Taxi mit einem Fahrer, der Englisch spricht. Dann muß ich noch wissen, wie man nach Königswinter kommt. Und den Fahrplan der Fähre brauche ich. Und wann man auf den Drachenfels rauf kann. Ach ja, und in Königswinter ein Restaurant, wo man auch was anderes als Fleisch kriegt. Ist das wohl zu machen?»

«So gut wie geritzt, Ken.»

Das allein hätte mich mindestens den halben Tag gekostet. Dreißig Minuten später waren Treya und ich schon unterwegs, zuerst nach Bad Godesberg, dann über den Rhein nach Königswinter und dem herrlichen Drachenfels und dann zum niedlichsten kleinen Hotel am ganzen Rhein, alles dank Norbert.

Das Wetter! Nicht mehr trüb und verregnet, sondern klar und sonnig und mild. Manche Tage sind völlig wolkenfrei, an anderen kommen und gehen die weißen Wattebäusche. Ein ungewöhnlich schöner Frühling nach einem ungewöhnlich nassen Winter, heißt es. Wir haben ein wunderbares Wochenende am Rhein verbracht und von vielen Aussichtspunkten mit und ohne Burgruinen ins Land geschaut. Gewohnt haben wir in einem Hotel am Rhein, unglaublich romantisch. Ja, der Frühling ist jetzt meine liebste Jahreszeit. Ich sehe so gern zu, wie er rings um mich her immer mehr an Kraft gewinnt. Und ich kann ihn mitnehmen in die Klinik: Wenn ich die Augen schließe, sehe ich ihn vor mir, kristallklar, die weißen Kirschblüten so frisch gegen die Sonne, das klare Grün des jungen Laubs, die weiten, so unglaublich grünen Wiesenflächen mit ihren Gänseblümchensprenkeln und dem wackeren, leuchtend gelben Löwenzahn. So klar und scharf wie ein auf die Augenlider projiziertes Dia.

Zuruck im Krankenhaus und zurück zum schmutzigen Geschäft der Krebsbekämpfung. Die Chemotherapie begann mit einer Woche Verzögerung, während der wir auf die Verbesserung meines Blutbildes warteten. Wieder eine Woche, die die Wirksamkeit der Therapie mindert. Aber die Behandlung selbst ist erneut unglaublich leicht zu verkraften. Appetitmangel, mehr Schlafbedürfnis (trotzdem Schlafmittel notwendig) und ein bißchen Schwindel, das ist auch schon ungefähr alles – so viel leichter als Adriamycin. Würden die Ärzte mir vorschlagen, diese Mittel ein Jahr lang zu nehmen (wie ja bei Adria geschehen), dann könnte ich damit wohl zurechtkommen. Adria, das war wie eine Vergiftung der Seele, so als hätte ich ständig kämpfen müssen um ein bißchen innere Ausgeglichenheit; aber bei dieser Behandlung fühle ich mich ganz gut, sie verdunkelt mir die Freude nicht.

Ach, und die Deutschen. Sie sind so hilfsbereit, so angenehm, so freundlich – vor allem natürlich Ken gegenüber, der ja da draußen in der Welt mehr Umgang mit ihnen hat. Kürzlich erst kamen zwei Kellnerinnen des Lokals, in dem Ken häufig ißt, und brachten mir Blumen. Überhaupt verfolgen mehr Taxifahrer, Ladeninhaber und Kellnerinnen meine Geschichte, als man sich vorstellen kann.

Der «Rhein in Flammen» ist ein großes Fest, das auf dieses Wochenende fiel. Alle Burgen werden angestrahlt, und es gibt ein großes Feuerwerk. Vicky, wie schön!, besucht uns gerade, und sie und Ken mischten sich unter die Menschenmassen am Fluß, um das Feuerwerk zu verfolgen. Ein paar der bunten Raketen konnte ich sogar von meinem Fenster aus sehen.

Ich mußte es Vicky und Ken einfach sagen: Hätte ich diese Klinik doch bloß früher gefunden. Ich sprach ein wenig über die «Fehler», die ich meiner Meinung nach gemacht hatte; vielleicht hätte ich gleich die totale Brustamputation machen lassen sollen, vielleicht hätte ich Tamoxifen nehmen müssen. Das ist natürlich Schnee von gestern, und jeder Krebspatient, der einen Rückfall erleidet, wird wohl irgendwann denken, daß er vielleicht nicht genug getan hat. Jeder von uns erinnert sich an mehr als eine Gelegenheit, bei der er etwas versäumt hat, was den Rückfall zumindest hätte verzögern können.

Für mich kommt es darauf an, nicht auf diese Selbstbezichtigungen hereinzufallen (obwohl ich doch immer wieder mal auf diese glitschige Böschung gerate), sondern dieses (immer reichlich vorhandene) nachträgliche Klügersein als die Brille zu benutzen, durch die ich meine gegenwärtige Lage betrachten kann. Und ich erkenne an solchen Entscheidungspunkten im nachhinein eine gewisse Trägheit, eine Neigung, mich auf die «großkalibrigen» Therapien zu verlassen und die so wichtigen begleitenden Maßnahmen zu vernachlässigen – strenge Diät, Vitamine, Bewegung, Visualisationen und so weiter. Ich habe das alles in allem nicht schlecht gemacht, aber es gab Zeiten, wo ich es schleifen ließ. Etwa so: Ich habe mich operieren und bestrahlen lassen und die Chemotherapie durchgezogen, ist das nicht Opfer genug, sollte das die Sache nicht bereinigen? Ich will einfach wieder zu meinem normalen Leben zurück und nicht wieder irgendwo anders hin, zu anderen Ärzten und neuen schwierigen Therapieentscheidungen. Ich habe mein Pfund Fleisch hergegeben, ein Jahr des Leidens hingenommen, das muß doch wohl genügen; außerdem tappt man auf diesem Gebiet sowieso immer im dunkeln und weiß nicht, wie man überhaupt zu einer Entscheidung kommen soll.

Dann sehe ich auch, daß dieser ganz natürliche Wunsch, das Beste zu glauben («es ist nur ein lokaler Rückfall»), ein wenig verzerrt wird durch diese ganze Positives-Denken-Bewegung. Konzentriere dich mit aller Kraft darauf, krebsfrei zu sein; sag mit voller Überzeugung: «Ich bin gesund»; hüte dich vor unkontrollierten Gedanken an künftige Krankenhausaufenthalte, vor dem bloßen Erwägen der Möglichkeit, daß irgendwo in deinem Körper noch der Krebs lauern könnte, denn das sind negative Gedanken, die sich auf magische Weise selbst bewahrheiten könnten.

Ich fühlte mich auch von manchen Angehörigen und Freunden zum positiven Denken gedrängt. Es ist nur verständlich, daß niemand, sei er krank oder gesund (das heißt potentiell krank), gern an die schlimmsten Möglichkeiten denkt, aber es wäre doch gut, wenn Freunde und Verwandte sich klarmachten, daß die Angst eines Krebskranken nicht unrealistisch, nicht einfach negatives Denken ist. Ich hoffe für alle, daß sie ihr Unbehagen angesichts dieser Angst ablegen können, denn sie hat ja in vielen Fällen auch eine positive Funktion: Sie sollte gehört und genutzt, nicht abgelehnt oder verleugnet werden.

Mir scheint jetzt, daß solche vereinfachenden Vorstellungen vom positiven Denken mich nicht nur dazu verleitet haben, meine Angst zu leugnen; irgendwie haben sie auch meine Motivation verringert, meine Heilungsbemühungen nach der Chemotherapie mit anderen Behandlungsformen fortzusetzen. Und man braucht schon unglaublich viel Motivation, wenn dazu erst eine schwierige Entscheidung zu fällen ist (nichts ist klar auf dem Gebiet der alternativen oder komplementären Krebstherapie), und man dann auch noch

Tag für Tag einen sehr hohen Aufwand treiben muß – ganz abgesehen von der Zeit und dem Geld, das man in Reisen zu Kliniken und Ärzten investiert. Was sich recht interessant liest, wenn man gesund ist, kann sich bei der Durchführung, wenn man krank ist, als große Herausforderung erweisen. Und wenn man sich auf das positive Denken beschränkt, hat man einfach nicht die erforderliche Motivation.

Wenn ich mich nun also der Gegenwart zuwende und diese Hinterher-ist-man-klüger-Brille auf meiner Nase zurechtrücke, was sehe ich dann? Ich sehe immer noch diese gewisse Trägheit, die sich auf Dr. Scheefs «Kanonen» verlassen möchte und sich des weiteren nicht gar so gern annimmt. Immer noch treibt da dieser Glaube sein Unwesen, daß positives Denken die Sache schon bereinigen wird. Aber durch meine Brille sehe ich diese Tendenzen scharf und klar, und *das* gibt mir die Motivation, die Suche nach komplementären Langzeittherapien fortzusetzen. Wenn ich erst die Kombination gefunden habe, die sich für mich richtig anfühlt, werde ich alles daransetzen, diesem Behandlungsplan zu folgen, soviel ist sicher. Ich weiß, daß meine Trägheit, mein Wunsch, ein ganz normales Leben zu führen wie andere auch, immer wieder Nahrung erhalten wird durch Fragen und Zweifel, die unweigerlich kommen, wenn ich neue Empfehlungen erhalte oder Freunde mir von neuen Ergebnissen berichten. Aber ich glaube, daß weder meine Trägheit noch der Wunsch, an das Bessere glauben zu wollen, mir den Blick trüben wird. Und ich schreibe darüber in der Hoffnung, daß es anderen hilft, sich die hohe Motivation zu bewahren, die man einfach braucht im ständigen Auf und Ab eines Lebens mit Krebs.

Dann auch rufe ich mir ins Gedächtnis zurück, daß vielleicht alles, was ich tue, wenig oder gar keinen Einfluß auf den Verlauf der Krankheit hat. Ich rufe mich zurück zu meiner Grundübung: tief durchatmen und loslassen. Eine vom Bedauern über verpaßte Gelegenheiten genährte Motivation untergräbt mich nur. Wenn ich spüre, wie ich anfange, mich irgenwo festzuklammern, ermahne ich mich loszulassen, gütig mir selbst gegenüber zu sein, im Wissen um das Nichtwissen zu bleiben. Immer dieses Rätsel des mühelosen Bemühens, der wahllosen Wahl, der motivationslosen Motivation. Bemühen ohne ein Haften am Ergebnis.

Mit Beginn des zweiten Behandlungsabschnitts der Chemotherapie (der völlig problemlos verlief) ging es für Treya auch wieder um die Frage der Visualisation, denn man soll ja visualisieren, wie die Chemotherapie den Krebs attackiert. Für Treya bestand das Problem in dem Verhältnis zwischen «aktiver» und «passiver» Visualisation. Im Laufe der Zeit sollte sie zu dem Schluß kommen, daß beide wichtig sind – also nicht Sein *versus* Tun, sondern beides im rechten Verhältnis. Damals jedoch hatten die meisten in der Krebstherapie angewandten Visualisationen etwas sehr Aktives, und Treya fand, sie müßten ergänzt werden durch etwas Offeneres, weniger Gelenktes. Edith war eine Transpersonale Therapeutin, ein wenig von Roger Walsh beeinflußt, und mit ihr arbeitete Treya häufig daran. Sie stellte ihre Beobachtungen in einem Aufsatz zusammen, der in amerikanischen Krebszentren große Verbreitung fand.

Während der Erholung von der zweiten Behandlungsrunde flakkerte bei Treya die Erkältung wieder ein wenig auf. Nichts Ernstes, versicherten die Ärzte uns; um jedoch äußere Infektionsquellen auszuschließen, baten sie mich, mit meinen Besuchen ein paar Tage auszusetzen. Wir telefonierten. Sie arbeitete, meditierte, schrieb Briefe, übte mit «Wer bin ich?», schrieb Tagebuch, hielt sich sehr wacker.

Ich nicht. Irgend etwas ganz Schwarzes ging in mir um, aber ich konnte es nicht recht ausmachen. Fühlte mich schauderhaft.

«Norbert, ich fahr noch mal rüber zum Drachenfels. Ich rufe von Königswinter aus an. Und Sie haben ja noch Ediths Nummer, nicht?»

«Ja, Ken. Alles o. k. mit Ihnen?»

«Ich weiß nicht, Norbert. Ich weiß nicht.»

Ich ging hinunter zum Rhein und bestieg die Fähre nach Königswinter. Von da aus geht die Drachenfelsbahn bis auf den Gipfel von Europas meistbesuchtem Berg, Standort einer Festung, von der aus einst der ganze Mittelrhein kontrolliert wurde. Wie jede Sehenswürdigkeit eine Mischung aus atemberaubenden Ausblicken, Rummel und Kitsch. Aber die Burg hat einen Turm, dessen Besteigung vielen Touristen zu mühsam ist. Etwa zwanzig Minuten klettert man steile und fast beängstigend enge Treppen hinauf.

Von dort oben aus sah ich vielleicht hundert Kilometer weit in die Runde, rechts der Turm von Bad Godesberg, der Bonner Dom, sogar der Kölner Dom. Ich schaute nach oben: der Himmel; nach unten: die Erde. Himmel, Erde. Himmel, Erde. Und das brachte mich wieder auf Treya. Sie hatte in den letzten Jahren ihre Verwurzelung in der Erde wiederentdeckt, ihre Liebe zur Natur, den Körper, das Machen, ihre Weiblichkeit, sie hatte Offenheit und Vertrauen gefunden und ein Wissen um das, was den Dingen not tat. Ich war da geblieben, wo ich sein wollte, wo ich zu Hause bin, im Himmel – der Welt der Ideen, der Logik, der Begriffe, der Symbole. Der Himmel ist vom Geistigen, die Erde vom Körperlichen. Ich nahm Gefühle und setzte sie zu Ideen in Beziehung, Treya nahm Ideen und setzte sie zu Gefühlen in Beziehung. Ich ging ständig vom Besonderen zum Universalen, Treya immer vom Universalen zum Konkreten. Ich liebte das Denken, sie das Anfertigen. Ich liebte die Kultur, sie die Natur. Ich schloß die Fenster, um Bach zu hören, sie drehte Bach ab, um die Vögel hören zu können.

Der Eine Geist, sagen die spirituellen Überlieferungen, ist weder im Himmel noch in der Erde, sondern im Herzen. Das Herz war schon immer der Punkt, in dem Himmel und Erde sich vereinigen, in dem der Himmel geerdet und die Erde erhoben wird. Der Himmel allein und die Erde allein können den Geist nicht fassen; nur die Einheit der beiden im Herzen führt zu der Tür, durch die man über Schmerz und Tod hinausgelangt.

Und das hatte Treya für mich, hatten wir füreinander getan: den Weg zum Herzen gewiesen. Wenn wir einander umarmten, vereinigten sich Himmel und Erde, Bach und die Vögel sangen zusammen, und Glück ringsum, so weit das Auge reichte.

Ganz am Anfang waren wir manchmal irritiert von diesen Unterschieden, ich der zerstreute Professor, immer den Kopf in den Wolken, komplexe Theorien um die einfachsten Dinge spinnend; Treya stets in Umarmung mit der Erde, sich aufzuschwingen ohne genauen Flugplan, war völlig undenkbar. Aber wir erkannten bald den

Sinn darin: Ja, wir waren verschieden, so, wie es vielleicht typisch ist für Männer und Frauen; wir waren nicht ganz und jeder sich selbst genug, sondern Halb-Menschen, einer mehr Himmel, einer mehr Erde – und genauso sollte es sein. Wir lernten diese Unterschiede schätzen, wir lernten dankbar zu sein für sie. Ich werde immer in Ideen zu Hause sein, Treya immer in der Natur, aber zusammen, im Herzen vereinigt, waren wir ein Ganzes, konnten die Ur-Einheit finden, die jedem für sich allein verschlossen blieb. Platon wurde unser Held mit seinem Satz, daß Mann und Frau einst eine Einheit waren, die aber zerrissen wurde, und daß die Liebe nichts weiter ist als die Sehnsucht und das Streben nach dieser Einheit.

Die Vereinigung von Himmel und Erde, dachte ich immer wieder, während ich mal nach oben, mal nach unten schaute. Und bei Treya fange ich gerade erst an, mein Herz zu finden.

Und Treya wird sterben. Bei diesem Gedanken überkam es mich, ich fing an zu weinen, ich schluchzte laut und hemmungslos. Ein paar Leute stellten mir besorgte Fragen, auf Deutsch natürlich; jetzt hätte ich meine Karte gebrauchen können, auf der stand: «Ich habe dazu die besondere Erlaubnis von Dr. Scheef.»

Ich weiß nicht mehr, wann mir zum erstenmal klar geworden war, daß Treya sterben würde. Vielleicht, als der Arzt mir von Treyas Hirn- und Lungentumoren erzählte und mich zum Schweigen verdonnerte. Vielleicht, als unsere amerikanischen Ärzte ihr noch sechs Monate gaben, wenn sie sich nicht behandeln ließ. Vielleicht, als ich die Tomographiebilder ihres tumorübersäten Körpers dann wirklich *sah*. Jetzt jedenfalls brach es urplötzlich über mich herein. Gedanken, die ich jahrelang weggeschoben hatte, überfluteten mich. Der Hirntumor würde vielleicht ganz verschwinden, aber bei den Lungentumoren gab sogar Scheef ihr nur eine Chance von 40 Prozent. Schreckensbilder ihrer Zukunft drängten sich mir auf: Schmerzen, Atemnot, an ein Beatmungsgerät angeschlossen, ständig am Morphium-Tropf, Angehörige und Freunde auf den Gängen von einem Bein aufs andere tretend, bis das Ringen um Luft ein Ende hatte. Die Arme um mich selbst geschlungen saß ich da und wiegte mich im Rhythmus von «Nein, nein, nein, nein, nein, nein . . .»

Mit der nächsten Bahn fuhr ich zu Tal und rief Norbert von einer Wirtschaft aus an.

«Treya geht es gut, Ken. Und Ihnen?»

«Warten Sie heute abend nicht auf mich, Norbert.»

Ich setzte mich an die Theke und bestellte Schnaps, viel Schnaps. Die Bilder des Grauens wollten nicht abreißen, und dazu kam jetzt noch abgrundtiefes Selbstmitleid. Ach, ich Armer, ich Armer, und dabei goß ich diesen scheußlichen Korn in mich hinein. Nicht einmal in Tahoe war ich je besinnungslos betrunken gewesen. Jetzt war es wohl an der Zeit.

Als ich irgendwie – wie, das weiß ich nicht mehr – den Kurfürstenhof erreichte, legte Norbert mich nur noch ins Bett und ein paar Vitamin-B-Tabletten aufs Nachtkästchen. Am nächsten Morgen schickte er die Reinigungsfrau, damit ich sie auch ja nahm. Ich wählte Treyas Nummer.

«Hi, Süße, wie geht es dir?»

«Gut, Liebster. Sonntag, du weißt ja, da passiert hier gar nichts. Das Fieber geht zurück. In ein paar Tagen bin ich wieder auf dem Damm. Wir haben am Mittwoch einen Termin bei Scheef. Er will die Ergebnisse der letzten Behandlung mitbringen und besprechen.»

Bei dem bloßen Gedanken wurde mir übel, ich wußte, was er sagen würde – oder dachte, ich wüßte es, und nur das war von Bedeutung in meiner gegenwärtigen Verfassung.

«Brauchst du irgendwas, Süße?»

«Nein, nichts. Ich bin übrigens grad mitten in meiner Visualisation, kann also nicht lange sprechen.»

«Macht nichts. Hör mal, ich mache eine kleine Tour. Wenn du was brauchst, rufst du Norbert oder Edith an, ja?»

«Mach ich. Viel Spaß.»

Ich nahm den Lift zum Empfang. Norbert war da.

«Ken, Sie sollten sich nicht derart betrinken. Sie müssen stark sein für Treya.»

«Ach Gott, Norbert, ich hab es so satt, stark zu sein. Ich möchte mal so richtig schlapp sein. Paßt besser zu mir.»

«So was dürfen Sie nicht sagen, Ken, davon wird doch überhaupt nichts besser.»

«Wissen Sie was, Norbert, ich fahre jetzt ein bißchen weg. Nach Bad Godesberg. Ich rufe von da aus an.»

«Machen Sie keine Dummheiten, Ken.»

Er stand noch da, und wir schauten uns an, als das Taxi losfuhr.

Deutschland ist am Sonntag geschlossen. Ich wanderte durch die Seitenstraßen von Bad Godesberg, und mein Selbstmitleid wurde mit jedem Schritt größer. Ich dachte im Augenblick gar nicht so sehr an Treya, sondern suhlte mich in meinen eigenen Gefühlen. Dieses ganze Scheißleben ist im Eimer, alles habe ich für Treya aufgegeben, und jetzt, ich bring sie um, stirbt sie mir auch noch weg.

Als ich so ging und grübelte, sauer, weil anscheinend alle Kneipen zu hatten, hörte ich von irgendwoher Musik. Das kann nur eine Wirtschaft sein, dachte ich. Und tatsächlich führte mich die Musik zu einer netten kleinen Wirtschaft etwas außerhalb der Ortsmitte. Drinnen traf ich etwa ein Dutzend schon ältere Männer an, so gegen Ende Sechzig vielleicht, rotwangig durch all die Jahre, die sie ihren Tag mit Kölsch begonnen hatten. Die Musik hatte etwas Ursprüngliches und Lebendiges. Ich mochte sie sofort. Einige der Männer – es waren keine Frauen und keine jüngeren Männer da – tanzten im Halbkreis mit über den Schultern verschränkten Armen, wobei sie ab und zu im Gleichtakt die Beine hochwarfen; für mich hatte es ein bißchen Ähnlichkeit mit Sirtaki.

Ich setzte mich allein an die Theke und legte den Kopf auf die Arme. Plötzlich stand ein Kölsch vor mir, und ohne lange zu überlegen, woher es kommen mochte, stürzte ich es auf einen Zug hinunter. Schon stand ein neues da. Ich trank es.

Etwa vier Kölsch später fing ich wieder an zu weinen, diesmal allerdings bemüht, mir nichts anmerken zu lassen. Kann mich nicht entsinnen, je so viel geheult zu haben, denke ich. Jedenfalls nicht um mich selbst. Außerdem bekomme ich allmählich ein bißchen Schlagseite. Ein paar Männer tanzen auf mich zu und winken mich zu sich her. Nein, nein, danke, winke ich ab. Noch mal ein paar Bier weiter winken sie wieder, und diesmal zupft mich einer ganz freundlich am Arm.

Ich sage meinen einzigen deutschen Satz auf: «Ich spreche kein Deutsch.» Aber sie winken und zupfen weiter, lächelnd, besorgten

Blickes, als wollten sie helfen. Einen Moment lang denke ich an Flucht, aber ich habe ja noch nicht bezahlt. Sehr linkisch, sehr gehemmt, reihe ich mich ein, lege meinen Nachbarn zur Rechten und zur Linken die Arme um den Hals, hopse vor und zurück, werfe mit den anderen das Bein. Ich muß lachen, dann weinen, dann lachen, dann weinen. Ich möchte weg, möchte verbergen, was in mir vorgeht, aber der Halbkreis hat mich sicher im Griff. Eine Viertelstunde lang wohl gehen meine Gefühle völlig mit mir durch. Angst, Panik, Lachen, Freude, Entsetzen, weh um mich selbst, froh über mich selbst – all das überschwemmt mich und ist mir deutlich anzusehen, was mir ein bißchen peinlich ist, aber die Männer nicken und lächeln, als wollten sie sagen: Schon recht, junger Mann, schon recht. Tanz einfach weiter, junger Mann, tanz weiter. Siehst du? So . . .

Ich blieb zwei Stunden, tanzte und trank Kölsch. Am liebsten wäre ich nie wieder dort weggegangen. Irgendwie erfuhr alles in dieser kurzen Zeit seine entscheidende Zuspitzung, wallte auf und rauschte durch mich hindurch, lag offen da und wurde angenommen. Nicht ganz, nicht endgültig; aber ich fand offenbar zu einer Art Frieden mit allem, genug Frieden jedenfalls, um weitermachen zu können. Schließlich stand ich doch auf und ging und verabschiedete mich winkend von den anderen. Sie winkten auch, ohne ihren Tanz zu unterbrechen. Kassieren kam niemand.

Gern würde ich behaupten, meine große Erleuchtung – daß ich Treyas Verfassung annahm, daß ich Frieden geschlossen hatte mit der Wahrscheinlichkeit ihres Todes, daß ich wirklich ganz die Verantwortung übernahm für die Entscheidung, meine Interessen um ihretwillen hintanzustellen –, gern würde ich behaupten, daß mir dies alles bei irgendeinem grandiosen Meditationsmarathon unter Kaskaden von weißem Licht und spontanen Einsichten zuteil geworden ist, daß ich meinen ganzen Zen-Mut zusammengerafft und mich erneut in den Kampf gestürzt habe, himmelan strebend zu transzendenten Offenbarungen, die auf einen Schlag einen neuen Menschen aus mir machten. Nein, es geschah etwas weniger, und es geschah bei Bier und Tanz mit reizenden alten Männern, deren Namen ich nicht weiß und deren Sprache ich nicht spreche.

Dann, wieder in Bonn, begannen meine schlimmsten Befürchtungen Gestalt anzunehmen. Erstens war der Hirntumor nicht – wie bei etwa 80 Prozent der Fälle – vollständig verschwunden. Das war sehr ernst, denn Treya hatte bereits die höchstmögliche Strahlendosis bekommen. Zweitens war der große Lungentumor zwar kleiner geworden, aber dafür waren mindestens zwei neue aufgetaucht. Und drittens wurden bei der Sonographie zwei Flecken auf der Lebe entdeckt.

Wir gingen in ihr Zimmer zurück, und Treya brach in Träne aus. Ich nahm sie in die Arme, und wir schauten aus dem klein Fenster, während sie weinte. Ich atmete ihren Schmerz ein und hi sie ganz fest. Die Tränen, die ich schon geweint hatte, schien r waren für das hier, genau dafür.

«Das ist für mich wie ein Todesurteil. Ich stehe hier am Fer und sehe da draußen diesen wunderschönen Frühling, meine ste, liebste Jahreszeit, und jetzt muß ich denken, daß dieser Frü wohl mein letzter ist.»

Sie schrieb an ihre Freunde, sehr vorsichtig die Worte wähle

Wie es aussieht, gibt es für das Leben mit metastasierendem ..rebs wohl nur eine Metapher: eine endlose Achterbahn (und wie ich die früher geliebt habe!). Ich weiß einfach nie, ob ich nun gute Neuigkeiten bekommen werde oder wieder ein jäher Absturz erfolgt, der mir den Magen hebt und das Gruseln durch alle Glieder jagt. Letzte Woche haben sie eine Ultraschalluntersuchung meiner Leber gemacht. Ich lag also da, und die technische Assistentin sah sich die Sache immer noch mal an, von allen Seiten und aus allen möglichen Winkeln, und dann rief sie eine zweite Frau. Sie besprachen die Sache eingehend – auf Deutsch – und fingen dann noch mal von vorn an. Inzwischen war ich schon völlig in Panik, obwohl niemand etwas zu mir sagte außer «Tief einatmen – Atem anhalten – normal weiteratmen», immer und immer wieder. Als ich aufstand, sah ich zwei kleine Flecken auf dem Bildschirm. Überzeugt, daß ich Leberkrebs habe, ging ich nach oben in mein Zimmer und brach zusammen. Vielleicht überstehe ich nicht einmal dieses Jahr, dachte ich; ich muß mich vorbereiten auf diese Möglichkeit.

Wie kann ich mich also innerlich auf schlimme Neuigkeiten vorbereiten, die ja jeden Augenblick kommen können, ohne dadurch meine Lebenskraft, meinen Lebenswillen zu untergraben? Wie kann ich das Annehmen üben und dabei zugleich den Kampf um mein Leben führen? Ich weiß es nicht. Ich weiß nicht einmal, ob die Frage überhaupt sinnvoll ist, es könnte ja sein, daß da im Grunde gar kein Gegensatz besteht. Wenn ich merke, daß meine Stimmung mal mehr in Richtung Akzeptieren und ein andermal mehr in Richtung Kampf ausschlägt, dann denke ich jetzt, daß so das Leben nun mal ist – wie das notwendige Pendeln zwischen Tag und Nacht, zwischen Aktion und Kontemplation. Vielleicht muß ich beides üben, vielleicht gibt es eine Art Zugleich und Ineinander der beiden. Immer noch das alte Rätsel des Bemühens ohne Haften am Erfolg. Zuerst hat mich der Gedanke an möglichen Leberkrebs unendlich traurig gemacht (wir wissen immer noch nicht, was die Flecken bedeuten). Dann, nach mehrmaligem tiefem Durchatmen (so gut es halt ging), stellte ich fest, daß ich diese Möglichkeit, wenn auch widerwillig, in mich aufgenommen hatte. Wenn es sein soll, so sei es. Ich werde mich dann damit befassen und mich nicht jetzt dabei aufhalten. Und da wußte ich, daß das Leben mir immer noch viel Freude macht in all seinen Einzelheiten, sogar hier in diesem kleinen Krankenhauszimmer mit den Blumen auf der Fensterbank. Ich fühlte in mir eine Welle der Entschlossenheit, zu tun, was ich kann; und auch wenn ich jetzt Leberkrebs habe, ist das nicht unbedingt der Anfang vom Ende, es gibt noch andere Therapien, die vielleicht anschlagen. Und Wunder geschehen wirklich, tagtäglich.

Wieder mal abwärts in der Achterbahn (huch, mein Magen . . .): Mein Immunsystem kommt nicht so in Gang, wie mein Arzt es gern hätte. Jetzt gibt er mir massive Mengen Anabolika (eine Acht-Wochen-Dosis innerhalb von vier Tagen), um es anzuschmeißen. Und noch ein Magenausheber: Dr. Scheef ist enttäuscht, daß mein Hirntumor nicht ganz weg ist. Er hatte nach der Strahlentherapie und der ersten Runde Chemotherapie eine Totalremission erwartet. Wenn er nach der dritten Runde immer noch nicht weg ist, möchte er es mit Cisplatin versuchen – wieviel und für wie lange, das weiß ich noch nicht.

Ken u[illegible] wollen bis zum Beginn der dritten Behandlung nach Boulder [illegible]ck, weil mein Körper offenbar doch sehr lange braucht, [illegible]ich zu erholen. Ich kann es kaum erwarten, wieder in den Sta[illegible]zu sein, wo alles amerikanisch klingt. Man muß weit weg sei[illegible] Amerika wieder richtig sehen zu können. Wir lesen hier in [illegible] mit ganz neuen Augen von den politischen Haupterereigniss[illegible]en Drogenproblemen, der Obdachlosigkeit. Wirklich erstau[illegible], daß die Zahl der im letzten Jahr in Los Angeles von Band[illegible]rübten Morde größer ist als die Zahl der Morde in ganz Euro[illegible]rotzdem liebe ich dieses Land. Ich möchte nach Hause.

Al[illegible]ebe und Umarmung Euch allen!!! Eure Briefe und Anrufe und [illegible]te und guten Wünsche machen unsere Tage soviel heller. Wir [illegible]chen den langen, langen Atem. Ewig dankbar bin ich, daß Ke[illegible] immer wieder neu für diese Reise entscheidet – und wir bei[illegible]issen das Glück zu schätzen, daß wir einander haben auf di[illegible] Weg . . .

Alles Liebe,
Treya

[illegible]sie diesem Brief nicht anvertraute, sagt mehr.

[illegible]werde die Angst in mein Herz lassen. Dem Schmerz und der [illegible]st in Offenheit begegnen, sie annehmen, keine Angst vor ihnen [illegible]en, sie zulassen – das ist jetzt, das geschieht. Es ist das Leiden, [illegible] wir alle allezeit erfahren, immer Veränderung, Veränderung. [illegible]s zu erkennen macht das Leben wunderbar und staunenswert. [illegible]as fühle ich sehr deutlich. Wenn ich die Vögel draußen singen [illegible]öre oder wir über Land fahren, macht es mein Herz froh und erfüllt meine Seele. Ich empfinde solche Freude. Ich bin nicht darauf aus, meine Krankheit zu «besiegen»; ich gestehe mir zu, auf sie einzugehen und zu verzeihen. Wie Stephen Levine sagt: «Mitleid ist da, wo wir dem Schmerz mit Angst begegnen. Im Mitleid möchten wir die Gegebenheiten des Augenblicks am liebsten ändern . . . Aber wenn wir dem gleichen Schmerz Liebe entgegenbringen, ihn sein lassen, wie er ist, wenn wir ihm verzeihend und nicht angst- oder haßvoll begegnen, dann ist das wahres Mitgefühl.»

Mein Herz öffnen. Gerade Ken gegenüber fühle ich mich in letzter Zeit so offen und liebevoll, und er selbst ist nach seiner Krise so offen und präsent. Das ist wohl das Wichtigste für das Heil- und Gesundwerden (ob ich nun körperlich gesund werde oder nicht): weicher werden, das Herz aufgehen lassen. Das ist es, worum es immer geht, oder? Das ist es, worum es immer geht.

Beim Blick aus dem Fenster sehe ich wieder einmal, daß der Frühling jetzt meine liebste Jahreszeit ist. Das goldene Herbstfeuer werde ich immer lieben, aber der Frühling berührt mich tiefer. Wohl weil ich auf eine neue Chance hoffe, einen neuen Frühling in meinem Leben.

Es ist mir nach wie vor sehr wichtig, alles zu tun, was zu geschehen hat, um eine Besserung zu erreichen, aber nicht als Schlacht, nicht als bitteren Kampf. Nicht mit Zorn und Bitterkeit werde ich weitermachen, sondern mit Entschlossenheit und Freude.

Die Weisheit der Rosen

Wir kehrten also nach Boulder zurück, in unser Haus, zu unseren Hunden, zu unseren Freunden. Ich empfand ein seltsames Gefühl von Frieden, was Treyas Verfassung anging – falls «Frieden» das richtige Wort dafür ist; ich glaube, es war eher eine Mischung aus echtem Annehmen und melancholischer Vorahnung. Treya wußte sehr genau um den Ernst der Lage, aber seltsam, ihr Gleichmut und ihre schiere Lebensfreude schienen von Tag zu Tag noch zuzunehmen. Und diese Freude war echt – sie war glücklich, daß sie *jetzt* lebendig war. Pfeif auf morgen! Manchmal, wenn ich sie ausgelassen mit den Hunden spielen oder Pflanzen einsetzen oder lächelnd über ihren Glasarbeiten sitzen sah, schlich sich auch in mein Herz leise diese Freude ein, das Glück, *diesen* unermeßlich kostbaren Augenblick zu haben. Dafür war Treya meine Lehrerin gewesen durch ihr tagtägliches Leben mit dem Tod.

Und was die Dauer dieses Lebens anging, fanden wir beide bald zur gleichen Haltung: Es gab kaum realistische Chancen, daß sie das Jahr überleben würde. Schon in Bonn hatten wir das gewußt. Und nachdem wir es beide voll zur Kenntnis genommen hatten, ließen wir es fallen. Außer natürlich in praktischen Belangen: ein Testament, gelegentlich die Frage, was ich tun werde, wenn sie stirbt, oder was ich für sie in diesem Fall tun solle; ansonsten aber überließen wir das Thema sich selbst und lebten mehr oder weniger von Augenblick zu Augenblick. Treya lebte mehr denn je in der Gegenwart statt in der Zukunft und verschrieb sich dem, was ist, nicht dem, was sein könnte.

Freunde und Angehörige fragten sich oft: Ist sie nicht ein bißchen unrealistisch, sollte sie nicht besorgt, bekümmert, unglücklich sein? Aber gerade *weil* sie ganz in der Gegenwart lebte und die Zukunft Zukunft sein ließ, konnte sie bewußt mit ihrem Tod leben. Denn ist nicht der Tod die *Zukunftslosigkeit* schlechthin? Indem sie in der Gegenwart lebte, als hätte sie keine Zukunft, verdrängte sie den Tod nicht, sondern lebte ihn. Und ich versuchte es auch. Das schöne Emerson-Zitat fiel mir ein:

> Die Rosen unter meinem Fenster verweisen nicht auf frühere Rosen oder bessere; sie sind, was sie sind; sie existieren in Gott, heute. Zeit gibt es für sie nicht. Da ist nur die Rose; sie ist vollkommen in jedem Augenblick ihres Daseins. Der Mensch aber verschiebt oder erinnert; er lebt nicht in der Gegenwart, sondern beklagt mit rückwärtsgewandtem Blick die Vergangenheit oder steht, der Reichtümer, die ihn umgeben, nicht achtend, auf den Zehenspitzen, um die Zukunft vorauszusehen. Er kann nicht glücklich und stark sein, bis er mit der Natur in der Gegenwart lebt, außerhalb der Zeit.

Genau das tat Treya. Sollte der Tod kommen, dann würde sie sich mit ihm befassen, vorher nicht. Aber das hieß natürlich nicht, daß wir jetzt aufgaben. Auch Resignation ist auf die Zukunft, nicht auf die Gegenwart hin orientiert. Treya beschäftigte sich wieder mit alternativen Therapien, von denen einige recht vielversprechend waren und sind. Obenan stand die Kelley/Gonzales-Enzymtherapie, die bemerkenswerte Erfolge vorzuweisen hat, sogar in so fortgeschrittenen Fällen wie Treyas. Wir leiteten schon mal alles in die Wege, damit wir nach ihrer dritten und letzten Behandlung auf dem Rückflug von Bonn in New York City zwischenlanden konnten, wo Gonzales seine Praxis hat.

Als nächstes habe ich nun vor, Dr. Gonzales bei unserer Heimreise von Deutschland in New York zu konsultieren und mit dem Programm der «Stoffwechsel-Ökologie» anzufangen; es geht auf einen Zahnarzt namens Kelley zurück, der selbst Bauchspeicheldrüsenkrebs hatte. Ich weiß seit Jahren von diesem Programm, habe sogar das Buch, und fühlte mich immer irgendwie angesprochen davon. Nicht daß ich die Diät so besonders attraktiv fände; klingt sehr streng, vielleicht so streng wie Makrobiotik, wird aber sehr individuell abgestimmt, und das gefällt mir. Wie ich hörte, kann sie in einem Fall streng vegetarisch sein und zu 70 Prozent aus Rohkost bestehen, während vielleicht in einem anderen Fall drei Fleischmahlzeiten pro Tag vorgesehen sind. Man geht hier davon aus, daß Krebs etwas mit Enzymmangel zu tun hat, und das leuchtet mir ein: Wenn man nicht genügend Pankreasenzyme hat, werden sie bei der Verdauung aufgebraucht, und es bleiben keine übrig, die im Blutstrom zirkulieren und bei der Krebsabwehr helfen können. Bei mir zeigt die Tatsache, daß ich Diabetes habe, ja deutlich, daß meine Bauchspeicheldrüse nicht richtig funktioniert. Nächster Programmpunkt also nach der letzten Chemotherapie: Kelley/Gonzales!

Wir meditierten beide, und zwar in dieser Zeit ziemlich ausgiebig. Ich gewöhnte mir an, um fünf Uhr aufzustehen, um zwei oder drei Stunden sitzen zu können, bevor mein Tag als Helfer und Beistand begann – ein Dienst, den ich jetzt ohne Bitterkeit und Groll versehen konnte. Irgendwie hatte ich offenbar doch endlich Frieden geschlossen mit allem. Langsam, aber stetig fand ich bei der Meditation zur Haltung des Zeugen zurück, und zumindest in manchen Augenblicken tiefen Gleichmuts war alles Existierende – «gut» oder «schlecht», Leben oder Tod, Lust oder Schmerz – von «*einem* Geschmack»: ganz und vollkommen, so, wie es ist.

Treya machte weiter mit Vipassanā und Tonglen. Insbesondere Tonglen bewirkte tiefgreifende und bleibende Veränderungen; auch außerhalb der Meditation war ihr der eigentliche Gehalt des Tonglen immer deutlicher gegenwärtig: Das Wort «Heilung» hat überhaupt keinen Sinn für ein isoliertes Ego, niemand ist wirklich geheilt, solange nicht alle geheilt sind.

Wie kann ich mir die Beeendigung meines Leidens wünschen, wenn meine Schwestern und Brüder noch leiden müssen, diese anderen Angehörigen meiner Familie? Das Bewußtsein meines Leidens hält mich wach für ihr Leiden, hält mein Herz offen für das Leiden. Die erste Edle Wahrheit: die Wahrheit des Leidens. Und Tonglen: hab Erbarmen.

Wie es mit mir auch weitergehen mag, diese Begegnung mit dem Krebs wird mir immer meine Verwandtschaft mit allen Leidenden bewußt sein lassen. Also mit allen. Wenn ich noch lange genug lebe, möchte ich das Gelernte anwenden und andere durch den Krebs begleiten, mag der Weg zur Genesung oder in den Tod führen. Deshalb schreibe ich an diesem Buch, und deshalb liegt die Cancer Support Community mir so am Herzen. Manchmal gibt das Leben einfach keinen Sinn zu erkennen, so sehr wir uns auch mühen, ihm einen Sinn abzulauschen. Manchmal können wir einander nur behutsam und verständnisvoll helfen. So sagten auch andere Freunde, die ebenfalls mit Krebs zu tun haben, kürzlich zu Ken und mir, eines sei ihnen durch diese Erfahrung sehr deutlich geworden, nämlich daß das Leben einfach nicht fair ist, daß untadeliges Verhalten uns keinen Anspruch auf Belohnung verschafft, daß diese Dinge einfach geschehen. Nichts ist so simpel, wie wir es gern hätten. Und es ist schwer, im Weiß-nicht-Land zu leben, wie ich es nenne – aber genau da sind wir.

Das erinnert mich an etwas, das ich gestern abend in Ramana Maharshis Biographie las, Teil einer Antwort auf eine Frage, die ihm gestellt wurde: «Gott erschafft oder bewahrt oder zerstört. Er erlöst oder entzieht sich, aber Er verbindet keinerlei Absichten und Zwecke mit all Seinen Akten, denen die Lebewesen ausgesetzt sind.» Das ist ein harter Brocken für eine Sinn-und-Zweck-Süchtige wie mich, aber der Buddhismus hat mir schon sehr geholfen, dieses Wissenmüssen aufzugeben und die Dinge einfach sein zu lassen, wie sie sind.

Ramana Maharshi sagte gern: «Ihr dankt Gott für das Gute, das euch geschieht, aber ihr dankt Ihm nicht auch für das Schlechte, und darin geht ihr fehl.» (Genau darin, nebenbei bemerkt, geht auch die New-Age-Bewegung fehl.) Gott ist nämlich keine mythische Vaterfigur, die straft oder belohnt, sondern die von aller Voreingenommenheit völlig freie Wirklichkeit und Soheit von *allem* Existierenden. Solange wir den Dualitäten von gut und böse, Lust und Schmerz, Gesundheit und Krankheit, Leben und Tod verhaftet bleiben, sind wir ausgeschlossen von dieser nichtdualen und letzten Identität mit der *gesamten* Schöpfung, mit diesem Universum, das überall und in allen seinen Teilen von «einem Geschmack» ist. Wir müssen, wie auch Ramana Maharshi immer wieder sagte, Frieden schließen mit unserem Leiden, unserem Kranksein und unserem Schmerz; nur dann finden wir unsere Identität mit dem All, mit dem Selbst, das nicht das Opfer des Lebens ist, sondern sein unbefangener Zeuge und sein Ursprung. Vor allem, sagt Ramana, schließt Frieden mit dem Tod, dem größten Lehrer.

Eine Freundin, die sehr intensiv und tatkräftig Anteil genommen hatte an so manchem Krebsfall in ihrem Freundeskreis, sagte, für sie komme es darauf an, sich – ohne selber krank werden zu müssen – die Bewußtheit und Lebendigkeit zu erhalten, die sie als unmittelbare Zeugin unserer Kämpfe (und unserer Todesaussicht) gewonnen hatte. Ich weiß, was sie meinte. Ich dachte: Sollte es mir doch einmal für längere Zeit wieder gutgehen, werde ich dann wohl diese messerscharfe Bewußtheit wieder verlieren, diese wunderbar klare Sammlung? Ganz gewiß habe ich und haben andere unter dem Druck dieser Krankheit manche inneren Sperren aufbrechen sehen und neue schöpferische Kräfte gefühlt. Das würde ich nicht gern verlieren . . . Dann wurde mir klar, daß die Möglichkeit des Todes mir nie wieder fern sein wird. Ein seltsamer Gedanke, daß ich immer diesen Stachel, diesen Sporn in mir haben werde, der mich erinnert, *wach zu bleiben.* Das ist so, als hätte man ständig einen Meditationsmeister bei sich: Jederzeit kann einem der Rōshi unverhofft einen deftigen Schlag versetzen.

Wir versorgten das Haus und machten uns fertig für den Sprung ins kalte Wasser – nach Bonn, wo uns einige Überraschungen erwarteten.

Heute morgen habe ich mit den Hunden einen letzten Spaziergang gemacht, bevor Ken sie in den Zwinger bringt. Unten in der Wiese waren die ersten Grillen unterwegs (Ken sah uns oben vom Balkon aus zu). Kairos, unser Pharaonenhund, wollte unbedingt eine fangen; mal hopste er steifbeinig, mal setzte er mit langen Sprüngen durch das Gras, mal stand er reglos mit angewinkelter Pfote da, kam aber offenbar nicht recht dahinter, wie man sie aufspürt und wie man sie fängt, und wieso sie doch immer entwischen. Manchmal stand er völlig verdattert da, die Ohren spielend, um das leiseste Geräusch aufzunehmen, dann schnüffelte er wieder durch das Gras, die Nase ganz am Boden, um sich urplötzlich auf etwas zu stürzen, was so nah war, daß es ihm unmöglich noch entkommen konnte . . . und dann war es doch wieder weg, wie vom Boden verschluckt. Dann stand er wieder wie angewurzelt da, sah sich ratlos um, wieder und wieder. Dann ein kurzer Trab den Weg entlang, jetzt wieder voller Anmut in allen Bewegungen . . . und wieder regungsloses Verharren, hellwache Aufmerksamkeit, und aus dem Stand ein Sprung, als gäbe es keine Schwerkraft. Das geschah immer wieder; etwas so Komisches habe ich schon lange nicht mehr gesehen. Ein wunderbares Abschiedsgeschenk!

«Greif hin, berühr einen», sagt die Gestalt.

«Einen Stern berühren? Sterne kann man nicht berühren.»

«Das sind keine Sterne. Greif hin und berühr einen.»

«Wie denn?»

«Zeig mit dem Finger auf den, der dich am meisten anzieht, und drück ein bißchen mit dem Bewußtsein.»

Merkwürdige Anweisung, aber ich versuche es. Der «Stern» verwandelt sich augenblicklich in eine fünfzackige geometrische Figur, die für mich ganz entschieden wie ein Stern aussieht. Um den Stern ist ein Kreis. Der äußere Rand des Kreises ist gelb. Das Innere ist blau. Das Zentrum des Kreises, zugleich das Zentrum des Sterns, ist von reinstem Weiß.

«Jetzt drück genau auf die Mitte, drück mit deinem Bewußtsein.»

Ich tu es, und der «Stern» weicht mathematischen Symbolen, die ich nicht verstehe. Ich drücke weiter, und die Symbole weichen Schlangen. Ich drücke noch weiter, und die Schlangen weichen Kristallen.

«Weißt du, was das bedeutet?»

«Nein.»
«Möchtest du Estrella sehen?»

Wieder in Bonn . . . Je nun, das schaffen wir jetzt auch noch. Hat mir gutgetan, diese drei Wochen zu Hause gewesen zu sein, dem Leben näher, nicht so eingesponnen in den Kokon der Krebstherapie. Auf dem Flug trug ich eine Jacke, die ich lange nicht mehr angehabt hatte, und fand in der rechten Tasche einen ungeöffneten Glückskeks. Der Spruch lautete: «Ihre Vorhaben werden sich zufriedenstellend entwickeln.» Das hört sich vielleicht nicht besonders enthusiastisch an, aber für mich, im Aufbruch zu einer weiteren Runde Chemotherapie, klang es wunderbar. Als wir eintrafen, stellte sich heraus, daß Norbert für vier Wochen in Urlaub war und unseren Ankunftstermin nicht weitergegeben hatte – ein erstaunlicher Patzer bei seiner sprichwörtlichen Zuverlässigkeit! Die Klinik und das Hotel erwarteten uns also nicht, und für kurze Zeit sah es so aus, als würden wir nicht unterkommen. Aber dann hat sich doch alles gefügt, einigermaßen. Ken muß vorübergehend in einer Dachkammer wohnen, in der er nicht mal aufrecht stehen kann. Ah, die Prüfungen und Heimsuchungen der Helfer!

Es ist nach Mitternacht, und ich streife allein durch die Seitenstraßen von Bonn. Es fällt mir hier immer noch schwer zu meditieren, und so wandere ich früh am Morgen und spät abends stundenlang durch die Gegend, ganz ohne Gesellschaft – abgesehen von kurzen Augenblicken, in denen ich die Gegenwart des Zeugen spüre.

Ich komme an einem Haus vorbei, das in großen Lettern die Aufschrift «Nightclub» trägt. Ich hatte bereits mehrere solcher Nightclubs gesehen und wollte immer schon mal wissen, was das eigentlich ist. Aber nicht heute, dachte ich, zu müde. Dann sah ich aber noch einen und noch einen, offenbar das einzige in Bonn, was um diese Zeit noch offen hat. Bonn muß ja ein unglaublich heißes Nachtleben haben, denke ich. Fast muß ich laut loslachen bei dem Gedanken an Rotten swingender Diplomaten (falls es so etwas gibt), die die Gegend unsicher machen.

Beim vierten Etablissement mit der Aufschrift «Nightclub» denke ich, Hol's der Teufel, und gehe zur Tür. Die Tür ist erstaunlicherweise verschlossen, obwohl drinnen ziemlich grelle Musik dröhnt. Niemand auf der Straße. Neben der Tür ein Klingelknopf und ein Schild, auf dem wohl steht, daß man klingeln soll, wenn man rein will. Ich drücke. Durch ein kleines Fenster starren mich zwei Männeraugen unter buschigen Brauen an. Dann schnarrt der Öffner, und die Tür geht auf.

Und was ich sehe, kann ich kaum glauben. Sieht aus wie eine Flüsterkneipe aus den Roaring Twenties, aber die Dekoration könnte von einer ausgerasteten Gipsy Queen auf dem LSD-Trip entworfen sein. Die Wände sind mit protzigem lila Samt überzogen. Hinten scheint eine Tanzfläche zu sein, über der langsam so eine Glitzerkugel rotiert und ständig ziemlich kränkliche Lichtflecken über die Gesichter der Anwesenden gleiten läßt. Ansonsten ist es unglaublich schummrig. Mit Mühe kann ich etwa sechs Männer ausmachen, die um die Tanzfläche herum sitzen. Sie sehen alle etwas derangiert und nicht sehr ansprechend aus, und trotzdem ist jeder in Begleitung einer durchaus aufregenden Frau.

Das gedämpfte Gespräch bricht ab, und alle starren mich an. Ich bewege mich langsam auf die Bar zu, die Bar – und wieder stockt mir der Atem – ist über zehn Meter lang, hat zirka dreißig Barhokker, alle bezogen mit demselben Knittersamt, unter dem auch die Wände ersticken, und kein Mensch sitzt da. Ich nehme mir einen Hocker ungefähr in der Mitte. Die siechen Lichtflecke huschen jetzt auch über mein Gesicht, und wir alle sind wie Tupfer in der Dunkelheit dieses . . . dieses . . . dieses was es auch sein mag.

«Hi, möchtest du mir 'n Drink spendieren?»

«Ich hab's! Das hier ist ein Puff, stimmt's? Ein Bordell? Na klar. Ich glaube . . . Oh, Entschuldigung. Sprechen Sie Englisch?» Eine recht ansehnliche Frau hat sich zu mir gesellt, ganz bestimmt nicht, weil sie keinen anderen Hocker finden konnte – und ich platze mit meiner Schlußfolgerung laut heraus.

«Ja, ich spreche Englisch, a little bit.»

«Also, ich möchte bestimmt niemanden beleidigen oder so, aber das hier ist ein Puff, oder?»

«Nein, das hier ist kein Puff.»

«Nicht?» Jetzt bin ich ganz durcheinander. Ich suche nach einer Tür zu irgendwelchen Nebengelassen, in denen die Damen und ihre, em, Gäste etwas mehr unter sich sein können, aber ich finde nichts.

«Das ist also kein Puff, und die Frauen sind keine Prostituierten?»

«Nein, ganz bestimmt nicht.»

«O Mann, tut mir leid, das ist alles einfach ein bißchen viel.»

«Möchtest du mir einen Drink spendieren?»

«Einen Drink spendieren? Ach so, na klar, einen Drink.» Ich bin völlig von den Socken, die ganze Situation, und dann auch noch in dieser absolut bizarren Umgebung. Es gibt eine Tanzfläche, aber niemand tanzt. Alles sieht nach Bordell aus, aber es tut sich nichts. Rotierende Lichtfinger bohren Löcher ins Dunkel und heben sinnlose Details eines mit Samt ausgeschlagenen Gruselkabinetts hervor. Und was kann das schon sein, hinter einer verschlossenen Tür mit Guckloch und elektrischem Türöffner?

Zwei Drinks werden gebracht, meiner sieht aus und schmeckt wie gepanschter Sekt. «Hör mal, ich bin kein Bulle oder so was . . . aber bist du ganz sicher, daß du keine Nutte bist?»

«Nein, bin ich nicht, ganz ehrlich.»

«O Mann, tut mir wirklich leid.» Ich nehme einen neuen Anlauf. «Also, das hier ist so eine Art Tanzclub, nicht? Die Männer kommen hierher und bezahlen dafür, daß sie mit hübschen Mädchen tanzen, oder?» Ich komme mir maßlos lächerlich vor.

«Ich mag schon mit dir tanzen, wenn du möchtest, aber ein Tanzclub ist es eigentlich nicht. Ein Nachtclub halt. Ich komme immer mal vorbei, wenn ich mich langweile. Tina heiße ich.»

«Ein Nachtclub. O Mann. Hi, Tina, Ken.» Wir schütteln uns die Hand. Ich trinke meinen «Sekt» und bekomme auch schon Kopfweh.

«Weißt du, ich bin nicht besonders gut drauf. Meine Frau, Treya heißt sie, ist in der Janker-Klinik. Du weißt ja, em, weißt du, was es mit der Klinik auf sich hat?»

«Ja, Krebs. Deine Frau hat Krebs?»

«Ja.» Und aus irgendeinem Grund erzähle ich Tina die ganze Geschichte – über den Krebs, die Reise hierher, die schwierige Prognose, wie sehr meine Frau mir am Herzen liegt und wie groß meine Sorgen sind. Tina hört mir sehr aufmerksam, sehr anteilnehmend zu, vielleicht eine Stunde lang. Sie ist aus Köln. Sie kommt extra aus Köln in die Bonner Nachtclubs, wenn es ihr langweilig wird. Eine so schöne Frau, von so weit her, für *diesen* Laden hier? Ich behalte die Männer im Auge, wie sie da in diesem vom Knittersamt zurückgeworfenen flauen Lila sitzen und mit den Frauen reden und keinerlei Anstalten zu irgendwas machen.

«Schau, Tina, ich finde dich sehr nett, und es hat wirklich gutgetan, das alles mal abzuladen. Aber ich muß jetzt gehen, es ist zwei Uhr. Bis dann, o. k.?»

«Möchtest du nicht mit nach oben kommen?»

Aha, wußt ich's doch! Ich hab's doch gewußt! «Nach oben?»

«Ja, wir können nach oben gehen, da sind wir allein. Mir gefällt es hier unten nicht so.»

«Klar, Tina, gehen wir nach oben.»

«Dazu müssen wir aber eine Flasche Champagner kaufen.»

«Eine Flasche Champagner. Aber sicher, natürlich, her damit.» Die Flasche kommt, ich schaue auf dem Etikett nach dem Alkoholgehalt – 3,2 Prozent. Na bitte. Genau wie in den Bordellen zu Hause, wo sie Apfelsaft bringen und Whiskey berechnen, damit die Damen nüchtern bleiben. Jetzt bin ich mir ganz sicher. Ich lasse den «Champagner» auf der Theke stehen.

Tina steht auf und geht über die Tanzfläche voran, an den flaulila Leuten vorbei, die angestrengt durch das Halbdunkel herstarren. Es geht um eine Ecke und – siehe da, eine Wendeltreppe, die man von der Bar aus nicht sehen kann.

Tina geht vor, ich hinterher. Ich bin ein bißchen verlegen, weil ich nach oben schauen muß, aber es macht ihr sicher nichts aus. Oben sehe ich vielleicht sechs Kabinen, alle offen, aber mit Vorhängen, die man zuziehen kann, wieder aus diesem ekelhaften Samt. In jeder Kabine ist eine Bank und ein Stapel Handtücher. Aus dem Lautsprecher tönt leise Musik – Frank Sinatra, kein Geringerer –, aber ich kann hören, was ich möchte, sagt Tina. «Hast du U2?» – «Na klar.»

Bonos Stimme schwebt in der Luft, als wir uns in der ersten Kabine auf die Bank setzen. Mir fällt eine Öffnung im Boden auf, durch die man auf die Tanzfläche hinunterblickt.

«Tina, da ist ein Loch im Boden.»

«Ja, Ken. Damit wir die Mädchen sehen können, wenn sie tanzen.»

«Wenn sie tanzen. Die Mädchen tanzen?»

«Striptease. Mona ist in ein paar Minuten dran. Das können wir uns ansehen.»

«Tina, warum hast du mir nicht gesagt, daß das ein Puff ist? Du hast mich angelogen.»

«Nein, Ken, das ist wirklich kein Puff. Hier gibt es keinen Geschlechtsverkehr. Das ist verboten, und wir tun es nicht, da kannst du bieten, was du willst.»

«Aber was *tut* ihr dann? Ich weiß, daß ich ziemlich naiv bin, aber Handlesen ist es bestimmt nicht.»

Ich höre Schritte auf der Wendeltreppe, und es erscheint noch eine ziemlich aufregend aussehende Frau, die unseren Champagner auf einem kleinen Tisch vor der Bank abstellt.

«Das macht 120 Mark. Sie können unten bezahlen. Viel Vergnügen.»

«Wie? 120 Mark? Junge, Junge, Tina, also ich weiß nicht.»

«Da, Ken, schau, Mona tanzt jetzt.» Und tatsächlich, durch die Öffnung im Boden haben wir einen perfekten Logenplatz für Monas Tanz – ein langer, wilder, knisternder Tanz, bei dem ein atemberaubend schöner Körper zum Vorschein kommt – äußerst verlockend, daran ändert nicht einmal die Tatsache etwas, daß er lila ist wie alles andere.

Und Tina steht auf, zieht mit geschickten, schnellen Bewegungen alles aus, was sie anhat, und setzt sich wieder neben mich.

«Also, Ken, wie möchtest du's?»

Ich sage kein Wort. Ich glotze.

«Ken?»

Ich starre, starre, wie gebannt. Und dann dämmert es mir. Es ist das erstemal seit fast drei Jahren, daß ich eine Frau mit zwei ganzen, vollen Brüsten sehe. Ich schaue Tina an, ich sehe nach unten; ich schaue Tina an, ich sehe nach unten. Ich bin völlig überflutet von widerstreitenden Gefühlen.

«Paß auf, Tina, du brauchst gar nichts zu tun. Wir bleiben einfach ein bißchen hier sitzen, ja?

Ich verliere mich in eine Welt von Körpern und Fleisch, von allem, was sie bedeuten können, von allem, was der Krebs ihnen antun kann. Hier sitze ich nun zwischen beiden Welten. Kein Zweifel: Sex und Krebs, das ist eine heikle Sache. Vor allem bei Frauen mit Brustkrebs stellt sich nach einer Amputation die Frage ihrer Beziehung zu ihrem jetzt «entstellten» Körper. Es ist kein Geheimnis, daß die Brüste in unserer Gesellschaft die am höchsten bewerteten Symbole weiblicher Sexualität sind und der Verlust einer Brust von vernichtender Wirkung sein kann. Mich hatte immer erstaunt, wie verhältnismäßig gut Treya mit diesem Problem zurechtkam. Natürlich mußte sie den Verlust immer wieder neu verwinden, und natürlich beklagte sie sich manchmal bitter, bei mir und bei Freunden – das war eine sehr schwere Zeit. Aber alles in allem überwog bei ihr dieses: «Ich glaube, ich komme damit zurecht.» Das ist im allgemeinen das schwierigste und quälendste Problem einer Frau, die Brustkrebs hat. Es kann ihr Selbstwertgefühl vernichten und ihren Geschlechtstrieb praktisch auslöschen, denn häufig fühlt sie sich überhaupt nicht mehr begehrenswert.

Und dieses Problem wird noch unermeßlich vergrößert, wenn die Frau zusätzlich Chemotherapie und Strahlentherapie über sich ergehen lassen muß. Häufig ist sie einfach zu müde, zu erschöpft, um überhaupt an Sex interessiert zu sein, und dann hat sie auch noch schreckliche Schuldgefühle, weil sie ihrem Mann nicht zur Verfügung steht.

Und die Reaktionen des Mannes können sehr hilfreich oder von großem Schaden sein. Etwa die Hälfte aller Männer brustamputierter Frauen sucht innerhalb von sechs Monaten das Weite. Sie fühlen sich einfach nicht in der Lage, auf einen so beschädigten Körper noch sexuell anzusprechen.

«Fehlt sie dir?» fragte Treya mich nach der Operation häufig.

«Ja.»

«Und macht dir das sehr viel aus?»

«Nein.»

Und das war sogar die Wahrheit, alles in allem. Nur ist das natürlich keine so eindeutige Sache, vielleicht besser in Prozentanteilen auszudrücken. Treyas sexuelle Anziehungskraft für mich hatte, würde ich sagen, etwa 10 Prozent eingebüßt; das simple taktile Empfinden, die Symmetrie zweier Brüste ist einfach besser als eine. Aber die verbleibenden 90 Prozent waren so durch und durch positiv, daß die fehlenden 10 Prozent nicht allzuschwer wogen. Treya wußte das, und sie wußte, daß ich es ehrlich meinte, und ich glaube, das war nicht unwichtig für ihre Bemühungen, mit sich selbst ins reine zu kommen. Diese 90 Prozent – das war immer noch die schönste und attraktivste Frau, die ich je gekannt hatte.

Das Gefühl, das sich am häufigsten bei Männern einstellt, die trotz Krebs und Krebstherapie bei ihrer Frau bleiben, ist Angst. Angst, sie könnten ihrer Frau wehtun oder sie gar verletzen, wenn sie mit ihr schlafen. Wenn man den Mitgliedern der Männer-Selbsthilfegruppe in der Cancer Support Community eine Beratung durch Experten anbietet, dann wollen sie einen Gynäkologen. Sie brauchen einfach ganz handfeste Informationen – zum Beispiel Östrogencreme bei Trockenheit der Scheide –, und das hilft ihnen sehr gegen ihre Ängste.

Manchmal macht man es ganz sanft und manchmal gar nicht. Und es hilft den Männern, wenn man ihnen einfach nur sagt, daß schlichtes Schmusen sowieso, das heißt unabhängig von Krankheit und Gesundheit, der beste «Sex» ist, den man sich nur denken kann – und zudem jederzeit erlaubt. Treya und ich waren Meisterschmuser, und das reichte uns sehr, sehr weit.

Dennoch, es gab einfach Zeiten, in denen ich die 10 Prozent, die Fülle zweier Brüste, diese wunderbare Symmetrie vermißte.

Und da sitze ich nun und starre Tina an und kann nichts anderes sehen als diese 10 Prozent. Meine Hände heben sich, und ich streichle ihre Brüste, ich küsse ihre Brüste – beide. Bestürzt nehme ich wahr, wie sehr diese Fülle und Harmonie mir gefehlt hat, wie gut sie sich anfühlt, wie erotisch das doch ist, mit beiden Händen. So traurig sitze ich hier bei Tina mit ihrem vollkommenen Körper, ihren beiden vollen Brüsten und diesem Frischen, Süßen im Gesicht.

«Ken? Ken?»

«Hör zu, Tina, ich muß jetzt gehen. Es war herrlich. Aber ich muß los.»

«Aber wir haben doch noch gar nichts gemacht.»

«Was wird denn nun eigentlich gemacht, wenn was gemacht wird?»

«Na, mit der Hand oder einen blasen oder so.»

«Keine Prostituierte sein, heißt also nicht bumsen, seh ich das richtig?»

«Ja.»

«Ich muß los, Tina. Kann man schlecht erklären, aber, verstehst du, ich glaube, ich hab alles gesehen, was ich sehen mußte. Hat mir sehr geholfen, Tina, mehr als du wahrscheinlich ahnst. Ciao.»

Die Wendeltreppe hinunter, wieder durch diesen dumpfen lila Dunst mit seinen dumpfen Bewohnern, den Champagner bezahlen und raus auf die gepflasterten Straßen Bonns.

Ein paar Tage später erzählte ich Treya davon, und sie lachte und sagte: «Das hättest du dir nicht entgehen lassen sollen.»

Scheiße.

«Hallo, Fritjof.»

«Ken! Das gibt's doch nicht! Was machst du denn hier?»

Ich war wohl der letzte, den Fritjof Capra hier auf den Stufen der Janker-Klinik erwartet hätte. Wir hatten uns seit meiner Hochzeit nicht mehr gesehen. Seine Mutter hatte einen kleinen Tumor, und er war mit ihr zur Behandlung hergekommen; die Behandlung war sehr erfolgreich, und sie konnte schließlich in ihre Heimatstadt Innsbruck zurückkehren. Zwischen Fritjof und mir hat es immer theoretische Differenzen gegeben, aber als Mensch habe ich ihn stets sehr gemocht.

«Treya wird hier behandelt. Metastasen in Lunge und Gehirn.»

«Oh, das tut mir aber leid. Hab ich nicht gewußt, war viel unterwegs, Vortragsreisen. Ken, das ist meine Mutter. Sie ist auch hier in der Klinik behandelt worden.»

Fritjof und ich verabredeten uns für später, und Frau Capra machte sich auf den Weg zu Treyas Zimmer. Sie war eine wunderbare und beeindruckende Persönlichkeit und eine bekannte

Autorin; wie Edith schien sie die große Weisheit Europas zu verkörpern, vertraut mit Kunst, Naturwissenschaft und Geisteswissenschaft, dem ganzen Spektrum menschlichen Trachtens.

Sie und Treya, das war wieder mal Liebe auf den ersten Blick.

Frau Capra wird hier wegen Brustkrebs im Frühstadium behandelt. Was für ein reizender Mensch! Handlesen gehört zu ihren vielen Fähigkeiten, und gestern hat sie sich an uns versucht. Ken hat eine sehr lange Lebenslinie, sie reicht bis zur Handwurzel. Sie konnte die gegenwärtige «Gesundheitskrise» ganz deutlich in meiner Hand aufzeigen, aber sie sagte voraus, die Sache würde sich bald klären, und ich würde über achtzig Jahre alt werden. Das höre ich natürlich gern. Wer weiß, ob es stimmt – aber wie schön wäre es, bis achtzig zu leben, die Welt sich wandeln zu sehen, meinen Beitrag zu leisten, die Kinder meiner Freundinnen aufwachsen zu sehen . . .

Vielleicht war es dieses unschuldige und doch bewegende Handlesen, vielleicht hatte sich der klare Blick für die Realitäten erneut getrübt, jedenfalls waren wir beide ziemlich optimistisch, als es dann wieder Zeit wurde für eine Besprechung mit Scheef. Was er uns zu sagen hatte, erschien dadurch nur um so beunruhigender.

Wieder Talfahrt auf der Achterbahn. Dr. Scheef hatte ein paar völlig unerwartete Neuigkeiten. Meine Lungentumoren haben offenbar überhaupt nicht auf die Chemotherapie angesprochen. Eine mögliche Deutung lautet, daß die Chemotherapie zwar alle aktiven Zellen erwischt hat, der Tumor aber ansonsten zur Zeit ruht und dadurch unangreifbar ist. Bei dem, was auf dem Röntgenbild zu sehen ist, könnte es sich zum Teil auch um eine Schwellung handeln; vielleicht, sagt Dr. Scheef, macht er noch eine Kernspintomographie, um herauszufinden, was Schwellung und was möglicherweise noch aktiver Tumor ist. «Die Gefahr», sagte er, «liegt hier in der Übertherapierung. Man braucht viel Erfahrung für diese Entscheidung; ein Arzt, der frisch von der Uni kommt, könnte das nicht unterscheiden.» Übertherapierung könnte die Sache verschlimmern. Wenn 80 bis 90 Prozent der noch vorhandenen Zellen sich zur Zeit nicht teilen, könnte eine dritte Behandlung allenfalls die 10 bis 20 Prozent aktiven Zellen abtöten. Aber sie würde auch das Immunsystem schwächen und damit den jetzt noch ruhenden 80 bis 90 Prozent die Möglichkeit geben, sich wieder zu vermehren. Dr. Scheef nimmt diese Möglichkeit äußerst ernst. Ken und ich waren überrascht und schockiert.

Wir hatten gewußt, daß die Lage ernst war, daß neue Flecken sich auf Lunge und Leber gezeigt hatten. Aber Scheef hatte vorgehabt, bei der dritten Behandlung von Ifosfamid auf Cisplatin überzuwechseln, einem in solchen Fällen sehr wirksamen Medikament. Und jetzt sagte er uns, daß sogar das nicht helfen, sondern vermutlich eher schaden würde. Er hatte gute Gründe für diese Entscheidung, und ich bewunderte seinen Mut, weitere Chemotherapie zu verweigern; unsere amerikanischen Ärzte hätten sicherlich weitere Chemo empfohlen, auch in dem Wissen, daß sie nicht helfen würde. Scheef nicht. Mehr Chemo würde einfach «ihrer Seele schaden» und gegen den Krebs überhaupt nichts ausrichten.

Wie man es auch interpretierte – Scheef gab uns auf, wenn er es auch nie so sagte. Er war sogar wirklich der Ansicht, daß die Kelley/Gonzales-Therapie, über die er genau Bescheid wußte, vielleicht – *vielleicht* – noch etwas ausrichten konnte. Er jedenfalls hatte sein schwerstes Geschütz abgefeuert, und die entgleiste Zelle, die Zelle mit dem Datum, war noch da.

Wir führten ein letztes Gespräch mit diesem so liebenswürdigen Mann.

Um meine Verfassung zu stabilisieren (also die Tumoren in ihrem derzeitigen Ruhezustand zu halten), hat Dr. Scheef mir Aminoglutethimid verordnet. Das ist ein neuentwickeltes Mittel mit einem größeren Anwendungsbereich als Tamoxifen. Außerdem gibt er mir drei unspezifische biologische Mittel: Thymusextrakt (ein Zäpfchen täglich und zwei Ampullen die Woche), Vitamin-A-Emulsion (zehn Tropfen – 150000 I.E. – täglich für drei Monate im Jahr; die Leber speichert genug für die restlichen Monate) und Wobe Mugos. Der Thymusextrakt, in den Staaten nicht zu bekommen, ist ein unspezifisches Reiztherapeutikum. Seine Wirksamkeit konnte bisher nur in Tierversuchen nachgewiesen werden. Dabei hat man folgendes festgestellt: Wo normalerweise 120 000 Krebszellen genügen, um bei 50 Prozent der geimpften Tiere Lungenkrebs auszulösen, braucht man eine Million Zellen, wenn man gleichzeitig eine hohe Dosis Vitamin A gibt. Und wenn man zusätzlich noch Thymusextrakt verabreicht, können erst fünf bis sechs Millionen Zellen etwas ausrichten. Das ist eine ganz schön hohe Schutzwirkung …

Ich sprach Scheef noch einmal auf das Kelley-Programm an, und er sagte sofort: «Ja, natürlich, sehr gut, sehr gut.» Ken fragte: «Würden Sie Ihre Tochter zu Gonzales schicken?» «Absolut», erwiderte Scheef lächelnd. Jetzt, wo diese Behandlung zu Ende ist, bin ich wirklich froh, die Kelley-Therapie noch als Rückhalt zu haben.

Wir fragten ihn nach seiner Prognose für mich. «Ich habe kein schlechtes Gefühl», sagte er. «Ihr Körper ist immerhin in der Lage, die Tumoren ruhigzuhalten. Das verschafft den anderen Therapien, die Sie noch vorhaben, Zeit zu wirken. Sie dürfen sich nur keine Erkältung oder Lungenentzündung holen, dann kann Ihr Körper den Krebs nicht bekämpfen.» Er sagte noch, ich solle jetzt mit Makrobiotik und Kelley weitermachen und mir auch Burzynski einmal ansehen. Alle diese Dinge könnten helfen, und da sie ungiftig sind, können sie zumindest nicht schaden. «Sie müssen immer zwischen toxisch und nichttoxisch unterscheiden», sagte er. Kelley und Burzynski seien in Ordnung, und das könne man nicht von allen alternativen Krebstherapeuten sagen.

Wir schenkten Scheef eines von Treyas Blutzuckermeßgeräten – das Geschenk einer Diabetikerin an einen Diabetiker – und nahmen traurig Abschied von ihm. Ich ging in den Kurfürstenhof, um mit den Vorbereitungen für die Abfahrt anzufangen. Treya machte einen Spaziergang.

Ziemlich bedrückt verließ ich die Klinik, ganz beschäftigt mit dem, was Scheef gesagt hatte. Das Wetter war sonderbar seit unserer Rückkehr, nicht ein einziger Sonnenstrahl und immer nur Wolken und Nieselregen, viel kälter als bei unserer Abfahrt im Mai, ziemlich deprimierend. Ich ging die Poppenheimerallee entlang und sah mir die rechts liegenden Gebäude an; ich hatte sie schon oft gesehen, aber jetzt regte sich trotz meiner gedrückten Stimmung ein Interesse in mir. Ich weiß nicht, wann sie erbaut wurden, vielleicht Ende des vorigen Jahrhunderts; aber Bonn hat teilweise wirklich schöne Häuser, alle in verschiedenen Farben gehalten, jedes mit ganz eigenwilligen Balkonen, mit Stuckverzierungen, Tür- und Fenstergiebeln, Pilastern, Kapitellen und Simsen in endloser Vielfalt. Blumen prangten in den Balkonkästen, und all das bildete einen wunderschönen Kontrast zum satten Grün der Bäume entlang der Straße. Eine zarte Ranke der Freude wand sich leise aus meiner Deprimiertheit hervor.

Ja, es ging mir schon viel besser. Kam es mir nur so vor, oder wurden die Wolken wirklich ein bißchen lichter? War das nicht eine Andeutung von Schatten da vor mir? Ich ging auf ein großes gelbes Gebäude am Ende der Allee zu, das in sattem, beige abgesetztem Gelb erstrahlte. Ja, tatsächlich, die Sonne drang immer mehr durch. Dann ging ich an einem Zaun entlang, und dahinter hinreißend schöne, üppige Vegetation! Hierher war ich bei meinen Spaziergängen noch nie geraten; es waren die Botanischen Gärten der Universität Bonn, rings um das große gelbe Zentralgebäude angelegt. Was für eine Entdeckung! Uralte Bäume mit weit ausladenden hängenden Ästen, deren unterste Zweige sanft den Rasen berührten. Ein Kanal und Teiche, umstanden von würdevollen alten Bäumen; Stockenten, deren grüne Köpfe im Sonnenlicht (ja, jetzt war sie wirklich hervorgekommen) schillerten. Exotische Pflanzen aller Art in den sehr gepflegten und sorgfältig beschrifteten Beeten, hier ein Abschnitt nur für Gräser, dort in der Mitte ein herrlicher Rosengarten. Ich ging alle Wege des Botanischen Gartens ab, vom tiefen Grün der wie Standbilder dastehenden Bäume bis zu den klaren, leuchtenden Farben der Blumenbeete in der Mitte, und als ich zum Kurfürstenhof zurückging, fühlte ich mich großartig.

Ich dachte auch immer wieder daran, daß ich ja noch andere Möglichkeiten hatte. Ich durfte meine Visualisationen und Meditationen nicht vergessen, zumal die Tumoren in letzter Zeit sehr still gewesen sind – keine Stimmen, keine Bilder, keine Empfindungen gehen von ihnen aus. Aber erst durch den Spaziergang im Botanischen Garten fand ich zurück zum Frieden mit meiner Lage. So sind die Dinge nun mal. Wir werden tun, was wir können, und die Dinge so nehmen, wie sie kommen. Man weiß ja doch nicht, wie es weitergeht, und so braucht man sich an nichts zu klammern: Kein bestimmtes Ergebnis haben wollen, keines ablehnen, das schafft nur Leiden. Es ist ein gutes Leben, Ken ist mein Liebster, und sieh dir nur diese Rosen an!

Wir fuhren noch nach Köln und Aachen, besuchten in beiden Städten den Dom, das letzte, was wir in Europa sehen würden. Aber eine leere, dumpfe Melancholie griff um sich.

Vor dem Marienaltar im Kölner Dom, wir hatten Kerzen angezündet und in die Reihen der schon flackernden, tanzenden Flämmchen gestellt, dachte ich daran, wie meine Lebensfreude doch immer wieder ganz unerwartet aufflammt, wenn ich plötzlich in hellem Entzücken vor einer Rosenrabatte stehe oder das schmetternde Wettsingen der Vögel höre. Aber heute blieben selbst diese Augenblicke schal, konnten meine Schultern und meine Stimmung nicht heben.

Hier im Dom, auf den Knien vor diesen Hunderten von Flämmchen im weichen Halbdunkel, fiel mir nur eines ein, was dem Leben einen Sinn zu geben vermag: anderen helfen, dienen. Spirituelle Entwicklung, Erleuchtung und dergleichen, waren das nicht einfach Begriffe und Vorstellungen? Auch «volle Entfaltung des eigenen Potentials» – irgendwie hohl und egozentrisch, falls sie nicht, wie es häufig geschieht, zu Ideen und Taten führt, die zur Linderung des Leidens beitragen. Und Schönheit, meine künstlerische Arbeit, Kreativität? Tja, auch das wirkte heute nicht gar so bedeutungsvoll, abgesehen vielleicht von Kunstwerken, die heilige Stätten wie diese schmücken. Menschliche Beziehungen, menschliche Verbundenheit, ja, gütige, liebevolle Verbundenheit mit allen Lebensformen, mit der gesamten Schöpfung, das allein erschien mir jetzt wichtig. Mein Herz offenhalten, immer die größte Schwierigkeit, alle Abwehrwaffen fallenlassen, für den Schmerz offen sein, damit auch Freude sich einstellen kann. Ob das wohl heißt, daß ich weniger Zeit mit meiner Kunst verbringen und dafür mehr mit krebskranken

Menschen arbeiten werde? Ich weiß es nicht. Im Augenblick jedenfalls scheint mir die Arbeit an meinem Buch (mit Informationen für andere, die vor die gleiche Herausforderung gestellt sind) lohnender als meine Schmelzglasarbeiten. Ich denke allerdings, daß ich wieder zu der Ausgewogenheit zurückfinden werde, in der auch Raum für Freude und Schönheit ist – wenn die Wolken verfliegen und diese Stimmung mit ihnen . . .

Wir fuhren bequem und luxuriös mit dem Airport Express der Lufthansa aus Bonn ab. Zum fünften Mal fahren wir jetzt diese schöne Strecke mit all ihren Sehenswürdigkeiten, den Weingärten, den steilen Felsvorsprüngen und natürlich den Burgen und Burgruinen; zum guten Schluß habe ich jetzt endlich einen Führer, mit dessen Hilfe ich sie alle identifizieren kann, der mir ihre Namen, ihr Alter und ihre Geschichte verrät.

Aber genausosehr interessieren mich die kleinen Gärtchen entlang der Bahnstrecke, die immer wieder mal auftauchen, mal vereinzelt, mal in kleinen oder größeren Kolonien. In jedem Gärtchen ein Schuppen oder ein winziges Sommerhäuschen, davor Stühle in der Sonne; in manchen überwiegt der Gemüseanbau – wie gern würde ich mir genau ansehen, was da alles wächst! –, andere sind ein einziges Blütenmeer. Samstag sollte es jetzt sein, nicht Dienstag, dann würde ich die Leute werkeln sehen in ihren Gartenkolonien, die wie bunte organische Flickendecken über besondere Stellen der Erde gebreitet sind.

Als wir den Drachenfels passierten, ging ich auf der anderen Waggonseite ans Fenster und schaute zur Burg hinüber, bis sie langsam in der Ferne verblaßte, ganze zehn Minuten lang.

Leidenschaftliche Gelassenheit

Das Kelley/Gonzales-Programm beruht auf der schlichten Voraussetzung, daß Verdauungsenzyme organische Gewebe zersetzen, auch Tumorgewebe. Wenn man also Enzyme in sehr hohen Dosen einnimmt, kann man eine tumorzersetzende Wirkung erwarten. Das ist tatsächlich wissenschaftlich belegt, und man weiß ja auch, daß Sportärzte schon lange Enzyme einsetzen, um den Abbau von krankem oder verletztem Gewebe zu beschleunigen. Das Wichtigste an der Kelley-Therapie ist daher die Einnahme großer Mengen von Pankreas-Enzymen in Pillenform (sechsmal am Tag und einmal in der Nacht). Die Enzyme müssen zwischen den Mahlzeiten eingenommen werden, weil sie sonst einfach nur die Speisen verdauen würden, anstatt ins Blut zu gelangen und das Tumorgewebe zu zersetzen.

Das Kelley-Programm wird jetzt von Dr. Nicholas Gonzales in New York durchgeführt. Nick, wie wir ihn dann nannten, ist ein hochintelligenter und bestens ausgebildeter Arzt. Beim Studium verschiedener Krebstherapien stieß er auf die Arbeit des Zahnarztes Dr. Kelley, der behauptete, er habe sich selbst und über zweitausendfünfhundert andere Patienten mit Pankreas-Enzymen in Verbindung mit Diät, Vitaminen, Kaffee-Einläufen und anderen alternativen Heilmethoden vom Krebs befreit. Die sehr hochdosierten Enzyme waren das Besondere an Kelleys Ansatz.

Kelley selbst rastete mit der Zeit ziemlich aus – paranoide Schizophrenie, soweit ich es beurteilen kann –, aber er ist offenbar immer noch irgendwo um die Wege und spricht mit kleinen Männchen von anderen Planeten. Dieser Teil der Story störte Treya und mich keineswegs, gab uns eher ein gutes Gefühl. Wir hatten alles ausprobiert, was normale Menschen zu bieten hatten.

Nick durchforstete die von Kelley gesammelten Fallgeschichten, Tausende, und warf alles raus, was nicht gut genug dokumentiert war, mochte es noch so eindrucksvoll sein. Schließlich behielt er fünfzig Fälle mit wasserdichter medizinischer Dokumentation zurück und machte daraus eine Doktorarbeit. Einige der Ergebnisse waren verblüffend. Zum Beispiel ist die Überlebensrate für Treyas Art von metastasierendem Brustkrebs nach fünf Jahren exakt 0,0 Prozent. Aber allein unter diesen fünfzig Fällen gab es drei Frauen, die diese fünf Jahre überlebten (eine brachte es sogar auf siebzehn Jahre!). Das beeindruckte Nick derart, daß er Kelley ausfindig machte und bei ihm studierte; damals war Kelley noch bei klarem Verstand. Erst vor acht Monaten hatte Gonzales seine auf Kelleys Erkenntnissen basierende Praxis eröffnet. Ich möchte betonen, daß es sich hier nicht um irgendeine finstere Hintertreppenklitsche handelt (obwohl wir auch davor nicht zurückgeschreckt wären); Gonzales ist ein Arzt mit erstklassigen Referenzen, der einen alternativen, aber in keiner Weise die gesetzlichen Bestimmungen verletzenden Ansatz der Krebstherapie erprobt.

Gonzales' wichtigstes diagnostisches Werkzeug ist eine Blutanalyse auf verschiedene Krebs-Marker im Körper. Aufgrund dieses Blutbildes kann man angeblich Ort und Ausdehnung von Krebsaktivitäten im Körper identifizieren. Bevor wir Gonzales persönlich sahen oder ihm irgend etwas über Treyas Fall erzählt hatten, deutete dieser Bluttest schon auf umfangreiche Krebsaktivität in Gehirn und Lunge hin und auf mögliche Betroffenheit des Lymphsystems und der Leber. Zu dieser Zeit – wir waren gerade von Deutschland zurückgekehrt und hatten mit dem Kelley/Gonzales-Programm angefangen – ließen schulmedizinische Untersuchungen im Denver Hospital erkennen, daß Treya etwa vierzig Lungentumoren, drei Hirntumoren und mindestens zwei Lebertumoren hatte, mit möglicher Beteiligung des Lymphsystems.

Die entscheidende Zahl bei Gonzales' Test war die Gesamtsumme der Tumoraktivitäten, die auf einer Skala von 0 bis 50 angegeben wurde. Punktzahlen von 45 und mehr betrachtete Gonzales als unheilbares Endstadium. Treyas Punktzahl war 38, sehr hoch, aber doch noch im Bereich möglicher Besserung oder sogar Remission.

Die Kelley/Gonzales-Methode hat einen höchst beunruhigenden Zug: Selbst wenn die Therapie anschlägt, vielmehr gerade dann, bewirkt sie Veränderungen im Körper, die von vermehrtem Krebswachstum medizinisch nicht zu unterscheiden sind. Wenn also die Enzyme ihr Werk tun und Krebsgewebe zersetzen, dann schwellen die Tumoren an, die typische Histamin-Reaktion, und das ergibt in der Computertomographie kein anderes Bild als ein *wachsender* Tumor. Es gibt ganz einfach keine schulmedizinische Methode (abgesehen von der Untersuchung einer Gewebeprobe), nach der man unterscheiden kann, ob ein Tumor wächst oder im Absterben anschwillt.

Und damit begann nun erst der wirklich nervenaufreibende und angstschweißtreibende Abschnitt unserer Reise. Treya nahm die Enzyme, und prompt zeigten die Röntgenbilder massives Tumorwachstum, während Treyas Krebs-Punktzahl nach Gonzales' Blutanalyse ganz eindeutig sank. Wem glaubt man nun? Es ging mit Treya entweder sehr steil aufwärts oder sehr steil abwärts, aber wir hatten nichts, wonach wir es hätten unterscheiden können.

Wir taten das, was uns zu tun blieb: setzten zu Hause ein sehr strenges Programm in Kraft und warteten.

Ganz zu Anfang dieser Zeit kam es bei Treya wieder zu einem inneren Umbruch, wie eine Fortsetzung der Wandlungsphase, nach der sie ihren Namen geändert hatte. Diesmal verlief alles weniger sichtbar, weniger dramatisch, aber für Treya ging dieser Umbruch genauso tief, wenn nicht tiefer. Wie immer drehte es sich um die Beziehung zwischen Sein und Tun. Die Tun-Seite war Treya stets sehr nah gewesen, und damals, in der Zeit der Namensänderung, hatte sie ihre Sein-Seite wiederentdeckt – das Weibliche, den Körper, die Erde, das Künstlerische (wie sie selbst es umschrieb). Jetzt aber ging es offenbar um die Integration von Sein und Tun, um ihre Vereinigung zu einem harmonischen Ganzen. Sie fand einen Ausdruck, der für sie diese ganze Entwicklung zusammenfaßte: leidenschaftliche Gelassenheit.

Ich dachte an die Bedeutung der Leidenschaft bei den Karmelitern und die gleich große Bedeutung der Gelassenheit, des Gleichmuts im Buddhismus. Das schien mir irgendwie bedeutender als der uralte Streit um Theismus und Nichttheismus, der mir gegenstandslos vorkommt. Mir fiel auf, daß wir mit Leidenschaft normalerweise Vorstellungen verbinden wie Gier nach Besitz von Menschen und Dingen oder Angst vor dem Verlust von Menschen und Dingen. Kann es nicht auch Leidenschaft ohne all das geben, Leidenschaft ohne Anhaften, einfach nur klare, reine Leidenschaft? Wie könnte das aussehen? Ich dachte an die Augenblicke bei der Meditation, in denen mir das Herz aufging, eine schmerzhaft schöne Erfahrung, ein leidenschaftliches Empfinden, aber ohne alles Haften an Inhalt oder Person oder Ding. Und plötzlich verbanden sich die beiden Wörter in meinem Bewußtsein zu einem Ganzen. Leidenschaftliche Gelassenheit, leidenschaftliche Gelassenheit – leidenschaftlich in allen Dingen des Lebens und in der Beziehung zum Selbst, zum Geist zu sein, alle Dinge zutiefst wichtig nehmen, aber ohne sich im geringsten an irgend etwas zu klammern, das bedeutet dieser Ausdruck jetzt für mich. Er hat für mich etwas Rundes und Ganzes – und er ist eine Herausforderung.

Das fühlt sich so richtig, so tief an, ganz in der Mitte dessen, woran ich seit Jahren, seit der Namensänderung, arbeite. Der erste Teil meines Lebens war vielleicht dazu da, Leidenschaft zu lernen, und in der Zeit, seit ich Krebs habe, ging es um Gelassenheit. Jetzt müssen sie vereinigt werden. Kommt mir so wichtig vor! Und wirklich scheint es sich langsam, aber sicher auf alle Aspekte meines Lebens auszubreiten. O ja, das wird noch ein weiter Weg sein. Aber mir scheint, jetzt kann ich auf dieser «Reise ohne Ziel» endlich die Straße klar erkennen.

Und die Aufgabe, die vor mir liegt? Mit Leidenschaft für das Leben arbeiten, ohne an Resultaten zu haften. Leidenschaftliche Gelassenheit, leidenschaftliche Gelassenheit. So passend!

Im großen und ganzen hieß das Holz hacken, Wasser tragen, und daran machte Treya sich mit gelassener Zielstrebigkeit. Wir ließen uns ganz und gar ein auf die vielen Einzelheiten des täglichen Lebens und die unglaublich hohen Anforderungen des Kelley/Gonzales-Programms. Und wir warteten auf die Testresultate, die unsere Zukunft vorzeichnen würden.

Boulder
Juli 1988

Liebe Freunde,

wir sind jetzt seit ein paar Wochen aus Deutschland zurück und genießen in vollen Zügen das abwechslungsreiche Wetter der Rokkies, die Vertrautheit Amerikas, die rauhe Verspieltheit unserer Hunde, die Nähe der Freunde und Angehörigen.

Soviel Heilung wie möglich zu finden, das steht für mich natürlich jetzt ganz obenan. Mein derzeitiges Programm besteht in der Hauptsache aus der Stoffwechsel-Ökologie nach Kelley (Vitamine und andere Nahrungsergänzungen, Pankreas-Enzyme, Diät und verschiedene Ausleitungsverfahren), aber auch Meditation, Visualisation, spiritueller Lektüre, Akupunktur, wohldosierten Konsultationen und Untersuchungen bei örtlichen Onkologen, Bewegung und soviel frischer Luft wie möglich. Ich will mir hier auch einen Psychologen suchen, mit dem ich arbeiten kann, und ich mache auch wieder ein bißchen Yoga.

Aus der Verbindung all dieser Dinge hat sich ein bestimmter Tagesablauf ergeben. Ken steht gegen fünf auf und meditiert ein paar Stunden, bevor er sich den täglichen Pflichten eines Helfers widmet – Putzen, Waschen, Einkaufen und immer wieder Säfte pressen. Ich schlafe so lange wie möglich, meist bis halb zehn oder zehn (irgendwie schaffe ich es doch nie, vor zwölf ins Bett zu kommen). Dann beginnt mein Morgenprogramm, weitgehend diktiert durch den Rhythmus der Kelley-Therapie. Bis ich tatsächlich aufstehe, habe ich schon zwei meiner sieben Tagesdosen Pankreas-Enzyme (sechs Kapseln) genommen, eine um halb vier, eine gegen sieben. Wenn ich später aufstehe, muß ich gleich meine Diabetesmittel und die Schilddrüsenpillen schlucken. Ich muß dann auch gleich frühstükken, sonst bringe ich die restlichen Enzymgaben und die Nahrungsergänzungspillen (über dreißig Stück zu jeder Mahlzeit) in den verbleibenden Stunden des Tages nicht mehr unter. Ich fange an mit einem Vierzehnkorn-Gericht (am Abend geschrotet und über Nacht in Wasser eingeweicht), und Ken macht mir zu meiner Handvoll Pillen meist ein oder zwei Eier. Ich habe inzwischen den Kaffee für den morgendlichen Einlauf aufgebrüht, damit er abkühlen kann, während ich esse. Ich darf sogar eine Tasse Kaffee pro Tag trinken, weil er für meinen Stoffwechseltyp (Morgenmuffel!) gut sein kann. Darauf, muß ich gestehen, freue ich mich immer schon . . .

Während ich esse und meinen Kaffee möglichst lange genieße und manchmal über das bewaldete Tal schaue, lese ich; in letzter Zeit waren es Beckers *Dynamik des Todes*, Father Thomas Keatings *Das Gebet der Sammlung* und Osbornes *Ramana Maharshi and the Path of Self-Knowledge* und *The Teachings of Ramana Maharshi*. In meiner Lage, wenn ich oft so ganz und gar mit meinem Körper und seinen Empfindungen beschäftigt bin, immer wieder erschreckt durch das Blitzen im Auge oder das taube Gefühl im Bein, immer wieder auf diesen tiefen, von der Zell-Ebene ausgehenden Lebenswillen hereinfalle und mich mit dem Körper identifiziere, immer wieder das Selbst mit dem Ego/Körper verwechsle – in dieser Lage ist es gut, an verschiedene Betrachtungsweisen höherer spiritueller Wahrheiten und an verschiedene Zugänge zu ihnen erinnert zu werden. Es ist ganz schön knifflig, einerseits alle Kraft in den Heilungsprozeß zu legen und in die Feuer des Lebens zu pusten, ohne sich andererseits allzusehr mit dieser gegenwärtigen Ansammlung lebender Zellen zu identifizieren, von der dieses «Ich», was auch immer es sei, so sehr abhängt.

Nach dem Lesen übe ich ein wenig Yoga und meditiere dann, einfach als eine Opfergabe von Zeit und Aufmerksamkeit an den Geist, als Bekräftigung meines Glaubens an etwas, das ich schlecht in Worte fassen oder gar erklären kann. Das hilft mir, am Fliegenleim des zielorientierten Bemühens vorbeizusteuern.

Keating empfiehlt ein «aktives Gebet» von fünf bis neun Silben, ganz nach der Art eines Mantra. Mein Lieblingsgebet (nicht auf seiner Liste) lautet: «Willige ein in die Gegenwart des Geistes» («Consent to the Presence of Spirit»). Das Wort «einwilligen» wirkt auf mich aufrüttelnd, es weckt mich auf, es überrascht mich jedesmal, weil ich so leicht immer wieder ins Bemühen abrutsche. Es läßt mich innehalten, und dann zieht ein leiser Hauch von Entspannung, von Nachgeben, von Zulassen durch diese Pause. Nach wie vor benutze ich auch das (Chenresi-)Mantra OM MANI PADME HUNG, aber ich finde es schön, jetzt auch in meiner Sprache ein Mantra zu haben, das mir immer wieder einen Anstoß zu mehr Bewußtheit gibt.

Nach der Meditation ist es Zeit für den Kaffee-Einlauf, eine generelle Entgiftungsmaßnahme, die Leber und Galle zum Ausscheiden von Stoffwechselgiften und -schlacken anregt. Diese Einläufe gehören zu vielen alternativen Krebstherapien, zum Beispiel auch Gerson; sie sind ungefährlich und werden seit über hundert Jahren angewendet. Mir jedenfalls tun sie gut, und ich habe ein gutes Gefühl dabei. Vor Jahren habe ich mich einmal durch meinen damaligen Onkologen davon abschrecken lassen, obwohl sie die schmerzhaften Auswirkungen der Chemotherapie auf das Enddarmgewebe linderten. Er war ganz entschieden gegen solche Einläufe, weil sie, wie er sagte, den Elektrolythaushalt durcheinanderbringen. Erst später wurde mir klar, daß er offenbar nicht allzuviel darüber wußte; und wenn derartiges je bewiesen worden ist, dann sicher durch Untersuchungen, bei denen solche Einläufe zwanzigmal am Tag verabreicht wurden.

Der Einlauf dauert etwa zwanzig Minuten, und ich nutze diese Zeit für Visualisationen, zu denen im Hintergrund ein Band mit Pāli-Rezitationen von Goenka läuft. Je nachdem, wie sich die Dinge an dem Tag gerade anfühlen, visualisiere ich entweder zielorientiert, das heißt, ich sehe, wie die Tumoren verdaut, abgetötet oder abgebaut werden; aber wenn ich spüre, daß ich offener an die Sache herangehen muß, dann spreche ich mit den Tumoren, stelle Fragen, warte ab, ob sie mir etwas zu sagen haben.

Im ersteren Fall stelle ich mir vor, wie die Enzyme die Tumoren angreifen (dabei nehme ich mir einen nach dem anderen vor, zuerst den Hirntumor, dann den großen Lungentumor). Ich stelle mir vor, wie die Enzyme mit dem Blutstrom (vor allem von rechts unten) in den Tumor eindringen und ihn aufweichen. Die Zellen werden von den Enzymen zersetzt, und mein Immunsystem hilft mit, diese geschwächten Zellen abzutöten. Ich sehe, wie der Tumor von innen heraus abgetötet wird, der schwarze Bereich in der Mitte wird größer, das geschwollene Gewebe ringsum geht zurück, und manchmal sehe ich, wie der Tumor, nachdem immer mehr tote Zellen aus dem Zentrum weggeräumt sind, in sich zusammenbricht.

Im zweiten Fall, wenn ich einen Dialog mit den Tumoren anfange, geschieht das in einer ganz anderen Gefühlslage. Zuerst überprüfe ich, ob sich seit dem letzten Mal etwas verändert hat. Dann frage ich beispielsweise, ob die Tumoren mir etwas zu sagen haben, ob sie etwa dem zustimmen, was ich tue, oder etwas anderes vorzuschlagen haben. Was ich sehe und höre, ist fast durchweg positiv – ich weiß nicht, ob das objektiv etwas bedeutet, aber es sagt mir zumindest, daß ich auf einer tieferen, weniger bewußten Ebene hoffnungsvoll bin. Die Tumoren haben zum Beispiel gesagt: «Sei ganz beruhigt, es wird schon» oder «Mach dir keine Sorgen, wenn sich seltsame Symptome einstellen; hier drinnen wird sich einiges verändern, wir werden eine andere Form bekommen und auf andere Bereiche drücken, aber das bedeutet gar nichts, sei ganz ruhig.» Erst vor ein paar Wochen hat der Hirntumor, fast entschuldigend, gesagt, er wolle mir nicht wehtun und mich ganz bestimmt nicht umbringen, und deshalb sei er froh, daß ich es mit den Enzymen versuche, denn der Bestrahlung und der Chemotherapie habe er irgendwie nicht nachgeben können; er glaube aber, daß er den Enzymen weichen könne, und deshalb solle ich der Therapie doch bitte eine Chance geben, mindestens drei Monate.

Auch hier: Ich messe diesen Dingen nicht allzu viel Gewicht bei. Ich weiß nicht, ob an diesen Informationen und Ratschlägen objektiv etwas dran ist, aber es hilft mir, die Verbindung zu diesen Stimmen in mir zu halten; ich verstehe dann besser, was unterhalb der Schwelle des Alltagsbewußtseins in mir vorgeht, und ich beachte die Ratschläge, die mir auf diesem Wege zukommen. Häufig schweigen die Tumoren und wirken unnahbar. Ich bitte immer Mutter Maria und den Kleinen Alten aus den Bergen um Hilfe (er sieht einer deutschen Puppe, die ich am Flughafen spontan gekauft habe, verdächtig ähnlich – grauer Bart, grüne Lodenjoppe und auf dem Rücken ein Rucksack). Sie sind meine Führer auf dieser inneren Reise geworden, sehr willkommene Gefährten und Tröster. Wenn ich als Kind nicht genügend Phantasie hatte für Spiele mit imaginären Gefährten, dann gleiche ich das jetzt aus.

Nach dem Kaffee-Einlauf wird es Zeit für die dritte Dosis Enzyme. Ich mache einen kurzen Spaziergang mit den Hunden, dann ein bißchen Aufräumen, und schon ist es Zeit für das Mittagessen, das Ken auf den Tisch zaubert. Der Diätplan von Dr. Gonzales hat mich überrascht. Er ist viel reichhaltiger als die makrobiotische Diät, der ich bisher gefolgt bin; ich war sehr erleichtert, denn ich hatte mir vorgestellt, daß jetzt eine noch strengere Diät auf mich zukommt. Ich bin aufgrund einer Haar- und Blutanalyse als «gemäßigt vegetarischer Stoffwechseltyp» eingestuft worden; das ist einer von zehn Stoffwechseltypen, und das Programm, insbesondere die Diät, ist für jeden Typ ein wenig anders. Das bedeutet, daß ich mit pflanzlichem Eiweiß ganz gut zurechtkomme (ich bin seit 1972 eine fischessende Vegetarierin), aber mit fettarmem tierischem Eiweiß (Eier, Käse, Fisch, Geflügel, gelegentlich rotes Fleisch) noch besser. Mein einziger Verstoß gegen diese Diät, der ich seit zwölf Tagen folge, besteht bisher darin, daß ich mich noch nicht zu rotem Fleisch durchringen konnte. Eine echte Hürde für mich, aber ich *muß* es tatsächlich essen! Wie das wohl schmeckt . . . wie das wohl ist, wieder mal Rindfleisch zu kauen . . . und natürlich ist mein Vater als Rinderzüchter ganz begeistert von dieser seltsamen Wendung.

Mein Speiseplan hat einen Rohkostanteil von 60 Prozent (womit ich nicht sehr gut zurechtkomme), mindestens vier Gemüseportionen am Tag, fast jeden Tag frischen Gemüsesaft (für Nichtdiabetiker Karottensaft), Vollkornsachen, das Vierzehnkorn-Müsli fünfmal die Woche, Eier und Milchprodukte (mein Typ verkraftet das Cholesterin leicht, aber ich soll gelben Käse meiden), Nüsse und Samen, zweimal die Woche mageres Geflügel, mageres rotes Fleisch einmal die Woche. Eigentlich darf ich auch dreimal am Tag Obst essen, aber das geht leider nicht, wenn ich kein Insulin nehme. Alkohol soll ich im Prinzip meiden, vor allem in den ersten drei Monaten, aber gelegentlich ein Gläschen Wein schadet nicht. Manche Süßstoffe sind ungeeignet, aber ich kann mir ein bißchen Saccharin erlauben (Obst und Honig, wie sie in der Diät vorgesehen sind, natürlich nicht). Ich kann Euch gar nicht sagen, was mir dieses Päckchen Süßstoff bedeutet . . .

Gut. Beim Mittagessen muß wieder eine ordentliche Handvoll Pillen runter, manchmal gegen einigen Widerstand. Früher konnte ich sie alle auf einmal runterspülen, aber das geht nicht mehr. Jetzt nehme ich sie einzeln, höchstens paarweise, wenn ich ganz mutig bin. Wenn einem morgens um halb vier eine Pille irgendwo steckenbleibt, das ist schon ein ganz besonderer Spaß, vor allem wenn es sich um Delikatessen wie Schweinepankreas-Enzyme handelt. Bei all diesen Prozeduren, auch für die Einläufe, benutze ich nur Wasser, das nach dem Prinzip der Umkehrosmose gefiltert ist, oder destilliertes Wasser.

Ungefähr eine Stunde nach dem Mittagessen nehme ich die vierte Dosis Enzyme und noch mal zwei Stunden später die fünfte (keine Snacks zwischendurch, sonst befassen sich die Enzyme nur mit denen und gelangen nicht in die Blutbahn). Eine Stunde nach Dosis Nr. 5 mache ich mir mit dem Entsafter ein Glas Gemüsesaft. Dann das Abendessen, zu dem Ken meist etwas Herrliches kocht: eine fabelhafte vegetarische Pizza mit Quinoakruste oder Chili und Ratatouille vegetarisch, einfach köstlich, oder Chicken Primavera oder Thai-Fisch. Mit dem roten Fleisch experimentiert er noch. Danach sehen wir uns Videos an und kuscheln, Mensch und Tier, auf der Couch.

Ken kümmert sich um Einkaufen, Wäsche und den ganzen Haushalt, und das ist wirklich eine sehr große Hilfe, die Enzyme machen einen so müde. Er ist immer da für mich, immer erreichbar, wenn ich ihn brauche, so süß und liebevoll. Wir setzen unsere Testamente auf, nur für den Fall. Das steht nun mal an in so einem Leben. Wir sind immer noch bestürzt und wütend, daß uns so etwas passiert, daß es überhaupt passiert, aber wir haben auch gelernt, tief durchzuatmen und (zumindest für Augenblicke) anzunehmen, was ist, das Leben so zu genießen, wie es ist, dankbar zu sein für die Augenblicke der Verbundenheit und Freude und diese entsetzliche, quälende Erfahrung als Hilfe zu nehmen, um für das Leben offen zu bleiben und das mitfühlende Verstehen immer weiter zu vertiefen.

Komisches Gefühl, einen neuen Wagen mit sechs Jahren Garantie zu kaufen, ohne zu wissen, ob man bis zum Ablauf der Garantie überhaupt noch da ist. Oder wenn ich von Leuten höre, die fünf Jahre vorausplanen – werde ich dann noch dabei sein? Oder der Gedanke, daß ich Dinge wie die Terrassierung des Gartens besser nicht auf nächstes Jahr verschiebe, weil ich dann vielleicht nicht mehr da bin, um mich am Ergebnis zu freuen. Oder wenn ich von Freunden höre, die nach Nepal wollen, und dann denke, daß ich dorthin wohl nie mehr kommen werde, weil einfach die Gefahr einer Erkrankung, die mein Immunsystem von der Krebsbekämpfung ablenken würde, zu groß ist. Na ja, ich bin viel gereist zu meiner Zeit, wenn ich auch nie in Nepal war. Ken sagt immer, daß ich sowieso zu unstet bin; aber jetzt kann ich ja herausfinden, welche Veränderungen die Häuslichkeit in mein Leben bringt.

Um aber die Beschreibung meines pillenbeherrschten Tages abzuschließen: Dreimal die Woche gehe ich zur Akupunktur, das dauert jeweils rund zwei Stunden. Dann ein Blutzuckertest und zum Abendessen wieder ein Sortiment von dreißig Pillen. Enzymdosis Nr. 6 kommt eine Stunde später, dann 45 bis 60 Minuten auf dem Hometrainer, gefolgt von Enzymdosis Nr. 7 und einer kurzen Meditation, bevor ich schlafen gehe. Ich nehme die letzten Pillen (darunter auch das östrogenhemmende Mittel) und überprüfe, ob der Wecker auch auf halb vier eingestellt ist. Das geht zehn Tage so, dann fünf Tage für Ausleitung und Ruhe, keine Vitamine oder Enzyme (allerdings Enzyme und Salzsäure zu den Mahlzeiten). Dieser Zyklus von zehn Therapie-Tagen und fünf Pause-Tagen ist das vorgeschriebene Pattern; die Pausen-Tage sind dazu da, daß der Körper «mit den vom physiologischen Umbauprozeß erzeugten Giftstoffen fertig werden» kann.

In der ersten fünftägigen Pause muß ich ein «Putzprogramm» durchführen, dreimal am Tag große Mengen Psyllium-Samenschalen und aufgeschwemmte Heilerde. Das Psyllium soll die Därme bis in die kleinsten Winkelchen ausputzen, und die Heilerde absorbiert die Giftstoffe. Heute ist der zweite Tag dieser Fünf-Tage-Pause. Im nächsten Fünf-Tage-Abschnitt steht mir eine Leberspülung bevor. Nichtdiabetiker nehmen Apfelsaft, aber ich werde Orthophosphorsäure in Wasser lösen und davon vier Glas täglich trinken. Am Schluß nehme ich Bittersalz, dazu ein Einlauf, noch mehr Salz und dann – juchee! – gibt es zum Abendessen Obst mit ordentlich Schlagsahne. Vor dem Schlafengehen Olivenöl, brrr. Die Säure soll Salze und Fette aus den Arterien lösen und Gallensteine erweichen und auflösen. Das Bittersalz entspannt die Sphinktermuskeln von Gallenblase und Gallengang, so daß Steine abgehen können. Sahne und Öl bewegen Gallenblase und Leber zur Kontraktion, so daß Stoffwechselschlacken, Galle und Steine in den Dünndarm geschwemmt werden. Ziemlicher Aufstand, darf man sich wohl drauf freuen.

Dr. Gonzales gefiel uns beiden. Er sagt, 70 bis 75 Prozent seiner Patienten sprechen gut auf das Programm an; ich nehme an, das heißt, daß sie schließlich geheilt werden oder dem Krebs wenigstens über lange Zeit standhalten können. Da ich immer noch ziemlich viel Krebs im Körper habe, geht er von einer fünfzigprozentigen Chance für mich aus; er glaubt allerdings, daß meine tatsächlichen Chancen größer sind, weil ich so entschlossen bin und das Programm wirklich durchschaue.

Mit einem speziellen Bluttest ermitteln sie, wie stark die Organe und Körpersysteme sind und ob irgendwo Krebs ist. So erkennt man die Schwachstellen und erhält Anhaltspunkte für die Vitamin- und Organextrakt-Gaben. Ich will hier nicht in die Einzelheiten gehen, aber meine Testresultate stimmten völlig mit der tatsächlichen Lage meiner Tumoren und den zu erwartenden Auswirkungen der Chemotherapie überein – und das, bevor der Doktor mich oder meine Unterlagen gesehen hatte. Mit diesem Test ermitteln sie auch eine Gesamtpunktzahl für die Krebsaktivität im Körper, und nach der Entwicklung dieser Punktzahl beurteilen sie den Behandlungserfolg. Dr. Gonzales sagte, die meisten seiner Patienten lägen zwischen 18 und 24, und Punktzahlen von 45 bis 50 betrachte er als unheilbar. Meine Punktzahl war 38, ziemlich hoch, aber doch mit Aussichten auf eine gute Reaktion. Er hat Patienten mit 15 Punkten, die es nicht schaffen, und andere mit an die 40, deren Körper die Tumoren unglaublich schnell abbaut, wenn das Programm erst einmal angelaufen ist. Gonzales meint, daß wir nach einem Monat schon Näheres über meine Chancen sagen können. Er wird dann wahrscheinlich einen weiteren Bluttest machen, und wie ich mich fühle, wird auch Aufschluß geben über meine Reaktion. Manchmal, sagt er, fühlen sich die Menschen sterbenselend, bevor es ihnen allmählich besser geht. Immer wenn ich jammere, daß ich so müde bin, sagt Ken: «Guuuut!» – aus dieser Ecke kein Mitleid. Bislang war ich tatsächlich immer ziemlich müde; deshalb mußte ich mein Bewegungsprogramm kürzen und nehme jetzt Insulin.

Beim Gedanken an die mögliche weitere Entwicklung oder beim Gedanken an den Tod, wann auch immer er kommen mag, weiß ich wenigstens dies: Ich werde mehr Frieden haben, wenn ich der Entscheidungen sicher bin, die ich unterwegs getroffen habe, wenn ich also weiß, daß ich im Augenblick der Entscheidung nicht übermäßig von den Anschauungen anderer beeinflußt war, sondern die Wahl wirklich *meine eigene* war. Die Janker-Klinik und das Gonzales-Programm fühlen sich für mich entschieden wie meine Entscheidungen an. In der Rückschau scheint mir, daß die Segment-Mastektomie damals zu sehr unter dem Einfluß der Ärzte zustande gekommen ist; hätte ich mehr auf meine eigene Stimme gehört, dann hätte ich mich wohl gleich für die Totalamputation entschieden und dann mit Livingston-Wheeler weitergemacht. Deshalb lautet mein wichtigster Rat, daß man immer darauf achten soll, wann man von den Ärzten aus der eigenen Bahn geworfen wird (sie können schrecklich überzeugend sein, was ihren eigenen Ansatz angeht, und schrecklich ablehnend gegenüber außerschulischen Ansätzen); nehmt euch die Zeit, euch klarzumachen, was ihr wollt und wozu ihr euch intuitiv hingezogen fühlt, trefft die Entscheidung, die ihr wahrhaft als eure eigene empfindet und zu der ihr stehen könnt, wohin sie auch führen mag. Wenn ich sterbe, dann möchte ich sicher sein, daß es aufgrund meiner eigenen Entscheidungen geschieht.

Gerade bin ich mit dem Entwurf einer neuen Schmelzglasarbeit fertig. Ich schreibe jetzt «Künstlerin», wenn ich irgendwo meinen Beruf angeben muß.

Meine spirituelle Praxis besteht in letzter Zeit aus Achtsamkeit und Ergebung. Noch eine Art, Buddhistisches und Christliches miteinander zu verbinden. Kürzlich war ich auf einer Konferenz über christliche und buddhistische Meditation, veranstaltet vom Naropa Institute, das Schüler von Chögyam Trungpa Rinpoche hier in Boulder gegründet haben. Faszinierend! Für mich kam dabei vor allem heraus, daß ich christliche Wörter und Ausdrücke, die christliche Darstellung der mystischen Erfahrung jetzt allmählich von den negativen Beiklägen befreie, die mir Begriffe wie Gott oder Christus oder Sünde oder Ergebung immer ein bißchen verleidet haben. Ich habe sogar mein kleines Mantra, das den «christlichen Anteil» meiner Meditation bildet, geändert von «Willige ein in die Gegenwart des Geistes» (so ungefährlich, ökumenisch, ohne echte Reizwörter, wenn auch «einwilligen» durchaus eine Herausforderung für mich war) zu «Ergib dich Gott» – einfach, direkt, aus zwei meiner früheren Haupt-Reizwörter zusammengesetzt. Und jetzt finde ich diese Formel wunderbar, genau das, was ich brauche. Diese Wörter haben von ihrer früheren Bedeutung her immer noch einen gewissen «Schockwert» für mich. Sie wecken mich auf, bringen mich zur Achtsamkeit zurück. Wenn ich mit diesem kleinen Satz übe, kann ich plötzlich loslassen von allem, was mich gerade beschäftigt, meine Aufmerksamkeit löst und weitet sich, und für einen Moment sehe ich die Schönheit und Energie um mich her, wie sie in mich einströmt und sich ins Unendliche ausbreitet – und dann verbinde ich mit «Gott» nicht mehr das Bild der Vaterfigur, sondern Weite und Leere und Kraft und Ganzheit und Ewigkeit und Fülle.

Alles in allem geht es mir recht gut. Meine morgendliche Praxis gibt mir Stabilität und Geborgenheit und erinnert mich immer wieder daran, daß ich bei aller Aufmerksamkeit, die ich diesem Körper widme, doch nicht dieser Körper *bin.* Es ist schön, an «das nichtbedingte absolute Sein, das du in Wahrheit bist», erinnert zu werden, auch wenn ich weit davon entfernt bin, es direkt zu erfahren. Es ist schön, daran erinnert zu werden, daß es einfach nur darum geht, «den irrigen Eindruck loszuwerden, man sei an Kummer und Leid dieser Welt gefesselt».

Ich habe keine Ahnung, was vor mir liegt. Vielleicht wird es leichter, vielleicht noch viel schwerer. Vielleicht rolle ich einfach noch ein gutes Stück so weiter, oder wir finden uns nach irgendeiner plötzlichen Wendung mitten in einer anderen Therapie wieder. Ich weiß wohl, daß ich bisher noch wenig mit Schmerz oder Behinderungen zu tun hatte, und ich weiß nicht, wie es mit meiner Tapferkeit und meinem Akzeptieren, mit meiner Ruhe und Dankbarkeit aussehen wird, wenn und falls das geschieht.

Diese Briefe hatten ursprünglich keine Fortsetzungsreihe werden sollen. Ich war einfach zu faul, jedem einzelnen zu antworten, wollte aber die Verbindung halten. Jetzt haben sie sich verselbständigt, und ich würde sie wohl auf jeden Fall weiterhin schreiben, auch wenn sonst niemand sie lesen sollte. Und ich schreibe von Untersuchungen und widersprüchlichen Ergebnissen und gegensätzlichen Meinungen und schwierigen Entscheidungen nicht deshalb so ausführlich, weil die Zahlen und Resultate oder auch meine Entscheidungen an sich so wichtig wären, sondern weil erst die Einzelheiten des Alltags mit dieser Krankheit die allgemeinen Aussagen, die wir alle kennen, mit Leben erfüllen: «Das Leben mit dem Krebs ist eine emotionale Achterbahn», «Behandlungsentscheidungen sind entsetzlich schwierig», «Wir können nicht über die nächste Woche hinaus planen» und «Das wird immer so weitergehen bis zum Ende». Die Geschichten anderer unterscheiden sich von meiner in den Zahlen und Details, in Gangart und Ergebnis, aber nicht so sehr im Empfinden: Es ist eine holprige Fahrt.

In Augenblicken, in denen ich mich frage, ob es überhaupt alles der Mühe wert ist, ob das Leben wirklich so toll ist, daß man derart erbittert um mehr davon kämpfen sollte, ob ich nicht einfach aufgeben werde, wenn es zu schlimm wird (und solche Gedanken kommen ziemlich regelmäßig) – in solchen Augenblicken ist das Niederschreiben dessen, was ich erfahre, was ich lerne und was mir an Herausforderungen begegnet, sicher eines der Dinge, die mich weitertragen, die in mir den Wunsch wachhalten, weiterzumachen und noch mehr in die Tiefe zu forschen. Grad neulich hat Ken mich gefragt, ob ich diese Briefe weiterhin schreiben würde, wenn es mal wirklich schlimm wird. Ich habe sofort gesagt: «Ja, natürlich. Ich dachte sogar schon, daß das mich wohl bei der Stange halten wird, auch wenn ich Schmerzen habe, daß es mir den Glauben an den Sinn eines Tag für Tag geführten Lebens bewahrt und mich hindert, den leichten Ausweg zu wählen, auch wenn ich große Schmerzen habe und das Ende sowieso schon in Sicht ist.» Ich würde dann immer noch versuchen, Euch wissen zu lassen, wie es für mich war, ich würde immer noch versuchen, meine Erfahrungen zu vermitteln – in der Hoffnung, daß sie vielleicht eines Tages hilfreich sind für irgend jemanden.

Es wird Zeit, diesen Brief zu beenden und den nächsten in Angriff zu nehmen. Nehmt mir nicht übel, daß ich das Beantworten von Briefen und das Erwidern von Anrufen so vernachlässige; ihr werdet das sicher verstehen, und ich kann Euch versichern, daß Ken und ich Euren liebevollen Rückhalt jeden Tag auf mancherlei Weise spüren.

Alles Liebe,
Treya

Die holprige Fahrt, jetzt wurde sie erst richtig holprig. Es hagelte gegensätzliche Untersuchungsberichte. Die schulmedizinischen Tests deuteten auf rapides Tumorwachstum in Treyas Körper hin. Aber diese Tests stimmten völlig mit dem überein, was zu erwarten war, wenn die Tumoren von den Enzymen aufgelöst wurden.

Gestern gab es wieder mal einen ordentlichen Schreck und daraufhin eine etwas unruhige Nacht. Mein Arzt in Denver gab die Resultate eines Tests durch, bei dem mit Hilfe des Tumormarkers CEA (Carcino-Embryonales Antigen) die Menge eines in Krebszellen vorkommenden Eiweißes im Blut ermittelt wird; dadurch erhält man einen Hinweis auf den Gesamtumfang der Krebsaktivität im Körper. Im Januar war mein Wert 7,7 (0 bis 5 gilt als normal). Nach der ersten Behandlung in Deutschland war er 13 und kurz vor der Abreise im Mai 16,7. Diese Tumormarker muß man beobachten, um zu sehen, ob die Tumoren wachsen, und dann muß man überlegen, welche Maßnahmen man ergreift. Mein letzter Test ergab einen Wert von 21. Heißt das nun, daß die Sache wieder losgeht? Heißt es, daß der Hirntumor, der jetzt eigentlich zwei bis drei Jahre ruhig bleiben sollte, wieder wächst? Daß mein Immunsystem die

Dinge nicht in Schach halten kann? Muß ich jetzt wieder an kontinuierliche monatliche Chemotherapie denken?

Ich bin erst zwei Wochen wieder zu Hause, sagte ich zum Leben. Was ist, willst du mir nicht ein bißchen mehr Pause gönnen?

Zum Glück haben Ken und ich Dr. Gonzales gleich am Morgen erreicht. Er sagte, das CEA sei kein Grund zur Sorge. «Ich habe Patienten mit einem CEA von 880 oder 1300, die durchaus nicht in einem bedrohlichen Zustand sind. Ich fange überhaupt erst bei 700 an, mir Gedanken zu machen.» Bei dieser Enzymtherapie, sagte er, können die Werte noch sehr viel weiter steigen, weil Krebszellen zerstört werden und dabei das Eiweiß freisetzen, das der Test mißt. «Da ist nichts weiter dabei. Der Wert kann in zwei Wochen von 300 auf 1300 steigen, und dann drehen die Schulmediziner natürlich durch. 21 deutet auf eine gewisse, aber nicht sehr hohe Krebsaktivität hin.» Man kann sich vorstellen, wie erleichtert ich war. Sehr beruhigend fand ich außerdem seine Versicherung, daß die Therapie auch im Gehirn wirkt, weil die Enzyme die Blut/Hirn-Schranke überwinden können. (Erst kürzlich habe ich herausgefunden, daß das für die meisten meiner «Reserve»-Therapien – Tumornekrosefaktor, Burzynskis Neoplastine und die monoklonale Chemotherapie – leider nicht gilt.) Dr. Gonzales gab sich so zuversichtlich, daß es mir gleich wieder besser ging. Ich hoffe, daß er recht hat und seine Behandlung anschlägt. Zumindest habe ich jetzt ein bißchen mehr Sicherheit gewonnen, und die werde ich brauchen, wenn ich nächste Woche alle Untersuchungsergebnisse mit meinem Onkologen durchspreche und dann zu hören bekomme, was er als nächstes empfiehlt.

Die Empfehlung lautete, augenblicklich mit kontinuierlicher Chemotherapie anzufangen oder noch drastischer vorzugehen: extrem hoch dosierte Chemotherapie, so hoch, daß sie das Knochenmark zerstören würde, und dann eine Knochenmarkstransplantation (die ganze Behandlung gilt als das Härteste und Zermürbendste, was die Medizin überhaupt zu bieten hat). Sehr gespannt warteten wir auf Gonzales' Blutanalyse, diesen Spezialtest, nach dem laut Gonzales zu unterscheiden ist, ob die Tumoren wachsen oder sich tatsächlich auflösen.

Die Enzyme wirken anscheinend, hurra! Die erste gute Nachricht seit langem. Nach einem Monat Therapie habe ich eine weitere Haar- und Blutprobe eingeschickt, und meine Krebs-Punktzahl ist von 38 auf 33 herunter – der größte Sprung innerhalb eines Monats, den Dr. Gonzales je erlebt hat. Da ich gleichzeitig mit Östrogenhemmern angefangen habe, könnte der Rückgang teilweise auch darauf zurückzuführen sein (neulich hat eine Frau mir erzählt, daß ihre Lungenflecken völlig verschwanden, nachdem therapeutisch nichts weiter als eine Entfernung der Eierstöcke geschehen war). Ken und ich waren heilfroh über diese Neuigkeit von Dr. Gonzales.

Ein bißchen gebremst wurde meine Begeisterung durch ein neues Symptom im rechten Arm; vielleicht drückt der Tumor jetzt auf eine andere Stelle. Mir fiel aber meine Visualisation ein, bei der der Tumor mich für diesen Fall schon beruhigt hatte. Diese Gespräche sind immer noch positiv und optimistisch; trotz beunruhigender Symptome kommt immer wieder dieses Gefühl hoch: «Es wird schon.» Das ist kein positives Denken, keinerlei Druck oder Absicht dahinter, die Gedanken kommen ganz von allein. Beruhigend und tröstlich, auch wenn die Testresultate der Schulmediziner wenig rosig aussehen.

Dieses Hin und Her machte mich wahnsinnig. Wem soll man denn nun glauben? Ich nahm die Hunde zu einem langen Spaziergang mit und machte Bestandsaufnahme:

Ich bin ausgebildeter Biochemiker, und was Gonzales über schulmedizinische Testergebnisse sagt, leuchtet mir ein. Wenn Tumoren sich auflösen, setzen sie die gleichen Stoffwechselprodukte frei wie wachsende Tumoren, und mit den herkömmlichen Tests ist hier schwer zu unterscheiden. Sogar ein erfahrener Radiologe kann nicht immer zwischen Tumorwachstum, Histamin-Reaktion und Narbengewebe unterscheiden.

Aber was, wenn er uns einfach nur einen Bären aufbindet, uns in Sicherheit wiegen will? Nur: Wozu sollte er das tun? Geld, sagen unsere Onkologen, aber das ist Blödsinn. Gonzales nimmt gleich zu Anfang ein Pauschalhonorar. Sein Geld hat er auf jeden Fall, ob Treya nun weiterlebt oder nicht.

Außerdem, wenn er uns Eiapopeia-Neuigkeiten verfüttert und die stimmen nicht, dann kann er sich ausrechnen, daß wir bald dahinterkommen und dann ziemlich ekelhaft werden. Treya hat ihn sogar geradeheraus gefragt, wie das so ihre Art ist: «Wenn Sie sich irren und wir auf Ihren Rat hin schulmedizinische Therapien ablehnen und ich deshalb sterbe, was dann? Kann meine Familie Sie dann totprozessieren?» Er sagte: «Ja, kann sie. Aber diese Therapie ist in den Vereinigten Staaten eben deshalb noch zugelassen, weil sie hohe Erfolgsraten aufweist. Wenn nicht, dann wären meine Patienten längst tot und ich auch.»

Schließlich hat er ja auch einen Ruf zu verlieren; er empfiehlt sofort die Rückkehr zur Schulmedizin, wenn er merkt, daß seine Therapie bei einem Patienten versagt. Er möchte so sehr wie jeder andere, daß Treya lebt. Und er glaubt, daß es mit Treya nicht nur nicht abwärts, sondern steil aufwärts geht.

Er könnte sich irren, was den Test angeht, oder er lügt. Lügen kann er nicht, da hat er zu viel zu verlieren. Irrt er sich also? Weshalb setzt er soviel Vertrauen in diesen Test? Er hat in Hunderten von Fällen mit diesem Test gearbeitet und muß inzwischen empirisch herausgefunden haben, daß er sehr zuverlässig ist. Nicht hundertprozentig genau natürlich, aber doch so genau, daß er seine Karriere von ihm abhängig machen kann, zumindest in Verbindung mit den anderen Tests, die er außerdem noch durchführt. Wenn der Test nicht zuverlässig genug ist, hätte er doch inzwischen zumindest die Fehlerquote ermittelt und würde sie berücksichtigen bei den Empfehlungen, für die er medizinisch und juristisch zur Rechenschaft gezogen werden kann. Niemand setzt derart viel aufs Spiel, wenn er nicht sehr gute Gründe hat, seiner Methode zu vertrauen. Wir könnten ihn ohne Zweifel an den Galgen bringen, wenn er unrecht hat, und das weiß er!

Und soweit wir aus anderen Quellen wissen – er stellt sein Material für ernsthafte Forschungsvorhaben zur Verfügung –, erfahren um die 70 Prozent seiner Patienten eine Besserung oder Stabilisierung ihres Zustands. Und in jedem der Fälle, die wir kennen, stimmen die Ergebnisse der Blutanalyse genau mit der tatsächlichen Verfassung der Kranken überein.

An dieser Stelle kam ich zu dem Schluß, daß diese verrückte Therapie vielleicht, vielleicht doch funktioniert.

Treya, die sich ohnehin ihre eigenen Gedanken gemacht hatte, kam auch zu diesem Schluß. Aber wir wagten beide einstweilen noch nicht, daran zu glauben. Wir nahmen weiterhin an, daß ihr weniger als ein Jahr blieb, denn sonst hätten wir uns der Möglichkeit grausamer Enttäuschung ausgesetzt. Es schlichen sich jedoch immer häufiger optimistische Augenblicke ein. Deshalb faßten wir den Entschluß, einen ganzen Monat in Treyas geliebtem Aspen zu verbringen, das jetzt nur noch vier Autostunden entfernt war.

Ein Monat in Aspen!!! Ich betrachte das als einen Monat zum Ausruhen, einen Monat, um das Leben zu genießen, einen Monat ohne Arztkonsultationen, ohne Labortermine, ohne Forschungsarbeit zum Thema Krebstherapie. Ein Monat Urlaub von diesem ganzen Krebskram, ein Monat zum Wandern, ein Monat für Konzertbesuche, ein Monat für Begegnungen mit Freunden, ein Monat bei meiner Familie: JUCHHHEEE! Das ganze Zeug einfach, so gut es geht, wegschieben, das ganze Dokumentationsmaterial im Regal schmoren lassen und einfach nur das Leben genießen.

Vor unserer Abfahrt nach Aspen entdeckte Ken im letzten Augenblick ein zweiwöchiges buddhistisches Meditationsretreat in Nordkanada, und er hatte das starke Gefühl, daß er da mitmachen sollte. Ich freute mich so für ihn; er sagte, das sei das erste seit der Diagnose meines Rückfalls im Januar, wovon er wirklich gepackt sei. Dieses ganze Jahr war unglaublich schwierig für Ken – er ist meine wichtigste Stütze, dann die ständige Belastung durch die Möglichkeit meines Todes und schließlich unsere Gespräche über die Zukunft, die Abfassung der Testamente. Ich war wirklich froh, daß er dieses Retreat entdeckt hatte, und verbrachte die Zeit, die er weg war, mit meinen Eltern, meiner Schwester und den Hunden. Es war eine schöne Zeit, eine willkommene Pause von Boulder, wo ich doch manchmal das Gefühl bekam, daß ich in dem ewigen Kampf gegen Einzelheiten, Einzelheiten, Einzelheiten allmählich unterliege.

Werden die Enzyme wirken? Hat Gonzales recht, wenn er sagt,

daß sie es tun? Ich weiß es nicht. Ich hoffe es, aber ich habe auch häufig gemischte Gefühle, seit ich hier bin. Es ist jedenfalls nicht einfach Urlaub und sonst nichts. Auf der Fahrt hierher mußte ich über die schiere majestätische Schönheit des Independence Pass weinen, und am nächsten Tag, auf dem Weg zu meiner Meditationshütte, über die Sonne, wie sie so durch das Espenlaub schien. Ich hätte sicher nicht geweint, wäre da nicht der Gedanke, daß ich diese Dinge vielleicht nächstes Jahr nicht mehr sehen kann. All diese Schönheit läßt mich das Leben erst wirklich schätzen, und ich kann mir nicht helfen, ich möchte einfach mehr, viel mehr davon! Es fällt mir schwer, mich vom Anhaften freizuhalten, wenn ich umfangen bin vom läuternden Rauschen eines kristallklaren Baches im Schatten der Cottonwoods, wenn ein Windhauch mit leisem Rascheln durch das Espenlaub streicht, wenn ich Kairos in heller Begeisterung zusehe, wie er mit federnder Anmut irgendwelchem Kleingetier durch das Unterholz nachsetzt, wenn ich nachts aufblicke und mir die immer wieder unerwartete Klarheit und Helligkeit des Himmels den Atem verschlägt, so viele Sterne, dicht an dicht, unfaßbar. Ja, manchmal hänge ich schon sehr am Leben, besonders in Aspen.

Aber nicht nur daran werde ich hier ständig erinnert, sondern auch an die neuen Beschränkungen in meinem Leben. Und das kommt mich hart an. Wenn meine Freunde von fernen Ländern erzählen oder wenn Ken anruft und von einem Retreat in Katmandu erzählt, zu dem er mich mitnehmen will, dann fallen mir gleich die Krankheitskeime ein, das unsaubere Wasser, die Tatsache, daß ich mir nicht einmal eine ganz gewöhnliche Erkältung erlauben darf, geschweige denn irgendeine exotische Krankheit, die mein Immunsystem noch mehr belasten würde. Nein, reisen kann ich nicht mehr, wie ich gern möchte . . .

Wenn ich das Haus verlasse, und sei es auch nur zu einem Tagesausflug, bedeutet das jedesmal eine Menge Planung. Ich muß an das Insulin denken, muß die Enzymgaben einteilen, muß sicherstellen, daß ich sämtliche Pillen und das Wasser dabeihabe, muß irgendwas Süßes mitnehmen, falls mein Blutzucker zu sehr absackt, muß überall sehr warme Kleidung tragen und so weiter und so weiter. Diese notwendige Planung ist leider Nahrung für meine zwanghafte Seite.

Die Gedankensplitter, die bei der Meditation immer wieder sehr störend auftauchen, sehen ungefähr so aus: Hab ich die Morgendosis Enzyme genommen oder nicht? ... Mal sehen: Wenn ich die Morgenpillen um zwölf nehme, dann muß ich, wegen des Insulins, um eins essen, wenigstens eine Kleinigkeit ... Wenn ich die Morgendosis nicht genommen habe, wo kann ich dann heute noch eine Dosis unterbringen? ... Muß den Vorrat an Insulin und an beiden Östrogenhemmern auffüllen, bevor ich nach Aspen fahre ... Muß noch im Krankenhaus vorbei, damit sie Kopien von diesen Untersuchungen an die Anderson-Klinik schicken ... Vielleicht versuche ich es heute abend mal mit einer anderen Dosis Insulin, mein Nüchternzucker ist zu hoch ... und immer so weiter. Alles nur Gerümpel, ein ewig plappernder Affe, der sich alle Zeit unter den Nagel reißen will, die für andere Zwecke vorgesehen ist. Manchmal ärgert er mich, manchmal amüsiert er mich, und manchmal hält er sogar ein Weilchen den Mund.

Die Meditationsklausur, an der ich teilnahm – das erstemal seit fast drei Jahren, daß Treya und ich für mehr als ein paar Tage nicht zusammen waren –, war ein Dzogchen-Retreat. Danach fuhr ich zu Treya nach Aspen. Wir gestatteten uns immer noch nicht, an die Wirkung der Enzyme zu glauben, und Treya dachte laut darüber nach, ob sie wohl je wieder einen Frühling erleben würde, aber ihre Freude und ihre leidenschaftliche Gelassenheit brachen sich früher oder später doch immer wieder Bahn, und mir schwindelte manchmal sogar ein bißchen von frohen Gedanken.

Viel Schönes habe ich in dieser Zeit in Aspen erlebt, zum Beispiel wie Ken aus Kanada zurückkam, so neubelebt, so tief begeistert. Bevor er abfuhr, hatte er gesagt: Ich weiß eigentlich nicht recht, weshalb ich das tue. Es war das erstemal, daß er einfach so ausflog. Er verstand es selbst nicht. Dann stellte sich heraus, daß Pema Norbu Rinpoche bei diesem Retreat die höchste Übertragung des Buddhismus gab, ein sehr seltenes und besonderes Ereignis. Der Westen hat diese Übertragung bisher nur zweimal erlebt, und es gibt nur wenige Lehrer auf der Welt, die sie geben können. Was Ken ansonsten erzählte, klang eher strapaziös. Er bekam in diesen zwei Wochen über ein Dutzend Einweihungen oder spirituelle Übertragungen. Er war bei seiner Rückkehr sehr verändert, gelassener, mehr in Frieden.

Als wir wieder in Boulder waren, schickten wir Gonzales erneut eine Blutprobe. Und wahrhaftig, Treyas Krebswert war wieder um fünf Punkte gefallen. Gonzales wollte es selbst nicht glauben und ließ die Analyse wiederholen. Dasselbe Resultat. Er schrieb es der «ruhigen Zielstrebigkeit» (leidenschaftliche Gelassenheit!) zu, mit der Treya das Programm durchzog. Er fing sogar an, Treya als Vorbild für das richtige Vorgehen zu präsentieren. Hin und wieder riefen jetzt andere Patienten an, die bei Gonzales in Behandlung waren, und nur zu gern gaben wir unseren Rat, wo wir konnten.

Und wie wirken die Enzyme? Also, nach Dr. Gonzales' «lustigem kleinen Test» (wie er selbst ihn nennt) sehr, sehr gut. Von anfangs 38 bin ich nach nur zweieinhalb Monaten schon auf 28 runter.

Aber ich werde meine Hoffnungen nicht entsprechend steigen lassen. Leg dich ins Zeug, aber versteif dich nicht auf Resultate, das ist mein Motto. Aber es ist doch schön, mir ab und zu mal den Gedanken zu erlauben, daß ich vielleicht doch alt werde, wenigstens ein bißchen älter – mit Ken, mit meiner lieben Familie, mit meinen wunderbaren Freunden. Könnte doch sein, daß ich die Garantie unseres Wagens überlebe.

Treyas Angehörige kamen zu Besuch, und als sie sich verabschiedeten, brachte ich sie zur Tür und rief ihnen nach: «He, wißt ihr was? Ich glaube, sie könnte es schaffen! Wirklich!»

Ich stecke den Kopf zur Tür herein. «Treya?»

«Ken?!»

«Treya! Großer Gott, wo warst du? Ich suche dich überall, wo warst du?»

«Hier.» Sie schaut mich zärtlich an. «Und du? Alles in Ordnung?»

«Ja, sicher.» Wir küssen, umarmen einander, halten uns bei den Händen.

«Ich sehe, du hast ihn mitgebracht.»

«Hm? Oh, na ja, eher hat er mich mitgebracht.»

«Jetzt hört gut zu», sagt die Gestalt.

Die Probleme des Helfers

Die Enzyme wirkten offenbar weiterhin, und die Schlacht der gegensätzlichen Deutungen entbrannte jetzt erst so richtig. Gonzales: Etwa vom dritten Monat an kommt der Patient in eine Phase tiefer Erschöpfung; viele haben das Gefühl, daß sie jetzt sterben. Das kommt daher, daß die Enzyme Gewebe zersetzen, auch Tumorgewebe, und die Abbauprodukte sich im Körper ansammeln – deshalb die Einläufe, die Bittersalzbäder und andere Ausleitungsmaßnahmen. Die Tumormarker zeigen einen drastischen Anstieg der Tumoraktivität an. Entsprechend größer nehmen sich die Tumoren auf den Bildern der Computertomographie aus.

Und genau das *soll* ja geschehen, wenn die Therapie anschlägt; praktisch jeder Kelley-Patient muß da zuerst durch, bevor es ihm besser geht. All das geschah nun mit Treya. Nach all seinen Indikatoren und der speziellen Blutanalyse gab Gonzales Treya jetzt eine 70prozentige Chance, die Sache zum Besseren zu wenden – Stabilisierung oder sogar Remission. Unsere schulmedizinischen Onkologen gaben ihr noch zwei bis vier Monate.

Eine wirklich aberwitzige Situation. Die Zeit verging, die Testergebnisse wurden immer dramatischer, und die beiden Interpretationen blieben exakt gegensätzlich. Auch ich war psychisch gespalten. Die eine Seite glaubte Gonzales, die andere den Onkologen. Ich fand kein Kriterium, nach dem die eine Seite eindeutig recht und die andere eindeutig unrecht hatte. Treya auch nicht. Es blieb bei diesem Zwielicht: In ein paar Monaten bist du entweder auf dem Wege der Genesung oder tot.

Die Enzyme machten Treya sehr müde, aber ansonsten fühlte sie sich recht gut. Sie sah eigentlich auch ganz gut aus, wirklich schön. Keine besonderen Symptome, weder Kopfschmerzen noch Husten, noch neue visuelle Probleme.

Das war alles so unglaublich, daß Treya es manchmal schon wieder komisch fand.

Was soll ich denn machen? Mir die Haare raufen? Hab keine. Und wozu auch? Meine Lebensfreude ist ja da, manchmal ist es beinahe Verzückung, wenn ich einfach nur auf der Terrasse sitze und in die Gegend schaue oder den Hunden beim Spielen zusehe. Dieser Augenblick ist so voller Glückseligkeit. Jeder Atemzug ist mir so lieb, so voller Freude, so unglaublich. Was fehlt mir denn? Was könnte besser sein?

Also ging sie einfach geradeaus weiter. Wie eine Seiltänzerin tat sie einen Schritt nach dem anderen und sah einfach nicht nach unten. Ich versuchte, ihr nachzugehen, aber ich muß zugeben, daß ich ziemlich oft nach unten sah.

Der nächste Schritt war ihre Ansprache beim Windstar-Treffen – nach Auffassung vieler der Höhepunkt der ganzen Veranstaltung. Dieser Abend war dem «Zustand unseres Planeten» gewidmet und der Notwendigkeit, unsere Perspektiven zu ändern. Ich konnte nur staunen: Diese Ansprache enthielt fast alles, was Treya in den fünf Jahren des Kampfes gegen den Krebs gelernt hatte, und das in weniger als vier Minuten. Alles war darin, ihre spirituelle Weltsicht, ihre Meditationspraxis, Tonglen, einfach alles, aber ohne ein Wort von «Meditation» oder «Tonglen» oder «Gott» oder «Buddha». Als wir uns später das Video von dem Abend ansahen, fiel uns beiden auf, daß ihr Blick völlig leer wird an der Stelle, wo sie sagt: «Meine Ärzte geben mir noch zwei bis vier Jahre.» Sie log. Die Ärzte hatten ihr gerade gesagt, sie habe noch zwei bis vier *Monate*. Sie wollte ihre Angehörigen und Freunde nicht erschrecken und fand, die Wahrheit solle unter uns bleiben.

Mich wunderte, daß sie diese Ansprache überhaupt halten konnte. Sie hatte vierzig Lungentumoren, vier Hirntumoren und

Lebermetastasen; nach der letzten Computertomographie war der größte Hirntumor um 30 Prozent gewachsen (er hatte jetzt den Umfang einer großen Pflaume), und ihr Arzt hatte ihr gerade gesagt, sie habe, wenn es hoch kommt, noch vier Monate zu leben.

Noch mehr wunderte mich dann ihr lebensprühendes Auftreten. Alle Anwesenden spürten, sahen förmlich, wie es licht wurde. Ja, dachte ich, das ist es, was ich vom ersten Tag an am meisten an ihr geliebt habe: Diese Frau sagt LEBEN, sagt es mit allem, was sie ist, verströmt es in alle Richtungen.

> Hallo. Ich heiße Treya Killam Wilber. Viele von euch hier haben mich noch als «Terry» gekannt. Ich war von Anfang an bei Windstar mit dabei.
>
> Auf den Monat genau vor fünf Jahren, im August '83, habe ich Ken Wilber kennengelernt und mich total in ihn verliebt. Ich habe es immer Liebe auf die erste Berührung genannt. Wir haben vier Monate später geheiratet, und zehn Tage nach der Hochzeit wurde bei mir Brustkrebs im zweiten Stadium festgestellt. Unsere Flitterwochen verbrachten wir im Krankenhaus.
>
> In den fünf Jahren seitdem hatte ich zwei lokale Rückfälle und bin durch mancherlei herkömmliche und alternative Therapien gegangen. Aber in diesem Januar stellte sich heraus, daß der Krebs mein Gehirn und meine Lunge befallen hat. Die Ärzte, die wir konsultieren, meinen, daß ich noch zwei bis vier Jahre zu leben habe.
>
> Als ich gebeten wurde, hier zu sprechen, dachte ich deshalb zuerst: Aber ich bin doch noch krank. Die anderen, die hier heute abend sprechen, haben Hindernisse überwunden oder etwas Konkretes gemacht aus den Herausforderungen ihres Lebens. Na gut, dachte ich, ich bin also noch krank. Schauen wir doch einfach mal, was ich seit der Diagnose mit meinem Leben angefangen habe.
>
> Ich habe Hunderte von Krebskranken beraten, am Telefon und im persönlichen Gespräch. Ich bin Mitbegründerin der Cancer Support Community in San Francisco, die für Hunderte von Menschen Woche für Woche ein breites Angebot unentgeltlicher

Dienst- und Hilfeleistungen bereithält. Ich habe, so ehrlich ich kann, über meine Erfahrungen und inneren Forschungsreisen geschrieben; viele, die es lesen, sagen mir, es helfe ihnen, und ich habe vor, in Kürze ein Buch zu veröffentlichen.

Aber als ich mit dieser Liste meines Tuns fertig war, fiel mir auf, daß ich wieder mal in eine alte Falle getappt war. Ich setzte Erfolg mit dem Erkämpfen physischer Gesundheit oder mit konkreten Leistungen in der äußeren Welt gleich. Tatsächlich ist aber doch der Wechsel der Perspektive, dem wir den heutigen Abend widmen, ein innerer Wandel, eine innere Wahl, ein innerer Richtungswechsel. Es ist leicht, über das Tun in der Welt zu sprechen und Anerkennung dafür zu finden, aber interessanter und aufregender finde ich die inneren Veränderungen, dieses Gefühl wachsender Gesundheit auf anderen Ebenen als der physischen, die tagtägliche spirituelle Arbeit.

Wenn ich diese innere Arbeit vernachlässige, wird mein lebensbedrohender Zustand sehr schnell erschreckend oder deprimierend und manchmal sogar schlicht und einfach langweilig. Aber mit dieser inneren Arbeit – und ich bin hier ziemlich eklektisch, mache mir viele Traditionen und Disziplinen zunutze – fühle ich mich ständig gefordert, bin zutiefst interessiert an allem und engagiert für das Leben. Die Gefühlsachterbahn einer fortgeschrittenen Krebserkrankung ist für mich eine wunderbare Gelegenheit, Gelassenheit zu üben, während zugleich meine Leidenschaft für das Leben wächst.

Freundschaft schließen mit dem Krebs, Freundschaft schließen mit der Möglichkeit eines frühen und vielleicht qualvollen Todes, das hat mich gelehrt, Freundschaft zu schließen mit mir selbst, wie ich bin, und Freundschaft zu schließen mit dem Leben, wie es ist.

Ich weiß, daß es eine Menge Dinge gibt, die ich nicht ändern kann. Ich kann das Leben nicht zwingen, seinen Sinn preiszugeben oder gerecht zu sein. Dieses wachsende Einverständnis mit dem Leben, wie es ist, mit all seinem Kummer, seinem Schmerz, seinem Leiden und seiner Tragik, hat mir eine Art Frieden gebracht. Ich fühle mich immer stärker und immer echter verbunden mit allen leidenden Wesen. Ich nehme direkter und offener Anteil. Und ich entdecke in mir den stetiger werdenden Wunsch zu helfen, in jeder Weise, die mir möglich ist.

Es gibt einen besonders bei Krebskranken beliebten Spruch, der lautet: «Das Leben endet tödlich.» In gewisser Weise, finde ich, habe ich Glück gehabt. Ich interessiere mich immer dafür, wie alt die Leute sind, wenn sie sterben. Früher habe ich sogar Zeitungsartikel über junge Menschen, die bei Unfällen ums Leben gekommen sind, ausgeschnitten – als Erinnerungsstütze. Ich habe Glück gehabt, denn ich bin frühzeitig gewarnt worden, und mir wurde Zeit gegeben, diese Warnung umzusetzen. Dafür bin ich dankbar.

Weil ich den Tod nicht mehr ignorieren kann, achte ich mehr auf das Leben.

Es waren Hunderte von Menschen anwesend, und als sie durch Standing ovations ihrer Begeisterung Ausdruck verliehen, sah ich mich um. Viele weinten unverhohlen und versuchten zugleich, ihr zuzujubeln. Der Kameramann ließ die Kamera fallen. Wenn man doch nur Lebenskraft schenken könnte, dachte ich. Wir alle würden ihr genug für Jahrhunderte geben.

In dieser Zeit entschloß ich mich, endlich auch selbst einen Brief zu schreiben als Ergänzung zu den vielen Briefen, die Treya verschickte, einen Brief über die Nöte und Prüfungen eines Helfers. Hier eine stark geraffte Fassung:

27. Juli 1988
Boulder

Liebe Freunde,

... Nach etwa zwei bis drei Monaten des Sorgens für den anderen wird allmählich ein besonders heimtückisches Problem erkennbar. Die äußeren, handgreiflichen, sichtbaren Aspekte der Fürsorge sind relativ leicht zu bewältigen. Man teilt sich, wenn man kann, seine Arbeit anders ein; man gewöhnt sich ans Kochen, Waschen, Putzen oder was sonst notwendig sein mag zur Versorgung des geliebten Menschen: Man fährt ihn zum Arzt, man hilft mit den Medikamenten und so weiter. Auch das kann schwierig sein, aber wenigstens liegen die Lösungen klar auf der Hand – man nimmt die zusätzliche Arbeit entweder selber auf sich oder sorgt dafür, daß jemand anderes sie tut.

Schwieriger und wirklich heimtückisch ist für den Helfer jedoch der seelische Druck, der sich jetzt allmählich aufbaut. Dieser innere Kampf hat zwei Seiten, eine private und eine öffentliche. Zunächst die private: Der Helfer weiß, daß alle seine Probleme, wie viele es auch sein mögen, Lappalien sind gegen die lebensbedrohende Krankheit des geliebten Menschen. Also spricht er einfach nicht davon – wochenlang, monatelang. Er hält sie unter Verschluß. Man möchte den geliebten Menschen nicht beunruhigen, man möchte ihm seine Lage nicht noch erschweren, und man sagt sich immer wieder: «Na ja, wenigstens habe ich keinen Krebs; meine eigenen Probleme können so schlimm nicht sein.»

Das geht ein paar Monate so (je nach Veranlagung), und dann dämmert dem Helfer allmählich: Die Tatsache, daß meine Probleme klein sind, etwa im Vergleich zu Krebs, erledigt sie nicht. Sie werden sogar schlimmer, denn jetzt sind es eigentlich *zwei* Probleme: das ursprüngliche Problem und dann die Tatsache, daß man es nicht äußert und daher auch keine Lösung dafür finden kann. Die Probleme schwellen an, man verstärkt den Verschluß, sie stemmen sich mit wachsender Kraft dagegen. Allmählich wird man ein bißchen komisch. Wer introvertiert ist, bekommt kleine Zuckungen, wird kurzatmig, Angst kriecht in ihm hoch, er lacht zu laut, er trinkt ein Bier mehr als sonst. Wer extrovertiert ist, explodiert plötzlich auf nichtige Anlässe hin, bekommt Wutanfälle, stürmt aus dem Zimmer, wirft mit Gegenständen, trinkt ein Bier mehr als sonst. Der Introvertierte möchte manchmal sterben, der Extrovertierte möchte manchmal, daß der geliebte Mensch stirbt. Der Introvertierte möchte manchmal sich selbst umbringen, der Extrovertierte den anderen. In beiden Fällen liegt Tod in der Luft, Zorn, Groll und Bitterkeit schleichen sich unweigerlich ein – und schreckliche Schuldgefühle, weil man überhaupt solche finsteren Gefühle hat.

Solche Gefühle sind unter den gegebenen Umständen aber völlig normal und natürlich. Ich fände es sogar bedenklich, wenn ein Helfer sie nicht gelegentlich hat. Und man wird mit ihnen am besten fertig, wenn man über sie redet. Das kann nicht nachdrücklich genug betont werden: Darüber reden ist die einzige Lösung.

Und hier beginnt die öffentliche Seite der seelischen Schwierigkeiten eines Helfers. Man kommt zu der Einsicht, daß man reden muß; aber mit wem? Der Kranke ist vermutlich nicht der beste Gesprächspartner, denn häufig *ist* er ja das Problem des Helfers, bedeutet eine schwere Belastung für ihn; man möchte dem Kranken natürlich kein schlechtes Gewissen machen, möchte ihm nicht den Schwarzen Peter zuschieben, auch wenn man ihm vielleicht übelnimmt, daß er krank geworden ist.

Eine Selbsthilfegruppe von Leuten, die ähnliches erleben, also eine Selbsthilfegruppe für Helfer, ist bei weitem der beste Ort, um sich auszusprechen. Auch Einzeltherapie oder Partnertherapie kann sehr nützlich sein. Ich komme gleich darauf zurück. Zunächst einmal ist es so, daß Helfer – und bei mir war das nicht anders – sich im allgemeinen nicht sofort solche Möglichkeiten zunutze machen, sondern warten, bis viel Schaden angerichtet und viel sinnloser Schmerz zugefügt ist. Ein normaler Helfer tut zunächst einmal das Naheliegende: Er spricht mit Verwandten, Freunden, Verbündeten. Und da macht er Bekanntschaft mit dem öffentlichen Problem.

Worin es besteht, hat Vicky Wells auf den kurzen Nenner gebracht: «Niemand interessiert sich für chronische Dinge.» Und sie meint damit dies: Ich komme mit einem Problem zu dir; ich möchte reden, ich möchte Rat, ich möchte ein bißchen Trost. Wir reden, du bist sehr freundlich, verständnisvoll und hilfsbereit. Mir geht es besser, du hast das Gefühl, mir geholfen zu haben. Aber am nächsten Tag hat meine Frau immer noch Krebs; die Lage ist nicht grundlegend besser geworden, vielleicht sogar schlechter. Mir geht es überhaupt nicht gut. Ich treffe dich zufällig. Du fragst mich, wie es geht; wenn ich ehrlich bin, sage ich: miserabel. Wir reden also wieder miteinander. Du bist wieder sehr hilfsbereit, freundlich und verständnisvoll, und gleich geht es mir besser ... bis zum nächsten Tag, wenn sie immer noch Krebs hat und eigentlich gar nichts besser ist. Tagein, tagaus ist an der Situation selbst eigentlich nichts zu ändern (die Ärzte tun zwar, was in ihrer Macht steht, aber sie könnte trotzdem sterben). Also fühlt man sich tagein, tagaus ziemlich elend, die Sache wird einfach nicht besser. Und früher oder später stellt man fest, daß fast jeder, der nicht selbst tagtäglich vor dieses Problem gestellt ist, allmählich etwas ungeduldig wird, wenn man immer weiter darüber redet. Fast alle außer den wirklich besten Freunden weichen einem auf subtile Weise aus, weil ja doch immer nur Krebs als dunkle Wolke über dem Horizont hängt, um einem den ganzen Tag zu versauen. Man wird ein chronischer Jammerlappen, und die Leute haben es einfach satt, immer wieder die gleichen Probleme anhören und durchkauen zu müssen. Daher: «Niemand interessiert sich für chronische Dinge.»

Früher oder später kann sich der Helfer des Eindrucks nicht mehr erwehren, daß seine privaten Probleme ihm über den Kopf wachsen, die öffentliche Lösung aber irgendwie nicht recht funktioniert. Er fühlt sich völlig alleingelassen und isoliert. Hier tritt dann meist einer der folgenden Fälle ein: Er haut ab, er bricht zusammen, er greift zu Alkohol und Drogen, oder er sucht professionelle Hilfe.

Eine Selbsthilfegruppe, sagte ich, ist bei weitem die beste Anlaufstelle. Wenn man bei einer solchen Gruppe mal zuhört, stellt man fest, daß hier vorwiegend über die lieben Kranken gemeckert wird: «Was bildet der sich ein, mich so herumzukommandieren?» – «Glaubt die vielleicht, was Besonderes zu sein, nur weil sie krank ist? Ich hab schließlich auch meine Probleme» – «Mir kommt es so vor, als hätte ich in meinem Leben überhaupt nichts mehr zu sagen.» – «Ich hoffe, der Typ beeilt sich ein bißchen mit dem Sterben.» So etwas sagen nette, anständige Leute einfach nicht öffentlich, und schon gar nicht zu den lieben Kranken.

Bedenken wir aber, daß sich unter Zorn und Groll fast immer Liebe verbirgt – sonst hätte der Helfer ja schon längst das Weite gesucht. Nur kann diese Liebe sich nicht äußern, solange Zorn und Groll ihr den Weg verstellen. Wie Gibran sagt: «Haß ist hungernde Liebe.» In solchen Selbsthilfegruppen kommt viel Haß nach oben, aber nur weil darunter soviel Liebe ist, hungernde Liebe. Wenn nicht, dann würde man diesen Menschen nicht hassen, er wäre einem einfach egal. Meiner Erfahrung nach ist es bei den meisten

Helfern (mich selbst eingeschlossen) nicht so, daß sie nicht genug Liebe *bekommen*; es fällt ihnen in der schwierigen Lage des Helfers und Versorgers vielmehr schwer, sich daran zu erinnern, wie man Liebe *gibt*. Und da meiner Erfahrung nach vor allem das Geben das ist, was heilt, müssen die Helfer das ausräumen, was der Liebe im Wege steht – Zorn, Groll, Haß, Bitterkeit, sogar Neid und Eifersucht (sie hat jemanden, der sich jederzeit um sie kümmert: mich).

Dafür ist eine Selbsthilfegruppe unschätzbar wertvoll. Wenn man keine findet, oder vielleicht auch zusätzlich, würde ich Einzelpsychotherapie empfehlen, vor allem für den Helfer, aber möglichst auch für den Kranken. Man lernt nämlich bald, daß es ein paar Dinge gibt, die man einfach nicht mit dem Kranken besprechen sollte – und ein paar Dinge, die der Kranke nicht mit dem Helfer besprechen sollte. Es ist in meiner Generation sehr viel von Offenheit die Rede und davon, daß insbesondere Partner immer alles aussprechen sollten, was sie am anderen stört. Wenig empfehlenswert. Natürlich ist Offenheit wichtig und nützlich – bis zu einem gewissen Grade. Aber sie kann auch eine Waffe sein, mit der man verletzt, und dann heißt es: «Aber ich sag's doch nur, wie es ist.» Mir war die ganze Lage, in die Treyas Krebs uns beide gebracht hatte, ziemlich verhaßt; man mag das durchblicken lassen, aber es tut weder ihr noch mir gut, wenn ich meinen Ärger ständig bei ihr ablade. Ihr macht die Sache auch keinen Spaß, und schließlich ist sie ja nicht schuld daran. Trotzdem bin ich natürlich voller Ärger und Groll. Deshalb bezahlt man einen Therapeuten und lädt bei ihm alles ab.

Dadurch gewinnt man einen Freiraum, in dem man ohne den unausgesprochenen Groll des Helfers und ohne die heimlichen Schuld- und Schamgefühle des Kranken zusammensein kann. Man hat das einfach größtenteils schon in der Gruppe oder beim Therapeuten abgeladen. Man erlernt dabei auch die behutsame Kunst der schonungsvollen Lüge, die viel besser ist als das ach so ehrliche, in Wahrheit egoistische und rücksichtslose Herausplatzen mit seinen wahren Gefühlen. Keine großen, nur kleine diplomatische Lügen sind hier verlangt, die echte Schwierigkeiten nicht vertuschen, aber eben verhindern, daß man um der «Ehrlichkeit» willen immer wieder in das Wespennest ungelöster und unlösbarer Probleme sticht.

An manchen Tagen hat man die Nase besonders voll vom Versorgerdasein, und wenn der geliebte Mensch dann fragt: «Wie geht es dir heute?», dann sagt man nicht: «Sauschlecht, mein Leben gehört mir nicht mehr, und am liebsten möchte ich von der Brücke springen.» Das mag die Wahrheit sein, aber sie taugt nichts. Wie wäre es mit: «Ich bin müde, Liebes, aber ich steh es schon durch.» Dann nichts wie hin zur Gruppe oder zum Therapeuten und raus damit. Überhaupt nichts ist damit gewonnen, dem geliebten Menschen etwas um die Ohren zu hauen, mag es noch so «aufrichtig» sein.

Eines der merkwürdigsten Dinge, die ich über die Rolle des Helfers gelernt habe, ist dies: Der Job besteht nicht in erster Linie darin, Rat zu geben, bei Problemlösungen zu helfen, nützlich zu sein, Essen zu kochen, den Kranken herumzufahren und so weiter; der größte Teil des Jobs besteht vielmehr darin, als emotionaler Schwamm bereitzustehen. Der geliebte Mensch wird angesichts seiner möglicherweise tödlichen Krankheit immer wieder von sehr heftigen Gefühlen geschüttelt, manchmal sogar überschwemmt – Angst, Entsetzen, Wut, Hysterie, Schmerz. Und der Helfer hat den geliebten Menschen einfach zu halten, bei ihm zu sein, so viel von diesen Emotionen zu absorbieren, wie er kann. Man braucht nichts zu sagen (es gibt sowieso nichts zu sagen, was helfen würde), man braucht nichts zu tun. Man muß nur da sein und Schmerz und Angst und Weh einatmen. Man ist wie ein Schwamm.

Als Treya krank wurde, dachte ich, ich brauchte die Sache nur richtig zu managen, das Richtige zu sagen, bei der Wahl der Therapien zu helfen und so weiter, dann würde alles gleich besser werden. Das waren gewiß Hilfen, aber sie reichten nicht weit. Wenn etwa eine besonders schlechte Nachricht kam, neue Metastasen zum Beispiel, und Treya weinte, dann legte ich sofort los: «Schau, noch ist es ja gar nicht sicher, da brauchen wir erst noch weitere Untersuchungen; und außerdem deutet nichts darauf hin, daß das an deiner Therapie etwas ändert» und so weiter. Aber das war es nicht, was Treya brauchte. Daß ich mit ihr weinte, das brauchte sie, und so tat ich es schließlich: ihre Gefühle empfinden, sie aufsaugen und dadurch so weit wie möglich zerstreuen. Ich glaube, das geschieht auf einer ganz körperlichen Ebene; man kann dabei auch reden, aber es ist nicht entscheidend.

Man hat jedenfalls bei schlechten Neuigkeiten als Helfer zunächst das Bedürfnis, dem Kranken seine Angst und sein Entsetzen auszureden. Das ist alles in allem die falsche Reaktion. Zunächst einmal fühlt man sich ein und fühlt mit. Wie entscheidend wichtig das ist, wurde mir nach und nach klar: einfach bei dem anderen sein und keine Angst vor seiner Angst oder seinem Schmerz oder seiner Wut zu haben, hochkommen zu lassen, was hochkommen will, und vor allem nichts zu unternehmen, was den anderen von seinen quälenden Empfindungen befreien soll. Ich neigte immer dann zu dieser Art des «Helfens», wenn ich mit Treyas oder meinen Gefühlen nicht konfrontiert sein wollte, wenn ich mich ihrer nicht einfach und direkt und unkompliziert annehmen mochte, kurz, wenn ich sie lossein wollte. Ich wollte kein Schwamm sein, ich wollte der sein, der die Situation rettet. Ich mochte mir meine Hilflosigkeit angesichts des Unbekannten nicht eingestehen. Ich hatte soviel Angst wie Treya.

Einfach ein Schwamm sein, das gibt einem das Gefühl, hilflos und unnütz zu sein, weil man ja nichts *tut* (so zumindest kommt es einem vor). Und das zu lernen fällt vielen Menschen so schwer. Mir ganz bestimmt. Ich brauchte fast ein Jahr, bis ich aufhörte, die Dinge in Ordnung bringen oder bessern zu wollen, und einfach bei Treya sein konnte. Daran, glaube ich, liegt es, daß «niemand sich für chronische Dinge interessiert»: Man kann da gar nichts tun, man kann nur dasein. Wenn die Leute also meinen, sie müßten etwas tun, um einem zu helfen, und ihr Tun hilft dann nicht, dann wissen sie nicht weiter. Was kann ich tun? Nichts, sei einfach da . . .

Wenn man mich fragt, was ich tue, und ich gerade nicht in Plauderlaune bin, dann sage ich meist: «Ich bin eine japanische Hausfrau», und sehe verblüffte Gesichter. Aber so ist es: Als Helfer hat man still zu tun, was der Partner möchte. Für Männer ist das ein ziemlicher Brocken; für mich war es jedenfalls einer. Ich mag wohl zwei Jahre gebraucht haben, bis es mich nicht mehr störte, daß Treya bei jeder Auseinandersetzung oder Entscheidung die Trumpfkarte in der Hand hatte: «Aber ich habe Krebs.» Mit anderen Worten: Sie setzte fast immer ihren Willen durch, und mir blieb nichts weiter, als mich zu fügen wie ein gutes Hausfrauchen.

Es macht mir jetzt nicht mehr so viel aus. Erstens gebe ich nicht mehr bei allem, was Treya entscheidet, automatisch nach, vor allem dann nicht, wenn ich ein falsches Urteil dahinter vermute. Früher habe ich mich, weil es für sie offenbar so wichtig war, meist gefügt, selbst wenn ich meine wahren Empfindungen dazu verleugnen mußte. Heute sieht es eher so aus: Wenn Treya dabei ist, eine wichtige Entscheidung zu treffen, etwa im Hinblick auf eine neue Therapie, dann sage ich ihr meine Meinung dazu, auch wenn es eine andere ist, so deutlich und nachdrücklich ich kann – bis zu dem Moment, wo sie sich endgültig entschieden hat. Von da an stelle ich mich hinter sie und gebe ihr alle Unterstützung, die ich bieten kann. Alle weiteren Einwände würden sie jetzt nur noch quälen und ihre Zuversicht untergraben. Und sie hat genügend andere Probleme, da braucht sie dieses nicht auch noch ...

Und zweitens, wenn es um den Alltag geht, macht es mir nicht mehr so besonders viel aus, das gute Hausfrauchen zu sein. Ich koche, putze, spüle Geschirr, wasche, kaufe ein. Treya schreibt wirklich pfundige Briefe, macht Kaffee-Einläufe und schluckt alle zwei Stunden händeweise Pillen – und einer muß ja den ganzen Kram erledigen, oder? ...

Die Existentialisten haben recht, wenn sie sagen, daß wir in unserem eigenen Bereich zu den einmal gefällten Entscheidungen zu stehen haben; unsere Entscheidungen formen unser Schicksal oder, wie die Existentialisten es ausdrücken: «Wir sind unsere Entscheidungen.» Wenn wir nicht zu unseren eigenen Entscheidungen stehen, dann ist das «Treulosigkeit» und führt zu «unauthentischem Sein».

Mir wurde das durch eine sehr simple Erkenntnis klar: Ich hätte an jedem Punkt dieses schweren und schwierigen Prozesses aussteigen können. Niemand kettete mich auf den Krankenhausstationen an, niemand bedrohte mein Leben, falls ich ging, niemand zwang mich. Irgendwo tief in mir hatte ich ein für allemal entschieden, daß ich durch dick und dünn und für immer bei dieser Frau bleiben würde, daß ich sie durch diese Sache begleiten würde, komme, was wolle. Aber irgendwann im zweiten Jahr dieser Zerreißprobe vergaß ich meine Entscheidung (obwohl sie irgendwo weiterhin Bestand hatte, sonst wäre ich ja gegangen). In diesem Vergessen war ich treulos und unauthentisch – und so brachen denn auch gleich Vorwürfe und Selbstmitleid los. Inzwischen ist mir das alles sehr klar geworden ...

Es fällt mir nicht immer leicht, zu dieser oder überhaupt zu meinen Entscheidungen zu stehen. Es ist nämlich durchaus nicht gesagt, daß die Dinge dadurch besser oder leichter werden. So ähnlich denke ich, ist es, wenn man sich freiwillig zu einem Stoßtruppunternehmen meldet und dann eine Kugel abkriegt. Die Teilnahme war meine eigene freie Entscheidung, aber diese Verwundung nicht. Und so fühle ich mich manchmal ein bißchen verwundet und bin darüber nicht gerade froh; aber ich habe mich freiwillig gemeldet, es war meine eigene Entscheidung, und ich würde es wieder tun, auch in dem Wissen, was mir da blühen kann.

Deshalb bekräftige ich meine Entscheidung jeden Tag. Jeden Tag treffe ich die Wahl neu. Dadurch verdichten sich negative Gefühle nicht zu Schuldzuweisungen und Selbstmitleid, und Schuldgefühle häufen sich nicht an. Die Sache an sich ist simpel, aber die simpelsten Dinge im realen Leben tatsächlich anzuwenden, das ist meist schwierig ...

Ich finde jetzt nicht nur allmählich zum Schreiben zurück, sondern auch zur Meditation. Dabei geht es ja um nichts anderes, als sterben zu lernen (nämlich dem gesonderten Ich oder Ego zu sterben), und Treyas möglicherweise tödliche Krankheit ist ein ungeheurer Ansporn für das meditative Gewahrsein. Wenn man diese wahllose Aufmerksamkeit, dieses reine Betrachten, von Moment zu Moment aufrechterhält, sagen die Weisen, dann ist der Tod nur ein Augenblick wie irgendein anderer, und so nimmt man ihn auch, schlicht und direkt. Man scheut den Tod nicht, man klammert sich nicht ans Leben – beide sind nur vorübergehende Erfahrungen.

Der buddhistische Begriff der «Leere» hat mir sehr geholfen. Leere *(shūnyatā)* ist kein Vakuum, kein Nichts, sondern bedeutet soviel wie reine Offenheit, ungehindert und spontan; Leere ist auch eng verwandt mit Vergänglichkeit oder Flüchtigkeit *(anitya)*. Und die Buddhisten sagen: Die Wirklichkeit ist leer, es gibt nichts von absoluter Dauer, woran du Halt, worin du Sicherheit finden könntest. Im Diamant-Sûtra heißt es: «Das Leben ist wie eine Blase, ein Traum, eine Spiegelung, ein Trugbild.» Es geht darum, sich nicht an das Trugbild zu klammern, sondern loszulassen, weil es doch nichts gibt, woran man letztlich Halt fände. Treyas Krebs erinnert mich ständig daran, daß der Tod ein großes Loslassen ist, aber man muß nicht auf den physischen Tod warten, um wirklich loszulassen, jetzt und jetzt und jetzt.

Um den Kreis zu schließen: Wenn man im wahllosen, das heißt von aller Voreingenommenheit freien Gewahrsein lebt, sagen die Mystiker, dann ist das Handeln in dieser Welt ein Handeln ohne Ego, ohne Ichbezogenheit. Oder anders herum: Wenn man dem Ichbewußtsein sterben (es transzendieren) will, muß man dem ichbezogenen, eigennützigen Handeln sterben. Man muß also das tun, was die Mystiker *selbstloses Dienen* nennen. Man muß anderen dienen, ohne einen Gedanken an das eigene Ich oder an Lob – einfach lieben und dienen, oder wie Mutter Teresa sagt: «Lieben, bis es weh tut.»

Anders gesagt, man wird ein gutes Frauchen.

Und da stehe ich also, koche das Abendessen und spüle das Geschirr ab. Versteht mich nicht falsch, ich bin noch weit entfernt von Mutter Teresas Haltung, aber ich sehe mein Helferdasein doch immer mehr als zum selbstlosen Dienen und daher zu meiner spirituellen Entwicklung gehörend, eine Art Meditation des Handelns, des Handelns aus Barmherzigkeit. Ich bin noch kein Meister dieser Kunst, ich jammere und stöhne noch, ich werde auch böse und verfluche die Umstände; und Treya und ich denken manchmal halb im Scherz, halb im Ernst daran, uns bei den Händen zu nehmen, von der Brücke zu springen und diesem ganzen Witz ein Ende zu machen.

Und überhaupt würde ich lieber schreiben.

Aber jetzt, als Belohnung für die Geduld, mit der Ihr diesen langen Brief gelesen habt, und für euch alle, die ihr da draußen als brave Hausfrauen wirkt, werde ich das Rezept meines weltberühmten vegetarischen Chili preisgeben:

Zutaten
2–3 Dosen Kidney Beans (abgetropft)
2 Stangen Bleichsellerie, gehackt
2 Zwiebeln, gehackt
2 grüne Paprikaschoten, gehackt
2–3 El. Olivenöl
1–2 Dosen ganze Tomaten
3–4 Knoblauchzehen
3–4 El. Chilipulver
1–2 El. Kreuzkümmel
2–3 El. frische Petersilie
2–3 El. Oregano
1 Dose Bier
1 Tasse Cashewkerne
½ Tasse Rosinen (wer's mag)

Öl in großem Topf erhitzen, Zwiebeln darin glasig dünsten, dann Sellerie, grünen Paprika und Knoblauch hinzufügen und etwa fünf Minuten dünsten. Tomaten (mit Saft; Tomaten zerkleinern) und Bohnen dazugeben, köcheln lassen. Jetzt Chilipulver, Petersilie, Oregano, Bier, Cashews und (evtl.) Rosinen dazu und köcheln lassen; Dauer ganz nach persönlichem Geschmack. Mit frischer Petersilie oder geriebenem Cheddar anrichten.

Ich weiß nicht mehr, ob Bier schon von Anfang an dazugehörte oder mir irgendwann mal beim Kochen in den Topf geplumpst ist, jedenfalls ist es aus dem Rezept nicht mehr wegzudenken. Das Geheimnis dieses Chili sind die großen Mengen Kräuter.

À votre santé.

Alles Liebe,
Ken

Wie ich schon sagte, gelangte dieser Brief dann ins *Journal of Transpersonal Psychology* und erhielt ein so gewaltiges, so herzzerreißendes Leserecho, daß wir alle ziemlich bestürzt waren. Aber es zeigte nur, in welch verzweifelter Lage helfende Menschen überall sind, die vielen Helfer, die «still dahinsiechen», weil sie nicht «der Kranke» sind, und daher niemand auf die Idee kommt, daß auch sie Probleme haben könnten. Vicky Wells, die beide Seiten, die des Krebskranken und die des Helfers, aus eigener Erfahrung gut kennt, faßte es in Worte, die jeder Helfer hören sollte:

> Ich bin in beiden Welten gewesen – ich habe Krebs gehabt und bin für Treya und andere Helferin gewesen. Und ich muß sagen, ein Helfer zu sein ist viel schwerer. Denn für mich hat es in der Zeit meiner Krebskrankheit viele Augenblicke reiner Schönheit und Klarheit und Gnade gegeben, Augenblicke, in denen ich die Prioritäten des Lebens neu setzte und die Schönheit des Lebens neu sehen und schätzen lernte. So etwas, glaube ich, ist für einen Helfer schwer zu finden. Der Kranke hat keine andere Wahl, als mit seinem Krebs zu leben, aber der Helfer muß die Entscheidung treffen, bei der Stange zu bleiben. Und besonders schwer fand ich es als Helferin, mit der Traurigkeit fertig zu werden, mit dem Gefühl, um die Kranke herum auf Eierschalen zu gehen und mit ihren Behandlungsentscheidungen zu leben. Was sollte ich tun, wie sollte ich sie unterstützen? Sollte ich ehrlich sagen, was ich empfinde? Für den Helfer ist das wie eine emotionale Achterbahn. Und worauf ich dann immer wieder zurückkomme, ist: einfach Liebe. Hab sie einfach lieb, das ist das Wichtigste von allem.

Wir kehrten nach Boulder und zum täglichen zermürbenden Warten zurück. Ich widmete mich sehr intensiv den Dzogchen-Übungen, die ich in Kanada von Pema Norbu Rinpoche bekommen hatte. Dzogchen ist im Grunde von radikaler Einfachheit und stimmt überein mit den höchsten Lehren der großen Weisheitstraditionen, insbesondere mit dem Vedānta und dem Ch'an (das heißt dem Zen in seiner frühen chinesischen Entwicklungsphase). In aller Kürze:

Wenn «Geist» überhaupt einen Sinn haben soll, dann muß er allgegenwärtig, alldurchdringend und allumfassend sein. Es kann keinen Ort geben, wo der Geist nicht ist, sonst wäre er nicht grenzenlos. Deshalb ist der Geist auch eben hier und eben jetzt in Ihrem Bewußtsein vollkommen gegenwärtig. Das heißt: Ihr augenblicklicher Bewußtseinszustand, wie er gerade ist und ohne daß Sie irgend etwas daran ändern müßten, ist in seiner Gesamtheit vollkommen vom Geist durchdrungen.

Es ist aber nicht so, daß der Geist zwar gegenwärtig ist, Sie jedoch erleuchtet sein müßten, um ihn sehen zu können. Es ist nicht so, daß Sie zwar eins sind mit dem Geist, es aber noch nicht wissen. Das würde ja bedeuten, daß es doch noch einen Ort gibt, wo der Geist nicht ist. Nein, Dzogchen sagt, daß Sie immer schon eins sind mit dem Geist und das Gewahrsein dessen immer schon ganz gegenwärtig ist, eben jetzt. Sie schauen in jedem Wahrnehmungsaugenblick mit dem Geist den Geist an. Einen Ort, wo der Geist nicht wäre, gibt es nicht.

Es gibt auch keine Zeit, in der der Geist nicht wäre – der Geist ist ohne Anfang und Ende. Hätte er einen Anfang in der Zeit, dann wäre er nicht zeitlos und ewig. Das bedeutet für Ihr eigenes Bewußtsein, daß Sie Erleuchtung nicht *erlangen* können, sonst hätte dieser Bewußtseinszustand ja einen Anfang in der Zeit und wäre nicht wahre Erleuchtung.

Dann müssen Geist und Erleuchtung etwas sein, das Ihnen eben jetzt vollkommen gegenwärtig ist. Sie sind das, was Sie jetzt gerade anschauen. Als ich diese Belehrung bekam, fielen mir die Suchbilder in der Sonntagsbeilage der Zeitung ein. Man sieht etwa eine Landschaft, und darunter steht: «Zwanzig berühmte Gesichter verbergen sich in dieser Landschaft. Sehen Sie sie?» Die Sache ist nun die, daß Sie die Gesichter beim Betrachten des Bildes bereits anschauen, ob Sie sie nun erkennen oder nicht. Sie schauen die Gesichter an und müssen dazu nicht noch *zusätzlich* etwas sehen. Sie sind da, Sie sehen sie, aber möglicherweise erkennen Sie sie nicht. Und wenn es Ihnen gar nicht gelingen will, sie auszumachen, dann muß nur jemand kommen und sie Ihnen schlicht und einfach zeigen.

So ist das wohl auch mit Geist und Erleuchtung, dachte ich. Wir schauen schon immer direkt den Geist an, wir erkennen ihn bloß nicht – oder besser: Wir erkennen ihn nicht wieder. Deshalb wird

Meditation, mag sie auch für andere Zwecke nützlich sein, in den Dzogchen-Lehren nicht eigens empfohlen. Meditation ist das Bemühen, das Erkennen, das Gewahrsein zu ändern, und das ist ebenso unnötig wie gegenstandslos. Der Geist ist voll und ganz präsent in dem Bewußtseinszustand, den Sie jetzt gerade haben, nichts muß dazu geändert werden. Das Bemühen, etwas zu ändern, ist wie das Anmalen der Gesichter im Suchbild, anstatt sie einfach wiederzuerkennen.

Deshalb steht beim Dzogchen nicht Meditation im Mittelpunkt, denn Meditation zielt auf die Änderung des Bewußtseinzustands ab, und Erleuchtung ist keine Zustandsänderung, sondern das unmittelbare Gewahren der Natur eines jeden Zustands. Deshalb wird in der Dzogchen-Lehre ausführlich behandelt, was Meditation *nicht* leistet und weshalb Erleuchtung nicht erlangt werden kann: Sie ist immer schon da. Erleuchtung erlangen wollen, das ist so, als wollte man seine eigenen Füße erlangen. Die erste Regel im Dzogchen lautet also: Du kannst nichts unternehmen oder unterlassen, um das grundlegende Gewahrsein zu erlangen, denn dieses Gewahrsein ist bereits vorhanden.

Deshalb gibt es im Dzogchen die sogenannten Hinweis-Belehrungen. Hier spricht der Meister mit dem Schüler und weist ihn einfach auf den Aspekt seines Bewußtseins hin, der schon eins ist mit dem Geist und es immer gewesen ist, weil er zeitlos und daher anfangslos ist. Das ist nichts anderes als das schlichte Zeigen der Gesichter im Suchbild. Man muß an dem Bild nichts ändern, man muß nur erkennen, was man ohnehin schon sieht.

Ich kann hier die tatsächlichen Belehrungen nicht wiedergeben, denn sie sind allein Sache des Dzogchen-Meisters. Aber ich kann die Vedānta-Entsprechung darstellen, die seit langem jedermann zugänglich ist, vor allem in den Werken Shrī Ramana Maharshis. Ich würde es so formulieren:

Das eine, dessen wir uns immer schon bewußt sind . . . ist die Bewußtheit selbst. Wir haben die grundlegende Bewußtheit schon, und zwar als die Fähigkeit zu betrachten und zu gewahren, was sich jeweils gerade bietet. Ein alter Zen-Meister sagte gern: «Du hörst die Vögel? Du siehst die Sonne? Wer ist nicht erleuchtet?» Niemand kann sich einen Zustand, in dem keine grundlegende Bewußtheit ist, auch nur vorstellen, denn wir wären uns darin immer noch dieses Vorstellens bewußt. Sogar im Traum ist noch Bewußtheit. Darüber hinaus sagen diese Traditionen, daß es keine zwei Arten von Bewußtheit gibt, erleuchtete und verblendete. Es gibt nur Bewußtheit. Und diese Bewußtheit, wie sie ist, ohne Korrektur oder Modifikation, *ist* der Geist.

Und die Anweisung lautet: Erkenne die Bewußtheit, erkenne den Zeugen, erkenne das Selbst und bleib darin. Der Versuch, Bewußtheit zu erlangen, ist völlig sinnlos. «Aber ich sehe den Geist immer noch nicht!» – «Du bist dir dessen bewußt, daß du den Geist nicht siehst, und eben diese Bewußtheit ist der Geist.»

Man kann Achtsamkeit üben, denn es gibt Unachtsamkeit; aber man kann nicht Bewußtheit üben, denn es gibt nur Bewußtheit. Bei der Achtsamkeit achtet man auf den gegenwärtigen Augenblick. Man versucht, «jetzt hier zu sein». Aber reine Bewußtheit ist der gegenwärtige Bewußtseinszustand, bevor man irgend etwas zu unternehmen versucht. Das Bemühen, jetzt hier zu sein, setzt einen künftigen Augenblick voraus, in dem es erreicht sein wird; reine Bewußtheit jedoch ist dieser gegenwärtige Augenblick, bevor man sich um irgend etwas bemüht. Sie sind schon bewußt; Sie sind schon erleuchtet. Sie sind vielleicht nicht immer achtsam, aber Sie sind immer schon erleuchtet.

So etwa laufen die Hinweis-Belehrungen ab, manchmal für ein paar Minuten, manchmal einige Stunden lang, manchmal über Tage – bis man es schließlich «hat», bis man sein eigenes Wahres Gesicht erkennt oder, wie es im Zen heißt, «dein ursprüngliches Gesicht vor der Geburt deiner Eltern» (zeitlos, ewig, jenseits von Geburt und Tod). Und das ist keine Erkenntnis, die etwas Neues schafft, sondern das Erkennen von etwas, das immer schon da war. Wie wenn man in ein Schaufenster schaut und da plötzlich eine Gestalt bemerkt, die einen anstarrt. Man schaut genau hin und stellt überrascht fest, daß es das eigene Spiegelbild im Fenster ist. Die ganze Welt ist nach diesen Überlieferungen nichts anderes als das Spiegelbild Ihres Selbst, zurückgeworfen vom Spiegel Ihres Bewußtseins. Sehen Sie es? Sie schauen es eben jetzt direkt an . . .

Deshalb ist die grundlegende Bewußtheit diesen Traditionen zufolge nicht etwa schwer zu finden; ganz im Gegenteil, es ist unmöglich, ihr zu entkommen, und die sogenannten Pfade zum Selbst sind in Wirklichkeit eher Hindernisstrecken für das Erkennen. Es gibt *nur* das Selbst, es gibt *nur* Gott, oder wie Ramana Maharshi sagte:

> Es gibt weder Schöpfung noch Zerstörung,
> weder Schicksal noch freien Willen,
> weder einen Pfad noch ein Erlangen;
> das ist die endgültige Wahrheit.

In der Dzogchen-Lehre wird Meditation zwar nicht eigens empfohlen, aber von einem, der in die Dzogchen-Lehren eingeführt wird, erwartet man, daß er mit den ersten acht Stufen der Praxis, die alle meditativer Art sind, einige Erfahrung hat. Meditation wird hier auch durchaus für wertvoll und wichtig gehalten als Bewußtseinsschulung, aber dabei geht es um eine positive Geistesverfassung, um die Kräfte der Sammlung, Achtsamkeit und Einsicht, und nicht um Erleuchtung – denn Erleuchtung, die erlangt werden kann, ist nicht Erleuchtung.

Aber wenn das schon erwähnte Wiedererkennen stattgefunden hat, dann wird es durch Meditation gefestigt und in alle Aspekte des Lebens eingearbeitet. Und das ist der eigentlich schwierige Teil. Im Dzogchen sagt man: «Das Wahre Gesicht erkennen ist leicht; es leben ist schwer.» Und genau dieses «es leben» war nun Gegenstand meiner Praxis.

Treya gelangte mit ihrer Praxis, in der sie vor allem den Lehren Shrī Ramana Maharshis folgte, an einen ähnlichen Punkt. Insbesondere ging ihr auf, daß ihre mystische Erfahrung mit dreizehn Jahren, die sie immer «das Leitsymbol meines Lebens» nannte, eigentlich ein Wiedererkennen des stets gegenwärtigen Selbst war, das eins ist mit «allem Raum»; und das sie beim Aufgehen in «allem Raum» – was ihr mit dreizehn Jahren geschehen war und was bei der Meditation wieder geschah – eigentlich ihren eigenen Tod probte.

Dieses Aufgehen in der Weite des Raums, in der Leere, bei der Meditation! Ken sagte heute morgen, eben diese Weite, diese Identität mit allem Raum sei alles, worum es ihm bei der Praxis gehe. Auch für mich hat es diesen unwiderstehlichen Zug. Dabei fiel mir gleich meine Erfahrung als dreizehnjähriges Mädchen ein, und mir wurde klar, was für eine große Hilfe das für mich sein wird, wenn ich sterbe. Denn das war eine spontane Erfahrung, nicht etwas, was ich als Wahrheit zu betrachten gelernt habe. Ich glaube wirklich, daß es mir sehr helfen wird loszulassen; ich sehe, wie ich mich dehne und weite und mich schließlich mit allen Atomen und Molekülen des Universums vermische, eins bin mit allem, mich wieder darin auflöse und das als meine wahre Natur realisiere. Das geschieht auch bei der Meditation zuweilen, aber ich vertraue hier vor allem meiner ursprünglichen Erfahrung, denn die war nicht herbeigeführt. Darin liegt für mich etwas sehr Tröstliches.

Gonzales warnte uns vor. Wenn Treyas Lungentumoren sich auflösten, sagte er, könne es zu Atemnot kommen. Manche Leute, erzählte er, würden bei der Enzymtherapie sogar totes Tumorgewebe aushusten, und tatsächlich rief Bob Doty (unser Freund aus der Janker-Klinik, der kürzlich einen Rückfall hatte und jetzt auch die Kelley-Therapie machte) uns an und berichtete, er habe einen gewaltigen Brocken ausgehustet, der wie Leber aussah und seine Ärzte in Erstaunen versetzte. Wir erfuhren weiterhin, daß Treya möglicherweise sogar ein tragbares Sauerstoffgerät brauchen würde.

Ihre schulmedizinischen Ärzte sagten ihr, sie stehe kurz vor dem Lungenkrebstod und werde bald ein tragbares Sauerstoffgerät brauchen.

Gegen Ende Oktober bekam Treya ein tragbares Sauerstoffgerät. Wir hatten eine kleine Sauerstoffflasche, die aus einem großen Behälter nachgefüllt wurde, und diese Flasche trug Treya überall bei sich. Es machte ihr nicht gerade Spaß, aber bremste es sie in irgendeiner Weise? Jeden Morgen nach der Meditation kam ich an ihr vorbei, wie sie auf ihrem Exercise Walker marschierte, Sauerstoffflasche auf dem Rücken, mindestens drei Meilen täglich, im Gesicht nichts als leidenschaftliche Gelassenheit und freudige Entschlossenheit.

Die schulmedizinischen Ärzte konnten in der Tatsache, daß Treya ihre Empfehlungen in den Wind schlug und statt dessen dem Kelley-Programm folgte, nichts anderes als massive Todesverleugnung erkennen, und so fühlten sie ihr auf den Zahn. An eines dieser Gespräche erinnere ich mich noch sehr lebhaft.

«Treya, haben Sie Angst vor dem Sterben?»

«Nein, vor dem Sterben wirklich nicht, aber vor schlimmen Schmerzen. Ich möchte nicht gern unter großen Schmerzen sterben.»

«Da kann ich Ihnen versichern, daß wir das im Griff haben. Wir verfügen heute über sehr ausgeklügelte Schmerzbekämpfungsmethoden. Es ist lange her, daß ich einen Patienten unter Schmerzen habe sterben sehen, und ich verspreche Ihnen, daß das nicht passiert. Aber Sie haben keine Angst vor dem Sterben?»

«Nein.»

«Warum nicht?»

«Weil ich Verbindung habe zu etwas in mir, etwas in jedem Menschen, das das Ganze ist. Wenn ich sterbe, löse ich mich einfach wieder darin auf. Das hat nichts Erschreckendes.»

Sie sprach so offensichtlich die Wahrheit, daß dieser Arzt sich schließlich dazu durchrang, ihr zu glauben. Dann wurde er ziemlich emotional; das war äußerst bewegend.

«Ich glaube Ihnen, Treya. Wissen Sie, ich hatte noch nie eine Patientin wie sie. Sie haben kein Selbstmitleid. Kein Selbstmitleid. Ich habe so etwas noch nicht erlebt. Es ist wirklich eine Ehre, Ihr Arzt zu sein, darf ich Ihnen das sagen?»

Treya umarmte ihn strahlend und sagte nur: «Danke.»

«Hast du die anderen Zimmer gesehen?» frage ich sie. «Sie sind unglaublich schön. In dem einen waren diese wahnsinnigen Kristalle und Gebirge, und dann dieser Dschungel, oh, und hast du die Sterne gesehen? Ich glaube, es sind Sterne. Aber wo hast du bloß gesteckt, während ich hier die Führung hatte?»

«Hier. Und ich bin heilfroh, daß du auch hier bist. Du hast immer versprochen, daß du mich findest, weißt du ja, und mir kamen schon fast ein bißchen Zweifel.»

«Ja, genau, da war doch das mit der Tasse Tee, die du machen wolltest. Möchte nicht wissen, wie das erst wird, wenn du eine ganze Kanne kochst.»

«Wer ist das?»

«Weiß ich nicht. Ich dachte, ein Freund von dir.»

«Ich kann nichts sehen. Ist denn da jemand?»

«Da bin ich mir auch nicht ganz sicher. Ich hab eine Theorie. Ich glaube, das hier ist ein Traum. Wir sind jeder im Traum des anderen. Gibt's das? Jedenfalls bin ich einfach mitgelaufen mit dem Typ, oder was das da ist. Einfach tun, was er sagt. War eigentlich ganz lustig.»

«Hört mir sehr gut zu», sagt die Gestalt. «Ich möchte, daß ihr euch bei der Hand nehmt und hier entlang kommt.»

«Wie denn?» frage ich. «Ich meine, du gibst hier Anweisungen – mit dem Geist drücken und so. Also, wie?»

«Einfach an der Hand halten und hier lang.»

Wir sehen einander an, Treya und ich.

«Vertraut mir. Ihr müßt mir vertrauen.»

«Wieso?»

«Weil diese Sterne keine Sterne waren und dieser Traum kein Traum ist. Weißt du, was das bedeutet?»

«Ich sag ja, ich hab keine Ahnung, was das hier alles bedeutet. Vielleicht könntest du einfach mal . . .»

«Ich weiß, was es bedeutet», sagt Treya. «Komm, gib mir deine Hand.»

Mut und Gnade

September/Oktober 1988
Boulder

Liebe Freunde,

... dieses kommende Jahr, in dem es nur um Heilung und um das Enzymprogramm gehen wird, soll mein «Kleine-alte-Dame»-Jahr werden. Ich werde bis in die Puppen schlafen, so faul sein, wie man mich läßt, und jeden Nachmittag geruhsam eine Tasse Tee nehmen. Möglichst wenig reisen – nur zu Behandlungen, Retreats und Familie –, weil ich die Packerei und die ewige Angst um möglicherweise vergessene Dinge und die Kaffee-Einläufe in fremder Umgebung hasse. Ich werde an kalten Wintertagen Feuer machen und mich dann mit Ken und den Hunden zum Knistern und Knakken des Feuers vor dem Kamin einrollen. Ich werde meinen Tee trinken und dabei eher auf die Berge als in die Bücher schauen. Ich werde den stilleren Rhythmen des Findhorn-Lebens nacheifern (nicht der hektischen, wohl von den Amerikanern eingeführten Betriebsamkeit, mit der ein Meeting das andere jagte, sondern dem zivilisierteren, langsameren britischen Rhythmus), die auch Zeit ließen zum Ausruhen und Meditieren und Nachdenken, zu Besuchen bei Freunden, zu Gartenspaziergängen in der Nachmittagssonne.

Dazu fällt mir ein Abend neulich in Aspen ein. Wir saßen vor Bruces Hütte um das Feuer, und Kairos verkroch sich vor der kühlen Bergluft zuerst in Kens und dann in meinen Schoß. Wir brachten einer britischen Besucherin das Rösten von Marshmallows bei, und ich werde nie vergessen, wie sie sagte, ihr erster Eindruck von Amerika sei der einer enormen Hektik und Umtriebigkeit gewesen.

So eine Amerikanerin bin ich immer gewesen, ständig nur darauf aus, daß «was passiert». Ich fand es immer schrecklich wichtig, meinen Beitrag zu leisten und «das Richtige» zu tun. Beim Zeltlager zum Beispiel gehörte ich immer zu denen, die bei der Ankunft am Lagerplatz, wenn alle anderen zum Spielen und Erkunden auseinanderstoben, pflichtbewußt dablieben, um Holz zu sammeln, die Pferde abzuladen und die Zelte aufzubauen. Ich gehörte immer zu den «lobenswerten Mädchen», die am Jahresende zur Belohnung eine Silber- oder Türkisnadel für ihre Sammlung bekamen. So ein braves kleines Mädchen! Aber jetzt, unter dem Druck dieser Krankheit und der Müdigkeit, die mit der Enzymtherapie einhergeht, ist mein Leben einfacher, klarer und weiter geworden – luftiger und nicht mehr so schwer. Die Betriebsamkeit, mit der ich mir meinen Wert beweisen mußte, läßt nach, ich gebe immer mehr «alten Kram» weg, Dinge, die zu erledigen sind, werden immer wieder aufgeschoben, und doch fällt das Leben nicht auseinander, wenn ich nur still bei einer Tasse Tee, neben mir einen der Hunde, auf der Terrasse in der Sonne sitze und den weiten Blick in die friedlich daliegende und mit jedem Lichtwechsel wieder veränderte Landschaft genieße.

26. September

Diesen nächsten Teil könnte man wohl überschreiben: «Wenn Fremde dir helfen wollen, scheu dich nicht, nein zu sagen. Oder: Wie man lernt, seinem psychischen Immunsystem zu vertrauen».

Ich weiß nicht, weshalb es mich so sehr bekümmert, daß Menschen, die den totalen Durchblick zu haben meinen und sich selbst für unverwundbar halten, den Krebskranken so häufig Schuld- und Versagensgefühle einreden – aber es bedrückt mich. Das liegt sicher daran, daß all die Ratschläge und kaum verhohlenen Urteile, die ich selbst von häufig wohlmeinenden Menschen erhalten habe, mich meistens nur in Gewissensbisse und Verwirrung gestürzt haben. Ein Beispiel:

Eine Freundin stellte mich bei einem Symposion einer Heilerin vor. Sie bot mir eine kostenlose Probesitzung an; sie war ganz unaufdringlich, und ich vertraute ihr. Ich spürte, daß sie mich nicht verletzen oder für ihre eigenen Zwecke manipulieren würde. Nach einer zweiten, sehr wertvollen Sitzung bei ihr fühlte ich mich so energiegeladen, daß ich Lust hatte zu tanzen. (Tatsächlich gingen Ken und ich an diesem Abend in die Disco!) Ach, und wie gern würde ich wieder mal Skifahren, den Berg hinunterwedeln, den Fahrtwind im Gesicht!

Diese Frau leitet auch Wochenendseminare. Ich faßte den Entschluß, an einem teilzunehmen, besann mich dann aber eines Besseren, nachdem ich mit einer ihrer Assistentinnen telefoniert hatte. An dem Tag funktionierte mein psychisches Immunsystem offenbar ausgezeichnet – die Assistentin würde es allerdings eher «Widerstände» nennen. Sie sagte, ich möge mir klarmachen, woran ich an diesem Wochenende arbeiten und welche Ziele ich mir stecken wolle; und sie sagte, es könne gut sein, daß sich dann Widerstände meldeten (unser psychisches Immunsystem erhält sehr häufig und meiner Meinung nach zu Unrecht den Aufkleber «Widerstände» oder «Abwehrmechanismen», und diesen Aufkleber kriegt man schlecht wieder ab, weil alle Bemühungen in dieser Richtung gern als Beweis für die Widerstandshypothese gewertet werden). Jedenfalls rief sie meine Widerstände/mein psychisches Immunsystem sehr schnell auf den Plan, als sie sagte: «Also, wenn Sie Krebs haben, dann muß ja wohl innerlich was an Ihnen nagen. Sind Sie bereit, sich der Wahrheit zu stellen?»

Ken hörte am anderen Apparat mit. Ihm platzt selten der Kragen, aber jetzt geschah es. Er sagte, ich weiß nicht mehr jedes Wort ganz genau: «Was an ihr nagt, Verehrteste, das sind Arschlöcher wie Sie, die einfach drauflosquasseln und keine blasse Ahnung haben.» Dann legte er auf. Ich dachte: «O Gott, erspare mir diese platten Deutungen. Wird es mir helfen, in der Nähe solcher Menschen zu sein, oder wird es mich nur verletzen?» Ich versuchte ihr sanft beizubringen, wieviel Brutalität und Aggressivität ihre scheinbar so unschuldige Bemerkung enthielt, aber das war nach Kens liebevollen Worten nicht ganz einfach. Er sagt, er habe die Nase voll von solchen Leuten, und das geht mir auch so, aber ich versuche immer noch, irgendwie zu ihnen durchzudringen und ihnen zu zeigen, wie sehr sie die Kranken verletzen. Ich legte dann auch auf. Das war einfach nichts für mich. Doch für andere Menschen, das sehe ich durchaus, können solche Workshops genau das Richtige sein.

Aber im Irrgarten der Möglichkeiten (von denen viele den Beweis ihrer Daseinsberechtigung noch schuldig sind) komme ich immer wieder auf eines zurück, ob es sich nun um die Behandlung des Körpers oder um Psychotherapie handelt: Man muß bei seiner Wahl sich selbst vertrauen und darf sie niemals unter Zwang oder unter zu starkem Einfluß anderer treffen. Ich möchte den Menschen Mut machen, auch mal nein zu sagen – «Nein, das ist nichts für mich», oder «Nein, Sie sind nicht der richtige Therapeut für mich» –, ohne gleich Angst zu haben, daß irgendwelche noch nicht erkannten Widerstände hinter dieser Entscheidung stehen. Meine Botschaft ist simpel, aber schwer erkämpft: Vertrau dir selbst, vertrau deinem psychischen Immunsystem. Nimm dir Zeit, deine Mitte zu finden, den festen Boden in dir, und tu das, was dir erlaubt, dort zu bleiben, sei es Meditation oder Visualisation oder aktive Imagination oder Therapie oder Waldspaziergänge oder Tagebuchschreiben oder Traumanalyse oder schlichte Achtsamkeit im täglichen Leben. Hör auf dich selbst. Nimm deinen eigenen Rat an!

Gott, ich kann kaum glauben, in welcher Gemütsverfassung ich anfangs meine Entscheidungen gefällt habe – dieser Druck, die Angst, das Gehetzte, die Verwirrung, der Mangel an Wissen; und in der Rückschau kann ich nur staunen, wie ich mich durchgeschlagen habe – recht wacker, aber ohne mir die Zeit zu nehmen, den Zugang zu meiner eigenen inneren Weisheit zu finden, und deshalb ohne die Ruhe und den Frieden, die ich jetzt habe.

10. Oktober

Und wie wirken die Enzyme? Phantastisch! sagt Dr. Gonzales' «lustiger kleiner Test». Und wenn man von der Müdigkeit absieht, fühle ich mich ganz gut, ganz fröhlich. Meistens.

Von der anderen Seite her betrachtet, sieht es nicht so gut aus.

Alle Krebsmarker sind bei mir in den letzten sechs Wochen nach oben gegangen, und mein Onkologe hat erst kürzlich eine neue Computertomographie angeordnet. Dann rief er früh am Morgen an und sagte, alle Tumoren seien um rund 30 Prozent gewachsen; ob ich bitte sofort mal kommen könnte, um die Behandlungsalternativen zu besprechen. Ich blieb (einigermaßen) ruhig, denn ich wollte erst noch mit Dr. Gonzales reden, und dann fiel mir auch ein, was eine Frau mir neulich mal über die Tomographiebilder von ihren Knochen gesagt hatte: «Sie sehen schlimmer aus als zu Beginn der Behandlung. Meine Ärzte wissen nicht, was sie davon halten sollen . . . Ich hatte am Anfang schreckliche Knochenschmerzen, und die sind jetzt weg; deshalb glaube ich, daß man auf den Bildern die Heilreaktion sieht, von der Dr. Gonzales spricht.» Zum Glück konnten wir ihn gleich an diesem Morgen erreichen. Er war ganz ruhig und sagte, genau das sei bei mir auch der Fall: Die Enzyme zersetzten den Krebs, und das Immunsystem werfe alles mögliche in die Schlacht, Makrophagen und dergleichen. Eine Computertomographie registriert Veränderungen, sagte er, und kann nicht zwischen Wachstum, Heilreaktion und Narbengewebe unterscheiden. «Fast jede Woche muß ich einem meiner Patienten, bei dem die Testresultate schlechter geworden sind, eine Operation oder Chemotherapie ausreden.» Er fragte mich, ob meine Symptome schlimmer geworden seien. Nein, sagte ich, nichts Auffälliges, und das war beruhigend, denn bei einem echten Tumorwachstum von 30 Prozent sollte man etwas spüren. «O. k.», sagte ich, «ich will hoffen, daß Sie recht haben. Aber ich verlasse mich nicht darauf, solange Sie die Bilder nicht selber gesehen haben und dann immer noch der Meinung sind, daß es eine Heilreaktion ist.»

Ken und ich sausten sofort los, um uns die Tomographiebilder anzusehen. Sie sahen verheerend aus, aber alles ungefähr gleich stark verschlimmert, und das schien für Dr. Gonzales' Deutung zu sprechen. Außerdem war die Dislokation nicht schlimmer geworden (der große Tumor und die Schwellung in meiner rechten Gehirnhälfte hat die linke Hälfte ein bißchen verschoben). Meine Symptome sind relativ geringfügig – dieses Verschwimmende im linken Teil meines Gesichtsfelds, das mich manchmal ein bißchen unsicher macht, wenn ich nicht recht weiß, was ich da an der Peripherie sehe, gelegentlich leichte Kopfschmerzen, ein merkwürdiges Überfüllungsgefühl nach der Meditation (weshalb ich wieder mehr Yoga mache) und von Zeit zu Zeit ganz leichte Gleichgewichts- oder Orientierungsstörungen. Manchmal habe ich starke Schmerzen hinter den Augen, was ich auf die Schwellung zurückführe. Das ist jedoch fast ganz weg, seit ich nachts auf mehr Kissen schlafe.

Wir riefen Dr. Gonzales an, nachdem er die Bilder gesehen hatte, und er bekräftigte noch einmal seine Meinung darüber, was auf ihnen zu sehen sei. Er sagte, er habe den Radiologen befragt, der ähnliches schon oft gesehen hätte, und der Radiologe sei auch der Meinung, hier sei nicht Tumorwachstum zu sehen, sondern eine Entzündungsreaktion aufgrund von Tumornekrose (Absterben des Tumors).

Dr. Gonzales riet mir weiterzumachen, und da meine anderen Möglichkeiten nicht gerade verlockend sind – kontinuierliche Chemotherapie, wobei allerdings verschiedene Mittel eingesetzt werden könnten –, kam ich zu dem Schluß, daß es einen Versuch wert sei. Dr. Gonzales spricht sogar von einer möglichen Heilung, und so werde ich das Risiko denn auf mich nehmen. Im übrigen, denke ich, riskiere ich nicht gar so viel, wenn ich eine Therapie ablehne, die mich übel zurichten wird und mit der ich trotzdem allenfalls ein paar Monate herausschinde. Wir machen Mitte Dezember, nach fast einem halben Jahr Enzymtherapie, noch eine Computertomographie. Wie Dr. Gonzales sagt, zeigt sich bei 60 bis 70 Prozent seiner Patienten nach sechs Monaten eine erste Besserung. So etwas wäre sicher ein nettes Weihnachtsgeschenk.

Die Enzyme machen mich nach wie vor müde. Ich freue mich wirklich immer auf die Tage, an denen sie abgesetzt werden (zehn Tage nehme ich sie, dann fünf Tage ohne Enzyme und Vitamine, damit der Körper sich erholen kann). Am fünften Tag geht es mir immer ganz gut.

Es gibt in der CSC zwei Frauen, die mit der kontinuierlichen Chemotherapie ganz gut zurechtkommen (schon ungefähr zwanzig bzw. vierundzwanzig Monate lang), aber mir scheint, sie haben beide eine etwas robustere Konstitution als ich. Ich spüre einfach, daß es nicht das Richtige für mich ist. Mir behagt der Gedanke einfach nicht, von Monat zu Monat schwächer zu werden – auch wenn ich mich relativ wohl fühle, wird mein Körper doch sicher mit jedem Mal ein bißchen weiter zermürbt. Ich weiß noch, wieviel schlimmer meine sechste Chemotherapie im Vergleich zur ersten war. Wie gut, daß es eine Alternative gibt, die vielleicht funktioniert und zu der ich ein bißchen Zutrauen habe. Ich halte mir aber immer wieder vor Augen, daß es darüber noch keine eindeutigen Statistiken gibt und daß die Therapie trotz Dr. Gonzales' (und Dr. Scheefs) Zuversicht vielleicht doch nicht funktioniert und daß die Gefahr darin liegt, mit positiven Resultaten zu rechnen und sich daranzuklammern. Was sein wird, wird sein.

Sieht so aus, als würde ich bald ein Sauerstoffgerät brauchen, um meine Lunge zu unterstützen. Darüber gleich noch mehr . . .

Sprechen wir erst einmal von trivialeren Dingen: Mein Haar wächst wieder, wenn auch sehr, sehr langsam. Diese Verlangsamung liegt an der Kombination von Strahlentherapie und Chemotherapie. Mir macht das eigentlich nicht viel aus, nur diese große Fläche mitten auf dem Kopf, wo das Haar sehr spärlich wächst, die stört mich wirklich. Das ist die Überschneidungszone der beiden Bestrahlungsgebiete, und hier bekommt die Haut natürlich doppelt soviel ab. Man kann das gegen Ende der Behandlung korrigieren, aber als es mir einfiel, danach zu fragen, war es schon zu spät, da hatte ich nur noch eine Behandlung vor mir. Ich kann nicht begreifen, weshalb diese Korrektur nicht Standard ist; als hätten die Patienten nicht ohne kahle Stellen auf dem Kopf schon genug auszuhalten. Ansonsten ist das Haar dicht genug, daß ich ohne Tuch oder Hut auskommen könnte, aber diese schüttere Stelle stört mich, und deshalb trage ich meist eine Baseballmütze. Falls ich noch länger lebe und dieses Problem bestehen bleibt, werde ich ernsthaft erwägen, was einige meiner männlichen Freunde schon getan haben [Haartransplantation]!

Ich spreche weiterhin am Telefon mit Krebskranken, und das ist ein bittersüßes Vergnügen; es macht mir Freude, ihnen eine Gelegenheit zu geben, sich auszusprechen, es macht mir Freude, Einsichten weiterzugeben, die in ihrem Fall nützlich sein könnten, aber ihre Geschichten zu hören, bricht mir fast das Herz.

Von Aspen habe ich ein Gebet mitgenommen, das mir gefallen hat. Janet (sie war früher Nonne) hat damit immer die Massage-Behandlung eingeleitet. Es stammt aus der Baha'i-Tradition, ein kurzes Heilungsgebet, und es geht so:

> Dein Name ist meine Heilung, o mein Gott,
> deiner zu gedenken ist meine Arznei,
> die Nähe zu dir ist meine Hoffnung,
> die Liebe zu dir ist mein Gefährte.
> Dein Erbarmen ist mir Heilung und Beistand
> in dieser und der nächsten Welt.
> Du bist wahrlich
> der Allgütige,
> der Allwissende,
> der Allweise.

«Ergib dich Gott» ist nach wie vor mein Mantra dieses Gottesgedenkens. Ramana Maharshi sagt: «Ergib dich Ihm und beuge dich Seinem Willen, ob Er erscheint oder sich entzieht. Warte, bis es Ihm beliebt. Wenn du möchtest, daß Er tut, was du wünschst, so ist das nicht Ergebung, sondern Weisung. Du kannst Ihn nicht auffordern, sich dir zu fügen, und trotzdem meinen, du habest dich ergeben . . . Überlaß nur alles ganz Ihm.» Je mehr ich dieser Ergebung in mir selbst nachspüre, desto deutlicher sehe ich, daß sie mich an denselben Ort bringt wie die Übung des Gleichmuts, das Annehmen der Dinge, ohne sie beherrschen oder ändern zu wollen. Auch hier, der Buddhismus hat mich von meiner Allergie gegen die christliche Terminologie so weit befreit, daß ich jetzt die Übereinstimmung der Wahrheiten und Lehren sehen kann.

An Ramana Maharshis Lehren gefällt mir ganz besonders dieses «immer schon»: Wir sind immer schon erleuchtet, immer schon eins mit dem Selbst, immer schon eins mit Allem Raum. Er sagt: «Die Menschen wollen die nackte und einfache Wahrheit nicht begreifen, die Wahrheit ihres alltäglichen, stets gegenwärtigen und ewigen Gewahrseins. Das ist die Wahrheit des Selbst. Ist da auch nur einer ohne Gewahrsein des Selbst? Aber sie wollen das nicht einmal hören, sind vielmehr ganz begierig zu wissen, was jenseits liegt – Himmel und Hölle und Reinkarnation. Weil sie das geheimnisvoll Verborgene und nicht die offen daliegende Wahrheit lieben, gibt die Religion ihnen nach – um sie am Ende doch zum Selbst zu führen. Soviel du auch wandern magst, du mußt schließlich doch zum Selbst zurückkehren, warum also nicht hier und jetzt im Selbst verweilen?»

20. Oktober

Jetzt habe ich das zweite «Großreinemachen» und die zweite «Leberspülung» hinter mir. Sehr interessant, Dinge auszuschwemmen, die in Dickdarm und Gallenblase lauern! Das gehört zum Kelley-Programm, und da etliche Freunde ihr Interesse an diesen Entschlackungsmethoden bekundet haben, werde ich die Anleitung beifügen und auch mitteilen, wo Ihr alles Notwendige bestellen könnt. Für mich fing das Großreinemachen damit an, daß ich monatelang häufig sogenannte Schleimstränge im Stuhl hatte. Die erste Leberspülung hat nichts gebracht; lag wohl daran, daß ich keinen Apfelsaft getrunken habe. Beim zweitenmal habe ich meine Insulindosis für die fünf Tage erhöht, damit ich massenhaft Äpfel essen konnte, und schließlich kamen auch tatsächlich dreißig erbsen- bis bohnengroße Gallensteine und weit über dreißig kleinere. Ach ja, und sie sind tatsächlich so grün, wie man immer hört. Viele Leute meinen, man soll das einmal im Jahr machen, um den Dickdarm gesund zu halten. Als die Sache abgeschlossen war, sagte ich scherzhaft zu Ken: «Mein Leben besteht nur noch aus Stochern im Stuhl.»

Und Ken? Ken tut jetzt fast alles für mich in meiner Kleine-alte-Dame-Verfassung. Er ist in jeder Weise für mich da. Es macht ihn verlegen, aber ich nenne ihn jetzt immer «mein Champion». Er kocht für mich, er schaut nach mir, er kümmert sich um meine Diät, er fährt mich zu den Ärzten, er hilft mir mit dem Insulin, er hilft mir sogar beim Baden, wenn ich müde bin. Er steht um fünf auf, um meditieren zu können, bevor er den ganzen Rest des Tages für mich da ist. Etwas wirklich Wunderbares geschieht bei seiner Meditation. Er sagt, er habe gelernt zu dienen, und es gibt dafür keinen besseren Beweis als sein Handeln. Wenn ich sage, wie leid es mir tut, daß meine Krankheit seine Karriere «ruiniert» hat, dann sieht er mich mit seinen großen braunen Augen an und meint: «Ich bin der größte Glückspilz der Welt.» Ist er nicht hinreißend?

Wie sieht es mit dem Rest meines Körpers aus?

Treya konnte diesen Brief nicht beenden, denn sie erblindete auf dem linken Auge. Um die Zeit, als sie das Sauerstoffgerät bekam, fiel mir auf, daß sie auf Dinge im linken Teil ihres Gesichtsfeldes nicht mehr recht ansprach. Durch Tests wurde es bestätigt: Die Hirntumoren beeinträchtigten das Sehzentrum, und man mußte damit rechnen, daß sie mit dem linken Auge nie mehr würde sehen können.

Ob diese Schädigung auf wachsende oder absterbende Tumoren zurückzuführen war, wußten wir nicht. Die Schulmediziner sagten dies, Gonzales sagte jenes. Doch darauf kam es im Moment nicht so sehr an; in beiden Fällen war nicht die Lunge, sondern das Gehirn unser unmittelbares Hauptproblem, das heißt die Vergrößerung der Tumormasse im Gehirn. Treya mußte jetzt Decadron nehmen, ein starkes Steroid, das die Schwellungen im Gehirn für ein bis zwei Monate unter Kontrolle halten würde. Danach würde es nicht mehr wirken. Danach würde weitere Hirnsubstanz gequetscht und zerstört werden. Das würde rapiden Funktionsverlust nach sich ziehen und vor allem unerträgliche Schmerzen, gegen die nur noch kontinuierliche Morphiumgaben helfen würden.

Jetzt war es also einfach ein Wettlauf mit der Zeit. Wenn die Enzyme tatsächlich wirkten, mußten sie innerhalb der nächsten zwei Monate die Wendung bringen. Und dann mußte Treyas Körper noch mit den Abbauprodukten fertig werden, denn sonst würde der Druck im Gehirn weiter steigen und sie umbringen.

Treya hörte sich das alles an – es wurde so trocken dargelegt, wie ich es hier wiedergebe –, ohne auch nur einmal zu blinzeln. «Wenn das ein Wettrennen ist», sagte sie schließlich, «dann nichts wie los.»

Draußen vor der Praxis, dachte ich, würde sie irgendeine Reaktion zeigen, Tränen vielleicht. Aber sie schulterte einfach ihre kleine Sauerstoffflasche, stieg ins Auto, lächelte mich an und sagte: «Nach Hause, James.»

Da Treya jetzt fast ständig Sauerstoff brauchte, auch während des Schlafens, schlossen wir sie mit einem fünfzehn Meter langen Schlauch an den großen Sauerstofftank an. Auf ihrer Lunge waren jetzt sechzig Flecken (neue Flecken oder alte kleine, die durch die Enzyme aufgeblüht waren?); ihre Leber schwoll an, reichte schon fast quer durch den ganzen Bauchraum und bedrängte den Dünndarm (neuer Krebs oder Entzündungsreaktion?); der Druck auf ihr Gehirn nahm langsam zu; nach wie vor mußte sie ihren Blutzucker fünf- bis sechsmal täglich überprüfen und sich Insulin spritzen; jeden Tag mußte sie hundertzwanzig Pillen nehmen und sechs Einläufe machen, mitten in der Nacht noch einmal Pillen und Einläufe. Und jeden Tag war sie wieder da auf ihrer Laufmaschine, zwei bis drei Meilen, Sauerstoffschlauch über der Schulter, im Hintergrund Mozart.

Ihr Arzt hatte recht – nicht die Spur von Selbstmitleid. Sie hatte nicht vor, aufzugeben oder auch nur nachzulassen. Sie hatte keine Angst vor dem Sterben, davon war ich jetzt überzeugt. Aber sie würde es dem Tod auch nicht leicht machen.

Einmal sprachen wir über ein Zen-Kōan, an das ihre Haltung mich erinnerte. Ein Schüler fragte den Meister: «Was ist die absolute Wahrheit?» Der Meister sagte: «Geh weiter.»

In dieser Zeit entwickelte sich zwischen uns offenbar eine echte psychische Verbindung, und mit «psychisch» meine ich hier paranormal. Ich selbst gebe nicht allzuviel auf solche Vorkommnisse. (Die «psychische» Ebene, wie ich den Begriff verwende, ist einfach die unterste Stufe des transpersonalen Bereichs; paranormale Phänomene können hier auftreten, aber sie sind nicht wesentlich für die Definition dieser Ebene.) Ich bezweifle nicht, daß es sie gibt, sie interessieren mich nur nicht sonderlich; sie haben nicht viel mit echter Mystik zu tun, und die Scharlatan-«Psychiker» haben das ganze Gebiet in Verruf gebracht. Deshalb zögere ich ein wenig, hiervon zu berichten.

Aber in diesen Monaten war all meine Kraft und all meine Zeit nur für Treya. Ich spürte und ahnte einfach, was sie jeweils brauchte oder sich wünschte, und manchmal sogar, bevor sie selbst daran dachte. «Kannst du mir ein Drei-Minuten-Ei kochen?» – «Schon in der Mache, Süße.» – «Ich glaube, heute brauche ich siebzehn Einheiten Insulin.» – «Schon da, gleich neben deinem Bein.» Es fiel uns auf, wir sprachen darüber. Vielleicht waren es nur blitzschnelle, unterbewußte logische Prozesse – die Standard-Deutung –, aber zu viele dieser Vorkommnisse waren ohne logischen Zusammenhang und ohne Vorbild. Nein, etwas anderes ging da vor. Ich weiß nur, daß es sich anfühlte, als gäbe es da in diesem Haus nur einen Geist, nur ein Herz. Und war das vielleicht erstaunlich?

Treya war inzwischen weitgehend an das Haus gefesselt, also baten wir ihren Akupunkteur um Hausbesuche. Warren Bellows war ein alter Freund Treyas aus Findhorn, der jetzt in Boulder lebte. Er war ein Geschenk des Himmels. Klug, sanft, fürsorglich, mit einem stets ins Positive gewendeten Sinn für Humor – etwas für uns beide. Und das war sehr wichtig, denn Treyas Behandlungen dauerten bis zu zwei Stunden täglich. Es war auch für mich wichtig, denn für irgendwelche persönlichen Dinge hatte ich nur diese zwei Stunden.

Während einer dieser abendlichen Behandlungen begann Treya sich sehr elend zu fühlen. Sie hatte furchtbare Kopfschmerzen, sie zitterte am ganzen Körper, und jetzt konnte sie auch mit dem rechten Auge nicht mehr richtig sehen. Ich rief Gonzales zu Hause an. Er hatte die neuesten Berichte gesehen, und er und seine Mitarbeiter, alles vollausgebildete Ärzte, vertraten nach wie vor entschieden die Ansicht, daß alle Symptome, die bei Treya auftraten, mit Tumorzerfall und Entzündungsreaktion zu erklären seien. Ein paar Einläufe machen, die Akupunktur fortsetzen, Bittersalzbäder – alles, was den Körper ein wenig von den Abbauprodukten entlastet. Schon während sie mit ihm sprach, wurde Treya ruhiger.

Ich nicht. Ich rief die Notfallstation der Klinik von Boulder an und bat die Leute, alles für eine Computertomographie vorzubereiten; ich rief Treyas Onkologen in der Stadt an und bat ihn, sich bereitzuhalten. Treya ging es immer schlechter, und ich befürchtete das Schlimmste; ich schnallte ihr das kleine Sauerstoffgerät um und jagte mit ihr zur Notfallstation. Sie bekam sofort hohe Dosen Decadron und Morphium. Die Schwellungen in ihrem Gehirn waren völlig außer Kontrolle, und sehr bald hätten Konvulsionen eingesetzt.

Ein paar Tage später, am 10. November, wurde mit dem Einverständnis aller (auch Gonzales') bei Treya ein Eingriff im Gehirn vorgenommen, um die große Gewebemasse zu entfernen.

Die Ärzte sagten ihr, sie müsse fünf Tage im Krankenhaus bleiben, vielleicht länger. Nach drei Tagen, das Sauerstoffgerät auf dem Rücken und die *Mütze* auf dem Kopf, marschierte sie aus der Klinik und bestand darauf, schnurstracks zum Barbecue-Chicken in das ein paar Straßen entfernte Wrangler Restaurant zu gehen. Die Kellnerin fragte sie, ob sie ein Model sei – «Sie sind so wunderschön!» –, und wo sie diese tolle Mütze herhabe. Treya zückte ihr Blutzuckermeßgerät, setzte sich den Insulinschuß und verdrückte im Handumdrehen ihr Hühnchen.

Nach der Gehirnoperation litt sie weniger an Schmerzen als an allgemeinen und häufig quälenden körperlichen Ausfallerscheinungen. Aber sie blieb einfach mit leidenschaftlicher Gelassenheit bei ihrem Programm – die Pillen, die Einläufe, das Insulin, die Diät, das Großreinemachen und die Leberspülungen. Und jeden Tag spulte sie auf ihrer Laufmaschine die Meilen ab, hinter sich die Sauerstoffleitung.

Nach der Operation war sie praktisch blind. Sie konnte mit dem rechten Augen noch sehen, aber das Bild bestand aus lauter Bruchstücken. Sie versuchte sich noch an ihrer künstlerischen Arbeit, konnte jedoch die Linien nicht mehr koordinieren; was dabei herauskam, hätte von mir sein können. «Nicht so gut, hm?» – mehr sagte sie dazu nicht.

Aber daß sie ihre spirituellen Bücher nicht mehr lesen konnte, das gefiel ihr gar nicht. Ich besorgte Karteikarten und schrieb ihr in großen, dicken Buchstaben viele der Kernsätze aus ihren Lieblingsschriften auf. Diese Karten trug sie ständig bei sich, und immer wieder sah ich sie lächelnd dasitzen und ihre Karten lesen; sie bewegte sie langsam durch ihr Gesichtsfeld, bis sie eine Stelle fand, wo die Worte erkennbar wurden.

Wir hatten jetzt kaum mehr einen Monat, bis das Decadron aufhören würde zu wirken. Angehörige und Freunde, die sie dem Tode nahe sahen, kamen vorbei. Die eine Hälfte von mir, die sie sterben sah, wünschte sich sehnlichst, Kalu Rinpoche, «unseren» Lehrer, zu sehen. Auch Treya wünschte sich das sehr für mich, und so biß sie die Zähne zusammen und schickte mich los, aber in ihr Tagebuch schrieb sie an diesem Tag: «Ich bin so elend, so unglücklich, es tut so weh. Aber wenn ich ihm das sage, dann geht er nicht. Ich liebe ihn so sehr – ob er wohl weiß, wie sehr ich ihn liebe?»

Ich blieb drei Tage fort; Linda war bei Treya. Ich mußte einfach unsere Verbindung zu diesem außergewöhnlichen und erleuchteten und gütigen Menschen erneuern. Alle großen Weisheitstraditionen der Welt sagen, daß der Augenblick des Sterbens außerordentlich wichtig und eine kostbare Chance ist: Wenn der Tod eintritt, legt der Mensch den grobstofflichen Körper ab, und dadurch blitzen augenblicklich die höheren Dimensionen – die subtile und die kausale – in seinem Bewußtsein auf. Erkennt er sie, so erkennt er auch augenblicklich seine Erleuchtung, und zwar viel leichter, weil er nicht mehr von der Dichte des stofflichen Körpers behindert wird.

Ich will hier etwas ins einzelne gehen, denn es ist die Art von Schulung, der Treya und ich uns zur Vorbereitung auf ihren möglichen Tod unterzogen hatten. Ich beziehe mich dabei auf das tibetische System, das offenbar das vollständigste ist, aber im wesentlichen stimmt es überein mit den mystischen Traditionen der ganzen Welt.

Wir können beim Menschen drei Hauptschichten oder -dimensionen unterscheiden: die grobe (Körper), die subtile (das Mentale) und die kausale (das Spirituelle). Beim Sterben lösen sich die unteren Schichten der Großen Kette des Seins zuerst auf: der Körper, die Empfindung, die Wahrnehmung. Wenn der Körper sich auflöst (seine Funktionen erlöschen), treten die subtileren Dimensionen des Mentalen und der Seele hervor, und dann, im eigentlichen Todesmoment, wenn alle Ebenen sich auflösen, blitzt der reine kausale Geist im Bewußtsein auf. Wenn der Mensch den universalen Geist in diesem Augenblick als seine eigene wahre Natur erkennt, ist augenblicklich die Erleuchtung realisiert, und der Mensch kehrt als das Göttliche zum Göttlichen zurück.

Bleibt das Erkennen aus, dann tritt der Mensch (die Seele) in den Zwischenzustand oder Bardo ein, wo er für eine Zeit von bis zu mehreren Monaten verweilt. Die subtile Ebene bildet sich neu, schließlich auch die grobstoffliche Ebene, und der Mensch wird mit einem neuen stofflichen Körper zu einem neuen Leben wiedergeboren: in seiner Seele bringt er mit, was er an Weisheit und Tugend im vergangenen Leben angesammelt hat (aber keine bestimmten Erinnerungen).

Es gibt die verschiedensten Anschauungen über Reinkarnation und den Zwischenzustand, aber soviel scheint sicher: Wenn Sie überhaupt glauben, daß irgend etwas an Ihnen Anteil hat am Göttlichen, und wenn Sie überhaupt an die Verbundenheit mit einem Geist glauben, der ihrem sterblichen Körper transzendent ist, dann kommt dem Augenblick des Todes ganz besondere Bedeutung zu, denn der Körper ist dann weg, und falls irgend etwas bleibt, dann dürfte dies der Augenblick sein, wo es sich herausstellt, oder?

Berichte über Nah-Todeserfahrungen und die Forschungen auf diesem Gebiet sprechen natürlich für diese Auffassung, aber darum geht es mir hier nicht. Es geht mir vielmehr darum, daß es besondere Meditationsübungen gibt, mit denen man praktisch diesen ganzen Prozeß von Tod und Auflösung «probt»; eben diese Meditation praktizierten Treya und ich, und in diesem Zusammenhang stehen ihre Worte vom «Aufgehen in Allem Raum».

Ich wollte wieder mit Kalu Rinpoche in Verbindung treten, um meinen eigenen Geist bereitzumachen für Auflösung und Weitung, damit ich Treya, wie wir es beide geübt hatten, bei ihrer tatsächlichen Auflösung beistehen konnte. In der Überlieferung heißt es, ein erleuchteter Lehrer könne, da sein Geist schon «aufgelöst» oder transzendiert ist, eine große Hilfe beim Sterben sein, wenn ein geistiges Band mit ihm geknüpft ist. Dieses Band kann allein durch die Gegenwart des Lehrers entstehen, und deshalb war ich losgefahren, um Kalu Rinpoche zu begegnen.

Als ich zurückkam, begann für Treya eine Zeit, in der sie irgendwie mit ihren manchmal gravierenden und quälenden Ausfallserscheinungen fertig zu werden versuchte. Die Hirnschwellungen waren kaum zu ertragen; sie fügten ihr nicht nur körperliche Schmerzen zu, sondern auch schweren seelischen Schaden. Dennoch, sie wollte keine Medikamente – keine Schmerzmittel, keine Beruhigungsmittel –, es war einfach nur eine weitere Talfahrt mit der Achterbahn. Sie wollte klar sein, um alles zu erfahren, um ganz bewußt zu bleiben, und sie blieb es.

Vicky und Kati kamen zu Besuch. Einmal, spät am Abend, rief Treya Vicky in ihr Zimmer und beschrieb ihr eine oder zwei Stunden lang die qualvollen Details all dessen, was mit ihr vorging – die genauen Empfindungen, wie es sich tatsächlich anfühlt, wenn ein Gehirntumor langsam alle normalen Funktionen zerstört. Vicky war zutiefst erschüttert, sie zitterte noch, als sie die Treppe herunterkam.

«Sie möchte, daß ich weiß, wie das ist, damit ich besser mit anderen Krebskranken umgehen kann, die ähnliches durchmachen. Sie hat mir eben eine präzise Schilderung des ganzen Ablaufs gegeben, damit ich sie bei anderen benutzen kann, damit ich ihnen mit noch mehr Verständnis und Einfühlungsvermögen helfen kann. Es ist nicht zu fassen.» Treya hatte den Gehirntumor zum Gegenstand ihrer Vipassanā-Übung gemacht und stellte die Ergebnisse der CSC zur Verfügung.

Die Nachwirkungen der Hirnoperation, in Verbindung mit dem weiteren Anschwellen aller Tumoren in Lunge, Leber und Gehirn, nahmen Treyas Körper furchtbar mit. Trotzdem hielt sie ihr Programm in allen Einzelheiten aufrecht und, ja, sie ging weiter Meile um Meile auf ihrem Walker. Immer mehr Sauerstoff. Immer mehr Decadron.

Wir konnten über Weihnachten nicht heim zu ihrer Familie, und so kamen ihre Angehörigen, immer nur ein paar, um sie zu besuchen.

Am Neujahrstag, wir waren allein und kuschelten auf der Couch, sah Treya mich an und sagte: «Lieber, ich glaube, es wird Zeit aufzuhören. Ich mag nicht mehr weitermachen. Nicht weil ich gehen möchte; aber selbst wenn die Enzyme wirken, tun sie es doch offenbar nicht schnell genug.»

In der Tat, die Wirkung des Decadron ließ nach. Ihre manchmal quälenden Beschwerden wurden von Tag zu Tag schlimmer, und sie würden sicherlich noch viel, viel schlimmer werden, bevor eine Besserung eintrat – falls das überhaupt je geschehen sollte.

«Ich werde bei dir sein, wohin du auch gehst, Süße. Sag einfach, was du möchtest, sag, was du brauchst.»

«Glaubst du, daß ich überhaupt noch eine Chance habe?»

Ich wußte, daß Treya die Sache für sich schon geklärt hatte, aber wie immer in solchen Fällen wollte sie gern, daß ich mich ohne Wenn und Aber hinter sie stelle.

«Sieht nicht gut aus, hm?» sagte ich. Wir schwiegen eine ganze Weile. «Also, ich würde sagen, geben wir der Sache noch eine Woche. Nur um sicherzugehen. Du weißt ja, 90 Prozent des entfernten Tumors waren totes Gewebe. Die Enzyme wirken also eindeutig. Vielleicht gibt es noch eine Chance. Aber du entscheidest. Sag mir einfach, was du möchtest, und das wird dann getan.»

Sie sah mich voll an. «O. k., noch eine Woche. Das schaffe ich. Noch eine Woche.»

Treya war vollkommen klar. Wir sprachen ganz nüchtern, sachlich, fast so, als beträfe es uns gar nicht; aber nicht weil wir nicht betroffen gewesen wären, sondern weil wir all das schon so oft durchgemacht hatten, weil wir diese Szene innerlich schon hundertmal durchgespielt hatten.

Wir standen auf, um nach oben zu gehen, und zum erstenmal hatte Treya nicht mehr Kraft genug fürs Treppensteigen. Sie setzte sich auf die erste Stufe, ließ die Hand mit dem Sauerstoffschlauch sinken und begann leise zu weinen. Ich nahm sie hoch und trug sie die Treppe hinauf.

«O Ken . . . ich hatte gehofft, daß es nie dazu kommt, ich wollte nicht, daß es soweit kommt, ich wollte so gern immer aus eigener Kraft laufen können», sagte sie und vergrub ihren Kopf in meiner Schulter.

«Ich finde, es gibt überhaupt nichts Romantischeres. Das hättest du mich unter anderen Umständen niemals tun lassen, also komm, laß mich mein Mädchen nach oben tragen.»

Du vertraust ihm?» frage ich Treya.

«Ich glaube schon.»

Treya hielt Wort und kämpfte sich eine Woche lang durch immer schlimmer werdende, ja alarmierende Zustände – und sie zog ihr Programm in sämtlichen kräftezehrenden Einzelheiten durch. Morphium wies sie zurück, um achtsam und bewußt und präsent bleiben zu können. Sie hielt den Kopf erhoben, und sie lächelte viel, und es war nicht gespielt. Für sie hieß es: «Geh weiter!» Und ich übertreibe kein bißchen, wenn ich sage, daß sie dabei einen Mut und einen erleuchteten Gleichmut an den Tag legte, wie ich ihn nie zuvor auch nur annähernd erlebt habe und wohl auch nicht wieder erleben werde.

Am letzten Abend dieser Woche sagte sie leise: «Jetzt gehe ich.»

«Ja», ich nickte, mehr war nicht zu sagen. Ich hob sie auf, um sie nach oben zu tragen.

«Warte, Lieber, ich möchte noch was in mein Tagebuch schreiben.»

Ich holte ihr Tagebuch und einen Stift, und in klaren, kraftvollen Worten schrieb sie: «Es braucht Gnade, *ja* – und Mut!»

Sie sah mich an. «Verstehst du?»

«Ich glaube schon.» Ich sagte lange nichts. Es war nicht nötig zu sagen, was ich dachte. Sie wußte es.

«Jetzt komm, mein Prachtstück, laß mich mein Mädchen nach oben tragen.»

Goethe hat einmal gesagt, daß alles Reife zum Sterben drängt. Treya war reif, und sie wollte sterben. Was ich dachte, als ich ihr beim Schreiben zusah, und was nicht gesagt werden mußte, war dies: Das faßt dein ganzes Leben zusammen. Mut und Gnade. Sein und Tun. Gelassenheit und Leidenschaft. Ergebung und Wille. Völliges Annehmen und grimmige Entschlossenheit.

Diese beiden Seiten ihrer Seele, mit denen sie ihr Leben lang gerungen hatte – es war ihr schließlich doch gelungen, sie zu einem harmonischen Ganzen zu vereinigen, und das war es, was sie als ihre letzte Botschaft zurücklassen wollte. Ich hatte ihr zugesehen bei dieser Zusammenführung; ich hatte verfolgt, wie diese Harmonie sich über alle Aspekte ihres Lebens ausbreitete; ich hatte gesehen, daß leidenschaftliche Gelassenheit zum Wesen ihrer Seele geworden war. Ihr eines, alle anderen überragendes Lebensziel, sie hatte es erreicht, und diese Verwirklichung hatte unsagbar harten Prüfungen standhalten müssen und standgehalten. Sie hatte es erreicht; sie war reif von dieser Weisheit; und sie wollte sterben.

Ich trug meine Liebste ein letztes Mal die Treppe hinauf.

Für einen strahlenden Stern

Benommen, unsicher, zögernd,
die Schwingen noch klamm, gekrümmt und kaum entfaltet,
wie noch geformt
von Dunkelheit, Wandel, Verwirrung, wie noch im Bann
der leeren Puppe.

Die Luft regt sich.
Ich zittre,
fühle mich noch wie in jener Haut,
wie in jene Form gepreßt,
die jetzt, wie ich ahne,
hohl und leer und verbraucht ist,
ihr Werk getan.

Ich muß nur
einen Schritt tun, und noch einen, zaghaft,
und warten.

Die Luft trocknete diese fremde neue Form,
hauchzarte Muster aus Gold, Schwarz, Orange
entfalten sich zu Bereitschaft,
glätten sich zu Offenheit,
und die Luft nimmt mich,
hebt mich
ins nie Gekannte.

Ich weiß nicht, was ich tun muß,
und doch, schwindelnd, weiß ich
und werfe mich
in das unsichtbare Strömen, das mich aufnimmt,
tauche taumelnd, gleitend ein und
überlasse mich.

Ein Kokon steht nun leer
und trocknet in der Sonne,
seine Enge vergessen von dem Leben, dem er diente.

Vielleicht kommt irgendwann ein Kind
und fragt seine Mutter:
«Was für ein Wesen hat hier mal gewohnt –
in einem so kleinen Haus?»

Treya, 1974

So begannen die unglaublichsten achtundvierzig Stunden unseres gemeinsamen Lebens. Treya hatte sich entschlossen zu sterben. Es gab keinen medizinischen Grund, gerade jetzt zu sterben. Mit Medikamenten und behutsamen Stützungsmaßnahmen, meinten ihre Ärzte, könne sie durchaus noch ein paar Monate leben, wenn auch im Krankenhaus. Und ja: dann würde sie sterben. Aber Treya hatte ihren Entschluß gefaßt. So wollte sie auf keinen Fall sterben, im Krankenhaus, überall Schläuche, kontinuierliche Morphiumgaben über die Infusion, dann die unvermeidliche Lungenentzündung und das langsame Ersticken – all die Schreckensbilder, die ich auf dem Drachenfels vor Augen gehabt hatte. Und mich beschlich das sehr seltsame Gefühl, daß Treya, welche Gründe sie auch sonst noch haben mochte, uns allen diese Tortur ersparen wollte. Jedenfalls wußte ich, daß es auch diesmal so sein würde wie immer schon: Hatte Treya sich einmal zu etwas durchgerungen, dann war daran nicht mehr zu rütteln.

Ich brachte Treya zu Bett und setzte mich neben sie. Sie war in einer beinahe ekstatischen Verfassung. «Ich gehe, ich kann es kaum glauben, ich gehe. Ich bin so glücklich, ich bin so glücklich, ich bin so glücklich.» Wie ein Mantra der endgültigen Loslösung und Befreiung sagte sie immer wieder: «Ich bin so glücklich, ich bin so glücklich . . .»

Ihr Gesicht leuchtete wie von innen, und vor meinen Augen veränderte sich ihr Körper. Schon nach einer Stunde wirkte er auf mich wie um zehn Pfund leichter. Es war, als beugte ihr Körper sich ihrem Willen und zöge sich langsam in sich zurück. Sie brachte seine Lebensfunktionen zum Erliegen, sie begann zu sterben. In dieser Stunde wurde sie ein anderes Wesen, bereit zum Aufbruch. Sie war darin sehr fest und bestimmt, und sie war überglücklich. Staunend bemerkte ich, wie der Funke übersprang und ich einfach hineingezogen wurde in diese tiefe Freude.

Dann, wie aufschreckend, sagte sie: «Aber ich möchte dich nicht verlassen. Ich liebe dich so sehr. Ich kann dich nicht verlassen. Ich liebe dich so sehr.» Sie begann zu weinen, ich begann zu weinen, es war mir, als weinte ich all die Tränen dieser fünf Jahre, die ich zurückgehalten hatte, um stark zu sein für Treya. Wir sprachen lange von unserer Liebe füreinander, eine Liebe – mag es klingen, wie es will –, die uns beide stärker, besser und weiser gemacht hatte. Jahrzehnte der Entwicklung lagen in dem, was wir einander geworden waren, und jetzt, angesichts dieses Abschlusses, waren wir überwältigt. Es war der zärtlichste Augenblick, den ich je erlebt habe.

«Liebes, wenn es Zeit ist, dann ist es Zeit. Sei unbesorgt, ich finde dich. Ich hab dich schon einmal gefunden, und ich verspreche dir, ich finde dich wieder. Wenn du gehen möchtest, sei unbekümmert, geh einfach.»

«Und du versprichst, daß du mich findest?»

«Ja, ich finde dich. Versprochen.»

Hier muß ich hinzufügen, daß Treya während der letzten beiden Wochen immer und immer wieder durchgegangen war, was ich ihr fünf Jahre zuvor auf dem Weg zu unserer Trauung ins Ohr geflüstert hatte: «Wo bist du nur gewesen? Ich habe Leben um Leben nach dir gesucht. Ich mußte Drachen töten, um dich zu finden, weißt du das? Und wenn irgendwas passiert, finde ich dich wieder.» Sie wirkte zutiefst beruhigt. «Versprochen?» – «Versprochen.»

Ich weiß nicht, warum ich das sagte; es waren aber Worte, die sehr genau ausdrückten, wie ich unsere Beziehung empfand. Darauf nun kam Treya in den letzten Wochen immer wieder zurück. Die Worte schienen ihr ein enormes Gefühl der Sicherheit zu geben. Die Welt war in Ordnung, wenn ich mein Versprechen hielt.

Deshalb sagte sie jetzt: «Und du versprichst, daß du mich findest?»

«Ja, ich finde dich. Versprochen.»

«Für immer und ewig?»

«Für immer und ewig.»

«Dann kann ich gehen. Ich kann es kaum glauben. Ich bin so glücklich. Es war viel, viel schwerer, als ich je gedacht hätte. Es war so schwer. Es war so schwer, Lieber, so schwer.» – «Ich weiß, mein Herz, ich weiß.» – «Aber jetzt kann ich gehen. Ich bin so glücklich. Ich liebe dich so sehr. Ich bin so glücklich.»

In dieser Nacht schlief ich auf der Akupunkturliege in ihrem Zimmer. Mir ist so, als hätte ich von einer großen Wolke aus weißem Licht geträumt, die über dem Haus schwebte, wie das Licht von tausend Sonnen auf schneebedeckten Gipfeln. Ich sage «mir ist so», weil ich jetzt nicht mehr sicher bin, ob es ein Traum war oder nicht.

Als ich am nächsten Morgen (Sonntag) zu ihr hinschaute, war sie gerade aufgewacht. Ihr Blick war klar, und sie war sehr wach, sehr entschlossen. «Ich gehe. Ich bin so glücklich. Bleibst du da?»

«Ich bleibe da. Komm, mein Mädchen, ziehen wir los.»

Ich rief die Familie an, ich rief Warren an. Ich weiß nicht mehr, was ich sagte, aber jeder wird wohl herausgehört haben, daß es eilig war.

Die ersten Angehörigen kamen schon ziemlich fruh an diesem Tag, und jeder hatte Gelegenheit zu einem letzten offenen Gespräch mit Treya. Am deutlichsten erinnere ich mich an den Augenblick, als sie sagte, wie sehr sie ihre Familie liebte, welch ein unglaubliches Glück es sei, diese Menschen zu haben, und daß es die beste Familie sei, die man sich nur wünschen könne. Es war, als sei sie entschlossen, mit jedem einzelnen Familienmitglied «ins reine» zu kommen; sie wollte ausgebrannt sein wie Asche, keine unausgesprochenen Sätze mehr, keine Reste von Schuld und Vorwurf. Und soweit ich es beurteilen kann, gelang ihr das.

Wir brachten sie am Abend zu Bett, und ich schlief wieder auf der

Akupunkturliege, um da zu sein, falls etwas sein sollte. Etwas Außerordentliches schien in diesem Haus vorzugehen, und alle spürten es.

Früh um halb vier wachte Treya plötzlich auf. Auch ich war sofort wach und fragte sie, wie es ihr gehe. «Ist es Morphiumzeit?» In der ganzen Zeit ihrer Krankheit, von den Operationen abgesehen, hatte Treya insgesamt vier Morphiumtabletten genommen. «Natürlich, Liebes. Alles, was du möchtest.» Ich gab ihr eine Morphiumtablette und ein leichtes Schlafmittel, und wir sprachen das letzte Mal miteinander.

«Weißt du», begann sie, «ich glaube, es ist jetzt Zeit zu gehen.»

«Ich bin hier, Liebes.»

«Ich bin so glücklich.» Lange Pause. «Diese Welt ist so seltsam. Sie ist so seltsam. Aber ich kann jetzt gehen.» Sie war in einer Stimmung von Freude, Humor und Entschlossenheit.

Ich begann, ihre «Kernsätze» zu sprechen, Sätze aus den religiösen Überlieferungen, die ihr besonders am Herzen lagen; sie hatte diese Sätze auf ihren Karten immer bei sich gehabt, und sie hatte sich von mir gewünscht, daß ich sie ihr bis zum Ende immer wieder ins Gedächtnis rief.

«Gib dich hinein in die Gegenwart dessen, was ist. Laß das Ich sich entrollen in der ungeheuren Weite allen Raumes. Dein uranfänglicher Geist ist ungeboren und unsterblich; er wurde nicht mit diesem Körper geboren und wird nicht mit diesem Körper sterben. Erkenne deinen eigenen Geist als in Ewigkeit eins mit dem universalen Geist.»

Ihr Gesicht entspannte sich, und sie sah mich klar und direkt an.

«Du findest mich?»

«Ich finde dich. Versprochen.»

«Dann ist es jetzt Zeit.»

Wir schwiegen lange. Das ganze Zimmer schien zu leuchten, und das obwohl es stockdunkel war. Es war der heiligste und zugleich der schlichteste Augenblick, den ich je erlebt habe. So direkt und unmittelbar klar, so vollkommen offenbar.

Sie machte eine Bewegung zu mir hin, versuchte mir etwas zu bedeuten, wollte mir etwas sagen, das ich unbedingt verstehen mußte, das letzte, was sie mir zu sagen hatte. «Du bist der wunderbarste Mensch, den ich je gekannt habe», flüsterte sie. «Du bist der wunderbarste Mensch, den ich je gekannt habe. Mein Champion . . .» und immer wieder: «Mein Champion.» Ich beugte mich zu ihr hin, ich wollte ihr sagen, daß sie der einzige erleuchtete Mensch sei, den ich je gekannt hatte. Daß Erleuchtung einen Sinn hatte, weil es sie gab. Daß ein Universum, das Treya hervorgebracht hatte, ein heiliges Universum sei. Daß Gott existierte, weil es sie gab. All das wollte ich sagen, und ich sah, daß sie wußte, was ich empfand. Aber die Kehle war mir wie zugeschnürt, und ich konnte nicht sprechen; ich weinte nicht, ich konnte nur einfach nicht sprechen. Ich preßte nur heraus: «Ich finde dich, Liebste, ich finde dich.»

Treya schloß ihre Augen, und sie blieben geschlossen.

Ich fühlte mein Herz brechen, und ich hörte immer wieder Da Free Johns Worte: «Übt die Wunde der Liebe . . . übt die Wunde der Liebe . . .» Wirkliche Liebe tut weh, wirkliche Liebe entblößt dich vollkommen, wirkliche Liebe wird dich weit über dich selbst hinaustragen, und deshalb wird wirkliche Liebe dich zermalmen. Wenn Liebe dich nicht zerschmettert, dann ist es nicht Liebe, dachte ich. Aber wir hatten beide die Wunde der Liebe wahrlich geübt, und nun war ich zerschmettert worden. In diesem schlichten und direkten Augenblick, so kommt es mir jetzt vor, starben wir beide.

Ganz plötzlich fiel mir auf, daß irgendeine große Unruhe das Haus erfaßt hatte. Ich brauchte Minuten, bis ich merkte, daß es nicht mein Schmerz war, von dem diese Unruhe ausging. Es war der Wind, der heftig um das Haus fegte und sich von Minute zu Minute immer mehr zu einem regelrechten Sturm auswuchs, der unser ganzes, sonst so felsenfest stehendes Haus erschütterte. Und tatsächlich stand am nächsten Tag in der Zeitung, daß genau um vier Uhr nachts ein Sturm mit Rekord-Windgeschwindigkeiten von bis zu 185 Kilometern in der Stunde über Boulder hinweggefegt sei (von anderen Orten wurde unerklärlicherweise nichts gemeldet). Der Sturm warf Autos und sogar ein Flugzeug um – all das war am nächsten Tag den Schlagzeilen zu entnehmen.

Der Sturm mag Zufall gewesen sein. Das Zittern und Rappeln des ganzen Hauses jedenfalls verstärkte das Gefühl, daß etwas sehr, sehr Ungewöhnliches hier seinen Lauf nahm. Ich erinnere mich, wie ich wieder zu schlafen versuchte, aber das Haus wurde derart geschüttelt, daß ich im Schlafzimmer die Fenster mit Decken verhängte für den Fall, daß der Wind sie eindrückte. Schließlich dämmerte ich weg in dem Gedanken: «Treya stirbt, nichts ist von Dauer, alles ist leer, Treya stirbt . . .»

Am nächsten Morgen betteten wir Treya so, wie sie dann auch starb – den Oberkörper mit Kissen ein wenig erhöht, die Arme seitlich liegend, die Mala in der Hand. In der vorletzten Nacht hatte sie still für sich selbst zu rezitieren begonnen, OM MANI PEME HUNG, das buddhistische Mantra des Erbarmens, und «Ergib dich Gott», ihr christliches Lieblingsgebet. Ich glaube, daß sie es weiterhin tat.

Wir hatten ein Mitglied der Hospizbewegung gebeten, zu uns zu kommen, und gegen elf Uhr an diesem Vormittag betrat Claire das Zimmer. Ich hatte großen Wert darauf gelegt, denn ich wollte sichergehen, daß wir nichts versäumten, was Treya einen schmerzfreien, friedvollen Tod in ihrem eigenen Bett ermöglichte – ihren ganz eigenen Tod.

Claire war perfekt. Wie ein schöner Friedensengel trat sie ein und sprach Treya an: «Treya, ist es Ihnen recht, wenn ich Ihren Blutdruck messe?» Ich glaube nicht, daß die Mitglieder der Hospizbewegung solche Fragen stellen, weil sie mit einer Antwort rechnen. Sie gehen vielmehr davon aus, daß der Sterbende bis ganz zum Schluß und vielleicht darüber hinaus sehr deutlich hört, was man sagt, und so war Claires Frage nichts weiter als ganz normale Höflichkeit. Treya selbst hatte seit Stunden schon nichts mehr gesagt. Aber jetzt wandte sie den Kopf (die Augen blieben geschlossen) und sagte ganz deutlich: «Natürlich.» Von da an war jedem klar, daß Treya in ihrer «Bewußtlosigkeit» alles genau mitbekam. Wenn man sie so liegen sah, mußte man einfach denken, sie sei nicht bei Bewußtsein. Einmal sah Kati mich an und sagte: «Ken, sie ist so wunderschön.» Mit klarer Stimme sagte Treya: «Danke.» Das war ihr letztes Wort – «Danke».

Der Sturm heulte weiter und rüttelte das Haus durch. Die ganze

Familie hielt weiter Wache. Sue, Rad, Kati, Tracy, Mary Lamar, Michael, Warren – alle berührten Treya, und viele flüsterten ihr letzte Worte zu.

Treya hielt ihre Mala. Sie hatte sie bei einem Meditationsretreat mit Kalu Rinpoche bekommen, und bei diesem Retreat hatte sie gelobt, die Übung des Erbarmens zu ihrem Erleuchtungsweg zu machen. Kalu Rinpoche selbst hatte ihr bei dieser Gelegenheit den Namen «Dākinī-Wind» gegeben – «Wind der Höchsten Wirklichkeit».

Etwa ab zwei Uhr nachmittags (Montag) waren bei Treya keine sichtbaren Reaktionen auf äußere Reize mehr auszumachen. Ihre Augen waren geschlossen; sie atmete sehr flach und mit langen Pausen zwischen den Atemzügen; Arme und Beine waren kalt. Claire nahm uns beiseite und sagte, Treya werde nun wohl sehr bald sterben, vielleicht schon in den nächsten Stunden. Sie sagte, sie werde wiederkommen, falls es noch nötig sei, wünschte uns sehr herzlich alles Gute und ging.

Den ganzen Nachmittag hindurch rüttelte der Wind weiter am Haus und erzeugte eine fast gespenstische Atmosphäre. Stundenlang hielt ich Treyas Hand und flüsterte ihr immer wieder ins Ohr: «Treya, du kannst jetzt gehen. Alles hier ist fertig, alles abgeschlossen. Laß einfach los, laß es geschehen. Wir sind alle da, Liebes, laß es einfach geschehen.» (Irgendwann mußte ich unwillkürlich innerlich lachen und dachte: Treya hat nie das getan, was irgendwer ihr gesagt hat. Vielleicht sollte ich mit diesem Gerede aufhören, sonst läßt sie nie los.)

Ich sprach weiter die Kernsätze, die ihr so kostbar waren: «Beweg dich auf das Licht zu, Treya. Schau aus nach dem fünfstrahligen kosmischen Stern, leuchtend und strahlend und frei. Halt dich an das Licht, Liebste, halt dich nur an das Licht. Laß los von uns und halt dich an das Licht.»

Hier sollte ich einfügen, daß Da Free John, unser beider Lehrer, von Treyas vierzigstem Geburtstag an sagte, die endgültig erleuchtete Schau sei der Anblick des fünfstrahligen kosmischen Sterns oder Mandalas – rein und weiß und strahlend, absolut jenseits aller Endlichkeit und aller Grenzen. Treya wußte damals nichts davon, und doch war es genau der Zeitpunkt ihrer Namensänderung von

Terry zu Estrella oder Treya. Und es heißt, im Augenblick des Todes erscheine jeder Seele der große fünfstrahlige kosmische Stern, die klare, lichte Leere oder einfach der große Geist, das leuchtende Göttliche. Ich selbst glaube, daß Treya etwa drei Jahre zuvor eben diese Vision gehabt hat – in einem Traum, von dem sie mir erzählte, gleich nach der Einweihung, die sie von Kalu Rinpoche erhalten hatte. Nicht Da Free Johns Worte waren der Grund für ihre Namensänderung gewesen; sie hatte einfach selbst die Schau dieses leuchtenden kosmischen Sterns sehr real und direkt erfahren. Deshalb, dachte ich, wird sie wohl im Augenblick des Todes einfach ihr eigenes Ur-Angesicht sehen, und nicht zum erstenmal. Sie würde einfach ihr eigenes wahres Wesen als reines Leuchten, als strahlenden Stern erfahren.

Das einzige Schmuckstück, das ihr wirklich etwas bedeutete, war der goldene fünfstrahlige Stern, den Sue und Rad (nach einer Zeichnung Treyas von dieser Vision) hatten machen lassen. Dieser goldene Anhänger, dachte ich, ist das, was die christlichen Mystiker «das äußere und sichtbare Zeichen einer inneren und unsichtbaren Gnade» nennen. Sie trug den Stern, als sie starb.

Jedem von uns, glaube ich, war sehr klar, wie wichtig es war, von Treya loszulassen, und jeder gab sie auf seine ganz eigene Weise frei. Ich würde gern erzählen, was in diesen Augenblicken sichtbar wurde, in denen einer nach dem anderen Treya sanft berührte und leise mit ihr sprach. Treya wird sich aber zumindest wünschen, daß ich erzähle, wie Rad, außer sich vor Schmerz, sie ganz behutsam an der Stirn berührte und Abschied nahm mit den Worten: «Du bist die beste Tochter, die ich mir hätte wünschen können.» Sue sagte: «Ich liebe dich so sehr.»

Ich verließ das Zimmer, um einen Schluck Wasser zu trinken. Plötzlich war Tracy da: «Ken, schnell.» Im Nu war ich an Treyas Bett und nahm ihre Hand. Einen Augenblick später war auch die ganze Familie im Raum und der gute Warren. Treya öffnete die Augen, sah jeden sanft an, sah mich an, schloß die Augen und atmete nicht mehr.

Jeder im Zimmer war vollkommen präsent für Treya. Dann begannen alle zu weinen. Ich hielt Treyas Hand, meine andere Hand lag auf ihrem Herzen. Ich zitterte heftig am ganzen Körper. Jetzt war es wahrhaftig geschehen. Ich flüsterte ihr Sätze aus dem Totenbuch zu: «Erkenne das klare Licht als deinen eigenen uranfänglichen Geist; erkenne, daß du jetzt eins bist mit dem Erleuchteten Geist.» Aber vor allem weinten wir.

Genau fünf Minuten nach Treyas Tod sagte Warren: «Horch. Hört euch das an.» Der Sturm hatte sich völlig gelegt, und es herrschte Stille.

Auch das stand am nächsten Tag in der Zeitung, mit der exakten Zeitangabe. Die Alten sagen: «Wenn eine große Seele stirbt, gebärden sich die Winde wie wild.» Je größer die Seele, desto stärker muß der Wind sein, der sie davonträgt. Vielleicht war das alles nur ein zufälliges Zusammentreffen, aber mir drängte sich der Gedanke auf: Eine sehr, sehr große Seele war gestorben, und der Wind antwortete.

Ich hatte dafür gesorgt, daß Treyas Körper noch vierundzwanzig Stunden völlig unbehelligt bleiben konnte. Etwa eine Stunde nach ihrem Tod verließen wir alle das Zimmer, vor allem, um uns wieder zu fassen. Treya hatte die letzten vierundzwanzig Stunden mit ziemlich hoch aufgerichtetem Oberkörper im Bett gelegen, und ihr Mund stand nun schon fast einen Tag lang offen. Wir versuchten ihn zu schließen, aber die Starre hatte bereits eingesetzt, und es ging nicht. Ich flüsterte ihr weiterhin «Kernsprüche» zu, als wir alle aus dem Zimmer gingen.

Als wir nach einer Dreiviertelstunde zurückkamen, erwartete uns ein unglaublicher Anblick: Treya hatte den Mund geschlossen, und dafür lag jetzt auf ihrem Gesicht ein Lächeln vollkommenen Friedens, ein Lächeln der Erfüllung und Erlösung. Nicht das übliche Lächeln der Todesstarre – es hatte vollkommen andere Züge. Es war wie das Gesicht einer Buddhastatue mit dem Lächeln der vollkommenen Befreiung. Die Furchen, die sich so tief in ihr Gesicht gegraben hatten, Furchen des Leidens, der Erschöpfung und des Schmerzes, waren weg. Ihr Gesicht war rein und glatt, ohne Falten, strahlend. Das Unfaßbare dieses Anblicks zeigte sich in den bestürzten Gesichtern der Umstehenden, und da lag sie, lächelnd, strahlend, erlöst. Ich konnte nicht anders, ich beugte mich über sie und sagte leise: «Treya, schau dich an! Treya, Liebes, schau dich an!»

Das Lächeln der Erlösung blieb diese ganzen vierundzwanzig Stunden in ihrem Gesicht. Als sie schließlich abgeholt wurde, dachte ich, daß es ihrer Seele wohl für immer aufgeprägt ist.

Monate später las ich einen Dzogchen-Text, in dem die Stadien des Sterbens beschrieben werden. Zwei Zeichen waren hier genannt, die darauf hindeuten, daß der Sterbende sein eigenes wahres Wesen erkannt hat und eins geworden ist mit dem leuchtenden Geist:

> Wenn du im Grund-Leuchten weilst,
> wird dein Angesicht schön anzuschauen sein . . .
> Und gelehrt wird auch, daß dein Mund dann lächelt.

In jener Nacht blieb ich in Treyas Zimmer. Als ich endlich einschlief, hatte ich einen Traum. Eigentlich war es kein Traum, sondern einfach ein Bild: Ein Wassertropfen fiel ins Meer und wurde so eins mit dem All. Erst dachte ich, es sei ein Bild für Treyas Erleuchtung: Sie als der Tropfen, der eins wurde mit dem Meer der Erleuchtung.

Doch dann merkte ich, daß mehr dahintersteckte: Ich war der Tropfen und Treya das Meer. Sie war nicht erlöst *worden* – sie war es schon. Ich war erlöst worden, einfach dadurch, daß ich ihr diente.

Und da fiel es mir wie Schuppen von den Augen: Deswegen hatte sie mich immer wieder versprechen lassen, daß ich sie finden würde. Sie bedurfte dessen nicht, daß ich sie fand; aber durch das Versprechen, das ich ihr gab, würde sie mich finden und mir helfen, immer und immer wieder – so lange, bis ich aufwachte, bis ich den Geist erkannte, den sie so klar und deutlich verkündet hatte. Und nicht nur für mich, sondern für alle ihre Freunde, für ihre Familie, für alle mit schrecklichen Krankheiten Geschlagenen kam Treya und war Treya gegenwärtig.

Vierundzwanzig Stunden später küßte ich sie auf die Stirn, und wir alle sagten Lebwohl. Treya lächelte noch, als sie zur Einäscherung abgeholt wurde. Aber «Lebwohl» ist das falsche Wort. Vielleicht eher «Au revoir» oder «Auf Wiedersehen» oder «Aloha» – Goodbye/Hello.

Rick Fields, uns beiden ein guter Freund, schrieb ein ganz einfaches Gedicht, als er von Treyas Tod erfuhr. Aber es sagte irgendwie alles:

Zuerst sind wir nicht hier,
dann sind wir's,
dann wieder nicht.

Du hast dir
unser Kommen und Gehen angeschaut,
ohne dich abzuwenden

Und länger als die meisten von uns,
mit mehr Mut und mehr Würde,
als ich je gesehen habe.

Und gelächelt hast du
den ganzen Weg –

Ich glaube nicht, daß irgend jemand von uns Treya jemals tatsächlich wiedersehen wird; Vorstellungen dieser Art sind viel zu konkret, viel zu oberflächlich. Aber davon bin ich überzeugt: Wann auch immer irgend jemand, der sie kannte, Sie oder ich oder irgendein anderer, in einer Haltung der Aufrichtigkeit, der Stärke und der Barmherzigkeit handelt, wird er Geist und Seele Treyas begegnen.

Das Versprechen, das ich Treya gegeben hatte und das sie mich immer wieder erneuern ließ, das Versprechen, daß ich sie finden würde, bedeutete also, daß ich gelobt hatte, mein eigenes erleuchtetes Herz zu finden.

Und ich weiß, daß ich es in den letzten sechs Monaten gefunden habe. Ich fand die Höhle der Erleuchtung, in der ich durch Gnade vermählt wurde und durch Gnade starb. Es war die Veränderung, die Treya an mir aufgefallen war und auf die sie mich immer wieder stieß mit der Frage: «Was ist es?» Sie wußte sehr wohl, was es war. Sie wollte nur sehen, ob ich es auch wußte. («Und was das Herz angeht, es ist Brahman, es ist Alles. Und das Paar, nun eins, sich selbst gestorben, lebt das ewige Leben.»)

Und ich weiß, daß mir in diesen letzten Augenblicken und in der folgenden Nacht alles vollkommen klar wurde. Durch Treya sind keine Lügen mehr in meiner Seele. Und, Treya, Liebste, ich verspreche, daß ich dich immer und immer und immer wieder finden werde in meinem Herzen als das simple Gewahrsein dessen, was ist.

Treyas Asche kam, und wir hielten eine schlichte Zeremonie ab.

Ken McLeod las Abschnitte über die Übung des Erbarmens, Treyas Übung unter Kalu Rinpoches Anleitung. Roger Walsh las Passagen über das Verzeihen aus dem *Course in Miracles*, Treyas täglicher Praxis. Erbarmen und Verzeihen, das waren die beiden Hauptthemen in Treyas Leben gewesen, der Weg, auf dem sie ihre erleuchtete Natur zum Ausdruck brachte. Sam leitete den letzten Teil der Zeremonie, bei dem zum Zeichen des endgültigen Loslassens ein Bild von Treya verbrannt wurde. Treya hatte sich gewünscht, daß niemand anderes als Sam (sie selbst nannte ihn «liebster Sammy») das tun sollte.

Ich schaute Sam an, und ich sagte zu den Versammelten: «Viele wissen vielleicht nicht, daß ich Treya hier in Boulder meinen Antrag gemacht habe. Wir wohnten damals in San Francisco, aber ich habe Treya hergebracht, um zu sehen, was Sam meint. Er hatte Treya kaum ein paar Minuten gesehen, als er lachend zu mir sagte: ‹Ich bin nicht nur sehr angetan, ich mach mir sogar Sorgen, ob sie einen entsprechenden Gegenwert bekommt.› Ich fragte Treya am selben Abend, ob sie meine Frau werden wolle, und sie sagte nur: ‹Wenn du mich nicht gefragt hättest, dann hätte ich dich gefragt.› Und so begann unser gemeinsames Leben eigentlich hier in Boulder mit Sammy, und es endet hier in Boulder mit Sammy.»

Später hielten wir noch Gedenkfeiern in San Francisco und Aspen ab, bei denen viele ihrer guten Freunde sprachen. Sam aber war es, der eigentlich alles, was zu sagen war, auf den Punkt brachte: «Treya war der stärkste Mensch, den ich je gekannt habe. Sie hat uns gezeigt, wie man lebt, und sie hat uns gezeigt, wie man stirbt.»

Dann trafen von überallher die Briefe ein. Am meisten verblüffte mich, in wie vielen dieser Briefe Dinge anklangen, die ich hier berichtet habe. Es kam mir so vor, als hätten Hunderte von Menschen direkt teilgenommen an den staunenswerten Ereignissen dieser letzten beiden Tage.

Hier ein Brief von meiner Familie – eigentlich ein Gedicht, das eine Tante mir geschickt hatte. («Es ist ein Lieblingsgedicht und sehr passend für Treya, finden wir; und eines Tages werden wir alle wieder vereint sein, dessen sind wir vollkommen gewiß.»)

Steht nicht an meinem Grab und weint,
ich bin hier nicht, ich schlafe nicht.
Ich bin die tausend Winde,
das Diamantglitzern auf dem Schnee.
Ich bin der Sonnenschein auf reifem Korn,
ich bin der sanfte Herbstregen.
Wenn ihr aufwacht in der Morgenstille,
bin ich der schnelle Flügelschlag
stiller Vögel in kreisendem Flug.
Ich bin der Stern, sein mildes Licht in der Nacht.
Steht nicht an meinem Grab und weint,
ich bin hier nicht . . .

Nach der Zeremonie sahen wir uns das Videoband von Treyas Ansprache beim Windstar-Symposion an. Und ein Bild stand mir dabei vor Augen, ein Bild, dem schwer standzuhalten ist und das mich nie verlassen wird. Als wir das Band von Windstar bekamen, ließ ich es für Treya laufen. Mit ihrem Sauerstoffgerät saß sie da in ihrem Sessel, zu müde, um sich zu bewegen, und von starken Beschwerden gepeinigt. Da sah ich sie auf dem Bildschirm, erst ein paar Monate war es her, daß sie so direkt und mit solcher Kraft und Klarheit gesprochen hatte. Tränen und Jubel nach ihrem letzten Satz: «Weil ich den Tod nicht mehr ignorieren kann, achte ich mehr auf das Leben.»

Ich sah Treya an. Ich schaute auf den Bildschirm. Ich sah beide Bilder zugleich, die starke Treya und die von dieser Krankheit so zermürbte Treya. Und Treya sagte zu mir: «Hab ich das einigermaßen hingekriegt?»

Aloha und glückliche Reise, Treya, Geliebte. Ich werde dich immer finden und immer schon gefunden haben.

«Versprochen?»

«Versprochen.»

Versprochen.

Literaturverzeichnis

Achterberg, Jeanne: *Heilung durch Gedankenkraft*, Bern/München/Wien (Scherz) 1989.

Anthony, Dick, Bruce Ecker und Ken Wilber: *Spiritual Choices*, New York (Paragon House) 1987.

Arieti, Silvano: *The Intrapsychic Self*, New York (Basic Books) 1967.

Assagioli, Roberto: *Handbuch der Psychosynthesis*, Freiburg i. Br. (Aurum) 1978.

Aurobindo: *Das Göttliche auf Erden*, Planegg (Mirapuri) 1983.

Becker, Ernest: *Dynamik des Todes*, München (Goldmann Tb 11304) 1981.

Bellah, Robert N., u. a.: *Gewohnheiten des Herzens*, Köln (Bund) 1987.

Blanck, Gertrude und Rubin: *Ich-Psychologie 2*, Stuttgart (Klett-Cotta) 1979.

Broughton, John: «The Development of Natural Epistemology in Adolescence and Early Adulthood», Dissertation, Harvard University, 1975.

Campbell, Joseph: *The Masks of God*, Bd. 1–5, New York (Viking Press) 1959, 1962, 1964, 1968.

Capra, Fritjof: *Das Tao der Physik*, Bern/München/Wien (Scherz) 1984.

Clifford, Terry: *Tibetische Heilkunst*, Frankfurt/M./Berlin (Ullstein Tb 34648) 1990.

Coomaraswamy, Ananda K.: *Time and Eternity*, Ascona (Artibus Asiae) 1947.

A Course in Miracles, Tiburon, Calif. (Foundation for Inner Peace) 1975.

Cousins, Norman: *Der Arzt in uns selbst*, Reinbek (rororo 7828) 1984.

Da Free John: *The Dawn Horse Testament*, Clearlake, Calif. (Dawn Horse Press) 1986.

Dürr, Hans-Peter (Hrsg.): *Physik und Transzendenz*, Bern/München/Wien (Scherz) 1986.

Erikson, Erich H.: *Identität und Lebenszyklus*, Frankfurt/M. (Suhrkamp, stw 16) 1973.

Faye, Martha: *A Mortal Condition*, New York (Coward-McCann) 1983.
Fowler, James: *Stages of Faith*, San Francisco (Harper & Row) 1981.
Frankl, Viktor E.: *... trotzdem ja zum Leben sagen. Ein Psychologe erlebt das Konzentrationslager*, München (Kösel) 1977.
Freud, Sigmund: *Abriß der Psychoanalyse/Das Unbehagen in der Kultur*, Frankfurt/M. (Fischer Tb 6043) [42]1990.
–: *Das Ich und das Es*, Frankfurt/M. (Fischer Tb. 10442).

Gilligan, Carol: *Die andere Stimme. Lebenskonflikte und Moral der Frau*, München (Serie Piper 838) 1988.
Goddard, Dwight: *A Buddhist Bible*, Boston (Beacon Press) 1966.
Grof, Stanislav: *Topographie des Unbewußten*, Stuttgart (Klett-Cotta) 1978.

Habermas, Jürgen: *Communication and the Evolution of Society*, Boston (Beacon Press) 1979 (enthält die Essays «Was heißt Universalpragmatik?», «Moralentwicklung und Ichidentität», «Historischer Materialismus und die Entwicklung normativer Strukturen», «Zur Rekonstruktion des historischen Materialismus», «Legitimationsproblematik im Modernen Staat»).
–: *Der philosophische Diskurs der Moderne*, Frankfurt/M. (Suhrkamp) 1985.
Hart, William: *The Art of Living: Vipassana Meditation as Taught by S. N. Goenka*, San Francisco (Harper & Row) 1987.
Hayward, Jeremy W.: *Die Erforschung der Innenwelt*, Bern/München/Wien (Scherz) 1990.
Hegel, Georg W. F.: *Phänomenologie des Geistes*, Stuttgart (Reclam UB 8460-6) o. J.
Hixon, Lex: *Coming Home: The Experience of Enlightment in Sacred Traditions*, Los Angeles (Tarcher) 1989.
Hoffman, Edward: *The Way of Splendor: Jewish Mysticism and Modern Psychology*, Boston, London (Shambhala) 1981.
Hume, Robert (Übers.): *The Thirteen Principal Upanishads*, London (Oxford University Press) 1974.
Huxley, Aldous: *Die ewige Philosophie*, München (Serie Piper 563) 1987.

Jampolsky, Gerald: *Liebe heißt die Angst verlieren*, München (Goldmann Tb 10381) 1987.
Johannes vom Kreuz. *Die dunkle Nacht der Seele*, Salzburg (Müller) 1952.
Jung, Carl Gustav, Taschenbuchausgabe in elf Bänden, München (dtv 59016) 1991.

Kalu Rinpoche: *Den Pfad des Buddha gehen*, Bern/München/Wien (O. W. Barth/Scherz) 1991.
Kapleau, Philip: *Die drei Pfeiler des Zen*, Bern/München/Wien (O. W. Barth/Scherz) 1979.
Keating, Thomas: *Das Gebet der Sammlung*, Münsterschwarzach (Vier Türme) 1987.
Kernberg, Otto F.: *Borderline-Störungen und pathologischer Narzißmus*, Frankfurt/M. (Suhrkamp, stw 429) 1983.

Kohlberg, Lawrence: *Philosophische und pädagogische Untersuchungen zur Moral-Entwicklung* (Gesammelte Schriften; Bd. 1), Frankfurt/M. (Suhrkamp) 1985.
Kohut, Heinz: *Die Heilung des Selbst*, Frankfurt/M. (Suhrkamp, stw 373) 1981.
Kongtrul, Jamgon: *Der große Pfad des Erwachens*, Zürich (Theseus) 1989.
Krishnamurti, Jiddu: *Schöpferische Freiheit*, München (O. W. Barth) 1956.

Lama Shabkar: *The Flight of the Garuda*, Kathmandu (Rangjung Yeshe Publications) 1988.
Lasch, Christopher: *Das Zeitalter des Narzißmus*, München (dtv 15024) 1986.
Lax, Eric: *Life and Death on Ten West*, New York (Times) 1984.
Levenson, Frederick: *The Causes and Prevention of Cancer*, Chelsea, Mich. (Scarbrough House) 1986.
Levine, Stephen: *Healing into Life and Death*, New York (Doubleday/Anchor) 1987.
Locke, Steven, und Douglas Colligan: *The Healer Within*, New York (Dutton) 1986.
Loevinger, Jane: *Ego Development*, San Francisco (Jossey-Bass) 1976.

Mahler, Margaret, Fred Pine und Anni Bergman: *Die psychische Geburt des Menschen*, Frankfurt/M. (Fischer Tb 6731) 1990.
Maslow, Abraham: *The Further Reaches of Human Nature*, New York (Viking) 1971.
Meister Eckehart: *Deutsche Predigten und Traktate*, hrsg. v. Josef Quint, München (Hanser) 1963.
Murphy, Michael, und Steven Donovan: *The Physical and Psychological Effects of Meditation*, San Rafael, Calif., (Esalen Institute) 1989.

Norbu, Namkhai: *Der Zyklus von Tag und Nacht*, München (Diederichs) 1990.

Piaget, Jean: *Gesammelte Werke*, Studienausgabe, Stuttgart (Klett-Cotta) 1975.

Ramana Maharshi: *The Collected Works of Ramana Maharshi*, hrsg. v. Arthur Osborne, York Beach, Maine (Weiser) 1970.
–: *The Spiritual Teaching of Ramana Maharshi*, Boston und London (Shambhala) 1988.
–: *Gespräche des Weisen vom Berge Arunachala*, Interlaken (Ansata) ²1989.
–: *Sei, was du bist*, Bern/München/Wien (O. W. Barth/Scherz) 1990.
Reynolds, John Myrdhin (Übers.): *Self-Liberation through Seeing with Naked Awareness*, Barrytown, N. Y. (Station Hill Press) 1989.
Ring, Kenneth: *Life at Death*, New York (Coward, McCann & Geoghegan) 1980.

Schuon, Fritjof: *Logic and Transcendence*, New York (Harper & Row) 1975.
Smith, Huston: *Forgotten Truth*, New York (Harper & Row) 1976.
Sontag, Susan: *Krankheit als Metapher*, München, Wien (Hanser) ²1980.

Suzuki, Daisetz T. (Übers.): *The Lankavatara Sutra*, Boulder (Prajna Press) 1978.
Suzuki, Shunryu: *Zen-Geist, Anfänger-Geist*, Zürich (Theseus) 1983.

Teilhard de Chardin, Pierre: *Der Mensch im Kosmos*, München (dtv 1732) 1981.
Trungpa, Chögyam: *Das Märchen von der Freiheit*, Freiburg i. Br. (Aurum) 1978.
Tsele Natsok Rangdrol: *The Circle of the Sun*, Hongkong (Rangjung Yeshe) 1990.
Tulku Thondup Rinpoche: *Buddha Mind: An Anthology of Longchen Rabjam's Writings on Dzogpa Chenpo*, Ithaca, N. Y. (Snow Lion) 1989

Vaughan, Frances E.: *Intuitiver leben*, Frankfurt/M. (Fischer Tb 10426) 1991.
-: *Die Reise zur Ganzheit*, München (Kösel) 1990.

Walsh, Roger N.: *Überleben. Die psychologischen Ursachen der globalen Bedrohung und Wege zu ihrer Überwindung*, München (Knaur Tb 4155) 1987.
–: *The Spirit of Shamanism*, Los Angeles (Tarcher) 1990.
–, und Deane Shapiro (Hrsg.): *Beyond Health and Normality*, New York (Van Nostrand Reinhold) 1983.
–, und Frances Vaughan (Hrsg.): *Psychologie in der Wende*, Reinbek (Rowohlt Tb 8362) 1987.
Watts, Alan: *The Supreme Identity*, New York (Vintage Books) 1972.
Wei Wu Wei: *Open Secret*, Hongkong (Hong Kong University Press) 1965.
Wilber, Ken: *Das Spektrum des Bewußtseins*, Reinbek (Rowohlt Tb 8593) 1991.
–: *Wege zum Selbst*, München (Goldman Tb. 11496) 1991.
–: *Das Atman-Projekt*, Paderborn (Junfermann) 1990.
–: *Halbzeit der Evolution*, München (Goldmann Tb 11498) 1990.
–: *Der glaubende Mensch*, München (Goldmann Tb 14042) 1988.
– (Hrsg.): *Quantum Questions*, Boston und London (Shambhala) 1984.
– (Hrsg.): *Das holographische Weltbild*, München (Heyne Tb 19/70) 1990.
–: *Die drei Augen der Erkenntnis*, München (Kösel) 1988.
–, Jack Engler und Daniel P. Brown: *Psychologie der Befreiung*, Bern/München/Wien (Scherz/O. W. Barth) 1990.

Zukav, Gary: *Die tanzenden Wu Li Meister*, Reinbek (Rowohlt Tb 7910) 1985.